Psychotherapie: Praxis

Die Reihe Psychotherapie: Praxis unterstützt Sie in Ihrer täglichen Arbeit –
praxisorientiert, gut lesbar, mit klarem Konzept und auf dem neuesten
wissenschaftlichen Stand.

Bernhard Strauß · Carsten Spitzer
Hrsg.

Psychotherapeuten und das Altern

Die Bedeutung des Alterns
in der therapeutischen Beziehung
und der eigenen Lebensgeschichte

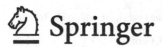 Springer

Hrsg.
Bernhard Strauß
Institut für Psychosoziale Medizin,
Psychotherapie und Psychoonkologie
Universitätsklinikum
Jena, Deutschland

Carsten Spitzer
Klinik für Psychosomatische Medizin
und Psychotherapie
Universitätsmedizin
Rostock, Deutschland

ISSN 2570-3285 ISSN 2570-3293 (electronic)
Psychotherapie: Praxis
ISBN 978-3-662-65227-5 ISBN 978-3-662-65228-2 (eBook)
https://doi.org/10.1007/978-3-662-65228-2

Die Deutsche Nationalbibliothek verzeichnet diese Publikation in der Deutschen Nationalbibliografie;
detaillierte bibliografische Daten sind im Internet über http://dnb.d-nb.de abrufbar.

Springer ist ein Imprint der eingetragenen Gesellschaft Springer-Verlag GmbH, DE und ist ein Teil von
Springer Nature.
Die Anschrift der Gesellschaft ist: Heidelberger Platz 3, 14197 Berlin, Germany

Geleitwort

Über die Psychotherapie der oder von Altgewordenen

Nach einem alten Witz unter Psychoanalytikern ist der beste Patient ein YARVIS: young, attractive, rich, verbalizing, intelligent, successful. Wie es mit den anderen Details auch aussehen mag, jung sollte er in jedem Fall sein. Jung ist besser, leichter und erfolgreicher zu behandeln als alt. Auf den ersten Blick trifft das natürlich zu. Als jüngerer Mensch ist man meist weniger festgelegt, flexibler, offener für neue Erfahrungen. Man könnte weitere Tugenden aufzählen, die bei jungen Patienten erst einmal für einen günstigen Therapieverlauf zu sprechen scheinen. Man könnte das Blatt aber auch wenden und Einschränkungen benennen, die wahrscheinlich gegen einen (zu) frühen Therapiebeginn sprechen: Die Motivation ist bei Jüngeren möglicherweise geringer als bei jemandem, der älter ist, „viel hinter sich hat", demzufolge illusionsärmer ist und für den Psychotherapie so etwas wie eine ernst zu nehmende, wenn nicht gar letzte Chance darstellt. Ein Patient, der also weiß, dass das Leben – und in ihm die Psychotherapie – schmerzliche Kompromisse bedingt.

Eine weitere Lebenserfahrung als Psychotherapeut ist banaler und in der Profession bekannter: Je älter man wird, desto höher ist auch das Alter möglicher Patienten, bei denen man die Indikation für eine psychodynamische Therapie noch als sinnvoll einschätzt. Es ist sehr wahrscheinlich, dass ein 35-Jähriger die Probleme 65-Jähriger nicht wirklich nachvollziehen und deswegen nicht produktiv mit ihnen arbeiten kann. Als älterer Psychotherapeut macht man auch die komplementäre Erfahrung: Die Probleme mancher Patienten, die eine bis zwei Generationen jünger sind, bleiben einem nicht selten auf eigenartige Weise fremd und nicht wirklich einfühlbar. Es verhält sich also am ehesten so, dass man in die altersspezifischen Konflikte (hier ist das Lebensalter gemeint) seiner Patienten „hineinaltert" und hineinwachsen muss, um ihnen als Psychotherapeut gerecht zu werden.

Kritisches ist allerdings anzumerken. Schaut man heute in die – besonders psychologische – Fachliteratur zum Lebensabschnitt des Alters, so begegnet einem viel Optimismus. Da ist von erstaunlichen Entwicklungen noch in höherem Alter die Rede, von anderen, aber keineswegs schlechteren psychischen Leistungen und Bewältigungsformen und weiteres Erfreuliches mehr. Unsere Vorfahren sprachen von der Weisheit, die der Lohn von des Lebens Mühen sei. Jean Améry (1977) hat diese Feststellung als einen weitgehenden Selbstbetrug gegeißelt, der verleugne, dass mit den Jahren ausnahmslos alles schlechter und insuffizienter werde. Bis etwa zur Hälfte des vorigen Jahrhunderts hatte das Alter allerdings einen realen Vorteil. Mit der Erfahrung des Altersvorsprungs konnte man den Jungen helfen, Krisen bis hin zu Katastrophen zu bewältigen, welche die jüngere/n Generation/en nie erlebt hatten. Etwa die relevante Frage, wie man Essen bei massivem Brennstoffmangel dennoch gar bekommt. Dieses Wissen war bei den Alten gewissermaßen exklusiv gespeichert. Das habe ich nach 1945 noch selbst so erfahren. Heute ist fast alles Wissen anders gespeichert und rasch für jeden und überall zugänglich. Bei nicht wenigen Altgewordenen allerdings sind die Fertigkeiten in der dafür erforderlichen Technik eher unzureichend. Der einzige Vorteil des Alters, der in der Evolution auch dessen Respekt begünstigte, scheint wie weggeschmolzen. Lebenserfahrung allein genügt längst nicht mehr, ist manchmal sogar hemmend. Die Alten, wollen sie respektiert werden, müssen sich als Junge verkleiden, wie diese sprechen und ihr Polster an Jahren verleugnen. Dadurch geraten sie unweigerlich in Konflikte, weil trotz aller möglichen Manöver und Retuschen ihr Hirn weiter altert. Hier stößt Anti-Aging an eine beharrliche Grenze. Aber es ergibt sich ein weites Feld altersangepasster Psychotherapie, die in dieser Form auch noch nicht alt ist. Ohne Frage wird eine spezifische Psychotherapie des Alters schon seit einigen Jahrzehnten erarbeitet und bearbeitet. Breitenwirkung und Anerkennung einer sinnvollen Behandlung bis ins hohe Alter ist hingegen eindeutig neueren Datums, wenn überhaupt. Der so aktuelle von Carsten Spitzer und Bernhard Strauß herausgegebene Band greift etliche der hier angerissenen Fragen auf.

Eine letzte Variante des von den Herausgebern gewählten thematischen Dachs („Psychotherapeut:innen und das Alter") berührt die Frage der fachlichen Qualität des alt gewordenen Therapeuten. Psychotherapeuten erleben sich erstaunlich häufig als alterslos oder gar mit den Jahren professionell immer besser werdend. Zumindest drängen sich dem ebenfalls alten Beobachter der Szene solche Assoziationen auf. Da ist z. B. das wahrnehmbare Nachlassen des eigenen Gedächtnisses (etwa das Vergessen wesentlicher Lebensereignisse des Patienten oder das Verwechseln von Personen). Oder die wachsende Unkenntnis (und damit fehlende Möglichkeit zur Würdigung) aktueller Lebensumstände der deutlich jüngeren Patienten. Auch die Veränderung von sprachlichen und anderen Formen der Kommunikation über längere Zeit (und damit der Gefahr des wechselseitigen Nichtverstehens) gehört in den Zusammenhang größerer Altersdifferenzen von Therapeuten und Patienten. Nicht selten entsteht so ein Selbstmissverständnis im Alter. Dies ist nicht auf Psychotherapie begrenzt, sondern gilt in der Breite des Themas. Die Journalistin Marion Gräfin Dönhoff war eine gläubige Porschefahrerin. Ihr zügiger Fahrstil auf der Elbchaussee (sie fuhr täglich von Blankenese nach Hamburg hinein) erreichte Berühmtheit. Allerdings beanspruchte sie für sich, dass sie im 9. Lebensjahrzehnt noch genauso sicher fahre wie in jüngeren Jahren. Diese nicht korrigierbare Selbstsicht hätte in jedem verkehrsphysiologischen Labor mühelos widerlegt werden können. Manchmal drängt sich dem Betrachter auf, dass ein solches Labor auch in der Psychotherapie eine feine Sache wäre. Was nicht der Wahrheit widerspricht, dass auch im Alter wertvolle Psychotherapie geleistet werden kann. Etwa für Patienten fortgeschrittenen Alters; es müssen ja nicht gerade jugendliche Patienten sein.

Hamburg   Sven Olaf Hoffmann

Geleitwort

„Und die Liebe selbst hat Ruhe"

In einer von uns selbst durchgeführten Studie über ältere Psychotherapeuten (Orlinsky und Rønnestad 2015) beschrieben wir insgesamt drei Stadien des höheren Lebensalters: neue Alte[1] (60–66), Mittelalte (67–74), und Langzeitalte (75–90). Als wir uns nun mit dieser Einteilung und dem Älterwerden bei der Abfassung dieses Geleitworts beschäftigten, fanden wir uns selbst als langjährige Freunde und Kollegen beide in der Gruppe der Langzeitalten. Wir haben realisiert, dass die Zeit, die vergangen ist, seit wir selbst 60 Jahre alt, also „neue Alte" wurden, mehr oder weniger so lang ist, wie die Zeitspanne, die unser Leben von der Geburt bis um Beginn unseres Erwachsenenalters ausmacht.

Mittlerweile sind wir zu Psychotherapeuten geworden, die zumindest nicht mehr auf regulärer Basis Patient:innen sehen, trotzdem fühlen wir uns immer noch als Psychotherapeuten. Wenn wir uns auf jene Karrierephasen beziehen, die wir in unserer bisherigen Forschung zur Entwicklung von Psychotherapeut:innen (e.g. Orlinsky und Rønnestad 2005; Rønnestad und Skovholt 2013) immer wieder einmal beschrieben haben, sehen wir da selbst gar keinen Platz für uns.

Wir haben die letzte „seniore" Berufsphase schon durchlaufen und sind nun in einer „konzeptuellen Lücke" gelandet. Wir haben auch all jene Phasen hinter uns, die Skovholt und Rønnestad (1995) beschrieben haben, und sind nun am anderen Ende wieder angekommen. Wo aber sind wir gelandet?

Es sieht so aus, als würde der von uns als „*Senior Professional*" benannten Phase eine weitere folgen, die wir als „*postklinische Phase*" bezeichnen. Diese Phase haben wir nun erreicht und machen uns dazu einige Gedanken als Psychotherapieforscher.

Aus dem Englischen übersetzt von B. Strauß

---

[1] Ursprünglich bezeichnet als „junge Alte", anscheinend ist dieser Abschnitt nicht mehr so "alt" wie früher; dennoch ist dies eine Phase, in der man bemerkt, dass man nicht mehr wirklich jung ist oder dem mittleren Alter angehört, sondern einen Scheitelpunkt erreicht hat, der in eine neue Phase führt.

Die Untersuchung des Alterns von psychotherapeutisch Tätigen verdient sicher die durch dieses Buch ausgedrückte Aufmerksamkeit. Eine Gesamtsicht der Entwicklung von Psychotherapeut:innen zeigt, dass die diversen, bereits bekannten Phasen der Entwicklung gewissermaßen eingefasst werden von einer *„präklinischen Phase"* der akademischen Ausbildung und zuletzt der *postklinischen Phase* eines Psychotherapeuten *„sans patients"*.

Nachdem wir einen Großteil unseres Berufslebens der Arbeit mit Klient:innen gewidmet haben, sind wir persönlich und professionell immer noch als Psychotherapeuten identifiziert, auch wenn wir nicht länger an therapeutische Verträge gebunden sind, in denen wir uns zur regelmäßigen Arbeit mit Klienten und dem „Dienen" ihrer Bedürfnisse verpflichtet haben.

In unserem Buch über die Entwicklung von Psychotherapeut:innen haben wir das konzeptuelle Problem, Therapeut:innen von den Psychotherapien, die sie durchführen, zu differenzieren, mit den folgenden Zeilen des berühmten Gedichts von W.B. Yeats (1952, S. 124) „Unter Schulkindern" analogisiert:

„Oh zur Musik wiegender Körper, Oh leuchtender Blick,
Wie können wir den Tänzer vom Tanz unterscheiden?"

Wenn die meisten Psychotherapeut:innen, wie die Tänzer, sich danach sehnen, ihre Kunst und ihr Handwerk zu praktizieren, was geschieht mit diesen Tänzern, wenn sie nicht mehr tanzen, die Bühne verlassen und nicht mehr auftreten? [2]

Ein Zugang zur Beantwortung dieser Frage ermöglicht ein Konzept unterschiedlicher Typen von „Heilern" oder spezifischer unterschiedlicher Typen von „Heiler-Dynamiken". Diese motivieren, aktivieren und animieren praktizierende Psychotherapeuten– meist begründet in der persönlichen Familiengeschichte der Personen, ihren Selbstkonzepten, Vorstellungen und Werten, ihren interpersonalen Stilen, über die sie ihre Rollen als Therapeuten ausfüllen. In einer Studie von mehr als 10.000 Praktikern (Orlinsky et al. 2022), Therapeuten ganz unterschiedlicher theoretischer Orientierungen und beruflicher Hintergründe aus mehr als zwei Dutzend Ländern, konnten wir insgesamt vier Typen von „Heiler-Dynamiken" feststellen, die wir wie folgt bezeichneten:

---

[2] Das Bild des Psychotherapeuten als Tänzer erinnert uns an die bewegende Hymne „What I did for Love" aus dem berühmten Broadway-Musical *A Chorus Line*. Sie wird von Tänzern gesungen, die ihren Beruf nicht länger ausüben können. Nach unseren Befunden üben die meisten Therapeuten und Berater ihren Beruf aus Liebe aus, die transformiert in Zuwendung gegenüber den Patienten ausgedrückt wird. Wenn Sie einer davon sind und in den Ruhestand gehen oder sich darauf vorbereiten, dann schalten Sie die Musik an und singen gemeinsam mit der Chorus Line ehemaliger Tänzer:

„Kiss today goodbye
And point me toward tomorrow;
We did what we had to do,
Won't forget, can't regret
What [we] did for love."

- fürsorgliche Heiler,
- verwundete Heiler,
- indifferente Heiler und
- beanspruchte Heiler.

Die Mehrzahl der Therapeut:innen in unserer großen und heterogenen Stichprobe entsprach der ersten Gruppe, den „fürsorglichen Heilern" (55 %), die von sich denken, reichlich Fürsorge und Zuwendung von ihren Bezugspersonen in der frühen Entwicklung erhalten zu haben. Dies schafft eine ausgeprägte Verpflichtung zu Liebe und Dankbarkeit, die nicht wirklich „zurückgezahlt", wohl aber „vorausgezahlt" werden kann (vgl. Nissen-Lie und Orlinsky 2014; Orlinsky 2022). Als Erwachsene sind diese Heiler sehr darauf aus, ihre eigenen Erfahrungen von Fürsorge und Unterstützung mit anderen zu teilen, die diese dringend brauchen. Manche dieser Menschen könnten so etwas wie eine Berufung und besondere Begabung dafür haben, professionelle Psychotherapeuten zu werden. In dieser Gruppe „fürsorglicher Heiler" findet man wahrscheinlich jene Therapeuten, die im Laufe ihrer Karriere ihr persönliches und professionelles Selbst so gut integrieren konnten, dass sie sich völlig „persönlich", selbstkongruent und unbefangen fühlen, wenn sie in ihrer professionellen Rolle mit Patienten arbeiten (Rønnestad und Skovholt 2013). Ein Zitat aus einem Interview mit einem älteren Therapeuten zeigt ganz gut das Wachstum vom Anfänger zum Seniortherapeuten, der der Kategorie der fürsorglichen Heiler zuzuordnen ist:

> „Ich stelle mir vor, einen Spaziergang zu machen: Zunächst haben wir einen sehr engen Pfad, dem wir folgen, mit großer Vorsicht, damit wir nicht abrutschen und hinunterfallen. Es gibt auf diesem Pfad nichts, woran man sich festhalten könnte… aber mittlerweile, im Alter von 78 Jahren, fühlt es sich an, als würde ich in einer großen weiten Welt wandeln, die Wälder hat, Wüsten, Flüsse, Ozeane und Berge … und es ist, als würde man mit Wanderschuhen losziehen, auf große Wiesen kommen und sich dort ganz ohne Angst bewegen können, alles ist jetzt viel angenehmer" (Rønnestad und Skovholt 2001, S. 183).

Eine zweite, deutlich kleinere Gruppe in unserer Stichprobe, konnte man als „verwundete Heiler" klassifizieren (18 %). Darunter verstehen wir Psychotherapeuten, die selbst erst einmal entwicklungsbezogene Traumata oder Missbrauch überwinden mussten, typischerweise durch intensive und meist erfolgreiche Erfahrungen in ihrer Eigentherapie bzw. Selbsterfahrung. Dies führte sie zu der tiefen Überzeugung, anderen Menschen dabei helfen zu müssen, Konflikte und Traumata aus ihrem früheren Leben zu überwinden. Dadurch, dass sie selbst heilende Erfahrungen gemacht haben, verschrieben sich die „verwundeten Heiler" dem Heilen anderer. Einige aus dieser Gruppe haben in ihrer Kindheit durch andere Erwachsene echte Rettungserfahrungen gemacht, die ihnen Möglichkeiten von Schutz und Sicherheit boten und dann in ihrer Eigentherapie die eigene Heilung fortgesetzt. Andere, denen das Glück einer emotionalen Rettung in der Kindheit nicht widerfahren ist, konnten ihre Wunden durch wiederholte intensive und effektive Eigentherapieerfahrungen heilen.

Sowohl die „fürsorglichen" wie auch beide beschriebenen Gruppen von „verwundeten Heilern" erleben ihre Arbeit primär als Ausdruck von heilendem Engagement (Orlinsky et al. 2022). Zusammengenommen machen die genannten Gruppen 73 % unserer gesamten Therapeutenstichprobe aus. Sie haben alle das Glück, sich an einem zutiefst sinngebenden Berufsleben zu erfreuen, über das sie in den Interaktionen mit ihren Klienten in Schwung gebracht und revitalisiert werden.

Die übrigen 27 % der Therapeuten unserer Stichprobe lassen sich in zwei kleinere Gruppen aufteilen, die aber (immerhin mehr als ein Viertel!) numerisch doch bedeutsam sind. Wir haben diese Gruppen als „indifferente" und „beanspruchte Heiler" bezeichnet.

Die „indifferenten Heiler" (15 % bzw. jede 7. Person) scheinen persönlich eher von der Arbeit mit ihren Klienten entkoppelt – sie machen ihre Arbeit als solche und nicht als persönlich bedeutsame Beschäftigung. Mit dem Gefühl, mit einem adäquaten, aber begrenzten Maß an Unterstützung und Fürsorge groß geworden zu sein, sind sie in ihrer emotionalen Responsivität sowohl in ihrem Leben wie in ihrer therapeutischen Arbeit eher eingeschränkt (Orlinsky et al. 2022; Rønnestad und Skovholt 2013). Diese Gruppe von Therapeuten, die technisch durchaus kompetent sind, können gut strukturierten und motivierten Patienten sicher gut helfen, solange sie nicht unbeabsichtigt die Entwicklungsverläufe dieser Patienten stören. Sie sind aber seltener erfolgreich mit Klienten, die eher unmotiviert sind oder die eine ausgeprägte Beziehungspathologie zeigen.

Schließlich gibt es die „beanspruchten Heiler" (11 %), die vermutlich eher am Anfang ihrer therapeutischen Laufbahn stehen (speziell, wenn sie jung und männlich sind), die aber mit zunehmender Erfahrung und guter Anleitung ihre anfänglichen Schwierigkeiten überwinden können.

In dieser Gruppe gibt es aber auch solche Therapeuten, die ihre persönlichen und/oder beruflichen Probleme (oftmals manifestiert in einem unsicheren Bindungsstil) nicht durchgearbeitet haben. Manche könnten aufgrund ihrer intellektuellen Talente trotz mangelnder interpersonaler Fertigkeiten in die Psychotherapieausbildung geraten sein. Letztlich sind sie aber in diesem Beruf gelandet und scheinen dann therapeutische Arbeit doch eher als belastende Aufgabe zu erleben und nicht als heilendes Engagement. Dies drückt sich in den Worten eines älteren Therapeuten aus dieser Gruppe aus:

> „Ich hatte immer die Angst, zu versagen. Immerzu hatte ich diese Angst, egal, wann ich anfange und was ich tue, ich bin immer in Sorge, ob es denn wirklich klappen wird … es ist wirklich ein verdammtes Ärgernis … es ist immer da und ich kenne es so gut… es ist etwas, was mich immer sehr vorsichtig sein lässt …" (Rønnestad und Skovholt 2001, S. 182).

Tatsächlich sind manche Therapeuten dieser Gruppe so sehr gestresst durch ihre Arbeit, dass sie selbst gefährdet sind, potenziell aber auch für ihre Patienten ein Risiko darstellen.

Wenn wir nun wieder zur Frage des Rückzugs aus der therapeutischen Praxis zurückkehren, dann scheint es schon sehr wahrscheinlich, dass dieser Rückzug eine unterschiedliche Bedeutung für die Therapeuten haben wird, je nachdem welche „Heiler-Dynamik" die Berufswahl motiviert hat. Sowohl die „fürsorglichen" als auch die „verwundeten Heiler" folgten einer Berufung, für sie war es ein persönliches und sinnvolles „Investment", Psychotherapeut:innen zu werden und zu sein. Entsprechend braucht der Rückzug aus der Praxis in den Ruhestand einen persönlich sinnvollen Lebensübergang. Vermutlich ist es für die Personen der ersten Gruppe etwas leichter, ihre Praxis aufzugeben, weil sie im Laufe der Jahre ihren Wunsch für andere, die bedürftig sind, da zu sein und für sie zu sorgen, ausreichend befriedigt haben.[3]

Für die geringere Zahl der verwundeten Heiler dagegen mag ihre Mission, anderen zu helfen, dauerhafter sein, was dazu führt, dass sie so lange wie möglich weiter praktizieren wollen und ihren Ruhestand so lange hinauszögern, bis sie entweder krank werden oder durch andere Lebensumstände dazu gezwungen werden.

Jene Therapeuten, die auch im höheren Lebensalter noch zu den beanspruchten Helfern gehören oder die im Verlauf ihrer Tätigkeit durch traumatische Erfahrungen dazu geworden sind (z. B. in Folge des Suizids eines Patienten oder einer nahestehenden Person), werden sich dann auch persönlich sehr stark engagieren, was aber dann eher negative und belastende Folgen hat – günstigenfalls erleben sie dann den Rückzug aus der Praxis als große Erleichterung.

Schließlich gibt es noch die indifferenten Heiler, für die klinische Praxis einfach ein Job war, eine mögliche Quelle für den Lebensunterhalt und nicht wirklich eine persönliche Berufung. Wenn diese in den Ruhestand gehen, können sie dies vermutlich recht rasch und problemlos tun, indem sie ihre Interessen auf etwas anderes richten (z. B. Schreiben, Malen, Reisen, Jagen) oder schlicht ihren Freizeithobbys und dem Zeitvertreiben folgen, um die verbleibenden Jahre damit zu füllen.

Die vielen Autoren der Kapitel dieses Buches werden sicher ihre eigenen Erfahrungen und Überlegungen über die „seniore" Berufsphase ihrer Karriere, den Alternsprozess und ihre Erwartungen und Erfahrungen bezüglich des Ruhestands vielfältig beschreiben. Wir selbst, die wir wahrscheinlich der Mehrheit der „fürsorglichen Heiler" angehören dürften, erlauben uns ein wenig Sentimentalität, die würdig Gealterten durchaus zugestanden wird, und enden mit einigen Zeilen eines alten Gedichts von Lord Byron:

> Also gehen wir nicht mehr umher
> So spät in die Nacht,
> Obwohl das Herz immer noch so liebevoll ist,
> Und der Mond ist immer noch so hell.
> Denn das Schwert trägt seine Scheide ab,
> Und die Seele zermürbt die Brust,
> Und das Herz muss anhalten, um zu atmen,
> Und die Liebe selbst hat Ruhe

---

[3] Oder, wie wir, sie haben weiterhin ein Interesse an der Therapie und Therapeuten als Forscher oder als fortgeschrittene Ausbilder für Therapeuten, die sich in ihren Fertigkeiten weiterentwickeln wollen.

XII Geleitwort

Literatur

Nissen-Lie H, Orlinsky DE (2014) Growth, love, and work in psychotherapy: sources of therapeutic talent and clinician self-renewal. In: RJ Wicks, EA Maynard (Hrsg) Clinician's guide to self-renewal: essential advice from the field. Wiley, New York, S 3–24

Orlinsky DE (2022) From childhood to adult life. In: DE Orlinsky (2022) How psychotherapists live: the personal self and private life of professional healers (Chap. 8). Routledge, New York/London

Orlinsky DE, Hartmann A, Rønnestad MH, Willutzki U (2022) Psychotherapists as persons doing psychotherapy. In: DE Orlinsky (2022) How psychotherapists live: the personal self and private life of professional healers (Chap. 10). Routledge, New York/London

Orlinsky DE, Rønnestad MH (2015) Psychotherapists growing older: a study of senior practitioners. J Clin Psychol 71(11):1128–1138

Orlinsky DE, Rønnestad MH (2005) How psychotherapists develop: a study of therapeutic work and professional development. APA Books, Washington, DC.

Orlinsky DE, Rønnestad MH, Schröder TA (2022) Family background. In: DE Orlinsky (2022) How psychotherapists live: the personal self and private life of professional healers (Chap. 7). Routledge, New York/London

Rønnestad MH, Skovholt (2003) Learning arenas for professional development. Prof Psychol 32:181–187

Rønnestad MH, Skovholt TM (2013) The developing practitioner: growth and stagnation of therapists and counselors. Routledge, New York/London.

Skovholt TM, Rønnestad MH (1995) The evolving professional self: stages and themes in therapist and counselor development. Wiley, Chichester

Chicago, USA David E. Orlinsky
Oslo, Norwegen M. Helge Røfnnestad

Vorwort

„Die Unsterblichkeit ist nicht jedermanns Sache" [1]

Hintergrund und Geschichte des Buches

Die Idee für dieses Buch stammt nicht von uns, sondern von unserem Freund und Kollegen Harald J. Freyberger, langjähriger Lehrstuhlinhaber für Psychiatrie, Psychotherapie und Psychosomatische Medizin an der Universität Greifswald und Direktor der Psychiatrischen Klinik in Stralsund. Dieser organisierte im Jahr 2015 bei den Lindauer Psychotherapiewochen gemeinsam mit Hertha Richter-Appelt und Rainer Richter eine Vorlesungsreihe zum Thema des Umgangs von Psychotherapeut:innen mit dem höheren Alter und dem Altwerden. Auf der Basis dieser Vorlesungsreihe wollte Harald Freyberger ein Buch herausgeben, eine Idee, die wir nun Jahre später umsetzen. Nach Harald Freybergers Wunsch sollte das Buch den Titel „Die Unsterblichkeit ist nicht jedermanns Sache" tragen. Wir haben uns für einen anderen Titel entschieden, weil wir mit dem Zitat, das von J. W. von Goethe stammt, auf eine sehr makabre Art und Weise damit konfrontiert werden, dass es Harald Freyberger selbst nicht vergönnt war, richtig alt zu werden. Noch bevor er die Realisierung des Buches in Angriff nehmen konnte, verstarb er 2018 völlig unerwartet im Alter von nur 61 Jahren.

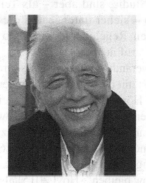

Harald J. Freyberger (25.05.1957–06.12.2018)

[1] Quelle: Goethe, Der Großcophta, 1792. 3. Akt, 9. Auftritt, Graf (später oft fälschlich Kurt Schwitters zugeschrieben).

Wir möchten Harald herzlich danken für alles, was wir mit ihm erleben durften, und auch für die Idee zu diesem Buch, das wir für ihn realisieren und ihm und seinem Andenken widmen möchten.

Brauchen wir ein Buch zum Alter von Psychotherapeut:innen?
Allein die demografische Entwicklung der letzten Jahrzehnte hat dazu beigetragen, dass sich die Wissenschaft mit altersbezogenen Fragen zunehmend intensiver befasst. Ein Teil dieser wissenschaftlichen Untersuchungen bezieht sich auch auf die Frage nach dem Potenzial des höheren Lebensalters, den Möglichkeiten, Präferenzen und Begrenzungen von Menschen im höheren Lebensalter. Viele soziologische Studien zum Alter und zum Übergang in den Ruhestand kommen zu dem Schluss, dass Entscheidungen den Übergang in den Ruhestand betreffend höchst individuell geworden sind und oftmals in der Biografie der Betroffenen verankert sind, wobei soziodemografische und soziale Merkmale naturgemäß einen massiven Einfluss darauf haben, was Menschen im höheren Alter noch erleben und bewältigen können. „Früher oder später wird man nicht mehr gebraucht" ist der Titel einer Studie des Netzwerks Alterssicherung, die sich mit ebendiesen biografischen Perspektiven befasst und die zeigt, dass Menschen, die bei guter Gesundheit mit einem guten sozialen Status ausgestattet sind, durchaus in der Lage sind, über die üblichen Grenzen der Erwerbstätigkeit weiterzuarbeiten (Backes et al. 2021). Eine aktuelle Studie zum Thema „Arbeit und Altern" (Richter et al. 2022) macht deutlich, dass die Beschäftigungsquoten mit zunehmendem Alter stetig zunehmen, und dass die Selbsteinschätzung der möglichen Erwerbsfähigkeit sehr stark durch soziale und Bildungsmerkmale gekennzeichnet ist. Entsprechend zeigt diese sogenannte LIDA-Studie, dass Personen, die in wirtschaftlichen Unternehmen Leitungspositionen innehaben, Ärztinnen und Ärzte, Menschen aus dem IT-Bereich und (an vierter Stelle) nichtärztliche Therapeuten mindestens bis deutlich über die 65-Jahres-Grenze hinaus erwerbstätig sein wollen. Psychotherapeutinnen und Psychotherapeuten waren offensichtlich nicht explizit Gegenstand dieser Studie, sind aber – als Teil der Ärzteschaft bzw. der nichtärztlichen Therapeuten – sicher unter jenen, die das große Privileg haben, auch aufgrund der geltenden Regelungen innerhalb des Gesundheitssystems, noch im hohen Alter ihren Beruf auszuüben.

Mit zunehmendem Alter verändern sich die Ressourcen von Psychotherapeuten (Freyberger et al. 2018): So ist mit einem Nachlassen der Sinnesfunktionen zu rechnen, es können erhebliche Hörprobleme beispielsweise dazu führen, dass der Psychotherapeut den Patienten nicht richtig versteht, wodurch wiederum Übertragungsprobleme auftreten können (Randles 2016). Dazu werden ein ansteigender Verlust der Muskelstärke, zunehmende Müdigkeit, Beschäftigung mit chronischem Schmerz, anderen altersbedingten Erkrankungen und nachlassende Konzentrationsfähigkeit („nicht mehr im Flow bleiben"; Hoyt 2015) als weitere relevante Faktoren genannt, die sich mitunter auf die psychotherapeutische Praxis auswirken können. Diese können u. a. kürzere Arbeitszeiten und/oder längere Erholungspausen abverlangen. Auch das Nachlassen kognitiver Fertigkeiten gilt als zentrale Einbuße im Alter (Spira und Berger 2016). Das Gedächtnis wird unzuverlässiger, sodass zuneh-

mend die Notwendigkeit besteht, sich Dinge aufzuschreiben (Randles 2016). Auch
die Abrufzeit verlängert sich, die Ablenkung kann ausgeprägter sein und das Kurz-
zeitgedächtnis wird beeinträchtigt (Spira und Berger 2016). Radebold (2010), der
die Kompetenz über 60-jähriger Psychoanalytiker durchaus kritisch hinterfragte,
wies auf die mit dem Alter zunehmende Multimorbidität hin und darauf, dass auch
Psychoanalytiker nicht weniger als die Allgemeinbevölkerung gefährdet seien, Erkrankungen und gesundheitliche Einschränkungen im Alter zu erleiden (vgl. den
Beitrag von Radebold und Radebold in diesem Buch). Insbesondere seien es krank-
heitswertige Störungen, die die Leistungsfähigkeit in der psychotherapeutischen
Arbeit maßgeblich beeinträchtigen (Radebold 2010). Alle genannten potenziellen
Einschränkungen legen nah, sich mit der Frage des Alterns von Psychotherapeuten
und dessen Auswirkung auf die Berufstätigkeit näher zu befassen.

Das chronologische Lebensalter per se ist ein schlechter Indikator für die Res-
sourcenlage, das Alterserleben und das Verhalten eines Individuums (Kessler und
Bowen 2015). So schätzen offenbar viele ältere, noch praktizierende Psychotherapeuten ihren eigenen Gesundheitszustand als gut genug ein, um auch im höheren
Alter noch zu praktizieren. Gleichzeitig zeigen sich ältere Psychotherapeuten sehr
zufrieden und dankbar für ihren Beruf (Weiner et al. 1990).

In der internationalen Studie von Orlinsky und Rønnestad (2015) waren Psychotherapeuten im höheren Lebensalter signifikant zufriedener mit ihrer Arbeit und
berichteten eine höhere Lebensqualität als ihre jüngeren Kollegen. Auch aus anderen (Interview-)Studien geht hervor, dass ältere Psychotherapeuten eine hohe Zufriedenheit kommunizieren. Sie schätzten es sehr, mit ihrem Beruf eine privilegierte
und wertvolle gesellschaftliche Rolle einzunehmen und persönlich im Bereich der
Selbstwahrnehmung oder in zwischenmenschlichen Beziehungen zu profitieren
(Råbu et al. 2018).

Berufsrechtlich ist es Psychotherapeuten in Deutschland aktuell möglich, ihr Leben lang tätig zu sein. Begünstigt wird dies auch durch die Abschaffung der Altersgrenze für eine kassenärztliche Tätigkeit, wodurch u. a. größere individuelle Spiel-
räume in der Gestaltung der Berufstätigkeit im Alter geschaffen worden sind
(Ullrich et al. 2009). So arbeiten viele ältere Psychotherapeuten noch immer, einige
von ihnen sind bereits im Ruhestand, andere wiederum planen, sich zeitnah zur
Ruhe zu setzen oder reduzieren allmählich ihre Behandlungsstunden.

Darüber zu reflektieren, ist aber nicht nur in einem so sensiblen Beruf wie dem
des Psychotherapeuten von hoher Bedeutung. Angesichts der Tatsache, dass (von
einigen wichtigen Ausnahmen abgesehen) die systematische Betrachtung der
Thematik des Alterns von Psychotherapeutinnen und Psychotherapeuten noch aus-
steht, denken wir, dass dieses Buch berechtigt und notwendig ist.

Das Thema Altern ist nicht jedermanns Sache
Die Beschäftigung mit dem Thema Altern ist offensichtlich nicht ganz einfach. Bei
der Planung und Realisierung des Buches kam es durchaus zu konflikthaften Erlebnissen, die vermutlich mit der Brisanz des Themas verbunden sind und die dazu
führten, dass es mehr als einen Anlauf brauchte, um die Planung des Buches umzusetzen.

Seitens der Herausgeber wurden etliche Personen eingeladen, die auf unterschiedliche Weise eine Beteiligung an dem Projekt ablehnten. Da die Begründungen vielleicht ja das Spektrum des Umgangs mit dem Altersthema reflektieren, geben wir nachfolgend absolut anonym einige Ablehnungsgründe wieder:

> „Ich finde das Projekt interessant und würde mich auch gerne daran beteiligen. Allerdings könnte ich das nicht, indem ich die von Ihnen vorgegebenen Fragestellungen – potenzielle Objektverluste, Autonomie eigener Kinder usw. – aufgreife. Wohl aber könnte ich vielleicht etwas dazu verfassen, warum mich das Älterwerden trotz potenzieller Objektverluste, Autonomie eigener Kinder usw. nicht interessiert. Diesen normativen Vorgaben mag ich mich nicht unterwerfen."
>
> „Ich altere zwar, aber habe nicht wirklich Zeit, mich mit dieser Thematik zu beschäftigen – und es liegt trotz des möglicherweise verleugneten Betroffenseins außerhalb dessen, was mich beschäftigt".
>
> „An eurem Projekt kann ich leider nicht teilnehmen, auch wenn ich mich gerade in der besagten Phase befinde. Zum einen könnte ich nicht viel dazu schreiben (mir ist jedenfalls beim ersten Lesen nicht viel eingefallen, Widerstand???), zum anderen sitze ich gerade an etwas anderem …"
>
> „Die Einladung möchten wir aber nicht annehmen. XY und ich sind zu dem Entschluss gekommen, dass wir dann, wenn wir das 80. Lebensjahr erreicht haben, das Schreiben lassen. Die Lebenszeit wird immer übersichtlicher und es gibt viele Dinge, die das Leben lebenswerter machen, als Texte zu verfassen – auch wenn es nur wenige Seiten sind."

Inhalte und Themen des Buches

Im ersten Teil des Buches stellen wir die Thematik des Alterns und des Alters interdisziplinär dar und haben dazu kompetente Autorinnen und Autoren gefunden, die das Altern aus philosophischer, soziologischer, gesundheitspsychologischer, psychologisch-psychoanalytischer und literaturwissenschaftlicher Sicht betrachten.

Der zweite Teil des Buches fokussiert auf die Psychotherapie und die psychotherapeutische Profession, die sich – aus unterschiedlichen Gründen – lange Zeit mit dem Thema Alter auch im Hinblick auf die eigene Praxis schwergetan hat. Verschiedene Aspekte der psychotherapeutischen Arbeit von und mit Älteren werden in den Kapiteln des zweiten Teils diskutiert. Dieser Teil enthält auch eine Zusammenfassung der Forschungsliteratur zum Thema „alternde Psychotherapeuten", die – wie zu sehen ist – noch recht lückenhaft ist. Zwar gibt es in der jüngsten Zeit eine zunehmende Aufmerksamkeit für die Person des Psychotherapeuten und dessen Bedeutung für den Prozess und das Ergebnis von Psychotherapien. Die damit verbundene Forschung zur Sozialisation von Therapeuten, die insbesondere durch die Autoren des Geleitwortes zu diesem Buch, David Orlinsky und Helge Rønnestad maßgeblich initiiert wurde, bezieht sich sehr viel mehr auf frühere Phasen der professionellen Entwicklung. In dem sehr lesenswerten Buch dreier ausgewiesener US-amerikanischer Gruppentherapeuten, Robert Klein, Harold Bernard und Viktor Schirmer (*On Becoming a Psychotherapist*, 2011), in dem ein Phasenmodell der Entwicklung von Psychotherapeut:innen beschrieben wird, wird eine letzte Phase (Retrenchment, Winding down, Preparing for Retirement) auf einer einzigen Seite abgehandelt!

Der dritte Teil des Buches (in den wir mit einer gesonderten editorischen Notiz einführen) sammelt persönliche Stellungnahmen zum Thema, die wir von uns bekannten Kolleginnen und Kollegen, alle bereits „etwas älter", erbeten haben. Die Autorinnen und Autoren sind „bunt gemischt", repräsentieren unterschiedliche therapeutische Schulen und stammen teilweise auch aus dem nichtdeutschen Sprachraum. So konnten wir ein recht repräsentatives Bild der Sichtweisen „seniorer" Psychotherapeutinnen und Psychotherapeuten zusammenstellen.

Wir wollen es nicht versäumen, uns bei allen Autorinnen und Autoren ganz herzlich zu bedanken, und richten unseren Dank auch an den Springer-Verlag, insbesondere Monika Radecki und Anja-Raphaela Herzer, die uns bei der Arbeit an diesem Buch zuverlässig und helfend begleitet haben.

Literatur

Backes GM, Brauer K, Clemens W (2021) Früher oder später wird man nicht mehr gebraucht: Biographische Perspektiven zum Übergang in den Ruhestand (Endbericht für das Forschungs-Netzwerk Alterssicherung), FNA-Journal 1/2011. Vechta/Berlin: Deutsche Rentenversicherung/Forschungsnetzwerk Alterssicherung 2011

Freyberger HJ, Richter-Appelt H, Richter R (2018) Alternde Psychotherapeutinnen und alternde Psychotherapeuten. PDP Psychodynamische Psychother 17(1):36–42. https://elibrary.klett-cotta.de/article/99.120110/pdp-17-1-36

Hoyt MF (2015) Stepping into retirement: a postcard from the threshold. J Clin Psychol 71:1121–1127. https://doi.org/10.1002/jclp.22222

Kessler E-M, Bowen CE (2015) Images of aging in the psychotherapeutic context. A conceptual review. GeroPsych J Gerontopsychol Geriatric 28:47–55. https://doi.org/10.1024/1662-9647/a000129

Klein RH, Bernard HS, Schermer VL (2011) On becoming a psychotherapist. Oxford University Press, Oxford

Orlinsky DE, Rønnestad MH (2015) Psychotherapists growing older: a study of senior practitioners. J Clin Pychol 71(11):1128–1138. https://doi.org/10.1002/jclp.22223

Råbu M, Moltu C, Binder P-E et al (2016) How does practicing psychotherapy affect the personal life of the therapist? A qualitative inquiry of senior therapists' experiences. Psychother Res J Soc Psychother Res 26:737–749. https://doi.org/10.1080/10503307.2015.1065354

Radebold H (2010) Können und sollen Psychoanalytikerinnen und Psychoanalytiker lebenslang behandeln? Psyche 64(2):97–121. https://elibrary.klett-cotta.de/article/99.120105/ps-64-2-97

Randles JA (2016) Later life transitions and changes in psychiatry. Aust Psychiatry Bull Royal Aust N Z Coll Psychiatrists 24:148–150. https://doi.org/10.1177/1039856216634820

Richter G, Tisch A, Hasselhorn HM, Bellmann L (2022) Arbeit und Alter(n), wie ein längeres Erwerbsleben möglich werden kann. Polit Zeitgeschichte 20:20–27

Spira M, Berger B (2016) The impact of aging on clinical practice: a developmental challenge. Clin Soc Work J 44:127–134. https://doi.org/10.1007/s10615-015-0555-0

Ullrich P, Kuhnt S, Haberkorn S et al (2009) Im hohen Alter hinter der Couch? Psychotherapeut 54:491–497. https://doi.org/10.1007/s00278-009-0700-8

Weiner MF (1990) Older psychiatrists and their psychotherapy practice. Am J Psychother 44:44–49. https://doi.org/10.1176/appi.psychotherapy.1990.44.1.44

Jena/Rostock   Bernhard Strauß
Frühjahr 2023   Carsten Spitzer

Inhaltsverzeichnis

Autorenverzeichnis

Martina Belz Klinische Psychologie und Psychotherapie, Universität Bern, Bern, Schweiz

Lorna Smith Benjamin Carlsbad, USA

Heinz Böker Praxis für Psychiatrie, Psychotherapie und Psychoanalyse, Zürich, Schweiz

Matthias Bormuth Institut für Philosophie, Universität Oldenburg/Karl Jaspers-Haus, Oldenburg, Deutschland

Martina Brandt Technische Universität Dortmund, Dortmund, Deutschland

Franz Caspar Klinische Psychologic und Psychotherapie, Universität Bern, Bern, Schweiz

Michael Ermann Berlin, Deutschland

Héctor Fernández-Álvarez Fundación Aiglé, Buenos Aires, Argentina

Erdmuthe Fikentscher Halle/Saale, Deutschland

Insa Fooken Goethe-Universität Frankfurt, Frankfurt, Deutschland

Michael Geyer Akademie für Psychotherapie, Erfurt, Deutschland

Marvin R. Goldfried Psychology Department, Stony Brook University, Stony Brook, USA

Heinz Hennig Praxis für Psychotherapie und Psychoanalyse, Halle (Saale), Deutschland

Helga Hess Magdeburg, Deutschland

Gereon Heuft Klinik für Psychosomatische Medizin und Psychotherapie, Universitätsklinikum Münster, Münster, Deutschland

Sven Olaf Hoffmann Hamburg, Deutschland

Judith Kaschowitz Bundesinstitut für Bau-, Stadt- und Raumforschung (BBSR), Bonn, Deutschland

Otto Kernberg Personality Disorders Institute, Weill Cornell Medical College, New York, USA

Linda Kidd Carlsbad, USA

Rainer Krause Saarbrücken, Deutschland

Patrick Lazarevič Vienna Institute of Demography, Austrian Academy of Sciences, Wien, Österreich

Gerd Lehmkuhl Berlin, Deutschland

Ulrike Lehmkuhl Berlin, Deutschland

Michael Linden Leiter der Forschungsgruppe Psychosomatische Rehabilitation (FPR), Medizinische Klinik m.S. Psychosomatik an der Charité Universitätsmedizin Berlin, Berlin, Deutschland

Juliane Lüders Klinik und Poliklinik für Psychiatrie und Psychotherapie, Universitätsklinikum Leipzig – AöR, Leipzig, Deutschland

John McLeod Department of Psychology, University of Oslo, Oslo, Norwegen

Markus Melchers Bonn, Deutschland

Irene Misselwitz Jena, Deutschland

David Orlinsky Chicago, USA

Meinolf Peters Marburg, Deutschland

Marit Råbu Department of Psychology, University of Oslo, Oslo, Norwegen

Hartmut Radebold † Ehemals Alexander Mitscherlich Institut, Kassel, Deutschland

Hildegard Radebold † Ehemals Bibliothekarin, Kassel, Deutschland

Günter Reich Klinik für Psychosomatische Medizin und Psychotherapie, Universitätsmedizin Göttingen, Göttingen, Deutschland

Christian Reimer Otterndorf, Deutschland

Michael Helge Ronnestad Høvik, Norwegen

Gerd Rudolf Psychosomatische Universitätsklinik Heidelberg, Heidelberg, Deutschland

Ulrich Sachsse Rosdorf, Deutschland

Marleen Schierock Institut für Psychosoziale Medizin, Psychotherapie und Psychoonkologie, Universitätsklinikum Jena, Jena, Deutschland

Alina Schmitz Technische Universität Dortmund, Dortmund, Deutschland

Wolfgang Schneider Lübeck, Deutschland

Georg Schomerus Klinik und Poliklinik für Psychiatrie und Psychotherapie, Universitätsklinikum Leipzig – AöR, Leipzig, Deutschland

Harry Schröder Leipzig, Deutschland

Inge Seiffge-Krenke Mainz-Kostheim, Deutschland

Gaby Shefler Achva Academic College, Tel Aviv, Israel

Johannes Siegrist Institut für Medizinische Soziologie, Centre for Health and Society, Medizinische Fakultät, Heinrich Heine Universität Düsseldorf, Düsseldorf, Deutschland

Flora von Spreti München, Deutschland

Timo Storck Klinische Psychologie und Psychotherapie, Psychologische Hochschule Berlin, Berlin, Deutschland

Bernhard Strauß Institut für Psychosoziale Medizin, Psychotherapie und Psychoonkologie, Universitätsklinikum, Jena, Deutschland

Jana Volkert Department Psychologie, MSB Medical School Berlin, Hochschule für Gesundheit und Medizin, Berlin, Deutschland

Eberhard Wilke Lübeck, Deutschland

Michael Wirsching Klinik für Psychosomatische Medizin und Psychotherapie, Universitätsmedizin Freiburg, Freiburg, Deutschland

Teil I

Facetten des Alterns

Das Alter und die Philosophische Praxis

1

Markus Melchers

Zusammenfassung

Nach der Klärung, was „Philosophische Praxis" ist, wird vor dem Hintergrund des oft behaupteten Zusammenhangs von Weisheit und Alter das Konzept der „Altersfähigkeit" skizziert. Dabei geht es um die erworbenen Fähigkeiten und Eigenschaften, die vor dem Erreichen des Altseins ausgebildet und im Altsein bewahrt werden müssen, um das *zukünftige* Alter autark gestalten und erleben zu können.

Der hier vorgelegte Text gliedert sich in mehrere Sinnabschnitte: Zum einen wird die Frage beantwortet, was die Philosophische Praxis und das Kernanliegen des Philosophischen Praktikers ist (I). Zum anderen, wird daran anschließend der lange behauptete Zusammenhang von Alter und Weisheit am Beispiel zweier klassischer Positionen nachgezeichnet und kurz erläutert (II). Ob die in diesem Kontext behauptete Kohärenz von Wissen, Weisheit und Alter tatsächlich für die Gegenwart mit den sich in ihr schnell vollziehenden Veränderungen noch Geltung beanspruchen darf und was von der Antwort auf diese Frage abhängt, wird im Anschluss daran ausgeführt (III). Darauf folgt eine sehr knappe Darstellung verschiedener Altersphilosophien, die in unserer Zeit große Beachtung finden (IV). Ihnen wird die Skizze des Entwurfs von „Altersfähigkeit" an die Seite und entgegengestellt (V). Bei diesem Konzept geht es um die erworbenen Fähigkeiten und Eigenschaften, die vor dem Erreichen des Altseins ausgebildet und/oder im Altsein bewahrt werden müssen, um das *zukünftige* Alter autark gestalten und erleben zu können.

M. Melchers (✉)
Bonn, Deutschland
e-mail: markus.melchers@sinn-auf-raedern.de

© Der/die Autor(en), exklusiv lizenziert an Springer-Verlag GmbH, DE, ein Teil
von Springer Nature 2023
B. Strauß, C. Spitzer (Hrsg.), *Psychotherapeuten und das Altern*, Psychotherapie:
Praxis, https://doi.org/10.1007/978-3-662-65228-2_1

Im Mittelpunkt steht nicht das Referieren grundlegender philosophischer Ausführungen zum Alter, wie etwa das der immer noch lesenswerten Arbeit von Simone de Beauvoir (2000) oder der sehr persönlich gehaltenen Ausführungen von Norberto Bobbio (1997). Vielmehr bildet die Philosophische Praxis den Ausgangs- und Mittelpunkt der Hinwendung zum Thema „Altersfähigkeit", auch wenn sich ein Blick in die Philosophiegeschichte nicht ganz vermeiden lässt.

1.1 Die Philosophische Praxis und ihr Unterschied zur akademischen Philosophie

Die akademisch betriebene und an der Universität beheimatete Philosophie hat in der Öffentlichkeit mit starken Vorurteilen zu kämpfen: Sie ist schwer verständlich, sie unterhalte keinen Bezug zum „normalen Leben", sie (die Philosophie) ist eine durch und durch theoretische Beschäftigung, deren Nutzen höchstens in der Erlangung akademischer Würden oder dem Vergnügen am reinen Denken liegen kann. Auf keinen Fall gelten diese Denker der Lebenswelt und den Problemen und Fragen des Alltags zugewandt und verpflichtet.

Mit solchen und ähnlichen Vorstellungen werden die Vertreter des Faches schon sehr lange konfrontiert. Zudem hat die Philosophie spätestens seit der Zeit des Naturphilosophen Thales, der auch ein erfolgreicher Geschäftsmann und Ingenieur war, zusätzlich mit dem Vorurteil zu kämpfen, weltfremd zu sein. Woher stammt dieses Vorurteil? Es stammt von einem der berühmtesten Philosophen selbst – von Sokrates. Dieser Sokrates erzählt folgende Geschichte: „Als er (gemeint ist Thales), die himmlischen Erscheinungen zu beobachten, nach oben blickte und darob in einen Brunnen fiel, soll eine kluge und witzige thrakische Magd ihn verspottet haben, daß er voll Eifers der Kenntnis der himmlischen Dinge nachtrachte, von dem aber, was vor der Nase und vor den Füßen liege, keine Ahnung habe. Der nämliche Spott paßt auf alle, die sich ganz der Philosophie ergeben haben" (Platon 1988a).

Hans Blumenberg hat das „Lachen der Thrakerin" als „Urgeschichte der Theorie" interpretiert und die philosophische Rezeptions- und Anverwandlungsgeschichte bis in die zweite Hälfte des letzten Jahrhunderts rekonstruiert (Blumenberg 1987). Damit hat er insgeheim dazu beigetragen, dass sich dieses Vorurteil bis in unsere Gegenwart hinein gehalten hat.

Auf die Philosophische Praxis kann dieses Vor-Urteil allerdings nicht zutreffen. Denn die Vertreter dieser Richtung knüpfen an andere, schon in der Antike begonnene Traditionen an. Es sind dies überlieferte Denkschulen, die sich eben nicht nur theoretisch mit den Dingen beschäftigen. So steht in ihnen nicht der „bíos theōrētikós", die „vita contemplativa" oder das „betrachtende Leben" im Zentrum ihrer Ansätze. Vielmehr bilden folgende Fragen den Kern des Nachdenkens: Was kann die Philosophie leisten, um das Leben der Menschen besser, erträglicher oder leichter zu machen? Was kann sie dazu beitragen, dem Leben einen Sinn zu geben? Vielleicht aber kann die philosophische Tätigkeit sogar dazu beitragen, ein Glücksgefühl im Menschen zu stabilisieren.

Diese Tradition, die schon in der nacharistotelischen Zeit begann, kapriziert sich dann auf „etwas", das Lucius Annaeus Seneca das Versprechen der Philosophie an das Menschengeschlecht nennt – Beratung. Er kleidet diese Behauptung allerdings in eine rhetorische Frage: „Wissen willst du, was die Philosophie verspricht dem Menschengeschlecht? Beratung." (Seneca 1999). Zum konkreten Begriff der philosophischen Beratung hat Eckart Ruschmann eine grundlegende Studie vorgelegt (Ruschmann 1999).

Alle Ausprägungen der Philosophischen Praxis bemühen sich um zwei Abgrenzungen zu bereits vorhandenen Formen des Denkens und Beratens.

An *erster* Stelle steht hier die Distanz zur akademischen Philosophie. Die Universitätsphilosophie erscheint aus der Perspektive des Philosophischen Praktikers zumeist als eine schwierige, für den Laien unverständliche Reflexion, welcher der Bezugspunkt zum eigenen Leben und Denken fehlt. Die Hauptaufgaben der Universitätsphilosophie werden als die Verwaltung, Erforschung, Vermehrung und Verbreitung des philosophiegeschichtlichen Wissens bestimmt. Manchmal werden dort auch Fragen der Angewandten Ethik behandelt.

Fragen der individuellen Lebensführung werden von dieser Art der Philosophie nicht oder mit dem Verweis auf eine philosophiegeschichtliche Lösung nur ungenügend beantwortet. Nur wer selbst ein philosophischer Profi ist, vermag eine Verbindung zwischen seinem Leben und der Philosophie als Wissenschaft zu ziehen. Die akademische Philosophie betreibt zwar nicht ein direkt falsches Anliegen, sie vergisst aber das ursprüngliche Anliegen des Philosophierens: die Auseinandersetzung mit dem empirischen Subjekt.

Im Mittelpunkt der Philosophischen Praxis stehen daher nicht die Philosophiegeschichte und die in ihr vorzufindenden verschiedenen Denkrichtungen.

Im Mittelpunkt der Philosophischen Praxis steht vielmehr dasjenige philosophische Wissen, das für die individuelle Lebensführung, z. B. im Umgang mit dem eigenen jetzigen oder dem zukünftigem eigenen Alter, bedeutsam ist oder bedeutsam werden kann.

An dieser Stelle zeigt sich aber auch, dass die Abgrenzung der Philosophischen Praxis zur akademischen Philosophie nicht total sein kann; schließlich schöpft die Philosophische Praxis aus den gleichen Quellen wie die Universitätsphilosophie. Sie beschränkt sich aber nicht auf diese. Auch Romane, Erzählungen, Theaterstücke gehören selbstverständlich zu den kulturellen Hervorbringen, die für die eigene Arbeit Bedeutung besitzen.

An *zweiter* Stelle der Abgrenzung steht jegliche Form therapeutischer Tätigkeit.

Der Philosophische Praktiker ist nicht mit einem Heilungsauftrag ausgestattet, er arbeitet nicht defizitorientiert. So stellt das philosophische Gespräch auch keine Therapieform dar. Die therapeutische Situation ist geradezu dadurch definiert, dass es einen Therapeuten und einen Patienten oder Klienten gibt. Der Therapeut weiß um das „Defizit", die „Krankheit" oder den „Mangel" seines Gegenübers. Der Therapeut weiß im besten Fall um die Lösung des Problems. Der Hilfesuchende weiß eben dies nicht.

Der Philosophische Praktiker hingegen weiß nichts besser als die Menschen, die das Gespräch mit ihm suchen – er weiß etwas anderes. Er geht der Frage des Mitbegründers des philosophischen Pragmatismus William James nach: „Angenommen, eine Vorstellung oder eine Annahme sei wahr, welchen konkreten Unterschied macht dieses Wahrsein im wirklichen Leben eines Menschen?" (James 1977).

Dabei geht es nicht um eine theoretische Wahrheit, die sich durch mathematische oder logische Beweisführungen bestätigen, begründen und belegen lässt. Es geht vielmehr um das, was der einzelne Mensch in seiner Lebensführung für das Wahre oder das Richtige hält.

Oder anders gesagt: Der philosophische Berater erfährt die Richtigkeit der Formulierung aus Ludwig Wittgensteins „Tractatus logico-philosophicus": „Wir fühlen, daß selbst, wenn alle möglichen wissenschaftlichen Fragen beantwortet sind, unsere Lebensprobleme noch gar nicht berührt sind" (Wittgenstein 1999).

Der philosophische Berater ist sich folglich bewusst, dass das Leben „einen eigenen logischen Raum bildet, in dem andere Regeln gelten als im gegenständlichen Erkennen. Auch die Lebenserfahrung hat ihre Allgemeinheit und Notwendigkeit, aber diese sind der Faktizität des Lebens immanent und insofern flexibler als die Denkformen der äußeren Welt. Daher kann die Lebenserfahrung als Modell der Selbsterfahrung herangezogen werden" (Fellmann 1993).

Mit der Rede vom Sosein des Lebens wird keine Eigenschaft, sondern die Unhintergehbarkeit des Lebens benannt. Dabei richten sich Lebensverläufe selten nur an den Forderungen der Vernunft aus; sie schließen das Sinnwidrige mit ein. Diese Erkenntnis ist für die Arbeit mit Menschen, die sich mit Sinnfragen beschäftigen, wichtig. Denn nicht alles, was uns begegnet, lässt sich auf einen (logischen) Begriff bringen.

Und so wird im Rahmen Philosophischer Praxis nicht behandelt, es wird verhandelt. Aus diesem Grund wird mit Themen und Fragestellungen im Rahmen der philosophischen Beratung auch ganz anders umgegangen als etwa in einer Psychotherapie. In diesem Zusammenhang ist es nicht unwichtig, die modernen Ursprünge psychologischer Begriffe aus der Philosophie und deren Verwandlung im Rahmen der Psychologie nachzuvollziehen (Marquard 1987).

So lassen sich jetzt die Inhalte und Ziele der Philosophischen Praxis näher bestimmen:

1. In der Philosophischen Praxis wird gemeinsam an einer vernünftigen Selbstbeobachtung gearbeitet. Ich fasse dies unter den Begriff *abstandnehmendes Denken*.
2. In der Philosophischen Praxis wird damit die Fähigkeit erarbeitet, im Alltag neue Perspektiven für Handeln und Denken zu gewinnen. Ich fasse dies unter den Begriff *Selbsterweiterung*.
3. Vernünftiges, das heißt begründbares und damit mitteilbares „abstandnehmendes Denken" bildet gemeinsam mit der nun gewonnenen Fähigkeit der „Selbsterweiterung" das Fundament einer veränderten (zukünftigen) Selbstauslegung. Ich fasse dies unter den Begriff *gewandeltes Selbstverhältnis*.

Die prinzipielle Offenheit der Philosophischen Praxis findet ihre Begründung in dem ihr zugrunde liegenden Menschenbild und den daraus resultierenden Umgangsformen im Gespräch.

Für den Philosophischen Praktiker gelten im Umgang mit diesen Fragen folgende oft unausgesprochene Verständigungs- bzw. Bezugsregeln, die spätestens seit der Philosophie der späteren Aufklärung allgemeine Geltung beanspruchen dürfen.

Menschen, ob sie nun als Hörer oder Sprecher agieren, beziehen sich aus dem Horizont ihrer vorinterpretierten Lebenswelt gleichzeitig auf etwas in der objektiven, sozialen und subjektiven Welt:

1. Bei der Schilderung eines Sachverhalts bezieht sich der Sprecher auf etwas in der objektiven Welt. Damit ist ein Wahrheitsanspruch verbunden.
2. Bezieht der Sprecher sich auf etwas in der sozialen Welt, z. B. durch Warnen, Befehlen etc., dann verbindet er damit einen Richtigkeitsanspruch.
3. Bezieht der Sprecher sich auf etwas in seiner subjektiven Welt, dann verbindet er damit einen Wahrhaftigkeitsanspruch.

Die Philosophische Praxis legt sich auch deshalb nicht auf ein mängelbestimmtes Menschenbild fest, weil eine abschließende Festlegung und die damit verbundene dauerhafte Fremdbestimmung die Formen der Weltaneignung und des daraus resultierenden Weltverständnisses der Ratsuchenden zu diesen Konsequenzen führen können:

1. zur prinzipiellen Einengung ihrer Welterkennungs- und Weltumgangsweisen, wobei genau dies das zu lösende Problem sein kann,
2. zur Einengung von Freiheitsspielräumen,
3. zur Verhinderung der Aufklärung über die Welt,
4. zur Behinderung ihrer Selbstaufklärung.

Diese Fremdfestlegungen inklusive ihrer möglichen Ergebnisse widersprechen prinzipiell nicht nur dem Anliegen der Philosophischen Praxis, sondern auch den Grundvoraussetzungen des Philosophierens überhaupt.

Die Philosophische Praxis ist in die Lage versetzt, genau das zu leisten, was konkurrierenden Einrichtungen notwendigerweise abgehen muss: die „argumentierende Beratung" – ein Begriff, den der Philosoph Franz Josef Wetz in die Diskussion einführte (Wetz 1994).

Im Rahmen der Philosophischen Praxis üben sich die Menschen im Gebrauch ihrer Vernunft. Dabei ist für das Gespräch und den Umgang zwischen den Partnern der Begriff des Verstehens grundlegend. Denn es ist ein auf „Verstehen" und nicht auf „Erklären" ausgerichteter Diskurs. Der hier verwendete Begriff des Verstehens fußt vor allem auf der philosophischen Hermeneutik im Anschluss an Hans-Georg Gadamer (1975).

Verstehen ist ein Teil des menschlichen Lebensvollzugs. Mit anderen Worten: Alles menschliche Leben ist Verstehen. „In der Welt sein" (Martin Heidegger) heißt, sich auf das Leben verstehen. In unserem alltäglichen Leben bauen wir immer schon auf ein Verständnis, das auf die Welt und unsere Handlungen bezogen ist. Der Ort dieses Verstehens ist die gesellschaftliche und geschichtliche Lebenswelt des Menschen. Das menschliche Verständnis ist also immer in überlieferte Sinnzusammenhänge eingelagert. Wir bewegen uns von Anfang an im „Horizont des Verstehens". Im Gespräch mit dem Philosophischen Praktiker wird diese Standortgebundenheit des Denkens deutlich und durchsichtig gemacht.

Im nach-denkenden Vollzug der eigenen Situation hat der Gesprächspartner dann den ersten Schritt zu einem gelungenen philosophischen Umgang mit sich und der „Welt" schon getan. Er hat wesentliche Elemente der Philosophie in seinen Alltag integriert. In den konkreten Formen des philosophischen Mit-Denkens zeigt sich das auf ein *dauerhaft lebbares Miteinander* gerichtete Handeln.

Der Gesprächspartner ist nun in der Lage, seine veränderte Haltung sich selbst und der Welt gegenüber nachdenkend zu gestalten. Er hat ein Orientierungswissen „erworben", das es ihm ermöglicht, die Fähigkeiten des Unter- und Entscheidens, des Abwägens, der Geltungsprüfung sowie der gesprächsorientierten Auseinandersetzung mit anderen in den Mittelpunkt seiner „Lebenshaltung" zu setzen (vgl. Stegmaier 2005, 2008). Damit verbunden ist die Fähigkeit, durch intelligente Kategorienbildungen sowie durch Selektionsleistungen Wissensstrukturen aufzubauen, die überschaubar, handhabbar und lebbar sind. Gleichzeitig ist damit die Gefahr einer permanenten Selbstüberforderung eingeschränkt.

Es ist dies ein Orientierungswissen, das sich in der Lebenswelt als Klugheit oder Urteilskraft bewähren kann. „In der Urteilskraft, wie sie im lebenspraktischen Umfeld zu Hause ist und daher geübt wird, äußert sich das einem Individuum zukommende unvergleichbare Erkenntnisvermögen, das es ihm ermöglicht, innerhalb seiner Lebenslagen situationsgerecht das Richtige zu tun. (…) Die Urteilskraft ist ohne das Selbstbild des Menschen, zu der die geschichtliche Selbstbestimmung beiträgt, in ihrer Funktionsweise nicht zu begreifen. Das Individuum hat ein mehr oder weniger konturenfestes Bild von sich; es verfügt immer schon über eine Selbsteinschätzung. Diese beeinflußt die Urteilskraft, weil in sie Momente lebenspraktischer Individualität eingehen. (…) Bedeutsamkeitsbezüge, die es [das Individuum] stiftet, verbürgen Orientierung; sind Ordnungskriterien; strukturieren die Komplexität einer sonst undurchschaubaren Wirklichkeit und ziehen Koordinaten, in deren Umkreis Handeln sinnvoll wird. Die Wirklichkeit ist dem Menschen durch die Bedeutsamkeitsstiftung zu einer sinnhaft erschlossenen Welt geworden. (…) Da hinter der Urteilskraft der gesamte, eigenverantwortliche Einsatz der Person steht, kann sie den Menschen so vor dem Funktionsgetriebe des Rollenhandelns, das nur das Kriterium instrumenteller Nützlichkeit kennt, bewahren" (Pfafferott 1981).

Mit den philosophischen Begriffen des „abstandnehmenden Denkens", der „Selbsterweiterung" und des „gewandelten Selbstverhältnisses" sind subjektive Verhaltensweisen beschrieben, die philosophiegeschichtlich den Begriffen Staunen, Urteilen und Begründen entsprechen.

Sie werden als Kriterien herangezogen, wenn es um das Erkennen philosophiehaltiger Situationen und Fragen geht.

Als Regel lässt sich formulieren: Immer dann, wenn ein Mensch in seinen Äußerungen:

1. die Haltung des Staunens/der Selbstbeobachtung,
2. des Urteilens/der Selbsterweiterung oder
3. des Urteilens/der Selbstauslegung zu erkennen gibt,

ist eine alltägliche, manchmal bedrängende Situation potenziell philosophiehaltig. So kann sie zum Gegenstand der Philosophischen Praxis werden.

Im Prozess der Aufklärung (des Klarwerdens) über diejenigen Bedingungen, die dem eigenen Denken und Erleben zugrunde liegen, wird ein Wissen erarbeitet, das es dem Einzelnen erlaubt, unter der Vielzahl begründeter Weltumgangsweisen die für ihn plausible auszuwählen.

1.2 Alter und Weisheit, Platon gegen Aristoteles

Diese Beratungsfähigkeit der Philosophischen Praxis ist es, die auch bei der „Altersfrage" wichtig wird. Diese Altersfrage ist aber im philosophischen Sprachgebrauch in eine Vokabel gekleidet, die „schwer belastet" ist, weil sie auch schon mehr als 2000 Jahre Anwendung findet. Gemeint ist der Begriff der Weisheit. Einen kurzen Überblick über den philosophischen Stellenwert dieses Begriffs liefert der entsprechende Eintrag im zwölften Band des *Historischen Wörterbuchs der Philosophie* (HWP 2004).

Weisheit als Summe reflektierter Erfahrung ist dasjenige, was schon in der klassischen Antike eher den älteren Menschen, meistens Männern zugesprochen wurde.

Bei der Definition von „reflektierter Lebenserfahrung" sind zwei Aspekte zu unterscheiden. Nicht alles, was einem Menschen im Leben widerfährt, ist eine Erfahrung. Es ist eben genau dies: eine Widerfahrnis. Erst wenn dasjenige, was einem Menschen zugestoßen, ihm geschehen ist, von eben diesem eingeordnet ist, dann wird es zu einer Erfahrung. Und wenn sich aus dieser Erfahrung allgemeine Sätze ableiten, allgemeine Wahrheiten formulieren lassen, wenn ein Mensch sagen kann: Was ich erfahren habe, das erfahren auch andere, z. B. Leid, Schmerz, Liebe, Trauer, Lust und vieles mehr, dann kann er das Stadium der Weisheit erreichen. Dies geschieht eben dadurch, indem ich von mir abzusehen verstehe und andere an dem teilnehmen lasse, was ich im Leben über das Leben für das Leben entdeckt habe.

Dass dies nicht für einen jungen Menschen möglich ist, dass versteht sich für beinahe alle Philosophen von selbst. Und wie sollte es auch anders? Denn man muss schon einen gewissen Umgang mit sich gepflegt haben, um über sich und sein Verhältnis zu anderen Aussagen treffen zu können.

Wann aber ist das Stadium erreicht, indem ich über mich so sprechen kann, wie es oben angedeutet wurde? Bei der Beantwortung dieser Frage lässt sich schon zwischen Platon und Aristoteles eine Differenz erkennen. Platon meint, dass diese Fähigkeit oder Befähigung erst im Alter eines Menschen zu erlangen und zu beobachten ist. Wobei für Platon klar ist, dass Weisheit im Alter sich nicht automatisch einstellt. Dies verdeutlicht das Gespräch zwischen Sokrates und dem greisen Kephalos (Platon 1988b).

Hierzu muss allerdings gewusst werden, was „das Alter" denn nun ist. Einen groben Anhaltspunkt zur Beantwortung dieser Frage liefert unter anderem die politische Praxis im antiken Griechenland. Wer das 60. Lebensjahr erreicht hatte, der wurde von der Pflicht zum Militärdienst befreit. Er war zu diesem Zeitpunkt alt, aber noch nicht zum Greis geworden. Die Antike kennt zahlreiche Abbildungen von 80-jährigen Männern, die als Greise dargestellt werden.

Spätestens wenn das 60. Lebensjahr erreicht war, galt für die männlichen Angehörigen der Oberschicht, dass sie „weise" zu sein hatten. Diese mussten dann zeigen, dass sie in der Lage sind, ihre von ihnen reflektierte Biografie nach außen
darzustellen, das heißt Auskunft über sich und ihre Einstellungen zur Welt offenle-
gen zu können (vgl. Brandt 2002; zur Veränderung des Altersbildes bis in die jüngste
Vergangenheit hinein Göckenjan 2000).

Der Platonschüler Aristoteles argumentiert in eine andere Richtung. In der von
ihm erstellten Trias der Lebensalter – Jugend, Mannesalter, Greisenalter – bedeutet
das mittlere Stadium das Ideal. In der Jugend und im Greisenalter wird an spezifischen Defiziten gelitten. Damit begründet er als wichtiger Denker die Tradition der
Abwertung des Alters, auf die hier aber nicht weiter eingegangen werden kann.

Für Aristoteles ist der alte Mensch kein weiser Mensch mehr. Der alte Mensch ist
viel zu sehr damit beschäftigt, seinem körperlichen Zerfall entgegenzusteuern, seine
nachlassenden geistigen Fähigkeiten zu betrauern. Mit anderen Worten: das Greisenalter ist eine Zeit, die von Gebrechlichkeit gekennzeichnet ist. Ein solcher
Mensch kann nicht weise sein; er existiert nur noch als „biologisches Faktum"
(Aristoteles 1980).

Durchgesetzt und damit erhalten hat sich aber bis heute die Vorstellung, dass
Weisheit mit dem Alter verbunden ist. Aus eben den Gründen, die schon Platon
anführte. Ein Weisheitslehrer, der der Philosoph gerade nicht ist, steht dann in dem
Ruf, überzeitliche Wahrheiten verkünden zu können. „Überzeitlich" meint hier,
nicht nur metaphysische, sondern, und dies wird noch für die Moderne bedeutsam,
generationenübergreifende Wahrheiten auch im Sinne von allgemein akzeptierten
Selbstverständlichkeiten formulieren zu können.

Die Erfahrungen des alten Menschen können bruchlos an die nächste Generation
weitergegeben werden. Es gibt einen Zusammenhang zwischen der Lebenswelt des
alten oder älteren Menschen und den heranwachsenden Jüngeren. Und die Jüngeren, ungeachtet der verschiedenen revolutionären Bewegungen, die sich auch schon
für die Antike beobachten lassen, können sich meistens doch darauf verlassen, dass
das, was die Alten in puncto Lebensführung sagen, richtig ist und stimmt. Dies betrifft beispielsweise Fragen nach dem Umgang mit Liebeskummer oder Trauer. Der
der Schule der Stoa zugehörige Philosoph Seneca etwa gibt in seinen „moralischen
Briefen" (Seneca 1999) Tipps und verrät Kniffe, wie man als Älterer mit dem, was
das Schicksal bereithält, umgehen kann.

1.3   Weisheit und Alter in der Gegenwart

Der Alte, der Senior ist zugleich der Weise. Dies klingt noch in der politischen Vokabel „Senat" an. Dort sitzen in der Regel Ältere. Und auch die Rede vom ehrwür-
digen Greis, dem *Senex* hat sich bis in unsere Gegenwart hinein transportiert. Bis
nahezu in unsere Gegenwart hinein galt es ebenso lange als fraglos, dass der Wis-
senstransfer von Alt zu Jung bruchlos möglich ist bzw. als bruchlos erscheint.

Dies aber hat sich im letzten Jahrhundert radikal verändert. In dem Augenblick,
in dem sich Lebenswelten ändern, die Stichworte sind hier z. B. geforderte Flexibi-

lität der Individuen (Sennett 1998), Beschleunigung (Rosa 2005, 2013) und singularistische Lebensführung (Reckwitz 2017), löst sich dieser Zusammenhang auf. Und so erfährt das Lebenswissen der Älteren nicht mehr die Bewertung und Wertschätzung (Bindekraft), die es tatsächlich ja in vormoderner Zeit besaß.

Stattdessen wird, wenn überhaupt über das Altsein gesprochen wird, oftmals eine Reduktion vorgenommen: Entweder ist das Altsein eine rein biologische Angelegenheit oder es wird vom demografischen Wandel gesprochen oder es wird der Stand der Rentenkasse thematisiert oder es wird die Pensionslast problematisiert.

Die Vorstellung, dass Alter und Weisheit tatsächlich gleichzusetzen sind, verliert mehr und mehr an Überzeugungskraft und damit faktisch an Bedeutung. Wenn diese These stimmt, dann kommt auf die älter werdende Bevölkerung tatsächlich eine neue Erfahrung zu: Der Rat der Alten oder der Rat der Älteren wird nicht mehr gefragt werden. Vielleicht mit der Ausnahme des Senioren Experten Service mit Sitz in Bonn.

All dies zusammen genommen verändert die soziale und mentale Situation des älteren Menschen fundamental. Denn jetzt muss er gezwungenermaßen lernen, mit sich selbst umzugehen, *ohne* dass er diesen Prozess nach außen wenden kann. Er kann also nicht sagen: Ich weiß etwas und dieses, was ich weiß, kann ich Jüngeren beibringen. Er erfährt einen Resonanzverlust (vgl. zu diesem komplexen Begriff Rosa 2019). Ausnahmen stellen hier vielleicht noch Eltern und Lehrer dar.

1.4 Philosophie des Alters

Der ältere Mensch erfährt vor allem nach seinem Eintritt in den Ruhestand die Abwertung seiner Existenz. Und spätestens dann stellt sich die Frage, wie mit dieser veränderten Situation im Alter umzugehen ist. Denn nicht nur werde ich alt, auch das Wissen, das ich erworben habe, wird entwertet. Hier spielt die Tatsache, dass Enkel in der Regel mehr über die moderne Technologie und ihre Beherrschbarkeit wissen als ihre Großeltern, nur eine Nebenrolle.

Wie kann ich in einer solchen Situation mit mir umgehen? So lautet die immer häufiger gestellte Frage an den Philosophischen Praktiker. Kann man diesen Umgang lernen? Was sagen die Philosophen dazu, wenn sie das Alter so loben?

Um mit Letzterem fortzufahren: Das Lob des Alters besteht metaphorisch gesagt darin, die „Ernte des Lebens" einzufahren. Der Philosoph Odo Marquard legt sich auf eine andere These fest. Er spricht „von der Theoriefähigkeit des Alters" (Marquard 2000). Im Alter werden wir deswegen theoriefähig, weil wir uns von vielen Illusionen befreit haben. Weil wir eine Illusionsresistenz entwickeln konnten. Und weil wir im Alter mit dieser gewonnenen neuen Freiheit der Theoriefähigkeit und mit der auch befreienden Illusionsresistenz *jetzt* erst sagen können, wie *es* wirklich ist. Wie es wirklich ist, meint hier: wer ich wirklich bin, wer ich jenseits von Beruf und anderer Bestimmungen oder Rollenzuweisungen bin. Und wer ich bin, wenn ich mit mir alleine bin. Dies zusammengenommen begründet das Vorrecht des Alters (Vgl. zu diesem Komplex auch Marquard 2013a und Marquard 2013b). Ähnlich äußert sich auch Hermann Lübbe, der vom Alter als der Phase spricht, in der nun in freier Selbstbestimmung getan werden kann, was vormals nicht getan werden konnte (Lübbe 2010). Unübersehbar sind hier die Anklänge an die antike Vorstellung der Philosophie der Lebenskunst (vgl. Schmid 1999; Kersting und Langbehn 2007; Ernst 2016), bei der das Individuum tatsächlich in einem Akt der Selbstsorge sich Räume schafft, zu denen anderen der Zutritt verwehrt ist und in denen man selbst frei agieren kann.

In der Philosophie der Lebenskunst, von der Antike bis ungefähr Michel Foucault, wird dies als Akt beschrieben, den man als Autarkie, Ataraxia oder Autonomie beschreiben kann. Ein Akt, der inmitten des Getriebes der Welt stattfinden sollte und tatsächlich realisiert werden kann – meinen Marquard und Lübbe. Gerade in den hochindustrialisierten Gesellschaften kann das Alter dann so etwas wie der letzte Ort der Freiheit sein.

Einen anderen Weg beschreitet Otfried Höffe. Er möchte von dieser Form der Altersbewältigung, die ihm als ein arg theoretisches Konstrukt erscheint, nichts wissen. Er argumentiert konkret lebensweltlich und schlägt deshalb „vier L" vor, wenn es um die Ausgestaltung des Lebens im Alter geht. Der Mensch im Alter sollte sich fithalten durch Liebe, Laufen, Lernen, Lachen (Höffe 2018). Er soll nicht aufhören zu lieben, er soll seinen Körper in Bewegung halten, er soll immer neugierig sein und er soll heiter gelassen sein. Wer diese vier L berücksichtigt, der werde ein erfülltes, vielleicht sogar ein glückliches Alter erleben.

Schon Marcus Tullius Cicero beschrieb in dem von ihm verfassten Dialog „Cato maior de senectute/Cato der Ältere über das Alter" (Cicero 1998) nicht nur die vier Vorzüge des Alters, die auch heute hier und da noch zu lesen sind. Auch er formulierte Handlungsanweisungen: Die Taten des Alters zeichnen sich nicht durch Kraft, Behändigkeit oder Schnelligkeit, sondern durch Voraussicht, Autorität und Entschlusskraft aus. Nicht allein das Alter macht den Körper schwach. Schwachheit rührt oft von unvernünftigem Lebenswandel her. Außerdem braucht man im Alter weniger Kraft. Gleichwohl gilt es, den Geist durch regelmäßige Übung zu stärken und so bis zum letzten Atemzug über die Seinen zu herrschen und sich nicht der Vergänglichkeit hinzugeben. Lust steht dem vernünftigen Lebenswandel entgegen. Folglich ist es kein Verlust, sondern geradezu ein Geschenk, hiervon befreit zu. Den Freuden der Lust stellt Cicero die Freuden der geistigen Betätigung, der Pflege von Freundschaft und Gesellschaft oder die Beschäftigung mit der Landwirtschaft gegenüber.

1.5   Altersfähigkeit

Nun spreche ich aber als Philosophischer Praktiker hier nicht davon, wie es ist, alt zu sein und wie bestimmte Bewältigungspraktiken zu erlernen sind. Vielmehr geht es um diese Frage: Kann sich der (noch) nicht alte Mensch auf das Alter vorbereiten? Kann er das entwickeln, wofür ich den Begriff „Altersfähigkeit" vorschlage? Dieser Begriff hat inhaltlich keine Schnittmenge mit dem, was euphorisch und beinahe frivol von Peter Gross und Karin Fagetti als „Glücksfall Alter" begrüßt wird (Gross und Fagetti 2008).

Zum Begriff der Altersfähigkeit existiert eine Analogie im Begriff „Einsamkeitsfähigkeit", wie ihn Odo Marquard in die philosophische Debatte einbrachte (Marquard 1994). Gemeint ist die Befähigung mit überraschend eintretenden oder absehbaren Einsamkeitszuständen umgehen zu können. Wer sich im Laufe seines Lebens für vielerlei interessiert und so über eine gewisse Bildung als „kulturelles Kapital" (Pierre Bourdieu) verfügt, wer Humor hat, der ist gewappnet. Der kann in den Stunden der Einsamkeit darauf zurückgreifen und sich in diesem Geschehen der Wiedererinnerung vom Ende der Einsamkeit überraschen lassen. Für den gläubigen Menschen zählt auch die Religion zum Bestandteil der Einsamkeitsfähigkeit.

Lässt sich dieses „Modell" nicht auch auf das Alter übertragen? Wenn es stimmt, dass das Alter theoriefähig macht, dass es tatsächlich die Phase freier Selbstbestimmung ist, dass also Sinnvolles tun in diesem Lebensabschnitt möglich ist, lässt sich dann auf ähnlichem Wege „Altersfähigkeit" herleiten? Können Menschen sich auf das Alter vorbereiten?

Zumindest lassen sich Rahmenbegriffe nennen, mit deren Hilfe sich ein Konzept der Altersfähigkeit skizzieren lässt. Drei Eckpunkte ermöglichen ein solchermaßen aufgeklärtes Altersbild. An erster Stelle ist die **„erfahrene Naivität"** zu nennen. Der hier verwendete Begriff von Naivität darf dabei nicht mit Kindlichkeit oder gar Kindischsein verwechselt werden. Schon Friedrich Schiller hat die Unterscheidung von Naivität und Kindlichkeit bzw. Kindischsein ausführlich dargestellt und diskutiert (Schiller 1984).

Ein Mensch, der noch nicht alt ist, sollte sich diese neue Art der Naivität bewahren und sich darin üben. Indem er z. B. die folgenden Sätze weder denkt noch ausspricht oder zumindest reflektiert, was diese Sätze für die eigene Lebensführung bedeuten können: Das kenne ich schon! Ich habe schon alles erfahren!

Damit wird dem Erstarren in eine Abwehrhaltung gegen alles und jeden entgegengewirkt. Vermieden wird auch der Glaube an die Richtigkeit dieser Aussage: Es gibt nichts Neues unter der Sonne!

Hinzukommen müsste eine wahrscheinlich anstrengend zu erlernende **„aufmerksame Gelassenheit"**. Gelassenheit sollte in diesem Zusammenhang weder mit Gleichgültigkeit noch mit Weltabgewandtheit/Weltflucht (vgl. Geier 1997) verwechselt werden. Aufmerksame Gelassenheit ist eine der Welt zugewandte Haltung bei gleichzeitiger Affektkontrolle. Nicht alles, was in der Welt vorkommt, muss mich aufregen, aber ich muss unterscheiden lernen, was mich aufregt und was mich (nicht) aufregen soll. Letzteres ist nicht weit entfernt von der Aussage der stoischen Philosophen, das Wichtige vom Unwichtigen zu unterscheiden.

Der Aufbau von **„biografischem Orientierungswissen"** komplettiert die vorläufige Liste der Rahmenbegriffe. Dem biografischen Orientierungswissen liegt etwas anderes zugrunde als beispielsweise einem Lebenslauf. Wenn es stimmt, dass wir in „Geschichten verstrickt" sind (Schapp 2004), wenn es stimmt, dass wir uns zwischen „Erzählen" und „Behaupten" nicht nur bewegen, sondern diese Unterscheidung für unsere Lebensführung Relevanz besitzt (Hampe 2014), dann gehört zu einer biografischen Erzählung (Thomä 1998) welt mehr als die Auflistung von Schulen, Ausbildungen, Arbeitsplätzen und die damit jeweils verbundene Verweildauer. Eltern, Geschwister, Freunde, ästhetische Vorlieben und Abneigungen, gelesene Bücher, abgebrochene Lektüren, Reisen, Trauer- und Liebeserlebnisse gehören zu einer Biografie und bedeuten weit mehr als ein Lebenslauf.

Mit der Ausbildung von Altersfähigkeit ist unmittelbar die Möglichkeit einer neuen Selbstbestimmung verbunden.

Es gibt allerdings in unserem Leben nicht nur philosophische und ethische Bedingungen. Es gibt auch Konditionen, die wir nicht in unserer Hand haben, die gleichwohl für unser Leben wichtig sind. Denn was der Ausbildung von Altersfähigkeit am stärksten entgegensteht und was von den bisher erwähnten Philosophen so gut wie nie thematisiert wird, sind die ökonomischen Bedingungen, unter denen wir leben und handeln (müssen).

Beschrieben werden in den philosophischen Texten Lebensformen, die frei von materiellen Sorgen sind oder zu sein scheinen. Gleichwohl stehen für die akademisch tätigen Philosophen nach wie vor das Erwerbsleben und dessen Ende im Mittelpunkt ihrer Ausführungen. Zwar reflektieren sie die Frage nach dem Alter im Zusammenhang mit dem Eintritt ins Rentner- oder Pensionärsdasein. Doch zumeist geschieht dies im Zusammenhang mit dem Aufkommen von „Langeweile" oder anderen Zeiterfahrungen. So gut wie nie wird auf das Phänomen „Pensionsschock" rekurriert. Ein Ereignis, von dem sie in der Regel ja auch ausgenommen sind. Das unterscheidet diese Autoren von den meisten Menschen, die sich auf ihren Ruhestand freuen, weil es dann „erst richtig losgehen soll" – mit dem richtigen Leben.

Die Erfahrungen im Rahmen Philosophischer Praxis zeigen jedoch, dass dies immer seltener gelingt. Der Einschnitt zwischen Erwerbstätigkeit und der Zeit danach wird oft nicht gut gemeistert.

Der Erwerb von Altersfähigkeit, mit dem weit vor dem gesetzlich vorgeschriebenen Renteneintritt begonnen werden muss, kann helfen, diesem Scheitern entgegenzuwirken. Eine Diskussion darüber, wie diese erworben werden kann, findet allerdings nicht statt. Stattdessen werden ältere und alte Menschen als Zielgruppen touristischer Unternehmen markiert.

Es ist an der Zeit, über die Bedingung der Möglichkeit von Altersfähigkeit nachzudenken und zu diskutieren.

Zumeist aber ergeht diese Aufforderung an den älteren Menschen: „Such dir ein Hobby!"

Literatur

Aristoteles (1980) Rhetorik (1389a–1390b). Übersetzt, mit einer Bibliographie, Erläuterungen und einem Nachwort von Franz G. Sieveke. Wilhelm Fink Verlag, München
Blumenberg H (1987) Das Lachen der Thrakerin. Eine Urgeschichte der Theorie. Suhrkamp Verlag, Frankfurt am Main
Bobbio N (1997) Vom Alter – De senectute. Berlin, Verlag Klaus Wagenbach
Brandt H (2002) Und wird auch silbern mein Haar. Eine Geschichte des Alters in der Antike. C.H. Beck Verlag, München
Cicero MT (1998) Cato maior de senectute/Cato der Ältere über das Alter. Lateinisch/deutsch. Übersetzt und herausgegeben von Harald Merklin. Reclam Verlag, Ditzingen
De Beauvoir S (2000) Das Alter. Rowohlt Verlag, Reinbek bei Hamburg
Ernst G (Hrsg) (2016) Philosophie als Lebenskunst. Antike Vorbilder, moderne Perspektiven. Suhrkamp Verlag, Berlin

Fellmann F (1993) Lebensphilosophie. Elemente einer Theorie der Selbsterfahrung. Rowohlt Verlag, Reinbek bei Hamburg, S 23

Gadamer H-G (Hrsg) (1975) Wahrheit und Methode, 4. Aufl. J.C.B. Mohr, Tübingen (Paul Siebeck)

Geier M (1997) Das Glück der Gleichgültigen. Von der stoischen Seelenruhe zur postmodernen Indifferenz. Rowohlt Verlag, Reinbek bei Hamburg

Göckenjan G (2000) Das Alter würdigen. Altersbilder und Bedeutungswandel des Alters. Suhrkamp Verlag, Frankfurt am Main

Gross P, Fagetti K (2008) Glücksfall Alter. Alte Menschen sind gefährlich, weil sie keine Angst vor der Zukunft haben. Herder Verlag, Freiburg im Breisgau

Hampe M (2014) Die Lehren der Philosophie. Eine Kritik. Suhrkamp Verlag, Berlin, S 11–144

Historisches Wörterbuch der Philosophie (HWP) (2004) Bd 12. Schwabe & Co, Basel, S 371–397

Höffe O (2018) Die hohe Kunst des Alterns. Kleine Philosophie des guten Lebens. C.H. Beck Verlag, München, S 95–100

James W (1977) Der Pragmatismus. Meiner Verlag, Hamburg, S 271

Kersting W, Langbehn C (Hrsg) (2007) Kritik der Lebenskunst. Suhrkamp Verlag, Frankfurt am Main

Lübbe H (2010) Zeit im Alter. In: Über Glück und Unglück des Alters. Herausgegeben von Friedrich Wilhelm Graf. C.H. Beck Verlag, München, S 19–40

Marquard O (1987) Transzendentaler Idealismus. Romantische Naturphilosophie. Psychoanalyse. Schriftenreihe zur Philosophischen Praxis, Bd 3. Verlag für Philosophie Jürgen Dinter, Köln

Marquard O (1994) Plädoyer für die Einsamkeitsfähigkeit. In: ders. Skepsis und Zustimmung. Reclam Verlag, Stuttgart, S 110–122

Marquard O (2000) Theoriefähigkeit des Alters. In: ders. Philosophie des Stattdessen. Reclam Verlag, Stuttgart, S 135–139

Marquard O (2013a) Zum Lebensabschnitt der Zukunftsminderung. In: ders. Endlichkeitsphilosophisches. Über das Altern. Reclam Verlag, Stuttgart, S 70–75

Marquard O (2013b) Das Alter – mehr Ende als Ziel. Franz Josef Wetz im Gespräch mit Odo Marquard. In: ders. Endlichkeitsphilosophisches. Über das Altern. Reclam Verlag, Stuttgart, S 76–95

Pfafferott G (1981) Ethik und Hermeneutik. Mensch und Moral im Gefüge der Lebensform. Anton Hain Verlag, Meisenheim, Königstein/Ts, S 247

Platon (1988a) Theätet, 174a. In: Sämtliche Dialoge Band 4, herausgegeben und mit Einleitungen, Literaturübersichten, Anmerkungen und Registern versehen von Otto Apelt. Meiner Verlag, Hamburg

Platon (1988b) Politeia 328c–331d. In: Sämtliche Dialoge Band 5, herausgegeben und mit Einleitungen, Literaturübersichten, Anmerkungen und Registern versehen von Otto Apelt. Meiner Verlag, Hamburg

Reckwitz A (2017) Die Gesellschaft der Singularitäten. Suhrkamp Verlag, Berlin

Rosa H (2005) Beschleunigung. Die Veränderung der Zeitstrukturen in der Moderne. Suhrkamp Verlag, Frankfurt am Main

Rosa H (2013) Beschleunigung und Entfremdung. Entwurf einer Kritischen Theorie spätmoderner Zeitlichkeit. Suhrkamp Verlag, Berlin

Rosa H (2019) Resonanz. Eine Soziologie der Weltbeziehung. Suhrkamp Verlag, Berlin, S 517–632

Ruschmann E (1999) Philosophische Beratung. W. Kohlhammer Verlag, Stuttgart

Schapp W (2004) In Geschichten verstrickt. Zum Sein von Mensch und Ding. Vittorio Klostermann Verlag, Frankfurt am Main

Schiller F (1984) Über naive und sentimentalische Dichtung. In: Werke in drei Bänden, Bd 2. Herausgegeben von Herbert G. Göpfert. Carl Hanser Verlag, München, S 542 ff

Schmid W (1999) Philosophie der Lebenskunst. Eine Grundlegung. Suhrkamp Verlag, Frankfurt am Main

Seneca LA (1999) Ad Lucilius. Epistulae morales/An Lucius. Briefe über Ethik. In: Seneca LA (Hrsg) Philosophische Schriften Lateinisch und Deutsch. Herausgegeben, übersetzt, eingeleitet und mit Anmerkungen versehen von Manfred Rosenbach, Bd 3 und 4. Wissenschaftliche Buchgesellschaft, Darmstadt

Sennett R (1998) Der flexible Mensch – Die Kultur des neuen Kapitalismus. Berlin Verlag, Berlin

Stegmaier W (Hrsg) (2005) Orientierung. Philosophische Perspektiven. Suhrkamp Verlag, Frankfurt am Main

Stegmaier W (2008) Philosophie der Orientierung. De Gruyter Verlag, Berlin/New York

ThomäD(1998)Erzähledichselbst.LebensgeschichtealsphilosophischesProblem.C.H.Beck,München

Wetz FJ (1994) Lebenswelt und Weltall. Hermeneutik der unabweislichen Fragen. Verlag Günther Neske, Stuttgart

Wittgenstein L (1999) Tractatus logico-philosophicus. In: Werkausgabe, Bd 1. Suhrkamp Verlag, Frankfurt am Main, S 7–85, Satz 6.52

Soziologische Aspekte des Alterns: die Bedeutung sozialer Ungleichheit

2

Johannes Siegrist

Zusammenfassung

Die soziale Ungleichheit von Lebenschancen ist ein zentrales Thema soziologischer Analyse. Dies gilt auch für die Betrachtung des Alterns. In diesem Kapitel werden biologische, psychologische und soziologische Aspekte des Alterns unter dem Gesichtspunkt sozialer Ungleichheit erörtert. Die dabei zu Tage tretenden Wechselbeziehungen verdeutlichen den heuristischen Wert eines biopsychosozialen Modells des Alterns. Neue, daraus hervorgehende Erkenntnisse sind nicht nur wissenschaftlich, sondern auch praktisch bedeutsam. Der Nachweis kumulativer Benachteiligung bei Chancen gesunden Alterns, von der Personen mit niedriger Bildung und prekärem beruflichem Status vermehrt betroffen sind, verdeutlicht die Notwendigkeit, bei Angeboten der Prävention und Therapie entsprechende Prioritäten zu setzen.

2.1 Einleitung

Wer sich aktuell mit dem Thema ‚Altern' befasst, kommt schwerlich an der eindrucksvollen Tatsache vorbei, dass sich die durchschnittliche Lebenserwartung der Bevölkerung in den meisten modernen Gesellschaften während der vergangenen hundertfünfzig Jahren kontinuierlich erhöht hat. Seit dem Ende des Zweiten Weltkriegs ist diese Entwicklung nicht mehr einer verringerten Säuglingssterblichkeit und dem Rückgang lebensbedrohlicher Infektionskrankheiten zuzurechnen, sondern in substanzieller Weise dem längeren Überleben der Menschen in

J. Siegrist (✉)
Institut für Medizinische Soziologie, Centre for Health and Society, Medizinische Fakultät, Heinrich Heine Universität Düsseldorf, Düsseldorf, Deutschland
e-mail: siegrist@uni-duesseldorf.de

17

der zweiten Lebenshälfte (Vaupel 2010). Dieser Erfolg verdankt sich wesentlich den soziokulturellen und wirtschaftlichen Fortschritten, den verbesserten Bildungs-, Lebens- und Arbeitsbedingungen sowie den Ergebnissen wirksamer Prävention und medizinischer Versorgung. Mit einer längeren Lebensdauer sind neue Chancen ebenso wie gesteigerte Risiken verbunden. Zu letzteren zählen in erster Linie die mit dem Alter zunehmenden gesundheitlichen Beschwerden, chronischen Erkrankungen und Behinderungen sowie – für manche Bevölkerungsgruppen folgenreiche – Begrenzungen von Tätigkeit und gesellschaftlicher Teilhabe. Positiv können sich dagegen neue Freiheitsräume und erfahrene Entlastung auswirken. Will man über das ‚Altern' weiterführende Aussagen treffen, dann ist es hilfreich, die drei Bezugssysteme eines biopsychosozialen Modells zu berücksichtigen. Erstens stellt Altern in biologischer Sicht ein lebenslanges Geschehen auf der Ebene basaler physiologischer Prozesse dar, dessen Auswirkungen allerdings erst in späteren Phasen des Lebensverlaufs deutlich sicht- und spürbar werden. Ähnliches gilt zweitens für die psychologische Perspektive des Alterns, indem kognitive, affektive und motivationale Fähigkeiten sich mit zunehmendem Alter verändern, wobei Verluste teilweise durch vorhandene Ressourcen kompensiert werden können. Drittens interessiert sich die soziologische Betrachtungsweise von Altern traditionell eher für phasenhafte Übergänge als für kontinuierliche Prozesse. Diese Phasen werden durch die gesellschaftliche Konstruktion des Lebensverlaufs mit normativ geregelten Familien- und Berufszyklen nahegelegt. Allerdings ist der Aspekt der Kontinuität in jüngerer Zeit, ausgehend von dem in Längsschnittstudien untersuchten Konzept der kumulativen sozialen Benachteiligung, wieder in den Vordergrund getreten. Zu ergänzen wären diese drei Sichtweisen durch eine ökonomische Analyse des Alterns, die sich vor allem mit dessen wirtschaftlichen Folgen im Zuge eines wachsenden Anteils älterer Menschen an der Bevölkerung befasst. Auf diese Ergänzung muss in dem kurzen Überblick des Kapitels jedoch verzichtet werden.

Wenn Altern hier primär aus soziologischer Perspektive erörtert wird, dann bedeutet dies nicht, dass die restlichen Perspektiven ausgeblendet werden. Vielmehr wird hier ein spezifisches soziologisches Thema ins Zentrum gestellt und sodann in einer biopsychosozialen Sichtweise interpretiert. Als zentrales Bezugsthema wähle ich die soziale Ungleichheit von Lebenschancen bei Prozessen des Alterns. Begründen lässt sich diese Wahl mit der gesellschaftspolitischen Relevanz sozialer Differenzierungen. Man denke lediglich an die höhere Frühsterblichkeit sozial benachteiligter Bevölkerungsgruppen, ihre höhere Krankheitslast, ihre höhere Armutsgefährdung und ihre geringeren psychosozialen Ressourcen bei der Bewältigung alltäglicher Belastungen sowie besonderer Krisensituationen. Zu diesen Aspekten sozialer Ungleichheit hat die sozial- und verhaltenswissenschaftliche Forschung, ebenso wie Epidemiologie und Public Health, in der jüngeren Vergangenheit eine Vielzahl neuer Erkenntnisse beigesteuert (Bartley 2017; Mackenbach 2019; Siegrist 2021). Nachfolgend soll daher geprüft werden, wie weit der Aspekt sozialer Ungleichheit des Alterns bereits Eingang in die neuere biologische, psychologische und soziologische Forschung gefunden hat.

2.2   Soziale Ungleichheit des Alterns in biologischer Perspektive

In biologischer Sicht wird Altern in starkem Maße von genetischen Anlagen, biographischen Erfahrungen sowie persönlichen Einstellungen und Verhaltensweisen geprägt und unterscheidet sich damit sehr deutlich von Individuum zu Individuum. Wenn behauptet wird, dass sich jenseits individueller Unterschiede Gemeinsamkeiten des Alterns zwischen sozial ungleichen Gruppen in der Bevölkerung zeigen lassen, dann muss genauer geklärt werden, was unter sozialer Ungleichheit zu verstehen ist. Ausgangspunkt dieser Klärung ist die Tatsache, dass in allen bisher bekannten menschlichen Gesellschaften soziale Rangunterschiede zwischen Gruppen bestehen. Sie entstehen durch die ungleiche Verteilung wertvoller, knapper materieller oder nicht-materieller Güter unter ihren Mitgliedern. In modernen Gesellschaften manifestiert sich diese Ungleichheit sozialer Ränge in einer abgestuften Gliederung von Statusgruppen, die sich nach Einkommenshöhe, Bildungsgrad und beruflicher Position unterscheiden. Indem sich Gruppen von Personen durch diese Statusmerkmale in einer gleichen oder ähnlichen Lage befinden, verfügen sie über gemeinsame Erfahrungen von Chancen und Risiken der Lebensführung. Um diese Gemeinsamkeiten zu identifizieren, zu beschreiben und ihre Auswirkungen zu untersuchen, verwendet die empirische soziologische Forschung das Konstrukt der sozialen Schichtzugehörigkeit. Mit ihm werden Personen entweder anhand einzelner kategorial differenzierter Statusmerkmale (z. B. Höhe des Schulabschlusses) oder ihrer Kombination anhand eines Index distinkten, vertikal angeordneten Gruppen zugeordnet (Lampert und Kroll 2009). Obwohl dieses Konstrukt der wissenschaftlichen Analyse dient und seine Aussagekraft in einer postindustriellen, durch soziale Mobilität und fragmentierte Biographien gekennzeichneten Gesellschaft begrenzt sein mag, steht zweifelsfrei fest, dass soziale Statusmerkmale in zentralen Bereichen des gesellschaftlichen Lebens strukturbildend wirken, indem sie über Zugang, Auf- und Abstieg von Personen im sozialen Gefüge, vor allem vermittelt über den Wettbewerb im Bildungs- und Arbeitsmarkt, entscheiden. Jedoch werden bereits Kinder am Beginn ihres Lebens über den Sozialstatus ihrer Eltern in ungleiche soziale Umwelten hinein geboren, und aus der Lebenslaufforschung wissen wir, dass eine benachteiligte soziale Lage von Müttern bereits während der Schwangerschaft die postnatalen Entwicklungschancen von Kindern über Jahre und Jahrzehnte ungünstig zu beeinflussen vermag (Kuh und Ben Shlomo 2004; McEwen und McEwen 2017).

Es ist somit von Interesse zu fragen, ob es eine direkte Beziehung gibt zwischen biologischen Indikatoren des Alterns und der Höhe des sozioökonomischen Status, d. h. der sozialen Schichtzugehörigkeit von Personen. Und falls ja, stellt sich die Frage, wie dieser Zusammenhang erklärt werden kann. Doch was wissen wir beim aktuellen Kenntnisstand über basale biologische Vorgänge des Alterns? Die folgenden Stichworte sind bei der Beantwortung dieser Frage hilfreich: Zellalterung und Zelltod, oxidativer Stress, verringerte Immunabwehr und endogene Entzündungsaktivität des Organismus. Zellalterung und Zelltod sind die Folge von Störungen bei der permanent erfolgenden, durch die Telomerase regulierten Zellteilung. Mit zunehmender Lebenszeit des Organismus verringert sich diese Fähigkeit der Regulation mit der Folge der Zunahme geschädigter Zellen (‚zelluläre Seneszenz') und begrenzter Zellteilungsraten, die letztlich zum Zelltod führen. Anhand bestimmter Proteinexpressionsmuster der Zellen lässt sich eine sogenannte ‚epigenetische Uhr' ablesen, die einen gewissen Rückschluss auf die dem Organismus verbleibende Lebenszeit erlaubt (Entringer et al. 2020). Einen wichtigen Einfluss auf die Zellalterung übt oxidativer Stress aus. Bekanntlich werden bei jedem Stoffwechselprozess freie Sauerstoffradikale freigesetzt. Sie vermindern die Aktivität der Telomerase, indem spezifische DNA-Sequenzen geschädigt werden. Darüber hinaus werden verschiedene pathogene Mechanismen auf molekularer Ebene angestoßen, die besonders intensiv im Hinblick auf die Gefäßschädigung und die Entwicklung von Herz-Kreislauf-Krankheiten untersucht worden sind (Sies et al. 2017). Zu diesen pathogenen Prozessen zählt auch eine erhöhte Konzentration biologischer Entzündungsmediatoren wie beispielsweise C-reaktives Protein (CRP). Längerfristig greifen körpereigene Entzündungsvorgänge verschiedene Gewebestrukturen an, verringern die Immunkompetenz und beschleunigen damit den Alterungsprozess ebenso wie die Entwicklung systemisch-chronischer Erkrankungen (Schubert 2015).

Wie weitgehend diese basalen biologischen Vorgänge durch Faktoren der physischen und sozialen Umwelt beeinflusst werden können, ist eine der grundlegenden Fragen transdisziplinärer epidemiologischer Forschung. Im Zusammenhang dieses Kapitels interessiert vor allem die Frage nach direkten Beziehungen zwischen diesen biologischen Parametern und sozialer Ungleichheit, gemessen anhand des sozioökonomischen Status. Hierzu liegen bereits einige innovative Einsichten aus der sozialepidemiologischen Forschung vor. Sie sollen an zwei herausragenden Beispielen verdeutlicht werden. Das erste Beispiel bezieht sich auf die oben erwähnte epigenetische Uhr der Zellalterung. In einer Längsschnittstudie an über zweitausend erwerbstätigen Frauen und Männern mittleren Alters, die in vier sozioökonomische Gruppen unterteilt wurden, wurde geprüft, ob ein Zusammenhang besteht zwischen der Höhe der beruflichen Position und einem Marker des epigenetischen Alterns in Form einer spezifischen DNA-Methylierung (Hannum et al. 2013). Das Ergebnis bestätigte mit abnehmender Höhe der beruflichen Position eine – als Beschleunigung des Alterns zu interpretierende – stärkere Ausprägung des Markers. So war die rangniedrigste im Vergleich zur ranghöchsten Gruppe um zehn Monate vorgealtert (Fiorito et al. 2017).

Das zweite Beispiel betrifft die endogene Entzündungsaktivität, gemessen anhand des Markers ‚C-reaktives Protein' (CRP). In einer mehr als 20.000 Personen aus sechs europäischen Kohortenstudien umfassenden Population wurde der Zusammenhang zwischen sozioökonomischer Position in drei Phasen des Lebenslaufs (Kindheit, junges und mittleres Erwachsenenalter) und der späteren Ausprägung von CRP untersucht (Berger et al. 2019). Während sich konsistente Beziehungen in die erwartete Richtung bei allen drei sozialen Schichtindikatoren beobachten ließen, waren die Unterschiede nach Bildungsgrad, dem Indikator für das junge Erwachsenenalter, bei Männern wie bei Frauen besonders markant. Je niedriger der Bildungsgrad war, desto höher waren die Entzündungswerte. Dieser Befund einer direkten Beziehung zwischen Bildungsniveau und späterer Entzündungsaktivität erhält seine Aktualität auf dem Hintergrund zahlreicher Belege erhöhter Morbidität und Mortalität bei Bevölkerungsgruppen mit niedrigem Bildungsstand (Mackenbach 2019). Allerdings erfordert die Aufklärung der vermittelnden Prozesse zwischen sozialer Exposition, biologischer Dysregulation und Krankheitsentwicklung weitere Forschung (s.u.).

2.3   Soziale Ungleichheit des Alterns in psychologischer Perspektive

In einer Lebenslaufperspektive entwickeln sich die psychischen Vermögen der Kognition, Emotion und Motivation in permanenter Interaktion von Veranlagung, Erfahrung, Lernen und Lebensumwelt. Diese Entwicklung führt im jungen und mittleren Erwachsenenalter zu einer Ausdifferenzierung und Optimierung der psychischen Vermögen, während diese im späteren Alter teilweise deutlich eingeschränkt werden. Die Entwicklungspfade von Wachstum, Stagnation und Rückbildung lassen sich anhand verschiedener theoretischer Ansätze der lebenslaufpsychologischen Forschung aufdecken. Dabei erscheint das Konzept der Selektion, Optimierung und Kompensation psychischer Funktionen besonders aussichtsreich (Baltes et al. 1999). Es postuliert, dass Menschen den altersbedingten Veränderungen dieser Funktionen durch strategische Anpassungen begegnen. Beispielsweise verlagern sie mit zunehmendem Alter ihre Motivationen von extrinsischen Zielen des Leistungserfolgs und der Expansion von Einfluss und Geltung hin zu intrinsischen Zielen des Bewahrens von Erreichtem und des Vermeidens von Verlusten (Rudolph et al. 2013). In ähnlicher Weise werden emotionale Energien mit dem Alter behutsamer investiert, indem sie stärker auf das besonders Wertvolle und Bleibende in sozialen Beziehungen konzentriert werden (Carstensen 1992). Vielschichtiger verlaufen diese Pfade bei kognitiven Funktionen. Hier werden bekanntlich die Komponenten fluider und kristallinerIntelligenz unterschieden, wobei das Verlaufsmuster der ersteren nach einem erreichten Optimum im frühen Erwachsenenalter zu progressiven Leistungseinbußen in der zweiten Lebenshälfte insbesondere bei Gedächtnis, Tempo und Präzision der Informationsverarbeitung führt. Stabiler ist demgegenüber das Verlaufsmuster der kristallinen Intelligenz, in dem sich die Anreicherung biographisch erworbener Wissens- und Erfahrungskompetenz widerspiegelt. Wichtig sind die von der Forschung erbrachten Belege der Plastizität kognitiven Vermögens, das heißt der positiven und negativen Abweichung von diesen typischen Verlaufsmustern. Während Indikatoren einer negativen Plastizität auf vorschnelles kognitives Altern hinweisen, verdeutlichen Indikatoren positiver Plastizität die Gewinne, welche durch das Bewahren und Trainieren verbliebener Funktionen und durch das Kompensieren ihrer Schwächen mittels neuer Ressourcen erzielt werden können (Staudinger 2020). Dies ist der Ort, an dem der Einfluss soziokultureller und sozioökonomischer Umweltfaktoren auf das kognitive Funktionsvermögen beim Älterwerden – und vor allem auf deren fluide Komponenten – besonders sichtbar hervortritt. Hier wird vermutet, dass Personen mit höherer Bildung oder mit Berufen, in denen Mitdenken, Gestalten und Entscheiden wesentliche Aspekte der

Tätigkeit bilden, besser gerüstet sind, ihre kognitiven Fähigkeiten vor Verlusten zu schützen und diese im Fall des Eintretens mithilfe anderer Fähigkeiten zu kompensieren.

Die sozialepidemiologische Forschung hat diese Hypothese in mehreren Untersuchungen überprüft und belegt (Then et al. 2014). Eine dieser Untersuchungen, die deutsche Heinz Nixdorf Recall Studie an 4145 Männern und Frauen im mittleren und höheren Alter, ist deshalb besonders erwähnenswert, weil sie Daten zu mehreren standardisierten Tests kognitiver Funktionen sowohl nach Lebensalter wie auch nach sozioökonomischem Status, hier gemessen an der Höhe des Bildungsabschlusses, analysiert hat. Zur fluiden Intelligenz wurden insbesondere die Aspekte ‚Gedächtnis‘, ‚exekutive Funktion‘ sowie ‚Wortflüssigkeit‘ gemessen. In allen Bereichen zeigte sich eine stufenweise Verschlechterung des kognitiven Vermögens mit abnehmendem Bildungsgrad. Vergleicht man beispielsweise in der Gruppe der 60- bis 69-Jährigen die Mittelwerte der höchsten und der niedrigsten Bildungsgruppe, dann erledigen die ersteren eine Testaufgabe zu exekutiven Funktionen eine halbe Minute früher als letztere, und sie können innerhalb einer Minute zu einem vorgegebenen Thema etwa 26 Wörter benennen, im Vergleich zu 19 Wörtern in der letzteren Gruppe (Wege et al. 2011).

Sicherlich liegt eine lange Wegstrecke zwischen diesen – vergleichsweise milden – Unterschieden fluider Intelligenz nach Bildungsgrad und dem Risiko, von einer dementiellen Erkrankung betroffen zu sein. Dennoch belegen mehrere epidemiologische Langzeitstudien, dass ein niedriger Bildungsgrad zu den – bisher am besten gesicherten – Risikofaktoren der Alzheimer-Demenz zählt. So ermittelt eine Meta-Analyse von Daten aus 16 prospektiven Studien, dass dieses Risiko bei Personen mit einfachem oder fehlendem Schulabschluss 1,8-fach erhöht ist gegenüber jenem bei Personen mit hohem Schulabschluss (Meng und D'Arcy 2012). Bei dem Versuch, diese Risikoerhöhung zu erklären, hilft möglicherweise eine dritte Perspektive der biopsychosozialen Betrachtung ungleichen Alterns weiter, jene der Soziologie.

2.4 Soziale Ungleichheit des Alterns in soziologischer Perspektive

Die traditionelle soziologische Analyse des Alterns hat sich an der gesellschaftlichen Konstruktion von Lebensverläufen orientiert. In dieser Konstruktion, die noch stark von den in den Industriegesellschaften des 20. Jahrhunderts vorherrschenden Merkmalen der Vollbeschäftigung und der relativ stabilen Partnerschaften in Kleinfamilien bestimmt war, prägten einschneidende Zäsuren in Phasen des Familien- und Berufszyklus den Übergang ins Alter. Mit diesen Zäsuren wurden alte soziale Rollen verlassen und neue übernommen, so vor allem die aktive Elternrolle nach Auszug der Kinder aus dem Elternhaus und der Eintritt ins Rentenalter. Gegenstand soziologischer Analysen waren Bewältigungsstrategien dieser biographischen Umbrüche sowie deren Folgen für soziale Beziehungen und Aktivitäten sowie für die wirtschaftliche Lage. Bei all diesen Analysen zeigte sich wiederholt, dass soziale

Ungleichheiten eine bedeutende Rolle spielen. Dies trifft auch in aktuellen Studien nach wie vor zu. So scheiden ärmere und bildungsschwächere Bevölkerungsgruppen früher als besser Gestellte aus dem Erwerbsleben aus (Carr et al. 2018); sie sind häufiger von Altersarmut betroffen (Lampert et al. 2005); sie sind seltener in nachberufliche soziale Aktivitäten (z. B. Ehrenamt) eingebunden (Erlinghagen und Hank 2008), und sie leiden vermehrt unter verminderter Lebensqualität sowie physischen und psychischen Einschränkungen (Marmot et al. 2003). Mit einer verstärkten Fragmentierung von Erwerbskarrieren und einer Flexibilisierung des Renteneintrittsalters sowie mit weitreichenden Veränderungen von Familienstruktur und partnerschaftlichen Bindungen hat das traditionelle Phasenkonzept des Lebensverlaufs an Geltungskraft verloren. Zugleich sind aus epidemiologischen Kohortenstudien neue Erkenntnisse über biographische Verläufe Erwachsener und deren Einfluss auf das Altern zutage gefördert worden. Mithilfe des dabei im Zentrum stehenden transdisziplinären Konzepts chronischer Stressbelastung ist es gelungen, aussagefähige Indikatoren chronischen Alterns zu gewinnen und diese mit unterschiedlichen Verlaufsmustern des Erwerbs- und Familienlebens in Beziehung zu setzen.

In der wissenschaftlichen Terminologie bezeichnet Stress die auf kognitiver, affektiver, physiologischer und verhaltensbezogener Ebene ablaufende Reaktion einer Person auf eine herausfordernde Situation, deren Bewältigung ungewiss ist oder sogar zu scheitern droht. Emotionen der Verärgerung, Angst oder Verzweiflung und eine akute Aktivierung der hierfür im Organismus bereitgestellten physiologischen Stressachsen sind die wichtigsten Manifestationen der Stressreaktion. Treten bedrohliche – schwer zu bewältigende – Situationen in wichtigen Bereichen des sozialen Lebens wiederkehrend über Monate oder Jahre auf, dann verursachen die dauerhaft aktivierten Stressachsen funktionale und strukturelle Schäden in verschiedenen Organsystemen, wodurch das Risiko der Entwicklung einer stressassoziierten physischen oder psychischen Erkrankung erhöht wird. Typische Beispiele solcher Erkrankungen sind koronare Herzkrankheiten und Depressionen. Ist es möglich, bestimmte, in der Bevölkerung häufig zu erwartende, wiederkehrend auftretende Situationen der Bedrohung genauer zu bestimmen? Solche als chronische soziale Stressoren bezeichnete Bedrohungen sind am ehesten in den zentralen Lebensbereichen der Arbeit und Existenzsicherung sowie der engen sozialen Bindungen in Familie, Freundeskreis und Nachbarschaft zu erwarten, und zwar immer dann, wenn die Erfüllung grundlegender Bedürfnisse nach Sicherheit, Kontrolle und Autonomie sowie nach Zugehörigkeit und Anerkennung verhindert und unterdrückt wird.

Um dies nachzuweisen, hat die soziologische Forschung theoretische Modelle entwickelt, welche entscheidende, Stressreaktionen hervorrufende Elemente aus der komplexen, vielschichtigen sozialen Realität herausfiltern. Zwei dieser Modelle sind bisher besonders intensiv untersucht worden. Beide ergänzen sich, indem sie sich auf unterschiedliche Aspekte der Erwerbsarbeit beziehen. Das Anforderungs-Kontroll-Modell definiert Tätigkeiten, die durch starke (v. a. Zeitdruck hervorrufende) Anforderungen bei zugleich fehlender oder eingeschränkter Kontrolle über die Arbeit gekennzeichnet sind (Karasek und Theorell 1990). Mit dem Modell beruflicher Anerkennungskrisen werden Bedingungen der Beschäftigung herausgestellt, in denen das Prinzip der Tauschgerechtigkeit dadurch verletzt wird, dass einer hohen geleisteten Verausgabung eine mangelnde Belohnung (bezogen auf Geld, Arbeitsplatzsicherheit bzw. Aufstieg und Anerkennung) folgt (Siegrist 1996). Ein drittes theoretisches Modell bezieht sich auf enge soziale Beziehungen, indem fehlende oder mangelhafte Unterstützung in kritischen Situationen, die von Nahestehenden erwartet werden, enttäuscht werden (Modell des sozialen Rückhalts; Berkman und Glass 2000).

Indem diese sozialen Stressoren im Lebenslauf von Personen, einzeln oder in Kombination, wiederkehrend auftreten, tragen sie zu dem folgenschweren Zustand einer kumulativen sozialen Benachteiligung bei. Neue Forschungsergebnisse zeigen, dass die Verteilung kumulativer sozialer Benachteiligung einem sozialen Gradienten folgt: je niedriger die soziale Schichtzugehörigkeit ist, desto häufiger wird sie erfahren (Hoven et al. 2020). Zugleich wurde nachgewiesen, dass Personen mit diesen Erfahrungen kumulativer Benachteiligung ausgeprägte biologische Stressreaktionen aufweisen. Dabei handelt es sich weitgehend um jene Marker, die sich als bedeutsam im Zusammenhang mit biologischen Alterungsprozessen herausgestellt haben (s.o.): Indikatoren verminderter Immunkompetenz (Eddy et al. 2016) und erhöhter endogener Entzündungsaktivität (Bellingrath und Kudielka 2016). Zusätzlich wurde als Summenmaß einer stressbedingten physiologischen Fehlregulation in verschiedenen Organsystemen ein sogenannter Allostase-Index entwickelt, dessen Ausprägung ein kritisches Zwischenstadium zwischen Stressexposition und Krankheitsentwicklung anzeigt (Seeman et al. 2001).

Auch für diesen Index wurden Beziehungen zu Indikatoren kumulativer sozialer Benachteiligung nachgewiesen, insbesondere im Rahmen der erwähnten Arbeitsstressmodelle. Als Beispiel entsprechender Analysen sei auf die Resultate aus einer umfangreichen französischen Kohortenstudie verwiesen. Hier wurde geprüft, ob der Allostase-Index bei denjenigen männlichen Beschäftigten deutlich erhöht war, deren langjährige Berufskarriere durch chronische Stresserfahrungen in Form bedrohter Arbeitsplatzsicherheit, erfolgloser Aufstiegsbemühungen oder unfreiwilliger Unterbrechungen der Beschäftigung gekennzeichnet war. Die multivariablen statistischen Analysen zeigten signifikant höhere Ausprägungen unter allen drei Bedingungen (Wahrendorf et al. 2021). Die über die erwähnten Konstrukte kumulativer sozialer Benachteiligung identifizierten Bedingungen chronischer Stressbelastung begünstigen nicht nur die Entwicklung bestimmter chronischer Erkrankungen. Sie beschleunigen zudem den biologischen Alterungsprozess. So wies beispielsweise eine Studie an mehreren hundert Industriearbeitern im mittleren Erwachsenenalter nach, dass Beschäftigte mit fehlendem sozialem Rückhalt und Beschäftigte mit ausgeprägten beruflichen Anerkennungskrisen deutlich erhöhte Mengen gealterter Immunzellen (spät differenzierte T-Zellen) im Blut aufwiesen, wodurch ihre Immunkompetenz verringert und ihre Anfälligkeit für systemische Inflammation erhöht war (Bosch et al. 2009). Indem die ermittelten Bedingungen kumulativer sozialer Benachteiligung sowohl die körperliche und seelische Gesundheit beeinträchtigen als auch den Alterungsprozess beschleunigen, und indem diese Bedingungen zugleich bei Bevölkerungsgruppen mit niedrigem sozioökonomischem Status häufiger auftreten, bieten sie einen geeigneten Ansatz zur Erklärung der oben beschriebenen Beziehungen zwischen sozialer Ungleichheit und physischen sowie psychischen Vorgängen des Alterns.

2.5   Schlussbemerkung

In diesem Kapitel wurde argumentiert, dass eine transdisziplinäre Betrachtung biologischer, psychologischer und soziologischer Aspekte des Alterns unter dem Gesichtspunkt sozialer Ungleichheit zu neuen Erkenntnissen führt, die nicht nur von wissenschaftlichem Interesse sind, sondern die auch praktisch von Nutzen sein können, indem sich Programme und Maßnahmen gesundheitsfördernden Alterns an ihren Einsichten orientieren. Der Bedarf an solchen Maßnahmen ist umso größer, je geringer die sozioökonomischen und soziokulturellen Ressourcen alternder Menschen sind. Daraus ergeben sich Prioritäten bei der Zuteilung knapper Angebote zu deren Gesundheitsförderung sowie zu deren medizinischer und psychosozialer Behandlung und Betreuung. Die Relevanz des Themas sozialer Ungleichheit in diesem Zusammenhang auch praktisch tätigen, lehrenden und forschenden Psychotherapeutinnen und Psychotherapeuten zu verdeutlichen, an die sich dieses Buch vor allem richtet, ist ein wichtiges Anliegen des Beitrags.

Literatur

Baltes PB, Staudinger UM, Lindenberger U (1999) Lifespan psychology: theory and application to intellectual functioning. Annu Rev Psychol 50:471–507. https://doi.org/10.1146/annurev. psych.50.1.471

Bartley M (2017) Health inequality, 2. Aufl. Polity, London

Bellingrath S, Kudielka BM (2016) Psychobiological pathways from work stress to reduced health: Naturalistic and experimental studies on the ERI model. In: Siegrist J, Wahrendorf M (Hrsg) Work stress and health in a globalized economy: the model of effort-reward imbalance. Springer International Publishing, Cham, S 145–170

Berger E, Castagné R, Chadeau-Hyam M, Bochud M, d'Errico A, Gandini M, Karimi M, Kivimäki M, Krogh V, Marmot M, Panico S, Preisig M, Ricceri F, Sacerdote C, Steptoe A, Stringhini S, Tumino R, Vineis P, Delpierre C, Kelly-Irving M (2019) Multi-cohort study identifies social determinants of systemic inflammation over the life course. Nat Commun 10:773. https://doi. org/10.1038/s41467-019-08732-x

Berkman LE, Glass T (2000) Social integration, social networks, social support, and health. In: Berkman LE, Kawachi I (Hrsg) Social epidemiology. Oxford University Press, USA, S 137–173

Bosch JA, Fischer JE, Fischer JC (2009) Psychologically adverse work conditions are associated with CD8+ T cell differentiation indicative of immunosenescence. Brain Behav Immun 4:527–534. https://doi.org/10.1016/j.bbi.2009.02.002

Carr E, Fleischmann M, Goldberg M, Kuh D, Murray ET, Stafford M et al (2018) Occupational and educational inequalities in exit from employment at older ages: evidence from seven prospective cohorts. Occup Environ Med 75(5):369–377. https://doi.org/10.1136/ oemed-2017-104619

Carstensen LL (1992) Social and emotional patterns in adulthood: support for socioemotional selectivity theory. Psychol Aging 7(3):331–338

Eddy P, Heckenberg R, Wertheim EH, Kent S, Wright BJ (2016) A systematic review and meta-analysis of the effort-reward imbalance model of workplace stress with indicators of immune function. J Psychosom Res 91:1–8. https://doi.org/10.1016/j.jpsychores.2016.10.003

Entringer S, Lazarides C, Epel SE (2020) Stress, Depression und Telomerbiologie. In: Egle UT, Heim C, Strauß B, von Känel R (Hrsg) Psychosomatik – neurobiologisch fundiert und evidenzbasiert: Ein Lehr- und Handbuch. Kohlhammer, Stuttgart, S 147–152

Erlinghagen M, Hank H (Hrsg) (2008) Produktives Altern und informelle Arbeit in modernen Gesellschaften: Theoretische Perspektiven und empirische Befunde. VS Verlag für Sozialwissenschaften, Wiesbaden

Fiorito G, Polidoro S, Dugué PA, Kivimäki M, Ponzi E, Matullo G, Guarrera S Assumma MB, Georgiadis P, Kyrtopoulos SA Krogh V, Palli D, Panico S, Sacerdote C, Tumino R, Chadeau-Hyam M, Stringhini S, Severi G, Hodge AM, …, Vineis P (2017) Social adversity and epigenetic aging: a multi-cohort study on socioeconomic differences in peripheral blood DANN methylation. Sci Rep 7(1):16266. https://doi.org/10.1038/s41598-017-16391-5

Hannum G, Guinney J, Zhao L, Zhang L, Hughes G, Sadda S, Klotzle S, Bibikova M, Fan J-B, Gao Y, Deconde R, Chen M, Rajapakse I, Friend S, Ideker T, Zhang K (2013) Genome-wide methylation profiles reveal quantitative views of human aging rates. Mol Cell 49(2):359–367. https://doi.org/10.1016/j.molcel.2012.10.016

Hoven H, Wahrendorf M, Goldberg M, Zins M, Siegrist J (2020) Cumulative disadvantage during employment careers – the link between employment histories and stressful working conditions. Adv Life Course Res 46:100358. https://doi.org/10.1016/j.alcr.2020.100358

Karasek RA, Theorell T (1990) Health work: stress, productivity, and the reconstruction of working life. Basic Books, New York

Kuh D, Ben Shlomo Y (Hrsg) (2004) A life course approach to chronic disease epidemiology, 2. Aufl. Oxford University Press, Oxford

Lampert T, Kroll LE (2009) Die Messung des sozioökonomischen Status in sozialepidemiologischen Studien. In: Richter M, Hurrelmann K (Hrsg) Gesundheitliche Ungleichheit, 2. Aufl. VS Verlag für Sozialwissenschaften, Wiesbaden, S 309–344

Lampert T, Saß AC, Häfelinger M, Ziese T (2005) Armut, soziale Ungleichheit und Gesundheit: Expertise des Robert-Koch-Instituts zum 2. Armuts- und Reichtumsbericht der Bundesregierung. Robert-Koch Institut, Berlin

Mackenbach J (2019) Health inequalities. Oxford University Press, Oxford

Marmot M, Banks J, Blundell R, Lessof C, Nazroo J (Hrsg) (2003) Health, wealth and lifestyles of the older population in England. The Institute for Fiscal Studies, London

McEwen CA, McEwen BS (2017) Social structure, adversity, toxic stress and intergenerational poverty: an early childhood model. Annu Rev Sociol 43:445–472. https://doi.org/10.1146/annurev-soc-060116-053252

Meng X, D'Arcy C (2012) Education and dementia in the context of the cognitive reserve hypothesis: a systematic review with meta-analyses and qualitative analyses. PLoS One 7(6):e38268. https://doi.org/10.1371/journal.pone.0038268

Rudolph CW, Baltes BB, Zabel KL (2013) Age and work motives. In: Field J, Burke RJ, Cooper CL (Hrsg) The Sage handbook of aging, work and society. Sage, London, S 118–140

Schubert C (Hrsg) (2015) Psychoneuroimmunologie und Psychotherapie. Schattauer, Stuttgart

Seeman TE, McEwen BS, Rowe JW, Singer BH (2001) Allostatic load as a marker of cumulative biological risk: MacArthur studies of successful aging. Proc Natl Acad Sci USA 98(8):4770–4775. https://doi.org/10.1073/pnas.081072698

Siegrist J (1996) Adverse health effects of high effort-low reward conditions at work. J Occup Health Psychol 1:27–43. https://doi.org/10.1037/1076-8998.1.1.27

Siegrist J (2021) Gesundheit für alle? Die Herausforderung sozialer Ungleichheit. wbg Academic, Darmstadt

Sies H, Berndt C, Jones DP (2017) Oxidative stress. Annu Rev Biochem 86:715–748. https://doi.org/10.1146/annurev-biochem-061516-045037

Staudinger UM (2020) The positive plasticity of adult development: potential for the 21st century. Am Psychol 75(4):540–553. https://doi.org/10.1037/amp0000612

Then FS, Luck T, Luppa M, Thinschmidt M, Deckert S, Nieuwenhuijsen K, Seidler A, Riedel-Heller SG (2014) Systematic review of the effect of the psychosocial working environment on cognition and dementia. Occup Environ Med 71:358–365. https://doi.org/10.1136/oemed-2013-101760

Vaupel JW (2010) Biodemography of human aging. Nature 464:536–542. https://doi.org/10.1038/nature08984

Wahrendorf M, Chandola T, Goldberg M, Zins M, Hoven H, Siegrist J (2021) Adverse employment histories and allostatic load: associations over the working life. J Epidemiol Community Health. https://doi.org/10.1136/jech-2021-217607

Wege N, Dlugaj M, Siegrist J, Dragano N, Erbel R, Jöckel KH, Moebus S, Weimar C (2011) Population-based distribution and psychometric properties of a short cognitive performance measure in the population-based Heinz Nixdorf Recall study. Neuroepidemiology 37:13–20. https://doi.org/10.1159/000328262

Gesundheit im Alter: Stand der Forschung und methodische Herausforderungen

3

Patrick Lazarevič, Alina Schmitz, Martina Brandt, und Judith Kaschowitz

Zusammenfassung

Kenntnisse zur Gesundheit im Alter, insbesondere zu gesundheitlichen Ungleichheiten und der Entwicklung von Gesundheit über die Lebensspanne, sind von zentraler Bedeutung für die Akteure der Gesundheitsversorgung, die angesichts der demografischen Entwicklung mit der Herausforderung einer adäquaten Behandlung der steigenden Zahl älterer Personen konfrontiert sind. Dieses Kapitel gibt einen Überblick über den Stand der sozialwissenschaftlichen Gesundheitsforschung im Hinblick auf theoretische Perspektiven und aktuelle Forschungsergebnisse zur Gesundheit im Alter. Daraufhin werden ausgewählte methodische Herausforderungen der quantitativ-empirischen Altersforschung diskutiert. Das Kapitel schließt mit einem Fazit zu weiterem Forschungsbedarf.

Dieser Beitrag ist eine gekürzte und aktualisierte Fassung von Brandt et al. (2016).

P. Lazarevič (✉)
Vienna Institute of Demography, Austrian Academy of Sciences, Wien, Österreich
e-mail: Patrick.Lazarevic@oeaw.ac.at

A. Schmitz · M. Brandt
Technische Universität Dortmund, Dortmund, Deutschland
e-mail: alina.schmitz@tu-dortmund.de; martina.brandt@tu-dortmund.de

J. Kaschowitz
Bundesinstitut für Bau-, Stadt- und Raumforschung (BBSR), Bonn, Deutschland
e-mail: Judith.Kaschowitz@BBR.Bund.de

B. Strauß, C. Spitzer (Hrsg.), *Psychotherapeuten und das Altern*, Psychotherapie: Praxis, https://doi.org/10.1007/978-3-662-65228-2_3

3.1 Altern und Gesundheit – zentrale Entwicklungen, Thesen und Begriffe

Die durchschnittliche Lebenserwartung steigt stetig. Wer in Deutschland heute das 65. Lebensjahr erreicht hat, kann im Durchschnitt mit rund 20 weiteren Lebensjahren rechnen (Frauen: 21,1 Jahre; Männer: 17,9 Jahre, Statistisches Bundesamt 2021). Allerdings ist die Lebensphase Alter erst in den letzten Jahren in den Fokus der sozialwissenschaftlichen Gesundheitsforschung gerückt, was zum einen auf die Annahme einer vermeintlichen Homogenität der älteren Bevölkerung und zum anderen auf diverse methodische Herausforderungen in der Erforschung von Gesundheit über den Lebensverlauf zurückzuführen ist (Schmitz 2019; Brandt et al. 2022). Bereits die Zusammenhänge zwischen der stetig steigenden Lebenserwartung und der Morbidität, also der Gesundheit einer Population, sind noch keineswegs hinreichend erforscht. Im Folgenden geben wir einen Überblick über den Stand der sozialwissenschaftlichen Forschung hinsichtlich aktueller Entwicklungen und theoretischer Perspektiven auf die Gesundheit im Alter sowie zu ausgewählten methodischen Herausforderungen der quantitativ-empirischen Altersforschung.

Die beiden Extreme in der anhaltenden Diskussion um die Entwicklung von Mortalität und Morbidität in alternden Gesellschaften werden von Gruenberg (1977) und Fries (1980) vertreten: Ersterer ist im Rahmen der Medikalisierungsthese der Ansicht, dass die durch medizinisch-technische Innovationen gewonnenen Lebensjahre überwiegend in Krankheit verbracht werden („failure of success"), während Fries' Kompressionsthese besagt, dass sich die durchschnittliche gesunde Lebenserwartung ausweitet und Krankheiten und Behinderungen immer weiter ans Lebensende rücken. Eine vermittelnde Position des „dynamischen Gleichgewichts" vertritt Manton (1982), wonach bei steigender Lebenserwartung zwar mehr Jahre in Krankheit verbracht werden, die Auswirkungen auf den Lebensalltag allerdings weniger gravierend sind, da die Symptome vieler Krankheiten abgemildert werden können (vgl. Abb. 3.1).

Empirisch zeigt sich keine eindeutige Evidenz für eine der Hypothesen (z. B. Crimmins und Beltrán-Sanchez 2011), da sich die durchschnittliche Gesundheit der älteren Bevölkerung in westlichen Nationen je nach analysierten Indikatoren (Behinderungen, Krankheiten, Einschränkungen bei Aktivitäten des Alltags etc.) und Untersuchungsgruppen (Geburtsjahrgänge, Regionen etc.) sowohl verschlechtert als auch verbessert hat (Parker und Thorslund 2007). Tendenziell lässt sich ableiten, dass Mobilitätseinschränkungen und chronische Krankheiten zunehmen, wogegen schwere Behinderungen eher rückläufig sind (siehe aber z. B. Cambois et al. 2013). Wenn es darüber hinaus um das subjektive Wohlbefinden der Älteren geht (z. B. George 2010), muss mehr als die rein biomedizinische Komponente von Gesundheit in den Blick genommen werden, wie auch die WHO-Definition von Gesundheit von 1948 als „a state of complete physical, mental and social well-being and not merely the absence of disease or infirmity" nahelegt.

Vor diesem Hintergrund wurden verschiedene Konzepte gesunden Alterns entwickelt, die objektive und subjektive Indikatoren einschließen. Weit verbreitet ist das Konzept des erfolgreichen Alterns, „successful aging" (Baltes und Baltes

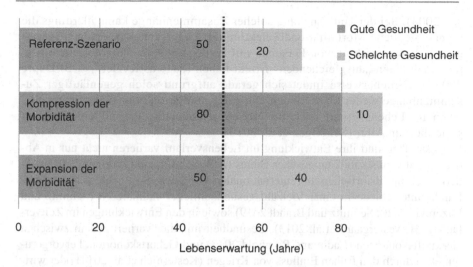

Abb. 3.1 Hypothetisches Beispiel von Kompression und Expansion der Morbidität (Darstellung nach Luy 2022)

1990), wonach nicht nur die Vermeidung von Krankheiten und Behinderung wichtige Kriterien für „erfolgreiches Altern" sind, sondern auch die Aufrechterhaltung kognitiver Fähigkeiten und sozialer Partizipation (Rowe und Kahn 1997). Dieses Konzept wird jedoch keineswegs einheitlich verwendet (Depp und Jeste 2006) und aufgrund impliziter Werturteile kritisiert (z. B. Dillaway und Byrnes 2009). Weitere Konzepte sind „aktives" oder „produktives" Altern, wobei gerade soziale Aktivität im Hinblick auf Gesundheit auch als beeinflussender Faktor gesehen werden kann (Sirven und Debrand 2012). Somit bleibt also das Ergebnis der Debatten zur theoretischen und empirischen Validität verschiedener Konzeptionen abzuwarten.

Im Hinblick auf die Entwicklung von Gesundheit und gesundheitlicher Ungleichheit im Lebensverlauf sind prominente Thesen die der „Latenz" und damit zusammenhängenden „kritischen Perioden", die der „Kumulation" und die der „Pfadabhängigkeit" (z. B. Hertzman und Power 2004). So kann beispielsweise eine Fehlernährung im Mutterleib zu einer Vulnerabilität führen, die über den Lebensverlauf hinweg (latent) besteht, aber erst im Alter zu merklichen gesundheitlichen Problemen führt. Damit kann das Alter als „Lupe" für die Analyse gesundheitlicher Ungleichheit verstanden werden, da sich bestimmte Prozesse über den Lebensverlauf verstärken oder erst gegen Ende des Lebens zeigen. Kumulative, das heißt sich im Laufe des Lebens verstärkende Prozesse werden beispielsweise hinter dem Einfluss des sozioökonomischen Status auf Gesundheit vermutet, und Pfadabhängigkeiten bestehen zwischen verschiedenen Übergängen im Lebensverlauf wie z. B. schulischer Laufbahn und Gesundheit. So stehen also auch andere zentrale Lebensverlaufsstränge wie Arbeit und Familie in engem Zusammenhang mit Gesundheit und Wohlbefinden im Alter (z. B. Haan und Myck 2009; Ström 2003; Williams und Umberson 2004). Bei der Untersuchung solcher Zusammenhänge kann allerdings die unterschiedliche Mortalität und Selektion der Untersuchungspersonen (geringere Lebenserwartung von Personen mit niedrigem sozioökonomischem Status) auch einen „ausgleichenden" Effekt haben („age as leveler"; z. B. Dupre 2007). Möglicherweise findet sich gerade aufgrund solch gegenläufiger Zusammenhänge weder klare Evidenz für die Kumulation von (Gesundheits-)Risiken im Lebensverlauf noch für eine Abschwächung gesundheitlicher Ungleichheit im Alter (Schöllgen et al. 2010).

Gesundheit und ihre Entwicklung im Lebensverlauf variieren nicht nur in Abhängigkeit vom sozioökonomischen Status (z. B. Schmitz und Pförtner 2017), sondern auch im historischen und internationalen Vergleich. So finden sich deutliche Länderunterschiede in einer Vielzahl gesundheitlicher Indikatoren (Schmitz und Lazarevič 2020; Schmitz und Brandt 2019) sowie in den Entwicklungen im Zeitverlauf (z. B. Vestergaard et al. 2013). Gesundheit im Alter variiert zudem zwischen Herkunftskontexten (Ladin und Reinhold 2013) und Geburtskohorten, hervorgerufen etwa durch den frühen Einfluss von Kriegen (Kesternich et al. 2014) oder wirtschaftliche Bedingungen (Grundy und Sloggett 2003; Schafer et al. 2011). Dementsprechend haben wohlfahrtstaatliche Maßnahmen z. B. im Zuge von Vorsorgeangeboten und gesundheitlicher Versorgung einen direkten Anteil an der Morbiditätsentwicklung in alternden Gesellschaften (z. B. Santos-Eggimann et al. 2005), aber auch vermittelt über unterschiedliche Lebensverlaufszusammenhänge z. B. in Bezug auf den Erwerbskontext (Kim et al. 2012) oder das Familienrecht (Reinhold et al. 2013). Auch die Chancen für „erfolgreiches Altern" hängt nicht nur von individuellen Faktoren wie Alter, Bildung und Einkommen ab (McLaughlin et al. 2010), sondern variieren im Ländervergleich (Hank 2011).

Aus methodischer Sicht gilt zu bedenken, dass es sich bei den vorliegenden Studien jedoch zumeist um Querschnittsbefunde handelt, die zwar verschiedene Altersgruppen differenzieren können, aber weder Kohorten- oder Periodeneffekte noch weitere Mechanismen beleuchten – es sind also noch viele Fragen zu den Gesundheitsdynamiken über den Lebensverlauf offen. Um Zusammenhänge tiefergehend zu erforschen und zugrunde liegende Mechanismen zu identifizieren, sind vergleichbare Längsschnittdaten über verschiedene Länderkontexte erforderlich. Auf solchen Daten basierende Projektionen sind unerlässlich, um abschätzen zu können, wie sich Morbidität und der Unterstützungsbedarf wie auch die Potenziale Älterer weiterentwickeln werden, nicht zuletzt um im Rahmen evidenzbasierter Maßnahmen einen bedarfsgerechten Ausbau von Sozial-, Gesundheits- und Pflegesystemen voranzutreiben (z. B. Ziegler und Doblhammer 2008).

3.2   Methodenprobleme empirischer Alter(n)sforschung

In den folgenden Abschnitten werden zwei bedeutsame methodische Probleme quantitativ-empirischer Alter(n)sforschung umrissen: *Selektionseffekte, also* systematische, insbesondere gesundheitsbedingte Ausfälle älterer Befragter in Surveys und durch altersspezifisches Antwortverhalten bedingte *Messfehler.*

3.2.1 Selektionseffeke: Altersbedingte Nonresponse und Survivorship Bias

Zwar gelten ältere Menschen grundsätzlich als besser erreichbar und häufig sogar als teilnahmebereiter als jüngere, jedoch nimmt die Teilnahmewahrscheinlichkeit mit steigendem Alter stark ab, was vor allem durch häufigere Gesundheitsprobleme sowie damit verbundene Aufenthalte in Krankenhäusern, Alten- und Pflegeheimen zu begründen ist (Gardette et al. 2007; Kelle und Niggemann 2002; Kühn und Porst 1999; Salaske 1997; Schnell 1997). Gerade im Alter über 65 Jahren ist ein beachtlicher Anteil der Bevölkerung langfristig in Heimen wohnhaft, deren Bewohner in Surveys oft kategorisch ausgeschlossen werden (Kelfve et al. 2013). Darüber hinaus spielen nicht nur die zu befragenden älteren Personen selbst, sondern auch „Gatekeeper", also Personen, über die der Kontakt zwischen Erhebungspersonen und Zielperson vermittelt wird, wie z. B. Angehörige, Pflegepersonal oder Einrichtungsleiter, eine Rolle. Diese lehnen häufig das Interview aufgrund vermeintlicher Nichtbefragbarkeit oder vermuteten Desinteresses der älteren Personen ab (Kelle und Niggemann 2002; Kühn und Porst 1999; Schnell 1997). Doch auch Erhebungspersonen können willkürlich und spontan vermeintlich schwieriger zu befragende ältere Menschen als „nicht befragbar" einstufen, um ihren Arbeitsaufwand zu minimieren (z. B. Schnell 1997).

Ein besonderes Phänomen im Zusammenhang zwischen Alter und Nonresponse ist der sogenannte „Survivorship Bias", also eine bestimmte Form der systematischen Überrepräsentation bestimmter Personengruppen in Stichproben. Da Nonresponse in der Alter(n)sforschung primär gesundheitlich bedingt ist, kommt es zu einer Positivselektion von Personen mit einer überdurchschnittlich guten Gesundheit, wodurch Personengruppen wie z. B. Raucher gesünder erscheinen können, als sie es tatsächlich sind (z. B. Hernán et al. 2008). Da die Ausfälle nicht zufällig und durch die typischerweise im Fokus stehende Gesundheit bedingt sind, lässt sich dieses Problem nicht durch einfache Methoden wie z. B. die Gewichtung der Daten beheben, sondern erfordert komplexere Korrekturverfahren, um (möglichst) unverzerrte Ergebnisse zu erhalten (z. B. Mason et al. 2012).

Allerdings kann die Nonresponse älterer Personen durch Anpassungen des Forschungsdesigns reduziert werden (Schnell 1997). Darunter fallen z. B. speziell formulierte Briefe und Anrufe, in welchen die Erhebungspersonen (namentlich und möglicherweise mit Foto) angekündigt werden; eine gezielte Auswahl z. B. älterer weiblicher Erhebungspersonen um mögliche Ängste zu verringern; die Zusammenarbeit mit lokalen Behörden, Vereinen und Alten- und Pflegeeinrichtungen, um die Legitimität der Befragung zu erhöhen und Gatekeeper-Probleme zu vermeiden; das parallele Angebot verschiedener Erhebungsmodi, um auch sensorisch eingeschränkten Personen die Befragung zu ermöglichen; die Schulung der Erhebungspersonen zur besseren Verständlichkeit bei eingeschränkter Hörfähigkeit sowie bei der Überzeugung zögerlicher Personen; größere Schrift und starke Farbkontraste für Fragebögen, um eine bessere Lesbarkeit zu ermöglichen; Kontaktversuche zu früheren Tageszeiten und an Werktagen zur Berücksichtigung der Lebensgestaltung und Leistungsfähigkeit älterer Menschen; die Durchführung kurzer oder in mehrere

Teile aufgeteilter Befragungen, um Ermüdungserscheinungen zu vermeiden; eine
verlängerte Feldphase zur Berücksichtigung kurzfristiger Erkrankungen oder Kran-
kenhausaufenthalte; die Miteinbeziehung von Menschen in Institutionen, um Positivselektion zu vermeiden; die Erhebung von Interviewerangaben und Proxy-
Interviews, um bestimmte Informationen z. B. über nicht erreichbare oder
demenziell erkrankte Personen zu erhalten (Gardette et al. 2007; Gerolimatos et al.
2014; Green und Ayalon 2015; Herzog und Rodgers 1992; Kelfve et al. 2013; Kühn
und Porst 1999; Schnell 1997).

3.2.2 Systematische Messfehler: Latente Gesundheit und Antwortverhalten

Von besonderer Bedeutung für die Messung von Gesundheit im Alter in Form von
Selbstberichten ist die Differenzierung zwischen der „latenten Gesundheit" und
dem „Antwortverhalten". Unter latenter Gesundheit werden diejenigen Aspekte
verstanden, die sich auf den „objektiven" Gesundheitszustand beziehen. Das Antwortverhalten hingegen wird als Sammelbegriff für Einflüsse nicht gesundheitsbe-
zogener Aspekte gebraucht, die beeinflussen, wie ein gegebener Gesundheitszustand bewertet wird (z. B. Lazarevič 2019; Layes et al. 2012; Shmueli 2003). Dabei
ist der Einfluss des Antwortverhaltens insbesondere vom Bewertungsspielraum der
jeweiligen Frage abhängig. Üblicherweise zielen empirische Untersuchungen nur
auf die latente Gesundheit ab, sodass systematische Einflüsse des Antwortverhaltens als Messfehler gesehen werden können, die wiederum die Ergebnisse empirischer Analysen verzerren können. Im Allgemeinen werden für diese Art von Messfehler gesundheitliche, sozioökonomische und kulturelle bzw. psychologische
Faktoren verantwortlich gemacht (Shmueli 2003). Eine besondere Rolle spielen in
diesem Zusammenhang auch die Anpassung und Gewöhnung an Erkrankungen
bzw. den Gesundheitszustand, das Wissen um und Erwartungen an die eigene Gesundheit sowie soziale Normen bezüglich des Gesundheitszustandes bestimmter
Personengruppen und die Kommunikation desselben (Layes et al. 2012), aber auch
externe Einflüsse wie der Länderkontext oder Eigenschaften der Erhebungspersonen (Lazarevič 2019). Relevant für die Erforschung der Gesundheit im Alter ist die
Komponente des Antwortverhaltens dann, wenn sich verschiedene Altersgruppen
hinsichtlich solcher Aspekte merklich voneinander unterscheiden.

Zusätzlich können Forschungsergebnisse auch durch eine veränderte körperliche
Leistungsfähigkeit im Sinne einer verschlechterten audiovisuellen Wahrnehmung
oder durch ein weniger leistungsfähiges Arbeitsgedächtnis älterer Personen ver-
fälscht werden. Hierbei sind sie entweder mehr oder weniger von Methodeneffekten
betroffen als jüngere Personen: Auf der einen Seite nehmen sie z. B. weniger gut
visuelle Reize eines Fragebogens, wie etwa numerische Antwortskalen, wahr und
sind in einem geringeren Ausmaß von Fragereihenfolgeeffekten betroffen, neigen
aber stärker zu „Primacy"- oder „Recency"-Effekten, also der willkürlichen Auswahl der erst- bzw. letztgenannten Antwortmöglichkeit (z. B. Gerolimatos et al.

2014; Knäuper et al. 2007). Hierbei kann auch die Tageszeit einer Befragung eine Rolle spielen, da ältere Personen aufgrund eines anderen Schlaf-Wach-Rhythmus eher zu früheren und jüngere Menschen eher zu späteren Uhrzeiten leistungsfähig sind (Yoon et al. 1999). Darüber hinaus können ältere Befragte angesichts der besagten gesundheitlichen Gründe außerdem ein größeres Ausmaß fehlender Werte (,Item Nonresponse') aufweisen als jüngere Befragte (Fuchs 2009). Zudem kann auch sozial erwünschtes Antwortverhalten eine Rolle spielen, da ältere Menschen häufiger als jüngere gegenüber Erhebungspersonen und sich selbst ein positives (Selbst-)Bild wahren möchten und gerade in Befragungen im Heimen und Krankenhäusern stark von diesen Institutionen abhängig sein können (z. B. Kelle und Niggemann 2002).

3.3   Fazit: Gesundheit im Alter

Vor dem Hintergrund der steigenden Lebenserwartung wird die gesundheitliche Entwicklung in alternden Gesellschaften kontrovers diskutiert. Prominente Hypothesen machen unterschiedliche Vorhersagen, inwiefern die gewonnene Lebenszeit von Krankheit und Behinderung gekennzeichnet sein wird. Auch empirische Studien kommen nicht zu einheitlichen Ergebnissen, wobei sowohl das Untersuchungsdesign als auch der (wohlfahrtsstaatliche) Kontext zu der inkonsistenten Forschungslage beitragen. Tendenziell lässt sich aus den bisherigen Studien jedoch ableiten, dass chronische Krankheiten und Mobilitätseinschränkungen in alternden Gesellschaften zunehmen werden. Vor diesem Hintergrund gewinnen Gesundheitskonzepte, die nicht nur die Abwesenheit von Krankheit, sondern auch das Wohlbefinden und Kriterien für „gutes Altern" umfassen, an Bedeutung. Bisherige Studien legen nahe, dass das gesunde Altern nicht nur von individuellen Faktoren (wie z. B. frühen Lebensbedingungen und dem sozioökonomischen Status) abhängt, sondern auch von familiären Strukturen, sozialen Netzwerken und dem wohlfahrtstaatlichen Rahmen. Forschungsbedarf besteht aber noch in Bezug auf Lebensverlaufsdynamiken im Kontext, wozu es international vergleichbarer Längsschnittstudien bedarf.

Allerdings können empirisch-quantitative Studien mit einer gewissen Unsicherheit behaftet sein, da mit der Befragung Älterer besondere Herausforderungen einhergehen. Zu beachten sind hierbei Selektionseffekte sowie Messfehler aufgrund systematischer Unterschiede im Antwortverhalten. Die Verzerrung von Stichproben aufgrund selektiver Sterblichkeit führt beispielsweise zu konservativen Schätzungen der Zusammenhänge zwischen sozialen Einflussfaktoren und Gesundheit. Deren Ausprägung lässt sich demnach nur über die Betrachtung des gesamten Lebensverlaufs einschätzen, während Selektionseffekte aufgrund von Krankheit oder eine Untererfassung von Personen in Institutionen durch geeignete Methoden und Stichprobenziehung zumindest abgeschwächt werden können. Die sozialwissenschaftliche Gesundheitsforschung ist gerade in Zeiten demografischen Wandels ein relevantes Forschungsfeld, das sich mit Dynamiken auf Mikro- und auf Makroebene sowie der Weiterentwicklung von Methoden auseinandersetzen muss, um aktuelle Entwicklungen zu erfassen und zukünftige Trends abschätzen zu können.

Literatur

Baltes PB, Baltes MM (1990) Successful aging: perspectives from the behavioral sciences. Cambridge University Press, Cambridge, UK

Brandt M, Kaschowitz J, Lazarevič P (2016) Gesundheit im Alter. Ein Überblick über den Stand der sozialwissenschaftlichen Forschung. In: Jungbauer-Gans M, Kriwy P (Hrsg) Handbuch Gesundheitssoziologie. Springer VS, Wiesbaden, S 419–436

Brandt M, Quashie N, Schmitz A (2022) Health inequalities in older age: the role of socioeconomic resources and social networks across the life course in context. In: Hoffmann R (Hrsg) Handbook of health inequalities across the life course. Edward Elgar Publishing, Cheltenham. (forthcoming)

Cambois E, Blachier A, Robine J-M (2013) Aging and health in France: an unexpected expansion of disability in mid-adulthood over recent years. Eur J Pub Health 23(4):575–581

Crimmins EM, Beltrán-Sanchez H (2011) Mortality and morbidity trends: is there compression of morbidity? J Gerontol Soc Sci 66B(1):75–86

Depp CA, Jeste DV (2006) Definitions of successful aging: a comprehensive review of larger quantitative studies. Am J Geriatr Psychiatry 14(1):6–20

Dillaway HE, Byrnes M (2009) Reconsidering successful aging: a call for renewed and expanded academic critiques and conceptualizations. J Appl Gerontol 28(6):702–722

Dupre ME (2007) Educational differences in age-related patterns of disease: reconsidering the cumulative disadvantage and age-as-leveler hypotheses. J Health Soc Behav 48(1):1–15

Fries JF (1980) Aging, natural death, and the compression of morbidity. N Engl J Med 303(3):130–135

Fuchs M (2009) Item-Nonresponse in einer Befragung von Alten und Hochbetagten: Der Einfluss von Lebensalter und kognitiven Fähigkeiten. Öster Z Soziol 34(Sonderheft 9):333–349

Gardette V, Coley N, Toulza O, Andrieu S (2007) Attrition in geriatric research: how important is it and how should it be dealt with? J Nutr Health Aging 11(3):265–271

George LK (2010) Still happy after all these years: research frontiers on subjective well-being in later life. J Gerontol 65B(3):331–339

Gerolimatos LA, Jeffrey JG, Edelstein BA (2014) Interviewing older adults. In: Pachana NA, Laidlaw K (Hrsg) The Oxford handbook of clinical medicine. Oxford University Press, Oxford, S 163–183

Green O, Ayalon L (2015) Improving the cooperation rate of older adults and their caregivers in research surveys. Gerontology 61(4):355–363

Gruenberg EM (1977) The failure of success. Milbank Mem Fund Q Health Soc 55(1):3–24

Grundy E, Sloggett A (2003) Health inequalities in the older population: the role of personal capital, social resources and socio-economic circumstances. Soc Sci Med 56(5):935–947

Haan P, Myck M (2009) Dynamics of health and labor market risks. J Health Econ 28(6):1116–1125

Hank K (2011) How ‚successful‘ do older Europeans age? Findings from SHARE. J Gerontol B Psychol Sci Soc Sci 66(2):230–236

Hernán MA, Alonso A, Logroscino G (2008) Cigarette smoking and dementia: potential selection bias in the elderly. Epidemiology 19(3):448–450

Hertzman C, Power C (2004) Child development as a determinant of health across the lifecourse. Curr Paediatr 14(5):438–443

Herzog AR, Rodgers WL (1992) The use of survey methods in research on older Americans. In: Wallance RB, Woolson RF (Hrsg) The epidemiologic study of the elderly. Oxford University Press, New York, S 60–90

Kelfve S, Thorslund M, Lennartsson C (2013) Sampling and non-response bias on health-outcomes in surveys of the oldest old. Eur J Ageing 10(3):237–245

Kelle U, Niggemann C (2002) „Weil ich doch vor zwei Jahren schon einmal verhört worden bin …" – Methodische Probleme bei der Befragung von Heimbewohnern. In: Motel-Klingebiel A, Kelle U (Hrsg) Perspektiven der empirischen Alter(n)ssoziologie. Leske + Budrich, Opladen, S 99–131

Kesternich I, Siflinger B, Smith J, Winter JK (2014) The effects of World War II on economic and health outcomes across Europe. Rev Econ Stat 96(1):103–118

Kim I-H, Muntaner C, Shahidi FV, Vives A, Vanroelen C, Benach J (2012) Welfare states, flexible employment, and health. A critical review. Health Policy 104(2):99–127

Knäuper B, Schwarz N, Park D, Fritsch A (2007) The perils of interpreting age differences in attitude reports: question order effects decrease with age. J Off Stat 23(4):515–528

Kühn K, Porst R (1999) Befragung alter und sehr alter Menschen: Besonderheiten, Schwierigkeiten und methodische Konsequenzen. Ein Literaturbericht. ZUMA-Arbeitsbericht 99/03. Zentrum für Umfragen, Methoden und Analysen, Mannheim

Ladin K, Reinhold S (2013) Mental health of aging immigrants and native-born men across 11 European countries. J Gerontol B Psychol Sci Soc Sci 68(2):298–309

Layes A, Asada Y, Kephart G (2012) Whiners and deniers: what does self-rated health measure. Soc Sci Med 75(1):1–9

Lazarevič P (2019) Was misst Self-Rated Health? Die Basis subjektiver Gesundheit und Unterschiede nach Geschlecht, Alter und Kohorte in Europa und Kanada. Springer VS, Wiesbaden

Luy M (2022) Fact Sheet des Wittgenstein Centre for Demography and Global Human Capital: Langlebigkeit, Gesundheit, Wohlbefinden. https://www.wittgensteincentre.org/Jacomo/upload/wic_factsheet_lebenserwartung.pdf. Zugegriffen am 20.06.2022

Manton KG (1982) Changing concepts of morbidity and mortality in the elderly population. Milbank Mem Fund Q Health Soc 60(2):183–244

Mason A, Richardson S, Plewis I, Best N (2012) Strategy for modelling nonrandom missing data mechanisms in observational studies using Bayesian methods. J Off Stat 28(2):279–302

McLaughlin SJ, Connell CM, Heeringa SG, Li LW, Roberts JS (2010) Successful aging in the United States: prevalence estimates from a national sample of older adults. J Gerontol B Psychol Sci Soc Sci 65B(2):216–226

Parker MG, Thorslund M (2007) Health trends in the elderly population: getting better and getting worse. Gerontologist 47(2):150–158

Reinhold S, Kneip T, Bauer G (2013) The long run consequences of unilateral divorce laws on children. Evidence from SHARELIFE. J Popul Econ 26(3):1035–1056

Rowe JW, Kahn RL (1997) Successful aging. The Gerontologist 37(4):433–440

Salaske I (1997) Die Befragbarkeit von Bewohnern stationärer Alteneinrichtungen unter besonderer Berücksichtigung des Verweigerungsverhaltens: Eine Analyse mit den Daten des Altenheimsurvey. Kölner Z Soz Sozpsychol 49(2):291–305

Santos-Eggimann B, Junod J, Cornaz S (2005) Health services utilization in older Europeans. In: Börsch-Supan A, Brugiavini A, Jürges H, Mackenbach J, Siegrist J, Weber G (Hrsg) Health, ageing and retirement in Europe – first results from SHARE. Mannheim Research Institute for the Economics of Aging (MEA), Mannheim, S 133–139

Schafer MH, Ferraro KF, Mustillo SA (2011) Children of misfortune: early adversity and cumulative inequality in perceived life trajectories. Am J Sociol 16(4):1053–1091

Schmitz A (2019) Gesundheitliche Ungleichheiten im Alter: Theoretische Perspektiven und methodische Herausforderungen. Z Gerontol Geriat 52(2):116–121

Schmitz A, Brandt M (2019) Gendered patterns of depression and its determinants in older Europeans. Arch Gerontol Geriatr 82:207–216

Schmitz A, Lazarevič P (2020) The gender health gap in Europe's ageing societies – universal findings across countries and age groups? Eur J Ageing 17:509–520

Schmitz A, Pförtner TK (2017) Health inequalities in old age: the relative contribution of material, behavioral and psychosocial factors in a German sample. J Public Health 40(3):e235–e243

Schnell R (1997) Nonresponse in Bevölkerungsumfragen: Ausmaß, Entwicklung und Ursachen. Leske + Budrich, Opladen

Schöllgen I, Huxhold O, Tesch-Römer C (2010) Socioeconomic status and health in the second half of life: findings from the German Ageing Survey. Eur J Ageing 7(1):17–28

Shmueli A (2003) Socio-economic and demographic variation in health and in its measures: the issue of reporting heterogeneity. Soc Sci Med 57(1):125–134

Sirven N, Debrand T (2012) Social capital and health of older Europeans: causal pathways and health inequalities. Soc Sci Med 75(7):1288–1295

Statistisches Bundesamt (2021) Datenreport 2021. Ein Sozialbericht für die Bundesrepublik Deutschland

Ström S (2003) Unemployment and families: a review of research. Soc Serv Rev 77(3):399–430

Vestergaard S, Lindholm Eriksen M, Andersen-Ranberg K (2013) Development of health over four years among middle-aged and older Europeans. In: Börsch-Supan A, Brandt M, Litwin H, Weber G (Hrsg) Active ageing and solidarity between generations: first results from SHARE after the economic crisis. De Gruyter, Berlin, S 161–174

Williams K, Umberson D (2004) Marital status, marital transitions, and health: a gendered life course perspective. J Health Soc Behav 45(1):81–98

Yoon C, May CP, Hasher L (1999) Aging, circadian arousal patterns, and cognition. In: Schwarz N, Park DC, Knäuper B, Sudman S (Hrsg) Cognition, aging, and self-reports. Psychology Press, Philadelphia, S 117–143

Ziegler U, Doblhammer G (2008) Cohort changes in the incidence of care need in West Germany between 1986 and 2005. Eur J Popul 24(4):347–362

Identität im Alter zwischen „forever young" und Ich-Integrität

4

Inge Seiffge-Krenke

Zusammenfassung

Die Sicht auf das Altern war historisch und zu Beginn der entwicklungspsychologischen Forschung von negativen Konzeptionen beherrscht. Erst die neueren Längsschnittstudien konnten diese Sicht korrigieren. Sie zeigen, dass eine Beschäftigung mit dem Altern eine Integration von Identitäts- und Beziehungsaspekten aus ganz verschiedenen Lebensabschnitten erfordert. Dieser Beitrag analysiert Konzeptionen des Alterns in der Literatur und kontrastiert diese mit der Sichtweise der Forschung zum höheren Erwachsenenalter. Deutlich wird, dass es heute eine große Diversität im Alter(n) gibt und dass verstärkte Exploration – früher ein Privileg der Jugend – durchaus auch für das Alter typisch ist. Psychotherapeutisch bemerkenswert sind Ansätze, die sich mit Erfahrungen im Alter beschäftigen und die die Idee Eriksons, das Erreichen von Ich-Integrität am Ende des Lebens, aufgreifen.

4.1 Frühere Konzeptionen über das Altern in der Literatur

Die Entwicklungspsychologie hat sich erst sehr spät mit der Erforschung des Alterns beschäftigt – zu lange stand die Vorstellung im Vordergrund, dies sei eine Lebensphase, in der keine Entwicklung mehr stattfindet, oder schlimmer noch: in der Altersabbau, Verlust der Kräfte, intellektuelle Einbußen vorherrschten. Auch in literarischen Konzeptionen des Alterns fällt die negative Konnotation auf. Altern wurde nicht nur in der Entwicklungspsychologie, sondern auch in der Belletristik überwiegend mit Abbau und Zerfall, mit körperlichen Veränderungen und der Benutzung

I. Seiffge-Krenke (✉)
Mainz-Kostheim, Deutschland
e-mail: seiffge-krenke@uni-mainz.de

B. Strauß, C. Spitzer (Hrsg.), *Psychotherapeuten und das Altern*, Psychotherapie: Praxis, https://doi.org/10.1007/978-3-662-65228-2_4

von Hilfsmitteln in Verbindung gebracht, wie dieser Ausschnitt aus dem Tagebuch Montaignes zeigt:

„Wollt ihr ein Beispiel? Nun, mein Geist sagt, es sei zu meinem Besten, wenn ich Nieren-steine habe; es sei ganz natürlich, daß die Gemäuer meines Alters an irgendeiner Baufälligkeit zu leiden hätten. Es ist tatsächlich an der Zeit, daß sie beginnen, sich aufzulösen und zusam-menzufallen; das müssen alle Wesen erleiden und warum sollte man für mich ein Wunder bewirkt haben? Ich bezahle damit den Zins, den ich dem Alter schulde, und könnte dabei nicht besser wegkommen; ich müsse mich mit meinen Leidensgefährten trösten, denn mich habe eine Krankheit befallen, die unter meinen Zeitgenossen gang und gäbe sei […] Da es mir an Gedächtnis mangelt, schaffe ich mir eines aus Papier; und wenn ein neues Anzeichen meines Leidens auftaucht, schreibe ich es auf. So kommt es, daß ich jetzt, da ich fast alle Arten Bei-spiele durchgemacht habe, beim Drohen eines neuen Anfalles diese kleinen Zettel wie sibyl-linische Blätter befrage und dann stets etwas finde, das mich mit einer aus vergangener Erfah-rung gewonnenen günstigen Voraussage trösten kann." (Killy 1963, S. 116 ff.)

In dem Tagebuchausschnitt von Lew Tolstois Frau, Sofia Tolstaja, wird einerseits der Starrsinn, die Kindlichkeit und Depressivität der Alten, aber auch der Respekt und die Unterwürfigkeit der jüngeren Generation angesprochen. Sofia war 30 Jahre jünger als Tolstoi, und sie schreibt über ihn:

„L. N. hat Gallenschmerzen, und die Verdauung ist nicht in Ordnung. Befürchte, daß er krank wird, wie auch ich dieser Tage. Hatte die schlimmsten Magen- und Gallenbeschwer-den. Heute herrscht ein entsetzlicher Schneesturm, vielleicht komm L. N.s Unwohlsein vom Wetter. Er hat sich Schlittschuhe gekauft, und gestern wie auch den Tag davor lief er Schlittschuh und freute sich, daß es ihn gar nicht ermüdete. Tatsächlich ist er gut bei Kräf-ten, seit gestern aber niedergeschlagen, weiß nicht, wieso. Von Gurewitsch kam ein ver-zweifelter Brief, weil L. N. den Aufsatz zurückgezogen hat; sicher ist L. N. deshalb zornig auf mich. Um nicht schuld zu sein, bitte ich L. N. ständig, alles so zu machen, wie es ihm genehm sei, verspreche, mich nirgends einzumischen und ihm keine Vorwürfe zu machen. Er schweigt hartnäckig und finster." (Tolstaja 1982, S. 384).

Dass im Rückblick das Leben oft erstaunlich kurz erscheint, wird in der Erzäh-lung *Adieu* von Guy de Maupassant, „Es geht schnell, das Leben!", etwa 1889 ge-schrieben, verdeutlicht.

Eine unverhoffte Begegnung sorgt dafür, dass ein in die Jahre gekommener Mann, der sich immer noch jung fühlt, die Gewissheit des eigenen Alters nicht mehr ausblenden kann. Denn eines Tages sitzt er im Zug einer dicken Frau gegenüber, die er nicht mehr als seine einstige Geliebte erkennt. Zwölf Jahre ist es her, dass die beiden zusammen waren, doch diese zwölf Jahre haben aus ihr, wie es scheint, ein ganz anderes Wesen gemacht, was ihn vollkommen erschüttert. Abends steht er dann daheim vor dem Spiegel, in dem er sich selber sucht, so wie er vor Jahren war. Dass die Zeit rast, hat er lange nicht bemerkt. An diesem Tag wird ihm klar: Ein Wiederfinden gibt es nicht, es gibt nur eine Kluft zwischen dem Einst und dem Jetzt. Festhalten kann man sich nur an einem Bild, das schon lange nicht mehr mit der Wirklichkeit übereinstimmt.

Hier wird auch eine Erfahrung vom Älterwerden deutlich: Als alt oder älter wer-dend erleben wir zumeist die anderen – nicht uns selbst. Dass mit dem Alter auch die Möglichkeiten schrumpfen, seinem Leben noch eine neue Richtung zu geben,

eine neue Liebe zu finden, ist eine weitere (realistische) Perspektive. Das nicht gelebte Leben – eine Perspektive, die uns noch in Bezug auf Therapien mit alten Menschen beschäftigen wird – wird aus dem folgenden Zitat aus Lazarowics *Verkehrte
Welt* deutlich: Einsamkeit, Verzweiflung und das Gefühl, etwas verpasst zu haben.
Zugleich wird aber auch der Eindruck vermittelt, Sexualität im Alter sei unpassend.

> „Wissen Sie was, Herr Autor, erbarmen Sie sich meiner! Nehmen Sie mich zu Ihrer Frau!
> Sie sind noch unverheurathet; Sie sind fast in meinen Jahren, oder doch nicht viel älter; Sie
> haben ein Amt, das mich und Sie ernähren kann. Eine alte Jungfer ist ja wohl einen alten
> Junggesellen werth. Ich dächte, Sie nähmen mich immer. Was meynen Sie? Machen Sie mir
> den Vorwurf nicht, daß ich in meinen jungen Jahren spröde gewesen bin, daß ich bey zuneh-
> menden Jahren mich allen meinen Bekannten angeboten habe, und daß mich die Verzweif-
> lung zu Mitteln getrieben hat, die eben nicht die gewissenhaftesten zu seyn scheinen. Es
> wäre unbillig, wenn meine Offenherzigkeit mir bey Ihnen schaden sollte. Sie kennen mich
> nun von außen und von innen. Wer weiß, ob Sie künftig mit Ihrer Frau nicht noch mehr
> betrogen werden als mit mir?" (Lazarowicz 1963, S. 11)

Auffällig ist die besonders negative Sicht auf alte Frauen. In Gustave Flauberts
Ein schlichtes Herz spricht eine alte Frau mit ihrem verstorbenen Papagei, den sie
hat ausstopfen lassen. Er ist ihr einziger Gesprächspartner, und im Todeskampf
erscheint ihr, riesenhaft über ihrem Kopf schwebend, Jesus in Form des grünen
Papageis.

Altersabbau, Demenz, zunehmende Religiosität, Einsamkeit, auch diese Sicht
würden wir heute nicht unbedingt teilen, dennoch ist eine eher negative Sicht auf
das Altern auch heute noch durchaus präsent. Bereits in der Bonner gerontologischen Längsschnittstudie von Ursula Lehr und Hans Thomae (1987) wurde allerdings eher ein Altern in Kompetenz als in Hilfsbedürftigkeit gefunden. In ihrem
Buch haben sie bereits vor über 40 Jahren – das Buch wurde 8-mal unverändert
aufgelegt – die Konsequenzen einer Überalterung der Gesellschaft beschrieben und
ausgeführt, dass die negative Sicht auf das Alter mit dem proportional ansteigenden
Prozentsatz von alten Menschen (gegenwärtig rund 30 %) in den Industrienationen
zusammenhängt. In Entwicklungsländern, wo alte Menschen nur rund 2 % der Bevölkerung ausmachen, ist Respekt vor dem Alter und eine positive Sicht (Kompetenz, Weisheit) vorherrschend. Obwohl der demografische Wandel mit einer immer
stärkeren Überalterung der deutschen Gesellschaft seit Jahrzehnten beforscht und
beschrieben wurde, hat die Politik diese Ergebnisse kaum rezipiert.

4.2   Einige aktuelle Befunde aus der Forschung: Altern zwischen Altersabbau und „forever young"

Die Forschung hat sich in den letzten Jahren diesem Thema verstärkt und differenziert zugewandt. Drei große Längsschnittstudien sind in Deutschland durchgeführt
worden, der *Alterssurvey* an 5000 40- bis 85-Jährigen, die *Berliner Altersstudie
(BASE)* an 516 Ost- und Westberlinern zwischen 70 und 103 Jahren und die *Interdisziplinäre Längsschnittuntersuchung des Erwachsenenalters (ILSE)* an den Ge-
burtsjahrgängen 1935 und 1950, die sich über 20 Jahre erstreckt. Diese Studien und

eine Anzahl von Quer- und Längsschnittstudien auf internationaler Ebene haben eine hohe Diversität im Altern gefunden. Sie belegen eher Kompetenz und Selbstbestimmtheit bei den meisten alten Menschen, ohne jedoch Multimorbidität, Krankheit und Belastungen zu leugnen. Auch finden sich – bei einem zunehmenden Anteil alter Menschen in unserer Gesellschaft – neue Gruppierungen, die es in dieser Form und Häufigkeit bislang nicht gab. Im Folgenden möchte ich einige relevante Forschungsbefunde vorstellen.

Hohe Diversität, neue Belastungen, neue Optionen

Durch die verlängerte Lebenserwartung und gesellschaftliche Umbrüche hat sich das Erwachsenenalter stark ausgedehnt und auch qualitativ verändert. Durch das spätere Erwachsenwerden der jungen Generation (Arnett 2004) ist eine längere Beelterung notwendig geworden (Seiffge-Krenke 2010). Die „noch lange nicht erwachsenen Kinder" treffen auf eine insgesamt instabiler gewordene Generation von – im Vergleich zu früheren Generationen – deutlich älteren Eltern. Gesellschaftliche Umbrüche und die zunehmende Präkarisierung haben dazu beigetragen, dass Instabilität, neue Optionen, Exploration und ein geringerer Verpflichtungsgrad inzwischen auch für das bislang als stabil angesehene mittlere und höhere Erwachsenenalter gelten. Dafür gibt es zahlreiche Indikatoren, wie die Zunahme von Scheidungen nach langer Ehedauer, im Schnitt nach 25 Jahren, die beträchtliche Anzahl von neuen Partnerschaften, u. a. auch mit Kindern, in denen das „leere Nest" wieder gefüllt wird (Seiffge-Krenke und Schneider 2012). Hinzu kommen beruflicher Neubeginn nach Kündigung und Konkurs, Arbeitslosigkeit und Frühberentung, die für viele ältere Erwachsene zu Irritationen des bisherigen Identitätsentwurfs mit dramatischen gesundheitlichen Folgen geführt haben (Kieselbach 2007).

Altersarmut und „Gender Pension Gap"

Nach seiner Entlassung aus dem Zuchthaus von Reading, in dem er zwei Jahre wegen Homosexualität einsaß, schreibt Oscar Wilde, geschieden, verarmt und von der Gesellschaft geächtet: „Als ich jung war, glaubte ich, Geld ist das Wichtigste im Leben. Jetzt, wo ich alt bin, weiß ich, dass es das Wichtigste ist!" Insgesamt haben alte Menschen heute eine relativ lange Lebensphase mit erheblicher auch ökonomischer Instabilität vor sich, die auch gestaltet werden muss. Dabei führt die unterschiedlich gute ökonomische Absicherung zu sehr unterschiedlichen Lebensverläufen; die hohe Altersarmut älterer Frauen ist hier zu bedenken. Die *Gender Pension Gap*, das heißt die Differenz in der Rentenlücke zwischen Männern und Frauen, beträgt im europäischen Durchschnitt 25 % und ist in Deutschland auf 46 % angestiegen, was mit der geringen Berufstätigkeit früherer Frauengenerationen zusammenhängt (Rasner 2014). Niedrige Renten gefährden das selbstbestimmte Leben vieler Frauen und führen zu Altersarmut. 21 % der Frauen über 65 Jahren sind in Deutschland armutsgefährdet. Die Rentenlücke ist dabei ein Spiegel der Erwerbsbiografie, denn Frauen arbeiten seltener, sie arbeiten häufiger Teilzeit, haben häufiger Minijobs und verdienen auch in den gleichen Berufen weniger als Männer. Das Armutsrisiko alter Frauen ist höher und lässt nur selten ein selbstbestimmtes und freies Leben für sie zu, im Vergleich zu altersgleichen Männern.

Nachelterliche Gefährtenschaft und Divergenz der Interessenlagen
Objektiv betrachtet hat sich der Lebenszyklus für alte Menschen so verändert, dass etwa 35 % der gelebten Zeit mit dem Partner „nachelterliche Gefährtenschaft" ist, ein Phänomen, was in dieser Form neu ist. Früher haben Frauen (fast) ihre gesamte Lebensspanne Kinder bekommen und die Familie war ständig mit der Geburt und Aufzucht von Kindern beschäftigt, die einen großen Altersabstand vom ältesten zum jüngsten Geschwister haben konnten (Lehr und Thomae 1987). Heute bekommen in westlichen Industrienationen Frauen (wenn überhaupt) wenige Kinder in einem kurzen Altersabstand, sodass in der Regel die Familienpflichten nach etwa 20 Jahren beendet sind – wenn „das leere Nest" nicht wieder gefüllt wird (Seiffge-Krenke 2013). Ältere Männer und Frauen gehen unterschiedlich mit der Situation des leeren Nests um; depressive Reaktionen der Mütter sind gegenwärtig eher selten geworden, und der Bezug zur Arbeitswelt scheint ein protektiver Faktor zu sein (Putney und Bengtson 2005). Das „kinderlose" ältere Ehepaar hat dann noch eine längere Zeitspanne zusammen ohne Kinder, als es mit Kindern verbracht hat. Die Dauer der Witwenschaft hat sich inzwischen auf 11 % der Lebenszeit einer Frau verlängert. Damit haben wir deutliche Veränderungen im Familienzyklus gegenüber früheren Jahrzehnten (Seiffge-Krenke und Schneider 2012), die Konsequenzen für das Altern haben. Dies schließt stärker als in früheren Generationen die Möglichkeit zur Exploration und Neuorientierung ein, beruflich, aber auch im partnerschaftlichen Bereich.

Zugleich erfordert es eine Auseinandersetzung mit dem Altern, denn diese Periode ist nun deutlich länger geworden. Durch die Berufstätigkeit der „Kinder" kommen neue Aufgaben wie die Großelternschaft hinzu (Hofer et al. 2002), und die Beziehung der alten Eltern zu den Kindern verändert sich insofern, als die Kinder zwar Unterstützung wünschen, die alten Eltern oft aber emotional auf Abstand halten (Giarrusso et al. 1995). Großeltern erfüllen eine wichtige Funktion in der Betreuung der Enkel. Eine direkte Enkelbetreuung leisten am häufigsten die 55- bis 69-Jährigen, die Kontakthäufigkeit sinkt allerdings mit zunehmendem Alter der Großeltern und Enkel. Durch die Verlängerung der Lebenserwartung kommen aber auch zunehmend ihre Kinder in die Situation, dass sie sich noch relativ lange um ihre alten und womöglich gebrechlichen Eltern kümmern müssen, die erneute Abhängigkeit ist für die Alten oft schwer zu ertragen und erfordert innerfamiliäre Solidarität (Kohli 2000).

Die biografische Selbstverortung als „alt" fällt schwer: „Staying punk"
Oscar Wilde beschreibt in seinem *Dorian Gray* energische Versuche, das Altern aufzuhalten. Er hat beobachtet: „Die Tragödie des Alters ist nicht, dass man alt wird, sondern dass man jung war". Tatsächlich hat die gesamtgesellschaftliche Entwicklung in Richtung auf einen Optimierungsdruck und einer Idealisierung von Jugendlichkeit dazu geführt, dass die biografische Selbstverortung als alt zunehmend schwerfällt. Für Erikson war die Zuordnung zur eigenen Altersgruppe ein wichtiges Reifekriterium, besonders bei älteren Erwachsenen. In der Studie von Endepohls (1995) präferierten zwar 81 % derjenigen, die sich der Erwachsenenphase zuordneten, auch diese Lebensphase; 19 % wären lieber im Jugendalter. Als

Grund für die Ablehnung des Erwachsenenalters wird angegeben, das sei zu viel Verantwortung – das sagen besonders die Jüngeren in der Kohorte der Erwachsenen.

Die Studie von Davis (2006) belegt, dass „staying punk" für nicht wenige Alte eine Identitätsform ist, bei der die eigene Altersgruppe nicht akzeptiert wird und an früheren Identitätsentwürfen, die für die Jugend- und das junge Erwachsenenalter galten, festgehalten wird. Punk wird als Musik der Jugend oder als deviante Subkultur angesehen. Früher galt diese Subkultur als Bewältigungsform der Adoleszenz, mittlerweile ist die Szene mehr als 50 Jahre alt. Die Medien haben sich dieses „Jugendwahns" bedient; eine ganze Industrie (Reiseunternehmen, Sportveranstaltungen, Mode) setzt auf die „jungen Alten". Auch wenn man dies durchaus kritisch sehen kann, ist doch aus historischer Sicht zu bemerken, das Altern ein Konzept war, dass bis zur Renaissance nur für Männer galt (van Tilburg 2009) – zumindest unterscheiden sich jetzt ältere Männer und Frauen in ihrem Bedürfnis, jung zu sein und jung zu bleiben, nicht mehr.

Getting older, getting better?

In ihrem Aufsatz „Getting older, getting better?" beschäftigen sich Sheldon und Kasser (2001) mit dem Zusammenhang von Alter und Identitätsentwicklung. Identität verändert sich generell mit dem Alter, andere Themen werden wirksam, frühere Themen treten zurück. Nach Sheldon und Kasser (2001) werden Identitäts- und Intimitätsziele im höheren Erwachsenalter immer unwichtiger, vermutlich weil sie größtenteils bereits realisiert wurden. An ihre Stelle tritt zunehmend, ganz im Sinne der Theorie Eriksons, die Generativität im Sinne eines Weitergebens an die nächste Generation. Alter wird heute nicht mehr nur als Abbau und Einschränkung gesehen, sondern als eine positive Entwicklung, als Integration und Verarbeitung früherer Erfahrungen. Ob das immer zu „Weisheit" führt, wie Margaret Baltes (1999) meint, sei dahingestellt.

In diesem Zusammenhang ist allerdings auf einen naiven Glauben an eine stetige Aufwärtsentwicklung und auch eine gewisse Selbstüberschätzung hinzuweisen – vielleicht gibt dies einem die Kraft, schwere Belastungen zu überstehen und in die eigene Identität zu integrieren. In seiner Studie „Better than average and better with time" hat Johnson (2009) nämlich herausgefunden, dass man die eigene Entwicklung in 5 Jahren als höher als die jetzige einstuft und mehr Fortschritte bei sich als bei anderen sieht: Der soziale Vergleich ist also auch im Erwachsenenalter eine der wichtigsten Quellen für die Identitätsentwicklung (Gaines et al. 2005). In ähnlicher Weise beschreiben Ross und Wilson (2003) in „Getting better all the time" die weitgehend positive Einschätzung, die man von der eigenen zukünftigen Identitätsentwicklung abgibt. Dieser „optimistische Fehlschluss" kontrastiert mit der eher negativen und kritischen Sicht, die wir in Selbstzeugnissen von Schriftstellern finden.

Allerdings wird der (zu) positiven Sicht des eigenen körperlichen Befindens eine eindeutig positive, der Gesundheit förderliche und den Umgang mit Krankheit unterstützende Funktion zugewiesen. Die Überschätzung der eigenen Gesundheit, Fähigkeiten zur Selbstwirksamkeit werden als wichtige Ressourcen im Kampf gegen die hohen Raten von Depression im Alter angesehen.

4.3   Entwicklung im Alter: Die Notwendigkeit einer lebenslangen Identitätsarbeit

Die Identitätsentwürfe früherer und heutiger alter Menschen unterscheiden sich also deutlich. Identität stellt nach Erikson (1959) das Empfinden von Kohärenz und Kontinuität des Selbst im Kontext der sozialen Bezogenheit dar. Er hat in seinem Modell eine eindeutige Entwicklungssequenz festgelegt; im hohen Erwachsenenalter steht die Stufe 8, *Ich-Integrität vs. Verzweiflung*, zur Bearbeitung an. Erikson hat zwar den Schwerpunkt der Identitätsentwicklung in der Adoleszenz angesiedelt, unterstreicht aber die lebenslange Identitätsarbeit. In der Tat haben heute Psychotherapeuten immer häufiger mit älteren Patienten zu tun, die sich an so viele neue Rollen anpassen (müssen), dass sie kaum noch wissen, wer sie überhaupt sind, oder durch Verlust von Heimat, Beruf und Partnerschaft in ihrer Identität verunsichert sind (Seiffge-Krenke 2022).

Da Identität aus Beziehungen entsteht, ist es plausibel, dass Brüche in Beziehungen, der Tod oder Verlust des Partners Labilisierungen des Identitätserlebens bewirken. Dies ist eine besondere Gefahr bei symbiotischen Paarbeziehungen. In den Erstgesprächen fallen bei Patienten, bei denen die Identität ganz in der Paarbeziehung aufgeht, dann – ähnlich wie in Loriots „Pappa ante portas" – Bemerkungen wie: „Wir machen alles gemeinsam. Wir waren in 25 Jahren noch nicht einen Tag getrennt". Entsprechend kommen ältere Patienten verstärkt in Therapie, wenn ein Partnerverlust droht oder eingetreten ist. Dabei ist zu bedenken, dass wir eine lange Tradition der Idealisierung von symbiotischen Beziehungen haben. Die Romantik idealisierte die Verschmelzung mit dem Partner auf eine so totalitäre Weise, dass der selbstständigen Identität kaum noch Luft blieb (Precht 2009). Weibliche Identitätsentwürfe insbesondere der älteren Generation waren immer schon stärker durch Bezogenheit gekennzeichnet, wie auch in dem Tagebuchauszug von Sofia Tolstoja deutlich wird. Entsprechend erwartete man von Frauen auch eine stärkere Anpassung an den Partner: „Sei mein, wie ich's mir denke", lautet ein bezeichnender Satz aus den Brautbriefen Freuds (Grubrich-Simitis und Hirschmüller 2011), in dem er Martha deutliche Vorschläge macht, wie er sich die zukünftige Frau und Mutter seiner Kinder denkt.

Wenn im hohen Erwachsenenalter eine solche symbiotische Beziehung vorliegt, das heißt, wenn beide Partner untrennbar miteinander verbunden sind, die Differenzierung zwischen Selbst und Objekt verloren gegangen ist, erleben die Partner einen Identitätsverlust, wenn ein Partner sich trennt oder der Partner stirbt. So ist es auch folgerichtig, dass Suizide und erweiterte Suizide beim Tod oder drohenden Verlust eines Partners auftreten können.

Mit der letzten Stufe im Erikson'schen Modell soll die Ich-Integrität erreicht werden. In der Rückschau auf das gelebte Leben sollte ein Gefühl der Zufriedenheit eintreten oder eben, wie in dem eingangs geschilderten historischen Beispiel der älteren Frau („Nehmen Sie mich …"), ein Stück Verzweiflung über nicht gelebtes Leben und eine Torschlusspanik, der Wunsch, ein Stück nicht gelebtes Leben noch zu realisieren.

Für die lebenslange Identitätsarbeit sind aber nicht nur Beziehungen relevant, sondern auch äußere Lebensumstände, die die Identitätsarbeit bedrohen und zu reaktiven Identitätsstörungen führen können (Ermann 2011; Seiffge-Krenke 2022). Hier werden besonders gesellschaftliche Faktoren als ursächlich diskutiert, die unter den Begriff Präkarisierung fallen. Insbesondere der Verlust der Arbeit, die, wie schon Erikson (1983) beschrieben hat, identitätsstiftend ist, kann zu einem Verlust des tragenden Identitätsgefühls führen. Häufig finden wir im therapeutischen Alltag Patienten, die seit ihrer Frühberentung oder Arbeitslosigkeit unter Depressionen und zahlreichen somatischen Symptomen leiden und teilweise suizidal sind (Garrett-Peters 2009). Bewerbungen und Umschulungen sind ohne Erfolg geblieben, niemand wollte diese „alten Arbeitnehmer" nehmen, sie können sich aber ein Leben ohne Arbeit nicht vorstellen. Vielfach arbeiten auch ältere Menschen nach der Berentung weiterhin, nicht nur um ihre Rente aufzubessern, sondern weil Arbeit ein wichtiger Teil der Identität ist, der nach Wegfall von Beziehungen (ehemalige Arbeitskollegen, Kinder die weit weggezogen sind, Partner und Geschwister, die krank oder tot sind) einen immens wichtigen Stellenwert bekommen haben.

Der Verlust der Arbeit bringt manche Patienten in enge Abhängigkeit von ihren Partnern („Wissen Sie, wie das ist, wenn die Frau einem morgens für die Zigaretten 2,50 Euro hinlegt?", Ermann 2011, S. 136). Ermann hat dies als reaktive Identitätsstörungen beschrieben. Die Frühberentung bzw. Berentung ist für viele ältere Männer ein großes Problem, während dies älteren Frauen durch ihre Beziehungsorientierung auf die Familie ihrer Kinder leichter fällt. Auch hier ist alarmierend und überdeutlich, wie eng diese Veränderungen mit Suizidalität zusammenhängen. Suizidale Gedanken treten auf, weil man sich das eigene Selbst nun nicht mehr in Vergangenheit oder Gegenwart vorstellen und ihm schon gar keine Zukunft zugestehen kann. In diesem Zusammenhang sei an die hohen Suizidraten von alten Menschen erinnert.

4.4   Arbeit an den Wendepunkten, Lebensrückblicktherapie

Die Kohärenz und Kontinuität der Identität wird in Erzählungen der eigenen Lebensgeschichte besonders deutlich. In den letzten Jahren haben solche Narrative vermehrt Aufmerksamkeit in der Psychotherapie gefunden (Boothe 2011), wobei die aktive Gestaltung durch den Patienten („erzählen verwandelt", Speidel 2012, S. 381) hervorgehoben wird. Hier leisten viele Patienten Erstaunliches in dem Versuch, nach schweren Belastungen wieder Kohärenz und Kontinuität in ihrer Identität herzustellen und Verluste und nicht gelebte Identitätsaspekte zu betrauern.

Der therapeutischen Situation besonders ähnlich ist der Ansatz von McAdams (1990) zum narrativen Identitätsentwurf: „das Ich als Geschichtenerzähler". Ausgehend von der Idee Eriksons, dass mit der Entwicklung von Identität Vergangenes und Gegenwart, aber auch Zukünftiges einen Platz hat, bat er gesunde Personen, ihre Lebensgeschichte zu erzählen.

Wenn Patienten ihr Leben erzählen, ist die Einteilung des Lebens anhand von Wendepunkten auffallend. Zumeist handelt es sich dabei um Belastungen wie schwere Erkrankung oder Verlust eines geliebten Menschen. In den Arbeiten von Lehr und Thomae (1987) wurden etwa sieben solcher Wendepunkte bei alten Menschen beschrieben, wobei neben Beziehungserfahrungen auch zeitgeschichtliche Ereignisse (z. B. Krieg) von Bedeutung waren. Radebold (1997) hat in seinem Sammelband *Altern und Psychoanalyse* nicht nur die Herausforderungen für den Narzissmus – die ja in den Zitaten von Oscar Wilde deutlich wurden – beschrieben, sondern auch den hohen Stellenwert und die andere, neue Sicht auf frühere lebensgeschichtlich bedeutsame Ereignisse.

Tieu et al. (2007) untersuchten die Verarbeitung solcher Wendepunkte („turning points"). In allen Lebensgeschichten, in denen schwere Konflikte und Brüche vorkamen, wurde die bisherige Identität in Frage gestellt. Diese schmerzhaften Erfahrungen führten zu mehr Exploration, zur Suche nach Erklärung und Bedeutung. Die positive Kraft („positive ending"), die diesen oft dramatischen Ereignissen zugeschrieben wurde, war beeindruckend. Menschen, die diesen Wendepunkten eine positive Entwicklungskraft zuschrieben („wie der Phönix aus der Asche"), hatten eine reifere Identität. Die Identitätsarbeit, die der Patient leistet, wird am Konzept der Kohärenz in solchen narrativen Identitätsentwürfen besonders deutlich. Dieser Konstruktions- und Überarbeitungsprozess bezieht sich auf das gesamte Leben und stellt eine kohärente Identität über die Zeit aktiv her. Stets geht es darum, „in den Wandlungsprozessen wesentliche Grundformen zu bewahren" (Erikson 1983, S. 87) und zu verstehen, dass Krisen zur Identitätsreife und Veränderung führen können.

Dieser Ansatz ist heute besonders wichtig, denn Therapien werden gegenwärtig Patienten aller Altersgruppen angeboten; Therapien mit Hochaltrigen sind ein neuer Schwerpunkt im Psychotherapeutengesetz von 2019 und werden auch in der neuen Weiterbildung für angehende Psychotherapeuten in Deutschland definitiv gefordert und gefördert. Therapien mit älteren Menschen greifen verstärkt den Schwerpunkt der Lebensrückblickperspektive (Kast 2010) auf, der Integration von Erlebnissen, Erfahrungen und Versäumnissen in die Identität, um von dort aus zu einer Versöhnung des Patienten mit sich selbst zu gelangen: „Was wirklich zählt, ist das gelebte Leben."

Diese Perspektive orientiert sich an Eriksons (1968) Stufe 8, wo im Alter von 65 und danach, wie bereits erwähnt, *Ich-Integrität vs. Verzweiflung* Thema ist. Wenn alle vorangegangenen Entwicklungsschritte hinreichend gut bewältigt wurden, entwickelt sich ein Gefühl der Akzeptanz. Der Mensch akzeptiert sich als der, der er geworden ist, bzw. ist verzweifelt über verpasste Entwicklungschancen und eine nicht gelebte Identität. Bei der beschriebenen Schwierigkeit älterer Erwachsener, sich der eigenen Altersgruppe zuzuordnen („forever punk"), geht es also darum, therapeutisch aufzugreifen, welches Stück der Identität hier bewahrt bleiben soll. Gemeinsam kann die Trauer, dass eine bestimmte Identität auch immer die Verabschiedung von alternativen Identitäten bedeutet, leichter bewältigt werden.

Die lebenslange Identitätsarbeit und die Bedeutung von Wendepunkten in der eigenen Biografie für die Identitätsentwicklung wird auch in Therapieberichten älterer Patienten deutlich (Alegiani 2009). Hier werden zerbrochene Lebensträume im Licht von Endlichkeit und Tod reflektiert. Auch in Paartherapien mit älteren Paaren ist der Umgang mit Verletzungen ein Thema geworden (Riehl-Emde 2009), „wenn alte Liebe doch mal rostet". Hier werden oftmals Identitätsaspekte berührt. So ist der Ehemann der Meinung, die Außenbeziehung, die sich über einen längeren Zeitraum erstreckte, sei nur für ihn, für seine Identität von Bedeutung, indem er sich etwa mit der anderen Frau auch als ein anderer fühlte. Die Ehefrau dagegen meint, es sei sehr wohl die Partnerbeziehung und die eigene Identität in Mitleidenschaft gezogen, denn sie selbst habe seit Jahren unter einem Gefühl der Wertlosigkeit gelitten. Die gemeinsame Auseinandersetzung mit diesen Verletzungen kann zu einer Versöhnung beitragen. Andere Themen, wie nicht gelebte Partnerschaften, berufliche Ideen oder ein unerfüllt gebliebener Kinderwunsch, werden in einer solchen Lebensrückblicktherapie aufgegriffen und können gemeinsam bearbeitet und in den bisherigen Lebensentwurf integriert werden.

4.5 Abschließende Bemerkungen

Ein sehr schönes Beispiel für diese Reife gibt Oscar Wilde in seinem Brief an einen alten Freund, unmittelbar nachdem er aus dem Gefängnis entlassen wurde. Er schreibt:

> „Mein lieber alter Freund, ich brauche Ihnen nicht zu sagen, mit welchem Gefühl der Zuneigung und Dankbarkeit ich Ihren Brief gelesen habe …. Ich glaube, ich bin jetzt in vielem ein wesentlich besserer Mensch als früher und stelle nun keine unmäßigen Forderungen an das Leben. Ich nehme alles hin und bin überzeugt, es ist gut, wie es ist."

Er hatte nicht mehr lange zu leben und starb 1900 nach einer Odyssee durch Frankreich fern von England, das er nicht mehr betreten durfte, verarmt in Paris im Alter von 46 Jahren.

Ja, „Es geht schnell, das Leben" – da ist Guy de Maupassant nur zuzustimmen. Das galt auch für ihn, denn er starb im Alter von 43 Jahren, im Sommer 1893, in einer Nervenheilanstalt. Er hatte ein kurzes Leben im Vergleich zu den meisten von uns heute Lebenden. So ist es umso erstaunlicher, dass er diesen Erzählband im Alter von etwa 39 Jahren in seiner üblichen schnörkellosen Art fast ganz dem Tod und Sterben widmete – und zwar in den skurrilsten Formen. Das ist amüsant zu lesen und zeigt, dass man im Alter eines nicht verlieren sollte – den Humor.

Literatur

Alegiani R (2009) Die späte Suche nach Grund. Eine analytische Psychotherapie im höheren Alter. Vandenhoeck & Ruprecht, Göttingen

Arnett JJ (2004) Emerging adulthood: the winding road from the late teens through the twenties. Oxford Press, New York

Baltes MM, Maas I, Wilms HU, Borchelt M, Little TD (1999) Everyday competence in old and very old age: theoretical considerations and empirical findings. In: The Berlin aging study: aging, Bd 70. Cambridge University Press, New York, S 384–402

Boothe B (2011) Das Narrativ. Biographisches Erzählen im psychotherapeutischen Prozess. Schattauer, Stuttgart

Davis JR (2006) Growing up punk. Negotiating aging identity in a local music scene. Symb Interact 29:63–69

Endepohls M (1995) Die biographische Selbstverortung in verschiedenen Lebensphasen. Dissertation, Bonn

Erikson EH (1959) Identity and the life cycle. W. W. Norton, New York. [Deutsch (1971) Identität und Lebenszyklus. Suhrkamp, Frankfurt]

Erikson EH (1968) Identity, youth, and crisis. W. W. Norton, New York

Erikson EH (1983) Der Lebenszyklus und die neue Identität der Menschheit. Erik H. Erikson im Gespräch. Psychol Heute 12:28–41

Ermann M (2011) Identität, Identitätsdiffusion, Identitätsstörung. Psychotherapeut 56:135–141

Gaines LM, Duvall J, Webster JM, Smith RH (2005) Feeling good after praise for a successful performance: the importance of social comparison information. Self Identity 4:373–389

Garrett-Peters R (2009) „If I don't have to work anymore, who am I?": job loss and collaborative self-concept repair. J Contemp Ethnogr 38:547–583

Giarrusso R, Stallings M, Bengtson VL (1995) The „intergenerational stake" hypothesis revisited: parent-child differences in perceptions of relationships 20 years later. In: Bengtson VL, Schaie KW, Burton LM (Hrsg) Adult intergenerational relations: effects of societal change. Springer, New York, S 227–263

Grubrich-Simitis I, Hirschmüller A (2011) Sigmund Freud, Martha Bernays: Sei mein wie ich's mir denke. Die Brautbriefe. Ungekürzte Ausgabe in 5 Bänden. Fischer, Frankfurt am Main

Hofer M, Wild B, Noack P (2002) Lehrbuch der Familienbeziehungen. Hogrefe, Göttingen

Johnson JT (2009) The once and future self: beliefs about temporal change in goal importance and goal achievement. Self Identity 8:94–112

Kast V (2010) Was wirklich zählt, ist das gelebte Leben. Die Kraft des Lebensrückblicks. Kreuz, Freiburg

Kieselbach T (2007) Arbeitslosigkeit, soziale Exklusion und Gesundheit: Zur Notwendigkeit eines sozialen Geleitschutzes in beruflichen Transitionen. Bundesweiter Kongress Armut und Gesundheit, Dokumentation 12, Berlin

Killy W (Hrsg) (1963) Montaigne – Essays. Fischer, Frankfurt

Kohli M (2000) Lebenslange Solidarität? Generationsbeziehungen zwischen erwachsenen Kindern und Eltern. Leske & Budrich, Opladen

Lazarowicz K (1963) Verkehrte Welt – Vorstudie zu einer Geschichte der deutschen Satire. Max Niemeyer, Tübingen

Lehr U, Thomae H (Hrsg) (1987) Formen seelischen Alterns. Ergebnisse der Bonner gerontologischen Längsschnittstudie (BOLSA). Ferdinand Enke, Stuttgart

McAdams DP (1990) Unity and purpose in human life: the emergence of identity as a life story. In: Rabin AI, Zucker RA, Emmons RA, Franks S (Hrsg) Studying persons and lives. Springer, New York, S 148–200

Precht RD (2009) Liebe: Ein unordentliches Gefühl. Goldmann, München

Putney NM, Bengtson VL (2005) Family relation in changing times: a longitudinal study of five cohorts of women. Int J Sociol SocPolicy 25:92–119

Radebold H (Hrsg) (1997) Altern und Psychoanalyse. Vandenhoeck & Ruprecht, Göttingen

Rasner A (2014) Gender pension gap in Eastern and Western Germany, DIW economic bulletin, Bd 4(11). Deutsches Institut für Wirtschaftsforschung (DIW), Berlin, S 42–50. ISSN 2192-7219

Riehl-Emde A (2009) Wenn Erinnerungen die Paarbeziehung belasten. Umgang mit unverarbeiteten Ereignissen aus paartherapeutischer Sicht. Psychotherapeut 54:486–490

Ross M, Wilson AE (2003) Autobiographical memory and conceptions of self: getting better all the time. Curr Dir Psychol Sci 12:66–69

Seiffge-Krenke I (2010) Predicting the timing of leaving home and related developmental tasks: parents' and children's perspectives. J Soc Pers Relat 27:495–518

Seiffge-Krenke I (2013) „She's leaving home ...": antecedents, consequences, and cultural patterns in the leaving home process. Emerg Adulthood 1:4–24

Seiffge-Krenke I (2022) Therapieziel Identität. Veränderte Beziehungen, Krankheitsbilder und Therapie, 2., überarb. Aufl. Klett-Cotta, Stuttgart

Seiffge-Krenke I, Schneider N (2012) Familie – nein danke?! Familienglück zwischen neuen Freiheiten und alten Pflichten. Vandenhoeck & Ruprecht, Göttingen

Sheldon KM, Kasser T (2001) Getting older, getting better? Personal strivings and psychological maturity across the life span. Dev Psychol 37:491–501

Speidel H (2012) Psychotherapie zwischen Narrativ und Qualitätssicherung. Forum Psychoanal 28:375–393

Tieu TT, Dumas TM, Pratt MW (2007) Do you know what I mean? Identity status and life story coherence in emerging adulthood. Poster presented at the third conference on Emerging Adulthood, Tucson

van Tilburg M (2009) Tracing sexual identities in „old age": gender and seniority in advice literature of the early-modern and modern periods. J Fam Hist 34:369–386

Tolstaja SA (1982) Tagebücher 1862–1897. Athenäum, Königstein

Psychotherapeutinnen und Psychotherapeuten im Alter und ihre Familien

5

Günter Reich

Zusammenfassung

Familien von Psychotherapeutinnen und Psychotherapeuten unterscheiden sich vermutlich insgesamt wenig von denen anderer Menschen. Eher scheinen die spezifischen Beziehungserfahrungen in den Ursprungsfamilien und deren Verarbeitung die Berufswahl zu prägen, zudem die Spezifika psychotherapeutischer Tätigkeit die Gestaltung der eigenen Familien- und Paarbeziehungen. Psychotherapie wird oft über die übliche Altersgrenze hinaus betrieben. Gleichzeitig müssen sich die „Beziehungsspezialisten" mit Veränderungen in ihrem Familiensystem, bei Partnerinnen und Partnern, Kindern und Enkeln auseinandersetzen und zu ihren Ursprungsfamilien eine neue Position finden – im geglückten Fall eine der „filialen Reife". Mit dem eigenen Altern, zunehmender Abhängigkeit und der Neuordnung der „Schuld- und Verdienstkonten" zwischen den Generationen können „Verrechnungsnotstände" offenkundig, aber auch neue Entwicklungswege gefunden werden. Durch Patientenkontakte und andere berufliche Aktivitäten kaschierte Einsamkeit ist vermutlich kein seltenes Phänomen. Rechtzeitig familiäre Beziehungen und Freundschaften zu vertiefen, neue Beziehungen zu entwickeln und den allmählichen Autonomieverlust zu bewältigen, scheint Männern schwerer zu fallen als Frauen.

G. Reich (✉)
Klinik für Psychosomatische Medizin und Psychotherapie, Universitätsmedizin Göttingen, Göttingen, Deutschland
e-mail: greich@gwdg.de

© Der/die Autor(en), exklusiv lizenziert an Springer-Verlag GmbH, DE, ein Teil von Springer Nature 2023
B. Strauß, C. Spitzer (Hrsg.), *Psychotherapeuten und das Altern*, Psychotherapie: Praxis, https://doi.org/10.1007/978-3-662-65228-2_5

5.1 Die Bedeutung von Familie und Familiendynamik für Psychotherapeutinnen und Psychotherapeuten

„Familien- und Paarbeziehungen von Psychotherapeutinnen und Psychotherapeuten unterscheiden sich vermutlich insgesamt wenig von denen anderer Menschen. Auch hier gibt es sozialen Auf- und Abstieg, Trennungen und Scheidungen, Beziehungsabbrüche, Geschwisterrivalität, seelische und körperliche Erkrankungen, Todesfälle, Erbstreitigkeiten oder Kriminalität" (Reich 2005, S. 164). Dies gilt sicher auch für positive und förderliche Beziehungserfahrungen. „Ob sich Therapeutinnen und Therapeuten durch den Umgang mit all diesen Ereignissen in Konflikten mit Angehörigen anderer Berufsgruppen unterscheiden, muss weitgehend offen bleiben" (Reich 2005, S. 164), jedenfalls inwieweit gefundene Unterschiede repräsentativ und wirklich signifikant sind. Dies wird vermutlich auch über Psychotherapeutinnen und Psychotherapeuten und ihre Familien im Alter zutreffen. Zu dieser Thematik gibt es keine systematischen Untersuchungen. Studien zu Familien- und Paarbeziehungen von Psychotherapeutinnen und Psychotherapeuten konzentrieren sich auf die Berufswahl und die Berufstätigkeit, nicht auf das, was im späteren Leben oder am Lebensende passiert. Beobachtungen über Entwicklungen und Vermutungen lassen sich allerdings hieraus schon ableiten. Bevor wir auf das Alter und dessen Abstufungen, Aufgaben, Anforderungen und Möglichkeiten kommen, soll zunächst rekapituliert werden, was wir über Psychotherapeutinnen und Psychotherapeuten wissen oder stark vermuten.

„Ihre Familien sind für Psychotherapeutinnen und Psychotherapeuten in mehrfacher Hinsicht wichtig:

• Die Erfahrungen in der Ursprungsfamilie beeinflussen Berufswahl und Berufspraxis.
• Die Erfahrungen in der Gegenwart beeinflussen die Berufspraxis.
• Die Berufspraxis wirkt auf den Umgang mit beiden Familiensystemen zurück" (Reich 2005, S. 164).

Untersuchungen über Familien- und Paarbeziehungen von Psychotherapeutinnen und Psychotherapeuten sind weiterhin selten. Vor allem Familien- und Paartherapeuten führten diese Untersuchungen durch, da sie sich für die Wechselwirkungen von Therapeuten- Familiensystem und Patienten-Familiensystem interessierten (Buddeberg-Fischer 1997; Reich 1982, 1984; Sperling et al. 1980). Dieses Interesse speiste sich vor allen Dingen aus der besonderen Beachtung der Übertragungs-Gegenübertragungs-Dynamik in Familien- und Paarbehandlungen, die im besonderen Maße geeignet sind, eigene Konfliktbereiche bei Psychotherapeutinnen und -therapeuten zu reaktivieren (Massing et al. 2006; Reich et al. 2007; Reich und von Boetticher 2020). Mit dem Rückgang der Bedeutung psychodynamischer Ansätze in der Familien- und Paartherapie bei gleichzeitiger zunehmender Verbreitung systemisch-technischer Vorgehensweisen schwand offensichtlich auch das Interesse an systematischen Untersuchungen über die Wechselwirkungen der Erfahrungen im jeweiligen System und deren Untersuchung.

5.2 Studien zu Familiendynamik und familiären Erfahrungen

Bereits Freud führte aus, dass Psychoanalytiker in ihrer eigenen Persönlichkeit nicht durchweg „das Maß an psychischer Normalität" erreichen, „zu dem sie ihre Patienten erziehen wollen" (Freud 1937, S. 93). Dies hat sicher mit Erfahrungen in den Ursprungsfamilien zu tun. Menninger (1952) fand, dass viele Psychiater unter Zurückweisung durch ihre Ursprungsfamilie litten. Henry, Sims und Spray 1973 fanden in einer groß angelegten Studie deprivierte instabile Familienverhältnisse bei Psychiatern. Schwierige Kindheitserfahrungen scheinen bei vielen Psychotherapeutinnen und Psychotherapeuten eine Rolle zu spielen (Fürst-Pfeifer 2013; Fussel und Bonney 1990; Nikcevic et al. 2007; Racusin et al. 1981). Die späteren Therapeutinnen und Therapeuten fühlen sich oft verantwortlich, elterliche Probleme zu lösen, können in der Rolle des Vertrauten oder Fürsorgers der Eltern sein. In einer Vergleichsstudie zwischen Familientherapeuten und deren Geschwistern sowie einer nicht ausgelesenen Stichprobe von Berufstätigen in nichthelfenden Professionen fand Goldblank (1986) die Familien der Familientherapeuten als nicht verstrickter als andere, allerdings als rigider. Es fanden sich hier eher gestörte Generationsgrenzen und generationsübergreifende Koalitionen. Die späteren Therapeutinnen und Therapeuten übernahmen oft exekutive und expressive Funktionen der Familien, waren also dominant. Zudem übernahmen sie oft führende und regulierende Funktionen bezüglich des Selbstwertgefühls der Eltern. Sie waren häufiger Mediatoren in Konflikten mit den Eltern, wobei sie wechselnde Koalitionen mit den Eltern teilend eingingen, fanden sich somit auch in der Position der „Verbindenden" („linker") und hatten von den Eltern die Rolle als pseudoreife, wertvolle Erwachsene zugeschrieben bekommen. Dies unterschied sie von den ebenfalls untersuchten Geschwistern. Die nächsten Geschwister waren weder parentifiziert noch wiesen sie erhebliche Probleme auf. Die Zuschreibungen dieser hochgeschätzten Rollen erschienen als sehr rigide. Allerdings hatten die späteren Familien- und Paartherapeuten auch eine gewisse Kapazität zur Objektivierung (und somit auch zur Distanzierung) entwickelt. Auch in anderen Untersuchungen (Reich 2005) sowie in unseren eigenen Studien waren die späteren Therapeutinnen und Therapeuten häufig ältere Geschwister bzw. verantwortliche Geschwister.

Interessant an der frühen Untersuchung von Henry et al. (1973) ist zudem, dass die späteren Psychiater und Psychotherapeuten oft in der Jugend wenig Freunde hatten und isoliert waren.

Allerdings zeigen Psychotherapeutinnen und Psychotherapeuten oft schon früh ein intellektuelles Interesse, sind hier flexibel und interpersonell anpassungsfähig, was ihre spätere Berufstätigkeit sicher erleichtert und fördert (Paris et al. 2006).

Bezüglich des Bindungsstils wird Psychotherapeutinnen und Psychotherapeuten oft eine geringere Ausprägung sicherer Bindungen zugeschrieben (Höger 2007; von Sydow 2014), der unsicher-vermeidende Bindungsstil scheint hier verbreitet zu sein (Dinger 2018), was der späteren Berufstätigkeit anscheinend zum Teil zugutekommt. Der Therapeut kann einerseits eine sehr vertraute Beziehung zu Patienten eingehen, muss sich aber selbst „raushalten", kann und muss distanziert bleiben.

Neben schwierigen Kindheitserfahrungen spielen aber auch positive und produktive Erfahrungen im Erwachsenenalter eine Rolle für die Berufswahl und die Berufstätigkeit (Paris et al. 2006).

In ihren gegenwärtigen Familienbeziehungen scheinen Psychotherapeutinnen und Psychotherapeuten ebenfalls ähnliche Möglichkeiten und Schwierigkeiten zu haben wie andere Personen. Auch sie transportieren „ihr Familiengefühl" aus ihren Ursprungsfamilien (Cierpka 2002; Reich 2019) in die Paarbeziehung und die neue Familie, gleichzeitig auch mit dem Wunsch, dies zu verändern. Normative Vorstellungen von „guter Partnerschaft", „reifer Kommunikation", „gelingender Sexualität", „angemessenem elterlichem Attunement" gegenüber den Kindern, „respektvoller Grenzziehung" etc. üben einen hohen Über-Ich-Druck aus (Buddeberg-Fischer 1997). Trennungen und Scheidungen kommen bei Psychotherapeuten anscheinend etwas häufiger vor als in der Normalbevölkerung. Zudem ist bei jüngeren Psychotherapeutinnen und Psychotherapeuten in Supervisionen und Falldiskussionen oft zu beobachten, dass sie mit sehr viel stärker normativen Vorstellungen an Paar- und Familienbeziehungen herangehen als ältere Kolleginnen und Kollegen, die selbst schon Zerwürfnisse, Konflikte und Versöhnungen oder Neubeginn in Paarbeziehungen erlebt und die Höhen und Tiefen des Daseins als Eltern vom schreienden unzufriedenen Baby bis zum aggressiv-motzenden und entwertenden Adoleszenten durchlebt haben. Erfahrene Therapeutinnen und Therapeuten wissen auch, dass verschiedene Formen von Paarbeziehungen und Eltern-Kind-Beziehungen zufriedenstellend lebbar sein können.

5.3   Wechselwirkungen

Die Wechselwirkungen der beruflichen Tätigkeit auf die Beziehungen von Therapeutinnen und Therapeuten zu Familien sind ebenfalls etwas untersucht. Das persönliche Wachstum durch die Arbeit betrifft eine ausgeprägtere „psychological mindedness", stärkere Fähigkeit zu Introjektion, eine bessere Einschätzung des eigenen Selbstwertes und Selbstvertrauens, aber auch ein systemisches Verstehen des Lebens und der Lebenswirklichkeiten. Dies kann zu einem größeren Potenzial führen, Ehe- und Familienprobleme zu verhindern bzw. zu lösen (Paris et al. 2006).

Allerdings können hohe Ansprüche an die eigenen Fähigkeiten von Psychotherapeutinnen und Psychotherapeuten auch zu „Problemen zweiter Ordnung" (von Sydow 2014) führen. Als „Beziehungsspezialist" stehen Psychotherapeutinnen und Psychotherapeuten unter einem hohen Erwartungsdruck (Buddeberg-Fischer 1997; Reich 2005; von Sydow 2014). Gefühle von Scham, Versagen, narzisstische Kränkungen können bei dem Auftauchen von ernsthaften Paar- und Familienproblemen auftreten. Überzogene Idealvorstellungen, wie oben angedeutet, der Anspruch, als „Beziehungsspezialist" im privaten Bereich nicht scheitern zu dürfen, entsprechende Erwartungen der Umwelt (Buddeberg-Fischer 1997), aber auch Entwertungen von Seiten der Umwelt („haben ja nur ihre schönen Theorien, im praktischen Leben können sie es nicht besser") tragen hierzu bei. Zudem sind die Arbeitszeiten von Psychotherapeutinnen und Psychotherapeuten oft familienunfreundlich. Therapien finden oft zu den Zeiten statt, die in anderen Familien Paar- oder Familienzeiten sind. Viele Patientinnen und Patienten können erst nach Feierabend in die Praxis kommen, Kinder- und Jugendliche erst nach Schulschluss. Das heißt, dass Kinder- und Jugendlichenpsychotherapeuten sich in den Zeiten anderen Kindern und Jugendlichen zuwenden, in denen die eigenen gerade zu Hause sind. Bereits in den 1970er-Jahren wurde in den USA auf einem Kongress über Psychiater-Familien festgestellt, dass Kinder eine starke Entfremdung gegenüber ihren berufstätigen, damals entsprechend dem gängigen Rollenbild, hauptsächlich Vätern empfanden (Reich 2005). Die Partner beklagten sich ebenfalls über die im Vergleich zu Patientinnen und Patienten geringere emotionale Zuwendung. Die damalige Empfehlung lautete: Zu Hause offen mit den Angehörigen sprechen und eventuell eine Eheberatung aufsuchen (Reich 1984, 2005). Das Problem kann sich verschärfen, wenn die Psychotherapie auch noch im eigenen Wohnhaus bzw. der eigenen Wohnung stattfindet und Kinder eventuell aufgefordert werden, während der Behandlungsstunden doch bitte leise zu sein oder sich möglichst nicht blicken zu lassen, wenn andere Kinder in den Behandlungsraum kommen oder aus diesem herausgehen.

Dadurch, dass die Psychotherapie deutlich „weiblich" geworden ist, u. a. wegen einer relativ flexiblen Vereinbarkeit von Berufstätigkeit und Mutterrolle (Buddeberg-Fischer 1997), wird dieses Problem eventuell noch verschärft, wenn beide Eltern nicht zur Verfügung stehen.

Hinzu treten zwei Probleme:

- Psychotherapeutinnen und Psychotherapeuten sind in ihrer Berufstätigkeit zu intensiv mit anderen Menschen und ihren Problemen beschäftigt. Dies vermindert die Neigung, sich auch daheim noch mit den Problemen ihrer Partnerinnen und Partner bzw. Kindern zu befassen. Sie ziehen sich oft lieber auf Tätigkeiten zurück, die Distanzierung erlauben (Jaeggi und Reimer 2008; Reich 2005). Zudem können psychotherapeutische Fähigkeiten im privaten Raum auch negativ eingesetzt werden, z. B. Deutungen und als „labelling" verwendetes Diagnostizieren, Distanzieren und Objektivieren, aber auch totales intrinsisches Verstehen, das zu schädlicher Permissivität und mangelnder Grenzsetzung führen bzw. dies rationalisieren kann (Zur 1994).
- Die Anonymität und Vertraulichkeit des psychotherapeutischen Raums schafft zudem das Problem, dass in der Familie oder im Freundes- und Bekanntenkreis über berufliche Erfahrungen nicht so gesprochen werden kann, wie es anderen Berufsgruppen unter Umständen möglich ist. Vieles muss beim Psychotherapeuten selbst bzw. in der Intervisions- oder Supervisionsgruppe bleiben. Belastungen bzw. die Gründe hierfür können nicht offen kommuniziert werden. Auch dies schafft Distanz (Zur 1994).

5.4 Veränderungen im Alter

Riehl-Emde (2015) skizziert drei Stufen des Alters:

- Vom 60. bis zum 70. bzw. 75. Lebensjahr spricht man von „Älteren"; diesen wird eine „behinderungsfreie Lebenserwartung" zugeschrieben. Insgesamt ist dies das „dritte Lebensalter".
- Ab ca. 70/75 beginnt das vierte Lebensalter. Hier handelt es sich um „Alte" bzw. „Betagte". Krankheiten und Einschränkungen machen sich nun deutlicher bemerkbar.
- Ab ca. 90 beginnt die „Hochaltrigkeit". Hier spricht man von „Hochbetagten". Oft ist das Leben jetzt mit entsprechender Einschränkung verbunden, findet bereits im Heim oder anderen Betreuungsformen statt.

Wegen der vergleichsweise langen Weiterbildungszeit beginnt die psychotherapeutische Tätigkeit oft später als die Tätigkeit in anderen Berufen. Häufig beginnt die eigene Familienzeit wie in anderen akademischen Berufen entsprechend spät, eventuell in der „Rushhour des Lebens". Zudem ist die Weiterbildung gerade in analytischer und tiefenpsychologisch fundierter Psychotherapie mit hohen Kosten und einem starken Engagement in Selbsterfahrung, Falldiskussionen und Supervisionen verbunden. Die persönliche Identifizierung mit der Profession und dem eigenen Psychotherapieverfahren ist bei psychoanalytischen Kolleginnen und Kollegen vermutlich am stärksten ausgeprägt. Entsprechend wird die Berufstätigkeit in der ersten Altersstufe, dem oben genannten dritten Lebensalter häufig noch ganz oder teilweise ausgeführt. Psychotherapeutinnen und Psychotherapeuten hören selten mit 65 Jahren auf, tätig zu sein, es sei denn, es liegen besondere Gründe, z. B. Erkrankungen, vor. Insbesondere Psychoanalytikerinnen und Psychoanalytiker sind zudem in ihre Mitgliedsinstitute und Fachgesellschaften eingebunden und nehmen nicht selten bis ins hohe Alter an den entsprechenden Diskursen teil. Supervisorische Tätigkeit wird ebenfalls noch häufig lange Jahre durchgeführt. Mit wachsender Berufs- und Lebenserfahrung kann in der Psychotherapie sehr viel Wertvolles weitergegeben werden. Psychotherapeuten können hieraus auch im höheren Alter jenseits der 75 Jahre Befriedigung und Bestätigung ziehen. Die Phase des dritten Lebensalters ist gleichzeitig die Phase, in der die eigenen Kinder erwachsen werden und sich beruflich und familiär etablieren. Sie ist die Phase, in der Partnerinnen oder Partner eventuell aus dem Berufsleben ausscheiden.

5.5 Die Ursprungsfamilien: „Filiale Reife" und Neuordnung der „Verdienstkonten"

Das dritte Lebensalter ist zudem die Phase, in der die Beziehungen in den eigenen Ursprungsfamilien durch im Rahmen des demografischen Wandels zunehmend hochaltrige Eltern geprägt sind. Oft sind Psychotherapeutinnen und Psychotherapeuten im dritten Lebensalter mit Vor- und Fürsorgeaufgaben für die eigenen Eltern betraut. Hier setzt sich oft die Rolle als parentifiziertes Kind fort bzw. lebt wieder auf. Bei ihnen als „Verantwortliche" haften nun Entscheidungen über Einrichtung einer Pflegestufe für die Eltern, Begleitung bei Arztbesuchen, Kontrolle der medizinisch notwendigen Behandlungen, Übergang in betreutes Wohnen oder Pflegeheim, Suchen und zum Teil auch Überwachung der dort getroffenen Maßnahmen. Die Familie ist „Pflegedienst Nr. 1", auch bei Psychotherapeutinnen und Psychotherapeuten. Erfahrungen aus der Familientherapie-Weiterbildung (Sperling et al. 1980; Reich 1982, 1984; Anonymous (1972) zeigen, dass auch bei „demokratischer Erziehung" mit viel Dialogen und Austausch zwischen Eltern und Kindern Eltern in gewisser Hinsicht immer Eltern und Kinder, so alt sie auch sein mögen, den Eltern gegenüber immer auch Kinder bleiben. In Sitzungen von Psychotherapeutinnen und Psychotherapeuten mit ihren Ursprungsfamilien, die wir in unseren familientherapeutischen Weiterbildungen regelhaft anbieten, ist immer wieder zu beobachten, dass auch erfahrene Psychotherapeuten rasch wieder in ihre „alten" familiären Rollen und Muster zurückfallen. Auch nach langer Lehrtherapie oder Lehranalyse, Approbation und viel Berufserfahrungen mit unterschiedlichen Beziehungen werden Tochter- und Sohn- sowie Geschwisterrollen reaktiviert, wenn sie nicht, was auch mit gutem Grund vermutet werden kann, sowieso relativ konstant bestanden, wegen räumlicher Distanzierung und selteneren Kontakten aber nicht bemerkt wurden. Familienrollen verändern sich nur langsam und in der Regel nur durch direkte Veränderungen in den Beziehungen selbst (Sperling et al. 1980; Reich 2005). Die Phase des dritten Lebensalters ist somit eine besondere Herausforderung. Hier zeigt sich, ob Psychotherapeutinnen und Psychotherapeuten „filiale Reife" (Marcoen 2005, siehe auch Reich und von Boetticher 2020, S. 213) erreicht haben. Filiale Reife umfasst eine neue Definition der Rollen zwischen Eltern und erwachsenen Kindern, das Zulassen eines gewissen Ausmaßes an Parentifizierung und einen veränderten Ausgleich im Geben und Nehmen zwischen den Generationen.

In dieser Phase werden oft familiäre Schuld- und Verdienstkonten (Boszormenyi-Nagy und Spark 1973; Boszormenyi-Nagy und Krasner 1986; Reich und von Boetticher 2020) erneut abgeglichen. Frühere Verletzungen, das Gefühl, sowieso schon immer viel oder zu viel für die Familie getan zu haben, der Wunsch, lange vermisste Anerkennung nun endlich doch zu bekommen, können einen adäquaten Umgang mit den alternden Eltern behindern oder zu übermäßiger Verstrickung führen. Geschwisterrivalitäten können neu erwachsen, ebenso können neue Erfahrungen mit der geschwisterlichen Unterstützung gesammelt und hierdurch „Konten" ausgeglichen werden. Ödipale Konflikte können aktiviert werden, wenn erwachsene Kinder plötzlich stärker und mächtiger sind als Vater und Mutter, nun das Sagen haben. Dies kann zu Hemmungen führen, notwendige und belastende Schritte wie z. B. das Aufgeben des Elternhauses, zu unternehmen, aber auch zu übereiltem Abschieben der „Baustelle Eltern" in mehr oder weniger adäquate Pflegeeinrichtungen.

Die letzte Lebensphase, die Sterbephase und der Tod von engen Familienmitgliedern, insbesondere der Eltern, sind in aller Regel besondere „Knotenpunkte" in der Entwicklung von Familienbeziehungen (Bowen 1978; Titelman 1992) – auch bei Psychotherapeuten. Die letzte Phase kann, wenn noch aufgrund des körperlichen und geistigen Zustandes der Eltern möglich, für Klärungen, eventuell sogar für ein neues Kennenlernen genutzt werden. Wegen immer deutlicher werdender und dann eintretender Endlichkeit der äußeren Beziehungen und der bereits skizzierten letzten Möglichkeit zum „Kontenausgleich" können Details im Umgang emotional hochbesetzt sein, die Außenstehenden eventuell als nebensächlich oder unwichtig erschienen. Konflikte darüber, was die Eltern „wirklich wollten", wie die Patientenverfügung zu interpretieren ist, wie die Bestattung begangen und wie mit dem Erbe umzugehen ist, können zu Zerwürfnissen und Spaltungen oder zu neuer Verbundenheit führen. Das Sterben und der Tod eines wichtigen Familiengliedes haben ein hohes Potenzial für Veränderungen der Familienbeziehungen – zum Guten wie zum Schlechten (Bowen 1978; Titelman 1992).

Rituale können hier, wie bei anderen Stationen des Familienlebens einen Rahmen geben, in dem Emotionen erlebt und gezeigt, destruktive Impulse oder destruktives „Entitlement" (Boszormenyi-Nagy und Krasner 1986) begrenzt werden können, also „triangulierend" wirken. Wenn Spaltungen oder Abspaltungen von Familienmitgliedern oder -zweigen stattfinden, sind in anderen Teilen der Familien engere Beziehungen, bis hin zu fusionären, zu beobachten (Titelman 1992). Familienrituale können Schismen eingrenzen, weil sie die Verarbeitung von Verlust, Veränderung und Angst erleichtern.

5.6   Die Paarbeziehung

Das dritte Lebensalter ist auch in der Paarbeziehung eine Zeit des Bilanzierens und Planens der Zukunft. Fragen der interpersonellen Gerechtigkeit und des Kontenausgleichs spielen in den aktuellen Paarbeziehungen von Psychotherapeutinnen und Psychotherapeuten sowie in der Beziehung zu Kindern und Enkeln ebenfalls eine Rolle (Stierlin 2005). Langjährige Paarbeziehungen, auch konflikthafte, können ein wesentlicher Teil der eigenen Identität geworden sein (Riehl-Emde 2015), bei Psychotherapeuten ebenso wie bei anderen Paaren. Psychotherapeutinnen und Psychotherapeuten haben den Vorteil, einen allmählichen Übergang von der Berufstätigkeit in die nachberufliche Phase zu gestalten. Die Veränderungen in der Paarbeziehung, die eine stärkere Nähe bei gleichzeitigem geringerem Einkommen („more husband, less money") mit sich bringt, neue Aufteilungen der Kompetenzen in Zeit und Familienleben erfordert, kann schrittweise vonstatten gehen. Auch hier stellt sich die Frage, inwieweit befriedigende Bereiche der Paarbeziehung erhalten und auch neu entwickelt werden können (gemeinsame Aktivitäten, Gestaltung befriedigender Sexualität, weitere Entwicklung gemeinsamer Wert- und Idealvorstellungen). Inwieweit kann bei dauerhaften Einbrüchen in das bisherige Leben, z. B. durch Erkrankungen, auf Gegengewichte und Ressourcen zurückgegriffen werden? Inwieweit können sich Partner einander im Umgang mit den jeweiligen Problemen ihrer Ursprungsfamilien unterstützen? Agieren sie hier eventuell eifersüchtig, neidisch oder gar behindernd? Schwere Erkrankungen, Behinderungen und der Tod von Ehepartnerinnen und Ehepartnern treffen auch Psychotherapeutinnen und Psychotherapeuten in erheblichem und emotional erschütterndem Maße. Zwei so unterschiedliche psychoanalytische Charaktere wie Léon Wurmser (2010) und Otto Kernberg (2021) beschreiben jeweils eindrücklich ihre diesbezüglichen Erfahrungen. Léon Wurmser schildert die Folgen der Alzheimer-Erkrankung seiner Frau und deren Tod, die widersprüchlichen Gefühle und Zustände in dieser Phase und danach. Otto Kernberg beschreibt die Belastung durch die Krebserkrankung und den Tod seiner Frau, den er in einer erneuten Analyse verarbeitete, und den Neubeginn einer Partnerschaft und Ehe im hohen Alter. Die Verluste von (Ehe-)Partnerinnen und Partnern, Freunden, Kollegen und Bekannten sind in dieser Phase vielfach zu verarbeiten, das Eingehen neuer Bekanntschaften, Freundschaften und Beziehungen wird umso wichtiger. Inwieweit sind die „Beziehungsspezialisten" hierfür offen und fähig?

5.7   Kinder und Enkelkinder

Und wie ist es mit den Kindern und Enkelkindern? Benötigen diese noch finanzielle, emotionale oder tätige Unterstützung? Kann ausreichend Zeit für Kinder eingeräumt werden, funktioniert auch so der Austausch von Geben und Nehmen zwischen den Generationen? Ist bei den Kindern eine „Rechnung offen" geblieben, weil sich die psychotherapeutisch tätigen Eltern anderen Kindern, Jugendlichen oder Erwachsenen emotional intensiv zugewendet haben, während sie dies auch benötigten, aber nicht bekamen (siehe oben)?

Die Existenz von Enkeln erleichtert in der Regel den Abschied aus der Berufstätigkeit und die Entwicklung von Zukunftsperspektiven, da eben nicht nur das Leben von Eltern in ihren Kindern, sondern auch das Leben von Großeltern in ihren Enkeln weitergeht. Auch Psychotherapeuten haben als Großeltern den großen Vorteil, nicht mehr erziehen zu müssen. Sie können oft gelassener mit den Anforderungen und Krisen der Kindheit und Adoleszenz ihrer Enkelinnen und Enkeln umgehen, als es mit den eigenen Kindern der Fall war. Wird den Enkeln genügend Zeit und Aufmerksamkeit eingeräumt? Können hierdurch eventuelle Versäumnisse gegenüber den Kindern ausgeglichen werden?

5.8   Eingebundene, isolierte und vereinsamte Therapeutinnen und Therapeuten

Der Umgang mit dem Alter und den Übergängen in seinen verschiedenen Phasen ist sicher auch bei Psychotherapeutinnen und Psychotherapeuten vielfältig.

Das dritte Lebensalter kann zu ausgeprägten Überforderungen führen, wenn Belastungen in den Ursprungsfamilien und mit noch nicht abgeschlossenen Aufgaben in der Berufstätigkeit, Erkrankungen der Partnerin oder des Partners und Schwierigkeiten bei Kindern und Enkelkindern zeitgleich auftreten. Hier entsprechend Einschränkungen hinzunehmen und Abstriche zu machen, dürfte Psychotherapeutinnen und Psychotherapeuten nicht leichter fallen als anderen Personen, die in dieser Phase neue Orientierung gewinnen müssen.

Neben der eingebundenen Therapeutin bzw. dem eingebundenen Therapeuten, die eventuell in Überlastungssituationen kommen, gibt es nach meiner Beobachtung

u. a. den „distanzierten" Therapeuten. Dieser ist oft aus seiner Ursprungsfamilie herausgelöst, dieser vielleicht sogar sehr entfremdet und faktisch im weiteren Bezug getrennt. Er hat auch wenig Kontakt zu seinen Kindern und Enkeln, ist sehr auf sich bezogen. Die durch den Beruf gegebene Isolation kann diese Tendenzen fördern. Insbesondere bei Männern kann dies der Fall sein. Für Männer ist der Berufsaustritt eine stärkere Krise als für Frauen (Hammer 2015). Das soziale Netz ist oft mit der Berufstätigkeit stärker verbunden als bei Frauen. Mit Beginn des Alters werden Männer aus der aktiven Männergesellschaft entlassen (Fooken 1999, S. 444, zitiert nach Hammer 2015, S. 288). Psychotherapeuten können diesen Schritt abmildern (siehe oben). Kollegen sind eben Kollegen und nicht unbedingt Freunde. Die Fähigkeit, neue und angemessene Projekte zu entwickeln, wächst vermutlich auch bei ihnen erst allmählich. Das Erleben von Abhängigkeit, jetzt z. B. von Rentenzahlungen oder der Partnerin, ist für Männer oft schwerer zu ertragen als für Frauen. Frauen haben häufig die Fähigkeit, mehrere Rollen auszufüllen, besser entwickelt.

Aus dem distanzierten Therapeuten kann gerade im Alter der „einsame Beziehungsspezialist" werden. Wenn es weiterhin stimmt, dass Psychotherapeuten in der Jugend oft nur wenige Freunde hatten und sich eher isoliert haben (siehe oben, Henry et al. 1973), wird diese Schwierigkeit im Alter nochmals spürbarer hervortreten. Die relative Isolation der Berufstätigkeit kann diese Tendenzen deutlich verstärken und der Kontakt mit Patienten kann die faktische Einsamkeit im Privatleben kaschieren. Zudem ist bei Männern die Scham über „Schwächen" in der Regel stärker ausgeprägt als bei Frauen (Hammer 2015). Soziale Isolierung ist eine solche „Schwäche". Das aktive Kümmern um neue Beziehungen, z. B. das Nutzen von Partnerschaftsportalen, wird männlichen Therapeuten bzw. Ex-Therapeuten vermutlich schwerer fallen als Frauen. Es wäre eine größere empirische Untersuchung wert, inwieweit die hier aufgestellte Hypothese der Tabuisierung tatsächlich Bestand hat und wie fähig Psychotherapeutinnen und Psychotherapeuten sind, auch im Altern neue Beziehungen und Freundschaften zu knüpfen.

5.9   Zunehmende Abhängigkeit

Im hohen Alter sind auch Psychotherapeutinnen und Psychotherapeuten nicht nur auf Freunde und Bekannte, sondern vor allen Dingen auf die weitere Familie angewiesen. Wenn Kinder oder Enkel da sind, werden diese, insbesondere wenn die Beziehungen vorher gut waren, sich dann hoffentlich auch um ihre alternden Eltern(teile) bzw. Großeltern(teile) kümmern. Diese Asymmetrie zu ertragen, fällt Menschen, die vorher sehr ihre Autonomie betont haben, wie es bei Psychotherapeutinnen und Psychotherapeuten oft der Fall ist, und vermehrt ambivalente Bindungsmuster zeigen, vermutlich eher schwer.

Wenn „Beziehungsexperten" allerdings in ihren vorhergehenden Beziehungen gescheitert sind, keine stabilen Beziehungen aufbauen konnten oder massive Beziehungsprobleme mit ihren Kindern haben, wird es für diese, wie bei allen anderen Hochaltrigen, „eng". Unter Umständen sind sie auf gesetzliche Betreuerinnen oder Betreuer angewiesen. Bisherige Beziehungsprobleme können sich verstärken. Das sind keine guten Aussichten. Umso wichtiger, sich möglicher Probleme anzunehmen, solange noch Zeit ist. Im dritten Lebensalter ist diese Zeit auch für Psychotherapeutinnen und Psychotherapeuten noch gegeben.

5.10 Hilfen suchen, Hilfen annehmen

Nur wenige Psychotherapeuten werden im Alter noch mal eine Psychoanalyse aufsuchen wie Otto Kernberg, obwohl dies sinnvoll wäre, oder in intensivem Gespräch mit Vertrauten ihre widerstreitenden Gefühle, Gedanken und Impulse offen diskutieren wie Léon Wurmser. Psychotherapie im hohen Alter kann Chancen der Reflexion und der Veränderung eröffnen, ebenso Paar- und Familientherapie, in denen die direkte Klärung mit Partnern, Kindern und Enkeln gesucht werden kann. Hoffen wir, dass Psychotherapeutinnen und vor allem Psychotherapeuten ihre diesbezüglichen Schamgefühle ebenfalls zunehmend überwinden können.

Literatur

Anonymous (1972) Towards the differentiation of a self in one's own family. In: Framo JL (Hrsg) Family interaction. Springer, New York, S 111–173

Boszormenyi-Nagy I, Krasner BR (1986) Between give & take: a clinical guide to contextual therapy. Brunner/Mazel, New York

Boszormenyi-Nagy I, Spark GM (1973) Invisible loyalties. Harper & Row, New York. (Dt.: Unsichtbare Bindungen. Klett-Cotta, Stuttgart, 1981)

Bowen M (1978) Family therapy in clinical practice. Jason Aronson, New York

Buddeberg-Fischer B (1997) Familienideal und Familienrealität von Psychotherapeutinnen und Psychotherapeuten. Psychotherapeut 42:314–319

Cierpka M (2002) Das Familiengefühl. Psychoanaly Familienther 2:67–82

Dinger U (2018) Die Person des Psychotherapeuten. In: Gumz A, Hörz-Sagstetter S (Hrsg) Psychodynamische Psychotherapie in der Praxis. Beltz, Weinheim, S 148–158

Fooken I (1999) Intimität auf Abstand. Familienbeziehungen und soziale Netzwerke. In: Niederfranke A, Naegele G, Frahm E (Hrsg) Funkkolleg Altern 2. VS Verlag für Sozialwissenschaften. https://doi.org/10.1007/978-3-322-83339-6_5

Freud S (1937) Die endliche und die unendliche Analyse. GW XVI:94

Fürst-Pfeifer G (2013) Biographie und (un=) bewusste Berufswahlmotive von Psychotherapeuten. Psychoanalytiker und Systemische Familientherapeuten erzählen aus ihrem Leben. Waxmann, Münster

Fussel FW, Bonney WC (1990) A comparative study of childhood experiences of psychotherapists and physicists: implications for clinical practice. Psychotherapy 27:505–512

Goldblank S (1986) My family made me do it: the influence of family therapists' families of origin on their occupational choice. Fam Process 25:309–319

Hammer E (2015) Schlaglichter auf das Alter(n) des Mannes. Familiendynamik 40:176–285

Henry WE, Sims JH, Spray SL (1973) Public and private lives of psychotherapists. Jossey-Bass, San Francisco

Höger D (2007) Die Bindungsmuster von Psychotherapeuten. Person 11:5–12

Jaeggi E, Reimer C (2008) Arbeitsbelastung und Lebenszufriedenheit von Psychotherapeuten. Psychotherapeut 53:92–99

Kernberg OF (2021) taztalk. 06. 07. 2021. https://www.Youtu.be/danQKsOEemY. Zugegriffen am 12.12.2022

Marcoen A (2005) Parent care: the core component of intergenerational relationships in middle and late adulthood. Eur J Ageing 2:208–212

Massing A, Reich G, Sperling E (2006) Die Mehrgenerationen-Familientherapie, 5. Aufl. Vandenhoeck & Ruprecht, Göttingen

Menninger K (1952) What are the goals of psychiatric education? Bull Menn Clin 16:153–158

Nikcevic AV, Kramolisova-Advani J, Spada MM (2007) Early childhood experience and current emotional distress: what do they tell us about aspiring psychologists? J Psychol 14:25–34

Paris E, Linville D, Rosen K (2006) Marriage and family therapists interns' experience of growth. J Marital Fam Ther 32:45–576

Racusin GR, Abramovitz SI, Winter WD (1981) Becoming a therapist; family dynamics and career choice. Prof Psychol 12:271–279

Reich G (1982) Tabus und Ängste des Therapeuten im Umgang mit der eigenen Familie. Z Psychosom Med Psychoanal 28:393–406

Reich G (1984) Der Einfluß der Herkunftsfamilie auf die Tätigkeit von Therapeuten und Beratern. Prax Kinderpsychol Kinderpsychiatr 33:61–69

Reich G (2005) Psychotherapeuten und ihre Familien. In: Kernberg OF, Dulz B, Eckert J (Hrsg) WIR: Psychotherapeuten über sich und ihren unmöglichen Beruf. Schattauer, Stuttgart, S 164–172

Reich G (2019) Das Familiengefühl – Entwicklungslinien und Probleme. Prax Kinderpsychol Kinderpsychiatr 68:359–375

Reich G, von Boetticher A (2020) Psychodynamische Paar- und Familientherapie. Kohlhammer, Stuttgart

Reich G, Massing A, Cierpka M (2007) Praxis der Psychoanalytischen Familien- und Paartherapie. Kohlhammer, Stuttgart

Riehl-Emde A (2015) Vom dritten zum vierten Lebensalter: Was gibt's Neues in der Therapie mit alternden Paaren. Familiendynamik 40:176–285

Sperling E, Klemann M, Reich G (1980) Familienselbsterfahrung. Familiendynamik 5:140–152

Stierlin H (2005) Gerechtigkeit in nahen Beziehungen. Systemisch-therapeutische Perspektiven. Carl Auer, Heidelberg

von Sydow K (2014) Psychotherapeuten und ihre psychischen Probleme. Forschung Klischee Psychother 59:283–292

Titelman P (Hrsg) (1992) The therapist's own family. Toward the differentiation of self. Jason Aronson, Northvale/London

Wurmser L (2010) Trauer, doppelte Wirklichkeit und die Kultur des Erinnerns und Verzeihens. Ein sehr persönlicher Bericht. Vortrag im Rahmen der 60. Lindauer Psychotherapiewoche. LPW Vortragsarchiv. https://www.Lptw.de. Zugegriffen am 12.12.2022

Zur O (1994) Psychotherapists and their families: the effect of clinical practice on individual and family dynamics and how to prevent therapists' burnout and impairment. Psychother Priv Pract 13:69–95

Paare im Alter – zur Vielfalt partnerschaftlicher Bindungen im „späten Leben"

Insa Fooken

Zusammenfassung

Nach einer ersten Bestandsaufnahme zur gegenwärtigen Diversität von Paaren im Alter werden eine Reihe von kulturhistorischen Narrativen und aktuellen Skripten zu alten Partnerschaften sowie einige Entwicklungsaufgaben für Paare im Kontext des Älterwerdens zur Diskussion gestellt. Von den neueren Forschungserkenntnissen erweisen sich die Konzepte des dyadischen Copings und insbesondere der Synchronisation innerhalb der Dyade als vielversprechend für die Erfassung der Qualität alter Paarbeziehungen. Ein heuristisches integratives Modell zur Dynamik in alten Paaren knüpft an verschiedene theoretische Annahmen und empirische Erkenntnisse an und kann als Orientierungsrahmen für die psychotherapeutische Arbeit mit älteren Menschen und alten Paaren dienen.

6.1 Diversität von Partnerschaften im Alter – eine vorläufige Bestandsaufnahme

Paare im Alter stehen als familiensoziologische Kategorie seit einigen Dekaden für eine wachsende Vielfalt gelebter Partnerschaften von älteren Menschen. Will man für den deutschsprachigen Bereich bzw. für westlich orientierte Gesellschaften die empirische Evidenz der Beziehungsvarianten und der Beziehungsqualität von alten Paaren bestimmen, muss man sich auf eine breit aufgefächerte Diversität partnerschaftlicher Lebenszusammenhänge im Alter einlassen. Es geht zum einen um alt gewordene Partnerschaften, das heißt um langjährige, zumeist eheliche Beziehungen, zum anderen aber auch um andere Formen gelebter intimer Partnerschaften im

I. Fooken (✉)
Goethe-Universität Frankfurt, Frankfurt, Deutschland
e-mail: fooken@psychologie.uni-siegen.de

B. Strauß, C. Spitzer (Hrsg.), *Psychotherapeuten und das Altern*, Psychotherapie: Praxis, https://doi.org/10.1007/978-3-662-65228-2_6

Alter, unabhängig von der Frage des unmittelbaren Zusammenlebens. So müssen sich beispielsweise (partielle) Singularität und Partnerschaft nicht unbedingt ausschließen, sondern können gleichzeitig, sozusagen als ein „living apart together" innerhalb einer Beziehung existieren. Diese Pluralität von partnerschaftlichen Lebensformen ist angesichts der deutlich gestiegenen Lebenserwartung und der damit einhergehenden wachsenden Zahl alter Menschen mittlerweile auch im höheren Alter angekommen, wenngleich noch vergleichsweise wenig erforscht. Andererseits galt schon für die letzten Dekaden des 20. Jahrhunderts das scheinbar paradoxe Phänomen, dass einerseits noch nie „… so viele Menschen in einer zeitlich so langen monogamen Ehe gelebt [haben] wie heute" (Nave-Herz 1988, S. 89), andererseits aber auch „späte" Scheidungen und Trennungen nach langjährigen Ehen deutlich zugenommen haben. So war in der Scheidungsstatistik ab den 1990er-Jahren erstmals so etwas wie ein „später Scheidungsgipfel" nach 25 Ehejahren erkennbar (Fooken und Lind 1997).

Ehen im Alter sind zwar kein „Auslaufmodell" (Engstler und Klaus 2017), denn immerhin sind in der Gruppe der Über-60-Jährigen bei den Männern 75 % verheiratet und bei den Frauen 52 %. Dennoch verbergen sich hinter dem Familienstand „verheiratet" mittlerweile viele „Folgeehen", zumeist vor dem Hintergrund einer vorausgelaufenen Scheidung. Hier wird man davon ausgehen können, dass mit dieser Vorerfahrung im Beziehungsgepäck die Partnerschaftsdynamik anders gelagert ist als bei den alten Erst-Ehen, was sich sowohl als Risiko für die Stabilität der Beziehung als auch als eine mögliche Chance für eine veränderte Form der Beziehungsgestaltung erweisen kann. Aber auch die Beziehungsrealität bei den langjährigen Alt-Ehen hat sich angesichts ihrer deutlich verlängerten „Laufzeit" verändert und stellt alte Paare bei aller Konstanz und Vertrautheit vor neue Herausforderungen. Weiß man mittlerweile etwas mehr darüber, wie die Entwicklungsaufgaben für Paare in den 25 Jahren zwischen „Silberner" und „Goldener Hochzeit" aussehen (Perrig-Chiello 2017), gibt es hingegen kaum Erfahrungswissen und Verhaltensmodelle, wenn es um die Beziehungsstrecke auf dem Weg über die „Diamantene Hochzeit" (60 Ehejahre) zum „eisernen Paar" (65 Ehejahre) bis hin zur „Gnadenhochzeit" (75 Ehejahre) geht (Riehl-Emde 2015).

Erweitert wird die Diversität von Paaren im Alter, wenn man die schon länger andauernde Abnahme der Heiratsneigung berücksichtigt und unverheiratet zusammenlebende Paare in die Betrachtung einbezieht, deren Anteil an alten Partnerschaften deutlich zunimmt. Hier gilt die Annahme, dass eine zunehmende Angleichung an die Beziehungsdynamik ehelicher Beziehungen stattfindet, wenngleich die Instabilität bei den informelleren Beziehungen etwas erhöht ist. Weiterhin gehören hier auch all die partnerschaftlichen Beziehungsvarianten jenseits der traditionell heteronormativen Lebensformen genannt. Das betrifft zum einen gleichgeschlechtliche Partnerschaften, die sich auch wiederum zwischen formal „verpartnerten" Beziehungen und nicht formal registrierten Formen des Zusammenlebens unterscheiden lassen. Auch wenn beide dieser Varianten aktuell rein quantitativ gesehen noch eine vergleichsweise geringe Rolle in den höheren Altersgruppen spielen, wird ihr Anteil und ihre Präsenz in Bezug auf partnerschaftliches Beziehungsverhalten und die zugehörigen Beziehungsthemen (z. B. partnerschaftliche Pflege) im Alter selbstverständlicher werden. Nicht zuletzt werden Varianz und Variabilität von Sexualitäten und sexuellen Identitäten in Zukunft auch in den höheren Altersgruppen sichtbarer sein, auch wenn hierzu bislang kaum Forschungsevidenz vorliegt.

Diese kurze Einstimmung in das Thema Paare im Alter macht deutlich, dass partnerschaftliche Lebensformen ein zentraler Bestandteil der sozioemotionalen Netzwerke von älteren Menschen sind und bleiben, wenngleich ihre Bedeutung und die Implikationen für die Einzelnen und die Gesellschaft sich wandeln werden.

In einschlägigen Handbüchern wird das Thema oft unter dem Stichwort „Partnerschaft und Sexualität" (Fooken 2006a; Baas und Schmitt 2020) kontextualisiert oder im Zusammenhang von „Partnerschaft und Familienrollen" (Klaus und Mahne 2019). Hier geht es vor allem um Fragen einer gleichberechtigteren Arbeitsteilung im Haushalt zwischen den Partnern, insbesondere nach dem Übergang in den Ruhestand (Engstler und Klaus 2017). Generell ist die Bedeutung von Partnerschaften als ein Schutzfaktor für seelisches und körperliches Wohlbefinden seit Langem recht gut belegt (Brandtstädter und Felser 2003; Baas und Schmitt 2020), auch wenn die Frage nach der Beziehungsqualität damit nicht generell beantwortet werden kann. Sind nach den Daten des Deutschen Alterssurvey (DEAS) 90 % der Paare im Alter mit ihrer Partnerschaft zufrieden (Nowossadeck und Engstler 2013), bezeichnen sich in den Schweizer Studien von Perrig-Chiello (2017), S. 170) nur 59 % der Befragten als eher glücklich Verheiratete im Gegensatz zu 41 %, die diesbezüglich weniger glücklich sind. Durchgängig zeigen sich in fast allen Erhebungen Unterschiede zwischen den Geschlechtern in Bezug auf viele partnerschaftliche Aspekte: So sind Männer in der Regel zufriedener mit der Partnerschaft und scheinen eher von diesem Beziehungsstatus zu profitieren als Frauen.

Eine erste, kursorische Bilanz der heterogenen Informations- und Datenlage unterstreicht in jedem Fall die hier postulierte Diversität. Es finden sich Hinweise auf neues und altes Beziehungsglück bei Paaren im Alter genauso wie auf alt gewordenes Beziehungsleid, auf Freuden und Fröste später Beziehungs-Freiheiten, auf Wandlungen der Liebe, auf neue Lust auf späte Liebe, auf die Tragik später Tristesse, auf die lieb gewordene Verlässlichkeit von Vertrautheit und Gefährtenschaft wie auch auf Prozesse von Burnout, Enttäuschung und Desillusionierung in langjährigen alten intimen Zweierbeziehungen.

6.2   Narrative und Skripte – Beziehungs- und Entwicklungsaufgaben von Paaren im Alter

Bilder von Paaren im Alter und Vorstellungen über ihre Charakteristika und Besonderheiten gibt es seit Menschengedenken. Narrative und Skripte zu alten Paaren sind kulturelle Szenarien und Vorgaben, wie Partnerschaft im Alter ausgeübt wird und interpretiert werden kann. Sich vorstellen zu können, mit einem bestimmten Partner bzw. mit genau dieser Partnerin alt zu werden, ist auch heute noch ein Motiv für die Partnerwahl im frühen Erwachsenenalter, auch wenn man um die Fragilität und Brüchigkeit intimer Beziehungen weiß. Der Mythos und das idyllische Bild des inniglich verbundenen hochaltrigen Paares ist Ausdruck der menschlichen Sehn-

sucht nach einem guten Leben im Alter, nach bedingungsloser Liebe, Verlässlichkeit und gegenseitiger Wertschätzung. Aber: das grundsätzliche Wissen um die
Flüchtigkeit leidenschaftlicher Liebe bei gleichzeitiger normativer Verpflichtung
zum Zusammenbleiben erzeugt auch Gegenbilder. So werden Paare im Alter durchaus auch mit dem Narrativ später Lieblosigkeit, mit Streit und der unlösbaren Verstrickung in langjährige Konflikte verbunden. Beide Bilder finden sich in kulturhis-
torischem Quellen seit Urzeiten und finden sich auch heutzutage noch in den
entsprechenden Narrativen der medialen Bilder und Diskurse.

Da gibt es zum einen die Geschichte vom symbiotisch verbundenen alten Paar
Philemon und Baucis in den „Metamorphosen" von Ovid, das trotz eigener Armut
uneigennützig die Götter bewirtet und deswegen den Herzenswunsch erfüllt bekommt: gemeinsam zu sterben. Philemon wird in eine Eiche und Baucis in eine
Linde verwandelt – sie wachsen über ihren Tod hinaus zusammen. Dieses Sinnbild
verweist auf die Bedeutung des Umgangs mit der Endlichkeit im Paar und verweist
auf das Phänomen des „Nachsterbens", im Sinne eines schnellen Hintereinander-
Sterbens bei alten Paaren. Auch das weitgehend tabuisierte Thema des Doppelsui-
zids bei einer hohen Morbidität oder Vulnerabilität im alten Paar wäre in diesem
Zusammenhang zu nennen. Das gegenteilige, gleichfalls uralte Narrativ der kon-
fliktträchtigen und feindseligen Verstrickung von Paaren im Alter, oft beschrieben
als Machtumkehr zugunsten der Ehefrauen, ist in gewisser Weise mit dem Namen
Xanthippe, der Frau des Philosophen Sokrates, verbunden. Es ist Ausdruck eines
genderstereotypisierten, misogynen Bildes von alten (Ehe-)Frauen und einer Paardynamik, bei der Männer durch ihre im Alter dominant werdenden Frauen abhängig, infantilisiert und depotenziert werden.

Zwischen diesen beiden Polen von der gewachsenen, liebevollen Zuneigung ei-
nerseits und der verödeten Lieblosigkeit andererseits gibt es viele Varianten, deren
Dynamik und paarspezifische Variabilität unterschiedliche Narrative zu alten
Paar-Beziehungen hervorgerufen haben. Verbunden sind diese Bilder mit generellen
Beziehungsthemen sowie mit den im Zuge des Älterwerdens anstehenden, mehr
oder weniger normativen Entwicklungsaufgaben für Paare im Alter. Rosenmayr
(1994) beschreibt in diesem Zusammenhang drei Partnerschaftsmuster bei älteren
Paaren: (1) Das Narrativ der **Festungspaare**, bei dem die Partner nach außen Einheit demonstrieren, nach innen aber ein permanenter Kleinkrieg geführt wird, (2)
das Narrativ der **ambivalenten Kompensation** bei Paaren, die zwischen Aus-
bruchsfantasien und Veränderungsängsten oszillieren und (3) das Narrativ der **dua-
len Reifung**, charakterisiert durch eine hohe Intimität bei gleichzeitiger individueller Abgrenzungsfähigkeit. Diese Muster sind aktuell durchaus noch gültig, auch
wenn angesichts der mittlerweile vorhandenen Opportunitätsstrukturen von Trennungen im Alter das Verharren in unglücklichen Beziehungen deutlich seltener geworden ist. Wurden früher Paare, die sich angesichts von partnerschaftlicher Unzufriedenheit und/oder Untreue nach langer Ehedauer trennten, dennoch erheblich
sanktioniert und geächtet, so besteht heutzutage eher der Druck für Paare zu begründen, warum sie trotz partnerschaftlicher Tristesse zusammenbleiben.

Hinsichtlich der Bewertung der Qualität von Partnerschaften im Alter spielen
zwei Beziehungsdimensionen eine zentrale Rolle: Zum einen geht es oft um **Ähn-**

lichkeit vs. Unähnlichkeit und zum anderen um Fragen von **Nähe/Zuwendung vs. Distanz/Abgrenzung**. Während das Narrativ des „verschmolzenen Paares" von hoher Ähnlichkeit und emotionaler Nähe geprägt ist, findet sich die gegenteilige Ausprägung der „zerstrittenen Paare" meist als subjektiv erlebte Unähnlichkeit und emotionale Distanz. Das Narrativ „partnerschaftlicher Gefährtenschaft" wiederum charakterisiert Paare, die eine gemeinsam geteilte Paaridentität aufweisen, bei der sich die jeweilige Ausprägung auf den beiden Dimensionen als situativ variabel erweist, grundsätzlich aber immer stärker von erlebter Ähnlichkeit und Nähe bestimmt ist, als es bei „Burnout-Beziehungen" der Fall ist, die eher von Unähnlichkeit und emotionaler Verödung geprägt sind.

Noch wieder anders gelagert ist der Aspekt der Unähnlichkeit bei einer **Asynchronizität** von Alternsprozessen im alten Paar. Körperliche und/oder mentale Beeinträchtigungen eines Partners stellen Paare im Zuge des Altwerdens vor bislang unbekannte Entwicklungs- und Beziehungsaufgaben: die Fragen des Caring, der (Für-)Sorge und Pflege berühren dabei das partnerschaftliche Thema der Intimität in einer besonderen Weise. Das betrifft insbesondere die Paardynamik bei demenziellen Veränderungen, bei denen Bedürfnisse nach Intimität in der Regel ja durchaus weiter vorhanden sind. Eine noch wiederum andere Form asynchroner Ausprägungen im alten Paar stellen Ungleichzeitigkeiten in Bezug auf Lebensbilanzierungen und Zukunftsentwürfe dar, die als Konfliktthemen in alten Partnerschaften nicht selten ein Anlass für das Aufsuchen von Psychotherapie oder Beratung im Alter sind (Fooken 2006b).

Als interessant erweist es sich in diesem Zusammenhang, dass Paare im Alter mittlerweile vermehrt ein Thema öffentlich geführter medialer Diskurse in Literatur, Kunst und Filmen geworden sind, die alte Beziehungsthemen und Skripte für das Alter neu oder anders konturieren (Herwig und Hülsen-Esch 2016; Strauß und Philipp 2017). Das gilt insbesondere für die Bedeutung der **Sexualität** bei Paaren im Alter und für die Revidierung der These von der Asexualität im Alter. Zum einen wandeln sich die diesbezüglichen Narrative angesichts der unterschiedlichen sexuellen Sozialisation nachfolgender Geburtskohorten, sodass Sexualität bei alten Paaren auch in der öffentlichen Wahrnehmung mittlerweile deutlich selbstverständlicher geworden ist (Kolodziejczak et al. 2021; Kolodziejczak et al. 2019). Zum anderen verweist die Alternsforschung schon seit Langem darauf, dass es bei Paaren im Alter um eine erweiterte Definition von Sexualität gehen muss, die über die Erfassung koitaler Aktivität weit hinausgeht und unterschiedliche sexuelle Erlebens- und Ausdrucksformen einbezieht wie beispielsweise sexuelle Fantasien, erotische Stimulation, Zärtlichkeit und – ganz wesentlich – Intimität (Fooken 2010; Von Sydow 1998).

Schließlich soll mit dem Narrativ der **späten Freiheit** im Alter noch eine weitere Rahmung für die erlebte und gestaltete Beziehungsrealität von Paaren im Alter angesprochen werden. Dabei handelt es sich um eine durchaus ambivalenzträchtige Vorgabe. Positiv konnotiert wird hier einerseits auf die Befreiung bzw. Entlastung aus den normativen Zwängen und Zeitstrukturen des Erwachsenenlebens und damit auf neue Formen von Selbstbestimmung verwiesen. Andererseits kann die Erfahrung einer solchen Freisetzung gleichzeitig aber auch einen negativen Beigeschmack haben, denn es geht hier nicht zuletzt um Aspekte von Endlichkeit, um Abschiednehmen und Ausgliederung aus den Macht- und Entscheidungsstrukturen des mittleren Erwachsenenalters (Ende von Berufstätigkeit und bestimmten familialen Rollen). Letztlich steht dieses Narrativ aber gerade bei Paaren im Alter auch für Gestaltbarkeit und Ermöglichung. Ob (und wie) das als solches genutzt wird, ob im bestehenden Paar oder in neuen (intimen) Partnerschaften, stellt eine der (späten) Herausforderungen für Paare im Alter dar.

6.3   Paardynamik und Variabilität im Alter – eine integrative Perspektive

Die Paardynamik im Alter ist ein prozessuales Geschehen, das von vielfältigen Einflussfaktoren bestimmt wird. Anders gesagt: „doing intimacy" bedeutet für Paare im Alter, eine für beide Partner positiv erlebte Paar- und Beziehungsrealität aufrechtzuerhalten bzw. immer wieder herzustellen. Erworbene Prägungen und Gewohnheiten der Beziehungsgestaltung müssen dabei im Paar mit eigenen Bedürfnissen und äußeren Anforderungen synchronisiert und moderiert werden. Wichtige Bestimmungsgrößen dieses Prozesses können sowohl in der Vergangenheit liegen als auch in aktuellen und/oder zukünftigen, antizipierten Lebensumständen. Ihr Zusammenspiel wird im Folgenden in einem heuristischen Modell veranschaulicht, das an zwei ältere Modelle zur Stabilität von ehelichen Paarbeziehungen sowie an weiteren theoretischen Annahmen und empirischen Forschungsergebnissen anknüpft. Zum einen geht es hier um eine von Wagner (1997) vorgenommene Zusammenstellung von vier Gruppen **sozialstruktureller und normativer Einflussfaktoren**, zum anderen werden drei von Karney und Bradbury (1995) aus der empirischen Forschung zur Entwicklung von langfristigen Partnerschaften abgeleitete und in ein integratives Modell gebrachte psychologische Konzepte berücksichtigt: **Vulnerabilität** („enduring vulnerabilities"), **belastende Lebensereignisse** („stressful events") und **Anpassungsprozesse** („adaptive processes"). Ergänzt werden diese Vorgaben durch beziehungs- und bindungstheoretische Überlegungen (Brandtstädter und Felser 2003) sowie durch weitere zentrale Konzepte wie dyadisches Coping (Landis et al. 2014) und (physiologische) Synchronisation im Paar (Pauly et al. 2021). So lassen sich **6 Einflussfelder** bestimmen, die für die Herstellung und Aufrechterhaltung von Paarqualität und -dynamik im Alter bedeutsam sind (vgl. Abb. 6.1).

1. Die **Beziehungsqualität** im alten Paar wird zum einen als Outcome-Variable der Paardynamik betrachtet, auch wenn sie selber wiederum auf andere Einflussbereiche zurückwirkt. Differenziert werden muss hier nach instrumentellen, affektiv-emotionalen und symbolischen Anteilen der Beziehungsgestaltung.
2. Als zentraler Dreh- und Angelpunkt der Paardynamik erweisen sich dabei individuelle und dyadische **Anpassungs-, Coping und Synchronisationsprozesse** im Paar, die als Mechanismen der Beziehungsgestaltung zudem „mental repräsentiert" sind.

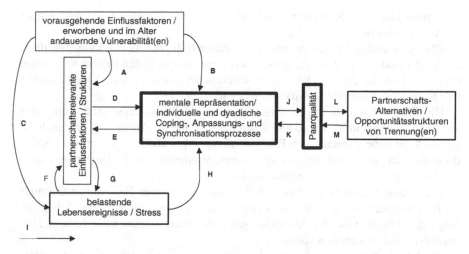

Abb. 6.1 Integratives Modell zu Entwicklung und Aufrechterhaltung partnerschaftlicher Qualität bei Paaren im Alter

3. Partnerschaftsrelevante **vorauslaufende Erfahrungen** (z. B. die Stabilität der elterlichen Ehe oder Partnerwahlprozesse) und im Alter überdauernde Belastungen und sozioemotionale Hypotheken stellen ein weiteres Einflussfeld dar.
4. Strukturelle Merkmale der etablierten Paarbeziehung, wie Kinder/Enkel, Einkommen, die Arbeitsteilung im Paar, soziale Homogamie, Vorbilder, aber auch die Komplementarität von emotionalen und sexuellen Bedürfnissen im Paar verweisen auf den Einfluss der normativen Kraft des Faktischen in der Paarbeziehung.
5. Zusätzliche **belastende Lebensereignisse** können sich als Stress/Überforderung, aber auch als Herausforderung auf die Beziehung auswirken.
6. Auch die Frage nach der grundsätzlichen **Opportunität von Scheidungen/Trennungen** als eine Lösungsmöglichkeit bei hoher partnerschaftlicher Unzufriedenheit erweist sich als ein potenzieller Einflussfaktor. Hier werden Vergleiche gezogen zwischen dem Nutzen und der Attraktivität von alternativen Partnerschaften/Lebensformen einerseits und den möglichen Barrieren und Kosten einer Trennung (zusätzliche Verpflichtungen, Scheidungsrecht, religiöse Normen etc.) andererseits.

Die im folgenden Modell ausgewiesenen 13 Pfade zwischen diesen 6 Einflussfeldern ergeben ein differenziertes Bild über deren Zusammenhänge und den daraus ableitbaren Verlaufs- und Beeinflussungsmustern:

Pfad A verweist auf den nachhaltigen Einfluss der biografisch vorauslaufenden, frühen beziehungs- und bindungsrelevanten Prägungen und Belastungen auf die Etablierung der spezifischen Beziehungsstruktur im Paar.

Pfad B deutet an, dass die anhaltenden frühen partnerschaftsrelevanten Prägungen, z. B. aus den Herkunftsfamilien, als mentales Gepäck die individuellen und dyadische adaptative Kompetenz im Umgang mit den alltäglichen Anforderungen im Alter bestimmen.

Pfad C schaut auf Zusammenhänge zwischen früh erworbenen Vulnerabilitäten eines oder beider Partner(s), die, positiv wie negativ, sowohl den Eintritt bestimmter kritischer Lebensereignisse/Stress wahrscheinlicher machen als auch durch subjektive Kontrollüberzeugungen wirksam werden.

Die **Pfade D und E** zeigen, dass die etablierte Beziehungsrealität zum einen subjektiv wahrgenommen wird und damit das Coping, die Anpassung wie auch das Ausmaß der Synchronisation im Paar beeinflusst. Aber auch umgekehrt wirken sich diese Bewältigungs- und Anpassungsprozesse wiederum auf die Beziehungsstruktur des alten Paares aus und schreibt sie fort.

Die **Pfade F und G** machen deutlich, dass bestimmte Beziehungsstrukturen (z. B. Vorhandensein von Enkeln oder eine stark geschlechtstypisierte Arbeitsteilung) den Eintritt bzw. die Auswirkungen bestimmter stressreicher Lebensereignisse erheblich bestimmen können.

Pfad H deutet an, dass belastende Lebensereignisse und Stress sowohl deren subjektive Einschätzung als auch die daraus folgenden Interaktionen zwischen den Partnern und deren adaptive Kompetenzen im Alter eher behindern oder auch stärken können.

Pfad I verweist darauf, dass äußere Lebensumstände oder zeitgeschichtliche Einflüsse (z. B. eine Pandemie) jederzeit auf Paare im Alter einwirken können, sei es als Gefahr der Überforderung, sei es als Herausforderung und Chance für die Gestaltung der objektiven und subjektiven Beziehungsrealität.

Die Pfade J und K dokumentieren den wechselseitigen Zusammenhang zwischen den adaptiven Kompetenzen im Paar und der sich daraus ableitenden Paarqualität, die ihrerseits wiederum die Art und Weise beeinflusst, wie effektiv und zufriedenstellend die Coping-, Anpassungs- und Synchronisationsprozesse im alten Paar gelingen.

Die Pfade L und M unterstreichen den engen Zusammenhang zwischen partnerschaftlicher Qualität und Stabilität der Beziehung. Sie verweisen dabei auf den Stellenwert von vorhandenen, denk- und umsetzbaren Alternativen bzw. von Opportunitäten mitsamt Nutzen und Kosten. Bereits das Vorhandensein solcher Möglichkeiten kann wiederum ein Anstoß sein für Reflexionsprozesse über die Beziehungsqualität und deren Bewertung und damit rückwirkend auch wiederum die Paarqualität beeinflussen.

6.4   Fazit – Paare im Alter haben Zukunft

Bedürfnisse nach Intimität, sozioemotionaler Nähe und wechselseitiger Zugehörigkeit sind über die gesamte Lebensspanne vorhanden. Klassische Beziehungsthemen wie Liebe, Leidenschaft, Treue und Verlässlichkeit hören im Alter nicht auf, auch wenn sich die Stile der Liebe zumeist wandeln und die Formen, in denen Beziehungs- und Bindungsbedürfnisse im Alter als Paargestalt gelebt werden, sich im Zuge sozialer Wandlungsprozesse wahrscheinlich weiter ausdifferenzieren werden.

Paarspezifische Beziehungsformen haben sich im frühen und mittleren Erwachsenenalter ohnehin bereits deutlich verändert und werden in Zukunft auch die Beziehungsstile bei Paaren im Alter prägen. Neben (fast) lebenslänglichen intimen Beziehungen wird es vermehrt intime Lebensabschnittsbeziehungen geben wie auch Phasen weitgehender Singularität. Forschungsbedarf wird es weiterhin geben, um diese neuen Strukturen und Lebensstile von Paaren im Alter mitsamt ihren Bestimmungsmerkmalen adäquat zu erfassen. Aktuelle Forschungserkenntnisse verweisen hier insbesondere auf den hohen Stellenwert der intra-dyadenspezifischen Abstimmung und Synchronisation. Diese Perspektive ist wiederum ein wichtiger Hinweis für den Bereich psychotherapeutischer und Beratungsangebote für Paare im Alter. Da anzunehmen ist, dass auch Kultur, Kunst, Literatur, Film und Medien weiterhin ihren Beitrag dazu leisten werden, objektives und subjektives Beziehungsgeschehen von Paaren im Alter kreativ vorzugeben und kritisch-reflexiv zu begleiten, kann man konstatieren: die Chancen stehen gut für Paare im Alter.

Literatur

Baas S, Schmitt M (2020) Partnerschaft und Sexualität im Alter. In: Aner K, Karl U (Hrsg) Handbuch Soziale Arbeit und Alter, 2. Aufl. Springer, Wiesbaden, S 483–490

Brandtstädter J, Felser G (2003) Entwicklung in Partnerschaften. Risiken und Ressourcen. Huber, Bern

Engstler H, Klaus D (2017) Auslaufmodell „traditionelle Ehe"? Wandel der Lebensformen und der Arbeitsteilung von Paaren in der zweiten Lebenshälfte. In: Mahne K, Wolff JK, Simonson J, Tesch-Römer C (Hrsg) Altern im Wandel. Zwei Jahrzehnte Deutscher Alterssurvey (DEAS). Springer VS, Wiesbaden, S 201–213

Fooken I (2006a) Sexualität und Partnerschaft. In: Oswald WD, Lehr U, Sieber C, Kornhuber J (Hrsg) Gerontologie. Medizinische, psychologische und sozialwissenschaftliche Grundbegriffe. Kohlhammer, Kohlhammer/Stuttgart, S 328–332

Fooken I (2006b) „Erosion des Vertrauens" bei älteren Paaren – eine neue Zielgruppe in der Praxis von (Ehe-)Beratungsstellen? PiA 11:83–97

Fooken I (2010) Geschlechterdifferentielle Prozesse im Kontext des Alterns: Eros, Sexualität, Intimität. In: Kruse A (Hrsg) Leben im Alter. Eigen- und Mitverantwortlichkeit in Gesellschaft, Kultur und Politik. AKA, Heidelberg, S 51–60

Fooken I, Lind I (1997) Scheidung nach langjähriger Ehe im mittleren und höheren Erwachsenenalter. Expertise im Auftrag des Bundesministeriums für Familie, Senioren, Frauen und Jugend. Schriftenreihe des BMFSFJ Bd 113. Kohlhammer, Stuttgart

Herwig H, Hülsen-Esch A (Hrsg) (2016) Alte im Film und auf der Bühne. Neue Altersbilder und Altersrollen in den darstellenden Künsten. transcript, Bielefeld

Karney BR, Bradbury TN (1995) The longitudinal course of marital quality and stability: a review of theory, method, and research. Psychol Bull 118:3–34

Klaus D, Mahne K (2019) Partnerschaft und Familie im Alter. In: Hank K, Schulz-Nieswandt F, Wagner M, Zank S (Hrsg) Altersforschung: Handbuch für Wissenschaft und Praxis. Nomos, Baden-Baden, S 359–389

Kolodziejczak K, Rosada A, Drewelies J, Düzel S, Eibich P, Tegeler C, Wagner GG, Beier KM, Ram N, Demuth I, Steinhagen-Thiessen E, Gerstorf D (2019) Sexual activity, sexual thoughts, and intimacy among older adults: links with physical health and psychosocial resources for successful aging. Psychol Aging 34:389–404

Kolodziejczak K, Drewelies J, DJH D, Huisman M, Gerstorf D (2021) Perceived importance and enjoyment of sexuality in late midlife: cohort differences in the Longitudinal Aging Study

Amsterdam (LASA). Sex Res Soc Policy 18:621–635. https://doi.org/10.1007/s13178-020-00486-2

Landis M, Bodenmann G, Bradbury TN, Brandstätter V, Peter-Wight M, Backes S, Sutter-Stickel D, Nussbeck FW (2014) Commitment and dyadic coping in long-term relationships. Gero Psych 27:139–150

Nave-Herz R (1988) Kontinuität und Wandel in der Bedeutung, in der Struktur und Stabilität von Ehe und Familie in der Bundesrepublik Deutschland. In: Nave-Herz R (Hrsg) Wandel und Kontinuität der Familie in der Bundesrepublik Deutschland. Enke, Stuttgart, S 61–94

Nowossadeck S, Engstler H (2013) Familie und Partnerschaft im Alter. (Report Altersdaten, 3/2013). Deutsches Zentrum für Altersfragen, Berlin. https://nbn-resolving.org/urn:nbn:de:0168-ssoar-370255. Zugegriffen am 22.02.2022

Pauly T, Gerstorf D, Ashe MC, Madden KM, Hoppmann CA (2021) You're under my skin: long-term relationship and health correlates of cortisol synchrony in older couples. J Fam Psychol 35:69–79. https://doi.org/10.1037/fam0000809

Perrig-Chiello P (2017) Wenn die Liebe nicht mehr jung ist. Warum viele langjährige Partnerschaften zerbrechen und andere nicht. Hogrefe, Göttingen

Riehl-Emde A (2015) Vom dritten zum vierten Lebensalter: Was gibt's Neues in der Therapie mit alten Paaren? Familiendynamik 40:276–285

Rosenmayr L (1994) Sexualität, Partnerschaft und Familie älterer Menschen. In: Baltes PB, Mittelstraß J, Staudinger UM (Hrsg) Alter und Altern: Ein interdisziplinärer Studientext zur Gerontologie. de Gruyter, Berlin, S 461–491

Strauß B, Philipp S (Hrsg) (2017) Wilde Erdbeeren auf Wolke Neun. Ältere Menschen im Film. Springer, Berlin

Von Sydow K (1998) Sexualität und/oder Bindung: Ein Forschungsüberblick zu sexuellen Entwicklungen in langfristigen Partnerschaften. Familiendynamik 23:377–404

Wagner M (1997) Scheidung in Ost und West. Zum Verhältnis von Ehestabilität und Sozialstruktur seit den 30er Jahren. Campus, Frankfurt

Das verborgene Leiden – Ingeborg Bachmann zwischen Krankheit und Utopie

Matthias Bormuth

Zusammenfassung

Die Schriftstellerin Ingeborg Bachmann (1926–1973) setzte sich in ihrer Prosa immer wieder mit geistigem, seelischem und körperlichem Leiden auseinander. Früh entwickelte sie nach ihrer Promotion zu Martin Heidegger entlang philosophischer Perspektiven von Robert Musil, Ludwig Wittgenstein und Simone Weil eine utopische Vorstellung des Lebens, dem die Realität nie gerecht werden konnte. Später begab sie sich in psychotherapeutische Behandlung, um gravierenden Symptomen von Sucht und Krankheit zu begegnen, die sich aus diesem Spannungsverhältnis ergeben hatten. Im literarischen Spätwerk sucht sie dieses zu ergründen. In posthum erschienenen Aufzeichnungen zeigt sie sich als Patientin, welche mit zunehmendem Alter die medizinischen Behandlungen kritisch sieht und die Eigenständigkeit des Patienten behauptet.

7.1 Einleitung

Die 1926 in Klagenfurt geborene Ingeborg Bachmann wurde zuerst als Lyrikerin in der deutschen Nachkriegsliteratur bekannt. Später gab sie zur Verblüffung der literarischen Kritik die Dichtung weithin auf und verfasste nurmehr Erzählungen und Romane, von denen manche Fragment blieben. Kaum mehr kennt man ihre philosophisch ambitionierten Essays, die ihrer Wiener Doktorarbeit über Martin Heidegger folgten. Und gänzlich überraschend zeigte sich die breitere Öffentlichkeit, als aus dem Nachlass der 1973 unter tragischen Umständen verstorbenen Schriftstellerin zuletzt Aufzeichnungen veröffentlicht wurden, die ihre Erfahrungen als Patientin

M. Bormuth (✉)
Institut für Philosophie, Universität Oldenburg/Karl Jaspers-Haus, Oldenburg, Deutschland
e-mail: matthias.bormuth@uol.de

luzide spiegeln. In *Male Oscuro* bleibt die psychosomatische Krankheit, die mit zunehmendem Alter viele Zeichen eines selbstzerstörerischen Suchtverhaltens zeigt, ein Rätsel (Bachmann 2017).

Dem entspricht, dass schon die philosophischen Essays das Leiden an der vergänglichen Wirklichkeit mit einer unnennbaren Größe verknüpfen. Über deren hintergründige Realität einiges Bewusstsein zu erlangen, kann gleichwohl für das eigene Leben entscheidend werden. In beiden Fällen wehrt Ingeborg Bachmann eine allzu selbstsichere Anschauung der persönlichen Wirklichkeit ab, sei es im Blick auf den Sinn von Krankheit oder den Sinn des Lebens. Die Ambivalenz gegen eindeutige Antworten auf körperliche oder geistige Bedrängnisse drückt sich aber auch in dem Willen zur Verleugnung aus, die bei Bachmann literarisch besonders in der Erzählung „Ihr glücklichen Augen" und im Roman *Malina* zur Sprache kommt. Welche Rolle dabei die eigenen Krankheitszeiten und Erfahrungen mit Ärzten spielen, lässt sich den Aufzeichnungen entnehmen, die in *Male Oscuro* gesammelt sind.

Als Bachmann älter wird und das ekstatische Leben ihr „Dasein zum Tode", um mit Martin Heidegger zu sprechen, nicht mehr ausgleichen kann, spricht ihr Verbrennungstod vielen für die Flucht in den Tod. Angesichts des Alterns wirkt die lebenslange Utopie eines starken Lebens im Möglichkeitssinn immer fataler. Das lebensweltliche Scheitern lässt sich zu der Zeit, da Ingeborg Bachmann auf die 50 zugeht, nicht mehr ausgleichen. Die destruktive Sucht hat zudem vorzeitig den körperlichen Verfall eingeleitet. Nicht Annahme der Vergänglichkeit, sondern der Versuch, diese im ekstatischen Leben zu überwinden, haben deren Eintritt beschleunigt.

Gleichwohl lässt sich am Beispiel Ingeborg Bachmanns psychodynamisch viel lernen, gerade auch, wie der schon früh durch persönliche Krisen und Krankheiten durchzogene Anspruch auf Lebensfülle mit zunehmendem Lebensalter immer schwerer zu erfüllen ist und notwendig aufkommende Gefühle von Verzweiflung, die Bachmanns Heldinnen in allen Lebensphasen eigen ist, sich bis zu vieldeutigen Erscheinungen suizidalen Denkens und Handelns steigern können. Altern wird unter diesen Umständen dann ein Problem, wenn die vergehende Lebensblüte nicht mehr erlaubt, sich über die Erfahrungen von Scheitern und Vergänglichkeit ekstatisch hinwegzusetzen. Ingeborg Bachmanns Leben und Schreiben ist in diesem Sinne ein Spiegel, der im Extrem auslösende Momente menschlicher Verzweiflung anzeigt, welche sich nach der Lebensmitte radikalisieren können, wenn die Verleugnung einschränkender Ereignisse und Prozesse immer schmerzhafter spürbar wird und weltanschauliche Kompensationen nötig wären. Dass verschwiegene Lebensfragen in dieser kritischen Phase das therapeutische Gespräch zudem schwierig machen und der betroffene Mensch sich in Schweigen und Verleugnung hüllt, gehört zu den Lehren, die Ingeborg Bachmann angesichts ihrer Aufzeichnungen ziehen lässt. Fähig zum Selbstausdruck wie wenige Menschen, markiert ihr Schreiben Problemstellungen des Menschlichen, die in der Philosophie im weiten Horizont letzter Fragen behandelt werden und die in der psychosomatischen Medizin mit zunehmendem Alter virulent werden, wenn der lebensweltliche Möglichkeitssinn immer stärkeren Frustrationen begegnet.

7.2   Utopisches Denken

Der Begriff „Utopie" zieht sich wie ein roter Faden durch das essayistische Werk von Ingeborg Bachmann. Einer ihrer Frankfurter Poetik-Vorlesungen gibt sie 1959 den Titel „Literatur als Utopie", von dem ebenfalls in Klagenfurt geborenen Robert Musil ausgehend. Ulrich, den Protagonisten in Musils Roman *Mann ohne Eigenschaften*, bezeichnet Bachmann als Utopist, besitze er doch den „Sinn für die noch nicht geborene Wirklichkeit, also die Möglichkeit". Sie deutet den nie vollendeten Roman als Impuls für eine Möglichkeitsform des schriftstellerischen Lebens, das aus der geläufigen Wirklichkeit auf ein „viel reineres Element von Utopie" abziele: „Sich anstrengen müssen mit der schlechten Sprache, die wir vorfinden, auf diese eine Sprache hin, die noch nie regiert hat, die aber unsere Ahnung regiert und die wir nachahmen" (Bachmann 1959/60).

Schon zehn Jahre vor dieser Kritik an der mangelnden Qualität von Alltags- wie Kunstsprache hatte Bachmann in ihrer Dissertation zu Martin Heidegger gefragt, inwieweit die philosophische Sprache fähig sei, den Raum des Utopischen zu erschließen. Sie verneint dies, denn das spekulative Denken, wie es der Existenzphilosoph zeige, müsse aus zwei Gründen an einem utopischen Anspruch scheitern. Auf der einen Seite erfülle es nicht den Anspruch an logischer Exaktheit; zum anderen könne es die metaphysischen Fragen nicht angemessen zur Sprache bringen: „Dem Bedürfnis nach Ausdruck dieses anderen Wirklichkeitsbereiches, der sich der Fixierung durch eine systematisierende Existentialphilosophie entzieht, kommt jedoch die Kunst mit ihren vielfältigen Möglichkeiten in ungleich höherem Maß entgegen. Wer dem ‚nichtenden Nichts' begegnen will, wird erschütternd aus Goyas Bild ‚Kronos verschlingt seine Kinder' die Gewalt des Grauens und der mythischen Vernichtung erfahren" (Bachmann 1985).

Ganz anders beurteilt Ingeborg Bachmann das Philosophieren von Ludwig Wittgenstein, dessen *Tractatus logico-philosophicus* ihr sehr imponiert: „Wo Heidegger zu philosophieren beginnt, hört Wittgenstein zu philosophieren auf. Denn, so sagt der Schlusssatz des ‚Tractatus': ‚Wovon man nicht sprechen kann, darüber muß man schweigen." Sie sieht bei dem österreichischen Denker im englischen Exil sowohl ein wissenschaftliches Ethos als auch eine mystische Veranlagung, die Wittgenstein die verborgene Wahrheit als utopischen Hintergrund des Lebens annehmen lässt. Bachmann demonstriert dies an zwei Sätzen des Tractatus, die unvereinbar nebeneinanderstehen: „Gott offenbart sich nicht in der Welt." Und: „Es gibt allerdings Unaussprechliches. Dies zeigt sich, es ist das Mystische." Einer rational bekundbaren Welterfahrung steht auf der anderen Seite eine irrationale, mystisch ahnbare Gotteserfahrung gegenüber: „Die Sprache kann nur über Tatsachen sprechen und bildet die Grenze unserer – meiner und deiner – Welt. Die Entgrenzung der Welt geschieht, wo die Sprache nicht hinreicht und daher auch das Denken nicht hinreicht. Sie geschieht, wo sich etwas ‚zeigt', und was sich zeigt, ist das Mystische, die unaussprechliche Erfahrung." Bachmann deutet in ihrem Resümee den wissenschaftlichen Skeptiker Wittgenstein als einen religiösen Menschen, der sich über seinen mystischen Glauben ausschweigt, weil dieser sich nicht in Worte fassen lässt: „Das negative Schweigen wäre Agnostizismus – das positive Schweigen ist

Mystik." Indem Wittgenstein – wie vor ihm nur Spinoza – Gott vom „Makel der Anredbarkeit" zu befreien suche, lasse seine Philosophie, die eine seltene „Ehrfurcht vor der dem menschlichen Verstand entzogenen Wirklichkeit" ausdrücke, den Menschen in einem metaphysischen „Vakuum" zurück. Jedoch biete, so Bachmann, das ethische Beispiel eines „heiligmäßigen Leben" in bewusster Distanz zur Gesellschaft Anhalt von den Auswirkungen der Mystik (Bachmann 1953).

Ebenso fasziniert zeigt sich Bachmann von dem „Typus der Heiligkeit", den im 20. Jahrhundert die jüdische Philosophin Simone Weil als gesellschaftliche Außenseiterin vertritt: „Die Welt bedarf der genialen Heiligen, wie eine Stadt, in der die Pest wütet, der Ärzte bedarf." Weil starb im Widerstand gegen den Nationalsozialismus, als sie im Londoner Exil an Tuberkulose erkrankt sich weigerte, mehr Nahrung als ihre okkupierten Landsleute in Frankreich zu sich zu nehmen. Sie zeige die seltene Fähigkeit, philosophisches Denken und soziale Realität eng miteinander zu verflechten: „Sie stellte sich auf den Boden der Wirklichkeit oder, wie sie selbst es ausgedrückt hätte, in das ‚Unglück', dem sie sich mitverhaftet wußte in jeder Form, in der es in der Welt auftritt." So arbeitete Simone Weil als überzeugte Marxistin ein Jahr im Akkord bei Renault, um die soziale Wirklichkeit nicht nur aus der intellektuellen Fernsicht wahrzunehmen. Zu ihrem *Fabriktagebuch* resümiert Bachmann: „Was den Versklavten über die Monotonie hinaus bleibt, ist der kurzlebige Wunsch nach Abwechslung." Denn in diesem sozialen Unglück haben sich die marxistischen Versprechungen nicht erfüllt, im Gegenteil, sie betäuben auf andere Weise: „Diese Lügen führen zum Mißbrauch der besten Kräfte der Arbeiter. Sie versprechen ihnen ein Paradies, das unmöglich ist. Marx sagte, daß die Religion Opium für das Volk sei. Nein, die Revolution ist Opium fürs Volk. Die revolutionären Hoffnungen sind stimulierend. Alle finalen Systeme sind grundfalsch" (Bachmann 1955).

7.3   Unglück und Wahrheit

Die Frankfurter Poetik-Vorlesung knüpft an das Denken Simone Weils an, wenn Bachmann vom Dichter fordert, seine Aufmerksamkeit auf das „ganze Unglück des Menschen" zu richten. Dies bedeute nicht, dass er es als unveränderlich oder als „spielerischen Schock" sanktionieren soll; vielmehr solle er gegen solchen „Missbrauch ursprünglich großer Leiderfahrungen" kämpfen. Die Forderung Simone Weils, „Das Volk braucht Poesie wie Brot", legt die Schriftstellerin spannungsreich aus: „Dieses Brot müsste zwischen den Zähnen knirschen und den Hunger wiedererwecken, ehe es ihn stillt. Und diese Poesie wird scharf von Erkenntnis und bitter von Sehnsucht sein müssen, um an den Schlaf der Menschen rühren zu können" (Bachmann 1959/60).

In diesem Sinne hatte Bachmann kurz zuvor, als ihr der angesehene Hörspielpreis der Kriegsblinden verliehen wurde, die schwierige Aufgabe des Schriftstellers bestimmt. Er wolle gehört werden, habe aber zumeist „wenig Tröstliches" zu sagen; und dies vor Menschen, die wie kein anderes Lebewesen des „Trostes bedürftig" seien: „verletzt, verwundet und voll von dem großen geheimen Schmerz, mit dem der Mensch vor allen anderen Geschöpfen ausgezeichnet ist." Aber ganz im Sinne Simone Weils, die sich scharf gegen jede Form von politischer oder religiöser Vertröstung wandte, erhalten die Augen und das Sehen bei Bachmann als Metaphern eine besondere Bedeutung angesichts der Zuhörer, die durch ein Unglück das Augenlicht verloren haben und wissen, was sie vermissen: „Es kann nicht die Aufgabe des Schriftstellers sein, den Schmerz zu leugnen, seine Spuren zu verwischen, über ihn hinwegzutäuschen. Er muß ihn, im Gegenteil, wahrhaben und noch einmal, damit wir sehen können, wahrmachen. Denn wir wollen alle sehend werden. Und jener geheime Schmerz macht uns erst für die Erfahrung empfindlich und insbesondere für die Wahrheit. Wir sagen sehr einfach und richtig, wenn wir in diesen Zustand kommen, den hellen, wehen, in dem der Schmerz furchtbar wird: Mir sind die Augen aufgegangen. Wir sagen das nicht, weil wir eine Sache oder einen Vorfall äußerlich wahrgenommen haben, sondern weil wir begreifen, was wir doch nicht sehen können. Und das sollte die Kunst zuwege bringen: daß uns, in diesem Sinne, die Augen aufgehen." Bachmann vertritt mit der Rede einen heroischen Anspruch: „Die Wahrheit nämlich ist den Menschen zumutbar." Ihre Begründung nimmt die Kriegsblinden als Zeugen für die Fähigkeit, im Unglück der verlorenen äußeren Sehkraft die Kraft des inneren, täuschungsfreien Sehens zu erhalten und zu entwickeln: „Wer, wenn nicht diejenigen unter Ihnen, die ein schweres Los getroffen hat, könnte besser bezeugen, daß unsere Kraft weiter reicht als unser Unglück, daß man, um vieles beraubt, sich zu erheben weiß, daß man getäuscht, und das heißt, ohne Täuschung, zu leben vermag. Ich glaube, daß dem Menschen eine Art des Stolzes erlaubt ist – der Stolz dessen, der in der Dunkelheit der Welt nicht aufgibt und nicht aufhört, nach dem Rechten zu sehen" (Bachmann 1959b).

7.4   Formen des Unglücks

Gleich den außergewöhnlichen Intellektuellen Robert Musil, Ludwig Wittgenstein und Simone Weil führte Ingeborg Bachmann ein bürgerlich unstetes Leben. So wählte die Schriftstellerin nach wenigen Arbeitsjahren beim Radio in Wien die Existenz einer freien Schriftstellerin und lebte in den europäischen Hauptstädten Paris, Zürich und Rom. Biografisch betrachtet hatte die Erfahrung des Nationalsozialismus ihre kindlich unbeschwerte Welt, folgt man einem autobiografischen Interview von 1971, beim Einzug der deutschen Truppen in Österreich abrupt und traumatisierend beendet: „Es hat einen bestimmten Moment gegeben, der hat meine Kindheit zertrümmert. Der Einmarsch von Hitlers Truppen in Klagenfurt. Es war etwas so Entsetzliches, daß mit diesem Tag meine Erinnerung anfängt: durch einen zu frühen Schmerz, wie ich ihn in dieser Stärke vielleicht später überhaupt nie mehr hatte" (Bachmann 1983).

Über diese Jugenderinnerung hinaus nimmt das nationalsozialistische Deutschland und der Holocaust an den europäischen Juden in Bachmanns Werk insofern eine zentrale Bedeutung ein. Der entscheidende biografische Anstoß wird die Begegnung mit dem deutsch-jüdischen Dichter Paul Celan, den Bachmann 1948 in Wien kennenlernte. Beide verband über Jahre eine Liebesbeziehung, und später dauerte ihre Freundschaft bis zu Celans schockierendem Freitod 1970 an. Der von Nationalsozialisten begangene Holocaust steht in ihrem Werk gleichsam als histori- sche Metapher für das gesellschaftlich verantwortete Unglück, welches das Indivi- duum körperlich und geistig vernichten kann. Gerade weil es Bachmann nie öffent- lich aussprach, dass ihr Vater schon früh Mitglied der NSDAP wurde, als sie selbst sich mit der Väter- und Tätergeneration in den 1960er-Jahren beschäftigte, war ihr das Unglück der jüdischen Schriftsteller unheimlich nahe. Dieses nachgefühlte Un- glück verschränkte Bachmann in ihrem Werk zunehmend mit Lebenserfahrungen weiblicher Ohnmacht, die sie vor allem in der mehrjährigen Partnerschaft mit Max Frisch erfahren hatte, bevor dieser sich Ende 1962 von ihr trennte. Dieser schmerz- lichen Zäsur folgten ein Nervenzusammenbruch sowie beständige Krankheiten und Depressionen. Bachmann war seit dieser Zeit und bis an ihr Lebensende immer wieder wegen massiver Alkohol- und Tablettenabhängigkeit in ambulanter und sta- tionärer psychiatrischer Behandlung (Bormuth 2019).

7.5 Krankheit und Gesellschaft

Die Horizontverschmelzung im Schreiben über gesellschaftlich vergangene und in- dividuell gegenwärtige Leiderfahrung zeigte sich, als man Bachmann im Herbst 1964 den ehrenvollen Georg-Büchner-Preis verlieh. Damals lebte sie nach der Tren- nung von Frisch für ein Jahr in Berlin. Ihre Rede „Ein Ort für Zufälle" spielt auf die die weithin ersichtlichen Spuren der von Deutschen provozierten Vernichtung an und schildert zugleich Phänomene von schwerer psychischer Versehrtheit: „Die Be- schädigung von Berlin, deren geschichtliche Voraussetzungen ja bekannt sind, er- laubt keine Mystifizierung und keine Überhöhung zum Symbol. Was sie erzwingt, ist jedoch eine Einstellung auf Krankheit, auf eine Konsequenz von variablen Krankheitsbildern, die Krankheit hervorruft. Diese Einstellung kann jemand nöti- gen, auf dem Kopf zu gehen, damit von dem Ort, von dem sich leicht hunderterlei berichten ließe, dem aber schwer beizukommen ist, Kunde gegeben werden kann." Mit dem kopfgängerischen Menschen ist Büchners literarische Figur Lenz gemeint, welchen die gesellschaftliche Rationalität in den Wahnsinn getrieben hatte: „Der Wahnsinn kann auch von außen kommen, auf die einzelnen zu, ist also schon viel früher von dem Innen der einzelnen nach außen gegangen, tritt den Rückweg an, in Situationen, die uns geläufig geworden sind, in den Erbschaften dieser Zeit. Denn ich vergesse nicht, daß ich in Ihrem Land bin mit seinen Zufällen, die sich der Dia- gnose nicht ganz, aber im Grunde entziehen, wie alle Zufälle; Zufälle, die sich mit- unter aber einer Optik und einem Gehör mitteilen, das sich diesem Zufall aussetzt, dem Nachtmahr und seiner Konsequenz" (Bachmann 1964).

   Angesichts ihrer eigenen Klinikerfahrungen skizziert sie die Medizin als eine auf symptomatische Behandlungen beschränkte Wissenschaft, die den wahren, histori- schen und aktuellen Ursachen der Krankheiten nicht nachgeht, sondern die Kranken gemäß ihres verblendeten Selbstverständnisses vertröstet: „Alle sagen, unter den niedergehaltenen Schmerzen, es sei jetzt die ‚Diplomatie'. Man wird nichts tun können. Die Erschöpfung ist zu groß. Alle trinken ihre Säfte und liegen schweratmend da. Die Leintücher werden glattgestrichen. Einen Augenblick lang ist alles gut."

Im Kontrast zur hilflosen Medizin, die in ihren oberflächlichen Versuchen zu trösten nicht weniger fragwürdig erscheint als politische und religiöse Ideologien, deutet ihre Rede die Möglichkeit eines individuellen Glücks an. Dieses liegt nun aber nicht mehr im Sinne Musils, Wittgensteins oder Weils im Anspruch einer zukunftsweisenden Utopie mystischer Ethik, die von genialen, gesellschaftskritisch denkenden Menschen mit einem „heiligmäßigen Leben" ausgeht. Bachmann stellt paradiesische Augenblicke fernab der gewohnten europäischen Gesellschaftsordnung in Aussicht, getragen von Erinnerungen an eine längere Ägyptenreise, die sie im Frühjahr 1964 mit ihrem zeitweisen Lebensgefährten, dem Regisseur Adolf Opel, unternommen hatte. So weisen in der Berliner Rede Zirkuskamele den Kranken in einer ironischen Bildcollage den Blick vom Ort der traumatischen Zufälle hin zur ägyptischen Wüste, welche glückliche wie befreite Momente verspreche: „Die Kranken haben nur auf die Kamele gewartet, gehen auf die Kamele zu, stellen sich unter ihren Schutz. Die Felle riechen inbrünstig nach Wüste, Freiheit und Draußen, jeder geht mit seinem Kamel und kommt ungehindert weiter, querfeldein gehts, durch den Forst, man schwimmt mit dem Kamel durch die Gewässer, sitzt endlich auf, es geht durch alle Forste und Gewässer. Das Kamel scheut kein Wasser, es hört keinen Pfiff, keinen Rettungswagen, keine Sirene, keine Nachtglocke, keinen Schuß. Noch ein Forst, dann wieder ein Forst. Man ist draußen" (Bachmann 1964).

7.6   Eine andere Medizin

Angesichts der Realität einer trostlosen Medizin liest Bachmann zu jener Zeit die gerade edierten Schriften des Baden-Badener Psychosomatikers Georg Groddeck. Dieser hatte in den 20er-Jahren mit Sigmund Freud in Korrespondenz gestanden, das Theorem des „Es" eingeführt und ganz unabhängig von der dogmatischen Schule der Psychoanalyse eine selbstständige, in literarischen Kasuistiken gefasste, gänzlich unsystematische Krankheitslehre entworfen. Die Schriftstellerin beschreibt ihn ähnlich wie Musil, Wittgenstein und Weil als auratisch anmutende Figur, allerdings nicht mehr im asketisch-mystischen Sinne und auch bar des Anspruches auf vollkommene Wahrheit: „Immer ertappt, überführt er, liefert niemand aus, die Lüge ist für ihn ein Faktum wie Leben, und es ist auch gleichgültig, ob man einem Arzt die Wahrheit sagt oder nicht. Vielleicht haben die Heiligen in diesem Jahrhundert diese Sprache führen müssen, die eines Clowns und die eines Wissenschaftlers." Sie weist auf den subjektiven, gar nicht auf objektivierende Distanz ausgehenden Charakter dieser psychosomatischen Medizin hin und stellt das von Groddeck menschlich offene, auf Austausch angelegte Arzt-Patient-Verhältnis als historische Utopie angesichts der zeitgenössischen Wirklichkeit der Medizin dar: „Es müßte heute auch Ärzte geben, die kongeniale Patienten haben, denn man kann ja niemand heilen, man kann nur gemeinsam weiterkommen. Miteinander jedenfalls, denn es gibt nur diese abstruse Symbiose, über die Freud, nebenbei auch Groddeck genug gesagt haben."

Nun ist es aber nicht mehr die philosophische Instanz des bewussten Ichs wie bei Musil, Wittgenstein oder Weil, die in Verbindung mit der mystischen Sphäre eines dem menschlichen Blick verborgenen Gottes oder Guten ihre lebendige, von Dogmen freie Wahrheit erhält. Vielmehr nimmt das „Es, das Unbewußte" die Stelle des als geheimnisvoll und mystisch Erfahrenem ein und dominiert derart das Bewusstsein: „Dieses Es, das Unbewußte, etwas nur deswegen Geheimnisvolles, weil die Natur es ist. […] Das Es ist für ihn ein Hilfswort, es ist kein Ding an sich, sondern es soll heißen, da ist etwas, das ist da und stärker und viel stärker als das Ich, denn das Ich vermag ja nicht einmal willentlich einzugreifen in die Atmung, in die Verdauung, in den Kreislauf, das Ich ist eine Maske, die Hoffart, mit der jeder von uns herumgeht, und wir werden vom Es regiert, das Es tut das, und es spricht durch die Krankheit in Symbolen" (Bachmann 1967).

Dass es sogar lebensdienlicher sein kann, die schwachen Augen nicht mit künstlichen Brillen auszustatten, da diese die äußere Wirklichkeit schmerzhaft sichtbar machen würden, deutet Bachmann in ambivalenter Selbstironie in der späten Erzählung „Ihr glücklichen Augen" an. Diese ist untertitelt: „Georg Groddeck in memoriam". Die Hauptperson Miranda, zu Deutsch die zu Bewundernde, ist oftmals nicht unfroh über ihre Sehschwäche: „Es kann aber vorkommen, daß Miranda ihre kranken optischen Systeme als ein ‚Geschenk des Himmels' empfindet. […] Denn es erstaunt sie, wie die anderen Menschen das jeden Tag aushalten, was sie sehen und mit ansehen müssen." Sie fürchtet das schärfere Sehen, das ihr die Brille bietet: „Mit Hilfe einer winzigen Korrektur – der durch die Zerstreuungslinse – mit einem auf die Nase gestülpten goldenen Brillengestell, kann Miranda in die Hölle sehen." Ironisch gebrochen stellt Bachmann die Fähigkeit Mirandas dar, durch die bewusst nicht korrigierte Sehschwäche sich eine Welt der nahen, naiven Verwunderung zu erhalten, wo ihre Umwelt die nüchtern skeptische Betrachtung üben muss: „Wo alle sich Klarheit verschaffen wollen, tritt Miranda zurück, nein, diesen Ehrgeiz hat sie nicht, und wo andre Geheimnisse wittern, hintenherum und hinter allem und jedem, da gibt es für Miranda nur ein Geheimnis auf der ihr zugewandten Seite. Es genügen ihr zwei Meter Entfernung, und die Welt ist bereits undurchdringlich, ein Mensch undurchdringlich. […] Was den anderen ihre Seelenruhe ist, das ist Miranda ihre Augenruhe." Bachmanns Protagonistin zerbricht jedoch an einer unglücklichen Beziehung, in der sie nur so lange hatte existieren können, wie sie ihre Brille nicht aufsetzte. Zwischen der genauen Wahrnehmung des Verrates und der Versuchung, diese Wahrheit ohne Augengläser im Verschwommenen zu belassen, ist die Brillenträgerin hin- und hergerissen. Am Ende wird sie mit oder ohne ihr künstliches Sichtgerät vom Leben verletzt (Bachmann 1969).

Auch in *Malina*, dem einzigen vollendeten Roman Bachmanns, scheitert die weibliche Protagonistin am Leben, das heißt an ihrer letztendlichen Ohnmacht gegenüber der männlich dominierten Wirklichkeit. Zwischen zwei Männern stehend, die das nüchtern blickende und blind begeisterte Leben repräsentieren, gelingt es dem weiblichen Ich nicht, das rationale und ekstatische Wahrnehmen in sich zu integrieren. Am Ende stirbt die weibliche Hauptfigur zwischen den männlichen Protagonisten Hans und Malina, die für das Leben im Gedanken und das Leben im Rausch stehen. Der zuletzt unaufhaltsame Drang zur Klarheit und der Rückzug des Liebenden führen schließlich zu Zerstörung oder Selbstzerstörung der Hauptfigur, welche in einer Wand sich auflöst. So endet der Roman mit dem vieldeutigen Satz: „Es war Mord." Wer ihn beging, bleibt unklar; sicher ist, dass es die rationale Gesellschaft und deren konsequente männliche Repräsentanten sind, welche die ungeschützteren Frauen in den Tod treiben. Das unvollendete Romanprojekt, an dem Bachmann die letzten zehn Lebensjahre arbeitete und von dem *Malina* nur die erste größere Publikation darstellt, hieß denn auch *Todesarten*. Die Suche nach einer gesellschaftlichen Utopie, auf der Bachmann der Literatur die Funktion zugesprochen hatte, das tatsächliche Unglück zu benennen und das mögliche Glück ahnen zu lassen, hatte sich im Labyrinth der menschlichen Beziehungen erschöpft (Bachmann 1971).

7.7 Das verborgene Leiden

Aus dem Nachlass von Ingeborg Bachmann wurden unter dem Titel *Male Oscuro* verschiedene *Aufzeichnungen aus der Zeit der Krankheit* veröffentlicht, welche das Bild erweitern und vertiefen, das Bachmann von sich als Patientin und ihr Blick auf die Mediziner in den literarischen Texten zumindest andeutet. Einem Psychotherapeuten, der sie lange während der frühen 1960er-Jahre in Baden-Baden behandelt und wohl auch die Lektüre Georg Groddecks empfohlen hatte, schreibt sie im Wissen um ihre eigene Einfühlungsfähigkeit: „[F]rüher waren tatsächlich die Schriftsteller weiter als die Psychologie, und heute ist die Psychologie noch nicht ganz eingeholt worden von der Literatur. Es wird noch nachexerziert. […] Es kommt mir aussichtslos vor, hinter dieses Ungeheuer zu kommen, seit ich soviel weiß, faktisch weiß, und es müßte schon eine enorme Einbildung geben, um einen Zipfel davon erwischen zu können" (Male Oscuro, 65). Und zugleich betont sie die Verborgenheit des Menschen, der von den animalischen Anfängen her ein merkwürdiges Wesen sei, dessen Urschichten ein unheimliches Rätsel bleiben müßten: „Wir sind wahrscheinlich viel älter, als man es uns zubilligt, viel großartiger, viel törichter, – sehr wenig die Personen, die man durchanalysiert. Ich habe oft das Gefühl, daß darunter, wie für die Geologen, etwas an Gestein ist, an das man nicht herankommt, weder mit Worten noch mit dem Springen ins kalte Wasser" (Male Oscuro, 69). So zieht sie als ehemalige Patientin gegenüber dem, welchem sie einige Aufklärung verdankt, zuletzt eine scharfe Grenze der möglichen Erkenntnis, zugleich einen irrationalen Grund ihrer Krise postulierend, der alles rationale Verstehen übersteige: „So sehr kann man sich auch durch einen Arzt nicht verstanden fühlen, um am Ende nicht zu sagen: was weiß denn jemand – was weiß denn irgendjemand von diesem wahnsinnigen Leiden, von diesem ganzen Wahnsinn, der ja nicht aufhört, von dieser Besessenheit, auf die nur die mittelaltersten Begriffe zutreffen können. Es ist eine Besessenheit, man ist wirklich besessen, anders wüßte ich es nicht auszudrücken". Die Realien ihres Lebens werden in menschheitsgeschichtliche Horizonte erhoben, in welchen biografische Motive in mythische Gründe übergehen, die keine klare Kontur besitzen, sondern als unausweichliche, dämonische Realitäten erscheinen, welche sich geschichtliche Gestalten suchen, die jedoch nicht historisch geprägt sind (Bachmann 2017).

Dabei erscheint die tiefe Enttäuschung, die nach der Trennung von Max Frisch ihr Leben erfuhr, implizit auf, inkarnierte ihr Lebensgefährte doch mit seiner schriftstellerischen Produktion im Suhrkamp Verlag den literarischen Erfolg in der kulturell gebildeten Gesellschaft, während sie selbst seit dem Rückzug aus dem Gebiet der Lyrik nur Erzählungen auf den Weg gebracht hatte und der große Roman noch über Jahre ein uneingelöstes Versprechen bleiben sollte. So konstatiert Bachmann in einer eigenwilligen Mischung von Trauer und Selbstbewusstsein, das sich vor allem durch die ekstatischen Erlebnisse fortschreibt: „Ich bin aus diesem Paradies gefallen. Und nichts mehr wird mich überzeugen können, daß es die Literatur gibt. […] Ich will etwas unendlich Schönes und etwas unendlich Herrliches haben, und das habe ich in der Wüste gehabt, seit man mir die Literatur genommen hat." Mit resignativem Stolz schließt sie: „Ich will einfach nicht mehr. Ich will zu den Fellachen und den Sand gehen." Nun findet auch das biografische Unglück zumindest mit dem Namenskürzel „F." einen schwachen Ausdruck, die mythische Grundlegung tritt zurück gegenüber den realen Zusammenhängen, die aber zugleich exemplarisch für eine Gesellschaft stehen, in welcher nur Figuren großen Erfolg haben, die ihren mörderischen Gesetzen Folge leisten. In der Gesinnung ihrer Berliner Büchner-Preisrede fährt Bachmann fort: „Was ich jahrelang für mein privates Unglück gehalten habe, […] ist ein viel größeres Unglück. Es stimmt hier nichts mehr. Wäre bloß Herr F. mein Unglück, das wäre zu ertragen. Aber es reicht ja weiter. Es ist bloß die Stellvertretung für eine Mentalität, die ich verabscheue, an der ich nicht zugrundegehen möchte, so nicht, obwohl ich meistens denke, ich bin schon tot. Ich will so nicht zugrunde gehen. […] Ich kann nicht da hinunter, wo die Geschäfte gemacht werden" (Bachmann 2017).

Im Nachlass findet sich auch der Entwurf einer Rede, die Bachmann im Blick auf ihre Ärzte für sich aufsetzte, aber nie veröffentlichte. Darin reflektiert sie auch Erfahrungen des Widerstandes, die sie als Patientin dem medizinischen Appell entgegensetzte, um die ihr mögliche Wahrheit zu suchen. Dies liegt vor allem an dem Verlangen, so schreibt sie, eine Figur zu schützen, welche als Grund ihrer Krise zu benennen einem Verrat gleichkäme. Denkt man an den späteren Roman *Malina*, in welcher eine vieldeutige Vaterfigur immer wieder die Bühne der Gedanken betritt, da sie befürchtet, das „Ich" habe die familiäre Loyalität und Pietät zerstört, scheint es nicht unmöglich, dass Ingeborg Bachmann in den therapeutischen Gesprächen wohl versucht war, die politische Problematik ihres Vaters mit ins Gespräch zu bringen, aber zuletzt davor zurückscheute, wie die Rede als strategisches Verhalten im therapeutischen Diskurs allgemein skizziert, wenn es über den Patienten heißt: „Er läßt sich Ratschläge geben, er hält sie nicht ein, das vor allem, er hält sich nicht einmal an die Ratschläge. Er geht dreimal pro Woche zu diesem großartigen Arzt und sagt nicht die Wahrheit. Warum sagt er sie nicht? Er sagt sie nicht, weil er jemand decken oder schützen möchte, den er liebt und nicht verurteilt wissen möchte, nicht einmal in den Augen eines Psychiaters. Er lügt also" (Bachmann 2017).

Und zugleich spiegelt die fiktive Rede die Ambivalenz gegenüber der psychosomatischen Deutung, welche die Mediziner im Westen lange verweigert hätten, sodass es erst eine nicht an Profit orientierte Poliklinik in Prag gewesen sei, deren körpermedizinischer Vertreter ihr klar zu erkennen gegeben habe, dass der Grund der vielfältigen Symptomatik nicht im Biologischen liege, sondern eine ganz andere Ursache im Seelischen habe: „Ich verdanke diesem Prager Neurologen, der der einzige unfreundliche Arzt war, alles. Er hat mir, nach zwei Stunden Untersuchung, die Wahrheit gesagt, sie notiert in englischer Sprache, mir gesagt, daß er mich nicht behandeln könne und daß ich gefälligst sofort in den Westen zurückreisen solle. [...] Das ist meine hommage à Praha! Eine sozialistische Poliklinik ist kein Vergnügen, [...] aber die Wahrheit verträgt ein Patient sehr gut. Er verträgt sie besser als die Medikamente und Liebenswürdigkeiten. [...] Seit damals habe ich noch viele Wege machen müssen, ich habe einige Ärzte verschlissen, ich bin durch viele Behandlungen gegangen, aber die erste richtige Diagnose ist eine Erlösung." Als Opfer einer blinden Medizin, die nicht bereit ist, die abgründige Genealogie ihrer Krankheit in den Blick zu nehmen, spricht Ingeborg Bachmann, ungeachtet ihrer eigenen Tendenz zur Verleugnung der tieferen Krankheitsgründe: „Nach zwei Jahren ‚physischer Krankheit' tauchte in mir der Verdacht auf, daß ich an etwas andrem leide. Ich habe nie wieder einen Aufsatz mit so kindischer Hysterie gelesen. Plötzlich war mir alles klar. Ich war ja nicht körperlich krank – ich war nur krank, aber ganz anders." Dass die fehlende Aufklärung dann entscheidend für das Desaster mit Max Frisch geworden sei, ist ihrer Sicht nach nur konsequent. Erneut ist die Schriftstellerin, die klar wie wenige sehen kann, ein Opfer, das anders hätte handeln können, wenn es nicht einer gedankenlosen Medizin ausgeliefert gewesen wäre. „Und niemand hatte mich je gefragt, warum ich leide, warum ich nachts aus dem Fenster springen wollte, warum ich heimlich einen idiotischen Brief geschrieben habe, den jeder vernünftige Arzt hätte verhindern können" (Bachmann 2017).

Und doch geht Bachmann nicht in der Versuchung auf, anderen die alleinige Verantwortung für ihren Zustand aufzubürden. So betont sie am Ende der Aufzeichnungen nochmals deutlich, wie gut die Mediziner darin tun, selbst ein gesundes Misstrauen gegenüber den Menschen zu haben, die von ihnen Hilfe suchen, weil die Strategien der Verleugnung und Vertuschung der wahren Gründe des desolaten Zustandes dem Patienten eigen sind. Und doch ist das offene Gespräch nötig, da erst der wirkliche Austausch jenseits objektivierender Begriffe die subjektive Befindlichkeit ausloten kann. Diese lässt sich nicht in abstrakten Termini fassen, die konkreten Erfahrungen lassen sich nur in persönlichen Nuancierungen gesprächsweise mitteilen. So schließt die Rede mit einem emphatischen Appell, der alle gewohnten Schablonen des therapeutischen Gesprächs irritiert und anzeigt, wie stark die persönlichen Bedrängnisse sind und wie schwer es dem Menschen fällt, diese in ihren biografischen wie biologischen Unheimlichkeiten zu äußern, das heißt ihre Ohnmacht zuzugestehen: „Il male oscuro: lassen Sie mich dazu etwas sagen, ein wenig. Glauben Sie niemals jemand, der theoretisch etwas darüber geschrieben hat. Niemand. Die Angst, die Sorge ums Dasein, das Geworfensein – verzeihen Sie, ich habe nämlich meine Haut auch gelassen, nicht nur in einer Dissertation. [...] Es gibt die Angst nicht, aber der Kranke hat sie, dafür stehe ich ein, vor jeder Instanz. Und das ist nicht ein Wort unserer Philosophen, das ist etwas ungeheuer Animalisches – nein, verzeihen Sie, es ist etwas Menschliches. [...] Ich darf Ihnen versichern, daß wir keine Begriffe haben, wir haben die Krankheit. Und wir brauchen den Arzt."
Das ärztliche Gespräch sollte deshalb hartnäckig ausfallen und sich nicht mit dem

Verständnis des oberflächlich Gebotenen begnügen, sondern dem Satz entsprechen, welchen Bachmann schon früh in der Preisrede an die Kriegsblinden als Motto prägte: „Die Wahrheit ist dem Menschen zumutbar." In diesem Sinne unterstreicht die Schlusspassage ihrer Rede: „Wir haben den male oscuro, und wenn Sie auch nie ganz verstehen sollten, was das ist: mit Ihrer Härte, in der das Mitleid aufgehoben ist, werden Sie dem begegnen müssen. Mit der Härte sage ich nicht ohne Grund. Denn mißtrauen Sie uns, den Kranken. Wir sind sehr gewitzt, sehr verlogen, sehr raffiniert. Halten Sie das nicht für Zynismus, es ist das einzige, worüber ich weinen könnte, denn wenn man alles hinter sich gelassen hat, vermag man nicht mehr über die Torheiten auf dieser Welt zu weinen" (Bachmann 2017).

Diese Sätze klingen wie bittere Alterswahrheiten, die Ingeborg Bachmann im Anfang des fünften Lebensjahrzent notierte, an dessen Ende sie starb. Sie hatte stärker und früher als andere alle Möglichkeiten des Daseins durchlaufen, seine herbe Vergänglichkeit mit ihrem starken philosophischen Sinn durchblickt und dem Beginn des Alterungsprozesses als Frau immer weniger überzeugend eine ekstatische Lebensform entgegengestellt. Sowie sie im späten Werk *Malina* die Abnahme des Liebeslebens andeutet, war auch die lebensweltliche Realität in Rom davon gezeichnet und ihr Drang, der vergänglichen Wirklichkeit durch Alkohol- und Tablettenmissbrauch zu entfliehen, immer stärker mit weiteren Einbußen an körperlicher Frische verknüpft. Der Teufelskreis der Lebenseinengung steigerte sich, da Bachmann ganz bewusst allen weiseren Lebensverzicht als persönliche Niederlage von sich wies. Die philosophischen Jugendschriften beschäftigten sich entsprechend mit Denkwelten, in welchen Vergänglichkeit kein langsamer Prozess war, sondern ein Stimulus, den es durch gezielte Erfahrungen der mystischen Erlösung, sei es durch das Wort oder den Körper, zu überwinden galt.

Die Annahme unserer Vergänglichkeit und das Akzeptieren des Daseins zum Tode waren im moderaten Sinne einer therapeutischen Lebenskunst nicht die Sache Ingeborg Bachmanns, seitdem sie über Martin Heidegger promoviert hatte. Altern ist für sie ein Scheitern am Leben, dessen Ideal in einer vorgestellten Fülle liegt, die weder die vergängliche Wirklichkeit noch die vorgestellte Gedanklichkeit bieten kann. Aber wie die Schriftstellerin sich bis in ihr frühes Sterben an diesen Lebensgrenzen wund reibt, von eintretenden Alterungsprozessen immer stärker gezeichnet, kann entlang ihrer Texte ein Grund zur Nachdenklichkeit werden. Diese hilft, Menschen in ihrem unaufhebbaren Verlangen wahrzunehmen, die Vergänglichkeit zu überwinden, mit der wir nie wirklichen Frieden schließen, solange der Möglichkeitssinn in uns lebt.

Literatur

Bachmann I (1953) Sagbares und Unsagbares – Die Philosophie Ludwig Wittgensteins. In: Koschel C, von Weidenbaum I, Münster C (Hrsg) Werke, Bd. 4. Piper Verlag, München 1978, S 103–127

Bachmann I (1955) Das Unglück und die Gottesliebe. – Der Weg Simone Weils. In: Koschel C, von Weidenbaum I, Münster C (Hrsg) Werke, Bd. 4. Piper Verlag, München 1978, S 128–155

Bachmann I (1959a) Die Wahrheit ist dem Menschen zumutbar. Rede zur Verleihung des Hörspiel-preises der Kriegsblinden. In: Koschel C, von Weidenbaum I, Münster C (Hrsg) Werke, Bd. 4. Piper Verlag, Piper Verlag, München 1978, S 275–277

Bachmann I (1959b) Frankfurter Vorlesungen. Probleme zeitgenössischer Dichtung. In: Koschel C, von Weidenbaum I, Münster C (Hrsg) Werke, Bd. 4. Piper Verlag, München 1978, S 182–271

Bachmann I (1964) Ein Ort für Zufälle. Rede zur Verleihung des Georg-Büchner-Preises. In: Koschel C, von Weidenbaum I, Münster C (Hrsg) Werke, Bd. 4. Piper Verlag, München 1978, S 278–297

Bachmann I (1967) Georg Groddeck. In: Koschel C, von Weidenbaum I, Münster C (Hrsg) Werke, Bd. 4. Piper Verlag, München 1978, S n.n

Bachmann I (1969) Ihr glücklichen Augen. In: Koschel C, von Weidenbaum I, Münster C (Hrsg) Werke, Bd. 2. Piper Verlag, München 1978, S 354–373

Bachmann I (1971) Malina. Suhrkamp Verlag für Bachmann, Frankfurt am Main 1971

Bachmann I (1983) Wir müssen wahre Sätze finden. Gespräche und Interviews. In: Koschel C und von Weidenbaum I (Hrsg), Piper Verlag, München 1983

Bachmann I (1985) Die kritische Aufnahme der Existentialphilosophie Martin Heideggers. In: von Robert Pichl. (Hrsg), Piper Verlag, München 1985

Bachmann I (2017) „Male oscuro". Aufzeichnungen aus der Zeit der Krankheit: Traumnotate, Briefe, Brief- und Redenentwürfe. In: Schiffermüller I und Pelloni G (Hrsg), Piper Verlag, München 2017

Bormuth M (2019) Die Verunglückten. Berenberg Verlag für Bormuth, Berlin 2019

Teil II

Psychotherapeutische Arbeit von und mit Älteren

Wie gehen psychotherapeutisch Tätige mit dem eigenen Alter(n) um? Eine Literaturübersicht und Ergebnisse einer Befragung

8

Marleen Schierock und Bernhard Strauß

Zusammenfassung

In diesem Kapitel werden die bisher vorliegenden Befunde zur Frage des Umgangs von Psychotherapeut:innen mit dem eigenen Alter zunächst in einer systematischen Übersicht zusammengefasst. Die Studien und Berichte hierzu befassen sich hauptsächlich mit a) diversen Altersthemen und Herausforderungen bei alternden Psychotherapeut:innen, b) Ressourcen und Erfahrungsquellen Älterer und c) der Auseinandersetzung mit dem Ausstieg aus der psychotherapeutischen Tätigkeit. Auf der Basis der vorliegenden Literatur wurde ein Fragebogen mit alters- und berufsrelevanten Fragen und der Abfrage relevanter persönlicher Merkmale entwickelt. Die Daten wurden in einer altersunabhängigen Onlinebefragung von PT aus Deutschland ($N = 286$) erhoben. Die Ergebnisse zeigen eine hohe Identifikation und Verbundenheit der PT mit ihrem Beruf, welche ihre Freiheiten in der beruflichen Tätigkeit nutzen und nutzen möchten. Gleichzeitig zeigt sich, dass im Alter individuelle Sichtweisen relevant sind und sich eine breite Varianz im Meinungsbild hinsichtlich der psychotherapeutischen Arbeit im Alter abbildet.

In diesem Kapitel werden Ergebnisse der Masterarbeit von Marleen Schierock verwendet, die 2022 abgeschlossen und am Institut für Psychologie der Friedrich-Schiller-Universität angenommen wurde.

M. Schierock (✉)
Institut für Psychosoziale Medizin, Psychotherapie und Psychoonkologie,
Universitätsklinikum Jena, Jena, Deutschland
e-mail: marleen.schierock@gmx.de

B. Strauß
Institut für Psychosoziale Medizin, Psychotherapie und Psychoonkologie,
Universitätsklinikum, Jena, Deutschland
e-mail: Bernhard.strauss@med.uni-jena.de

„Das ruhige Alter scheint auch so eine Fabel zu sein, wie die glückliche Jugend"
(S. Freud 1935)[1]

8.1 Einleitung

Die demografischen Entwicklungen der letzten Jahrzehnte zeigen ein stetiges Altern unserer Gesellschaft. In vielen Wissenschaften, wie der der Medizin, der Soziologie oder der Ökonomie, kann ein deutlicher Zuwachs an Studien zur Altersforschung festgestellt werden (vgl. die Beiträge in Teil I des Buches). Gleichzeitig gibt es vermehrt philosophische Betrachtungen des Alterns, die besonders auf ein „gutes Leben im Alter" fokussieren (vgl. Rentsch und Vollmann 2020; Marquard 2013; Höffe 2018).

Auch in der Psychologie im Allgemeinen sowie in der Psychotherapie im Besonderen ist das Forschungsinteresse am alternden/älteren Menschen gestiegen (Maercker 2015). Nachdem eine psychotherapeutische Behandlung älterer Menschen lange als kontraindiziert gesehen wurde (Radebold 1997, vgl. Kap. 9), hat sich spätestens seit den 1990er-Jahren eine „Systematisierung der Alterspsychotherapie" ergeben (Maercker 2015). Dem wachsenden Interesse an älteren Patient:innen steht nach wie vor eine gewisse wissenschaftliche Zurückhaltung bezüglich des Alterns und der Altersprozesse bei den Psychotherapeut:innen selbst gegenüber. Dies erstaunt insofern, als der Person des Psychotherapeuten mittlerweile ein beträchtlicher Einfluss auf die Varianz von Therapieergebnissen zugeschrieben wird (z. B. Wampold und Owen 2021; Castonguay und Hill 2018).

Insgesamt ist der Themenkomplex rund um das „Alter(n)" von Psychotherapeut:innen ein bisher noch wenig erforschter Bereich. Es stellt sich nicht nur die Frage, welchen konkreten altersbedingten Herausforderungen sich ältere Psychotherapeut:innen stellen und welche Kompetenzen sie für ihre Tätigkeit im Alter mitbringen sollten, sondern auch, welche Sichtweisen auf Motivationen, Bedürfnisse und die Gestaltung ihrer Praxistätigkeit sie einnehmen. Darauf aufbauend ist von Interesse, in welcher Weise sich Psychotherapeut:innen den Herausforderungen des Alter(n)s annehmen, ob sie diese überhaupt als solche erleben und auch wie sie sich selbst zu diesen positionieren.

8.2 Systematische Literaturübersicht[2]

Um bereits vorhandenes Wissen zu sammeln und zu systematisieren, wurde eine systematische Recherche und Analyse der Literatur durchgeführt (für Details siehe Schierock und Strauß, eingereicht), die nachfolgend kurz zusammengefasst wird.

---

[1] Aus einem Brief an Lou Andreas-Salomé Wien, 16.5.1935 (vgl. Freud S. *Briefe 1873–1939* (ausgewählt und herausgegeben v. E. und L. Freud): Frankfurt/M.: Fischer 1968.

[2] Unter dem Titel „Früher oder später wird man – auch als Psychotherapeut:in – nicht mehr gebraucht? Eine systematische Literaturübersicht zum Umgang von psychotherapeutisch Tätigen

Die zentrale und relativ globale Fragestellung der Übersicht lautete: *Was ist in der (wissenschaftlichen) Literatur über den Umgang von Psychotherapeut:innen mit ihrem eigenen Altern bekannt?*

In die Recherche eingeschlossen wurden deutsch- und englischsprachige Arbeiten ohne Begrenzung auf qualitative und quantitative Studien sowie auch theoriebasierte Texte, Literaturarbeiten, freiere Textformen (Essays), Bücher und Buchbeiträge. Die Stichproben in empirischen Studien sollten sich aus (ehemals) psychotherapeutisch tätigen Psychotherapeut:innen oder primär psychotherapeutisch tätigen Psychiater:innen zusammensetzen. Es wurden Forschungsarbeiten eingeschlossen, welche sich thematisch mit dem Umgang von Psychotherapeut:innen oder Psychiater:innen mit dem (eigenen) Altern, mit den Charakteristika älterer psychotherapeutisch Tätiger und deren praktischer Tätigkeit, mit dem Ausstieg aus der psychotherapeutischen Tätigkeit und bzw. oder der Länge des Praktizierens befassen. Elektronische Datenbanken dienten als primäre Recherchequellen (für Details zur Suchstrategie und dem Such-String siehe Schierock 2022). Von ursprünglich 1879 Quellen wurden nach einer ersten Durchsicht bei 379 Arbeiten die Abstracts überprüft und letztlich 141 Volltexte analysiert, von denen 55 Arbeiten in den systematischen Review eingingen. Von diesen Veröffentlichungen waren 24 erfahrungsbezogene Essays, 9 Versuche, das Themenfeld zu spezifizieren, und 22 empirische Studien (davon 15 qualitativer Natur).

Im Wesentlichen ließen sich die identifizierten Arbeiten drei großen Themenbereichen zuordnen, nämlich a) *Altersthemen und Herausforderungen bei alternden Psychotherapeut:innen, b)* Ressourcen und Erfahrungsquellen Älterer *und c) die* Auseinandersetzung mit dem Ausstieg aus der psychotherapeutischen Tätigkeit.

8.3 Altersthemen und Herausforderungen bei alternden Psychotherapeut:innen

Unter den Veränderungen und Aufgaben, mit denen Psychotherapeut:innen in ihrem letzten Lebensabschnitt umgehen müssen, sind in der Literatur *Verlusterfahrungen* und *Entwicklungsherausforderungen im Alter* häufig beschrieben.

Mit dem Alter einhergehend häufen sich Verluste auf privater und beruflicher Ebene. Auf beruflicher Ebene sind mitunter auch Verluste durch den Tod oder Erkrankungen von Patient:innen, zu denen der Psychotherapeut schon eine lange Beziehung gepflegt hat (insbesondere im Kontext der Psychoanalyse), von Bedeutung (Randles 2016; Fieldsteel 2011). Auch Veränderungen in der beruflichen Rolle aufgrund einer evtl. Entwertung der psychotherapeutischen Fähigkeiten im Alter oder das „Ersetztwerden" durch Jüngere können zu Gefühlen der Unsichtbarkeit (Moskowitz 2011), Ausgrenzung und Desillusionierung führen (Randles 2016). Ullrich und Thomä (2010) beschreiben, dass das höhere Alter für viele mit dem Verlust sozialer Anerkennung einhergeht. Ältere Psychotherapeut:innen berichten verein-

mit dem eigenen Alter" wurden Teile dieses Abschnitts als Übersicht in der Zeitschrift *PPmP* veröffentlicht.

zelt auch von einem Rückgang an Überweisungen durch ihre Kolleg:innen (Hoyt 2015; Moskowitz 2011; Tallmer 1992; Weiner 1990; Youcha 2011), was mitunter ein Erleben von Altersdiskriminierung auslösen kann (vgl. Linden et al. 2021). Tallmer (1992) betonte jedoch, dass nur wenige ihrer Befragten sich durch ihr Alter generell diskriminiert fühlten und das Stereotyp des:der älteren Psychotherapeut:in vorwiegend mit der Besetzung von Weisheit einhergehe.

Entwicklungsaufgaben im Alter haben, bezogen auf die Profession Psychotherapie, beispielsweise Ermann (2019), Loeb (2009), Radebold (2010) und Spira und Berger (2016) reflektiert. In Bezug auf die spezielle Situation von Psychoanalytiker:innen prägte Ermann (Ermann 2019, vgl. Kap. 16) den Begriff der *psychoanalytischen Altersidentität*. Diese erreichen Behandler:innen, wenn ihnen der Prozess der Vergegenwärtigung, was durch ihre Arbeit ermöglicht werden konnte, gelingt und sie die Grenzen der persönlichen Möglichkeiten und jene des Berufs anerkennen. Zum Erlangen einer positiven Altersidentität gehöre es auch, den Neid auf jüngere Generationen zu integrieren und innerhalb eines schrittweisen Rückzugs im Wissens- und Erfahrungsaustausch integriert zu bleiben. Die Psychotherapeutin Emily Loeb (2009) betrachtet die Zeit „des letzten Drittels" als eine spezifische Entwicklungsstufe mit ihren eigenen spezifischen Entwicklungsaufgaben. Sie nennt einige der Herausforderungen, denen sie während ihres letzten Lebensdrittels gegenüberstand und welche ihr mit vielen Psychotherapeut:innen (und anderen Menschen) in diesem Lebensabschnitt gemein sind:

- die Anerkennung der Unvermeidlichkeit des Todes,
- die Akzeptanz der körperlichen Veränderungen, die mit dem Altern einhergehen,
- die Entwicklung einer Trauerfähigkeit,
- die Resignation mit den Unvollkommenheiten in sich selbst und anderen,
- das Hinarbeiten auf Wiedergutmachung in Beziehungen,
- die Akzeptanz von Abhängigkeit, Unabhängigkeit und Interdependenz,
- die Akzeptanz des eigenen Lebenszyklus als etwas, das sein musste,
- das Zähmen von Neid und die Kultivierung von Dankbarkeit,
- das Investieren in neue Ziele und Aktivitäten, Wege der kreativen Transformation,
- das Auffinden von Quellen des Trostes aus der Außenwelt und die „Wende nach innen" zur Innenwelt.

Radebold (Radebold 2010, vgl. Kap. 31) sah als einen Schwerpunkt der Aufgaben in dieser Altersphase insbesondere die Reorganisation persönlicher Beziehungen. Exemplarisch zählt er auch zu den Aufgaben des Alters, sich sorgsam rechtzeitig um die eigene Gesundheit zu kümmern und sich den „unbekannten Affekten des Alters" zu stellen. Radebold betonte, dass Älterwerden in der heutigen Zeit zwar ein Drittel der Erwachsenenzeit umfasst, sich jedoch das Zeitfenster, um andere Möglichkeiten neben der therapeutischen Arbeit zu suchen und zu erproben, weitgehend auf die Jahre zwischen dem 60. und 70. Lebensjahr begrenze. Durch ein Weiterführen der psychotherapeutischen Tätigkeit weit über dieses Alter hinaus – wozu insbesondere Psychoanalytiker:innen tendieren – bestehe die Gefahr, dass das Angehen und Bearbeiten der eigenen Entwicklungsaufgaben vernachlässigt werde.

8.4   Ressourcen und Erfahrungsquellen der Älteren

Randles (2016) fasst zusammen, dass Reife, Weisheit und erworbene Fähigkeiten wichtige Ressourcen der Älteren darstellen, und auch Ermann (2019) betont, dass ältere Psychotherapeut:innen stark von ihrer vorhandenen Erfahrung und ihrem Wissen profitieren. Ältere Behandler:innen bringen ein hohes Erfahrungswissen auf theoretischer und praktischer Ebene mit sich (Radebold 2010). Die therapeutische Erfahrung wird vor allem durch Lernen aus Beobachtung und direkte Zusammenarbeit mit Expert:innen und Lehrer:innen (Benjamin 2015; Bohart 2015), Arbeit in verschiedenen Settings (Youcha 2011), das Lesen von Originalwerken (Benjamin 2015), kritischen Austausch mit Kolleg:innen (Benjamin 2015; Hoyt 2015) sowie durch die Erkundung verschiedener Schulen und Ansätze (Hoyt 2015; Messer 2015) gezogen. Sehr wertvoll seien die Erfahrung des Kennenlernens der verschiedenen Lebenswelten der Patient:innen mit unterschiedlichen Professionen und aus unterschiedlichen sozialen Schichten (Fieldsteel 2011). So seien die Patient:innen selbst die hilfreichsten Lehrer (Kantrowitz 2015). Theoretische Konzepte werden in persönliche Einstellungen transformiert (Ermann 2019) und durch das Entwickeln von Lösungen in verschiedenen Dilemmata innerhalb der Therapie bildet sich so etwas wie eine psychotherapeutische Weisheit (Råbu und McLeod 2018). Psychotherapietheorien werden durch deren Erproben und Durchdringen über die Jahre einerseits zwar hilfreicher, gleichzeitig wird die Erkenntnis gewonnen, dass keine Theorie alle Antworten liefert. Zugleich wird dabei über die Jahre hinweg die Gefahr erkannt, dass die eigene „Schlauheit/Klugheit" nicht unbedingt mit „Hilfreich-Sein" gleichgesetzt werden kann. Eine weitere Dimension der Weisheit älterer Psychotherapeut:innen entsteht aus dem Ringen um die Lösung von Dilemmata in Bezug auf die Art der therapeutischen Beziehung, welche für die Patient:innen am hilfreichsten ist und in der der:die Therapeut:in von dem:der Patient:in als vertrauenswürdige Person wahrgenommen werden kann. Ein weiterer Aspekt bezieht sich auf das Verlangen, die eigene Theorie mit der gelebten Erfahrung mit Patient:innen immer besser in Einklang zu bringen. Dies erfordert insbesondere die Erfahrung und Akzeptanz von Grenzen des Berufs und der eigenen Theorie und eine Neukalibrierung der Erwartungen (Råbu und McLeod 2018). Ältere Behandler:innen scheinen der Studie zufolge häufig ein hohes Maß an Selbstreflexion und Selbstbeobachtung zu besitzen, da sie trainiert sind, eigene Veränderungen und psychische Phänomene wahrzunehmen und zu untersuchen (Radebold 2010). Des Weiteren profitieren sie von ihren zahlreichen vergangenen Erfahrungen in Supervision, Intervision und Selbsterfahrung und wachsender Kompetenz im Umgang mit Institutionen.

Zu Recht kann man sich fragen, ob die positiven Sichtweisen vielleicht auch der Selbstwertstützung dienen und die tatsächlichen Fähigkeiten verschleiern, scheint es doch in der Psychotherapieforschung nach wie vor keinerlei Hinweis darauf zu geben, dass Psychotherapeuten mit zunehmendem Alter (und zunehmender Erfahrung!) wirklich „besser" werden (Wampold und Owen 2021). Auch frühere Lebenserfahrungen (vor allem negative und insbesondere solche aus dem familiären Kontext) sowie die Erfahrungen des Erwachsenenalters stellen relevante Lernbereiche für die Psychotherapie dar (Rønnestad und Skovholt 2001; Råbu et al. 2016;

Råbu und McLeod 2018; Tallmer 1992; Weiner 1990). In einem Schwerpunktheft der Zeitschrift *Woman and Therapy* wird deutlich, dass von Therapeutinnen im höheren Lebensalter bekannt ist, dass der Feminismus ihr Leben und ihre Perspektiven als Psychotherapeutinnen tief geprägt hat (Mitchell 2009). Zudem gelten eigene Therapieerfahrung (Flores 2009; Loeb 2009), Erfahrungen in der Meditationspraxis (Bermann 2009; Jordan 2009), Spiritualität (Curtis-Boles 2009), eigene Migrationserfahrung (Flores 2009), das Miterleben von zeitgeschichtlichen Ereignissen (Mason 2009) und kulturellen Bewegungen (Curtis-Boles 2009) als wichtige Ressourcenquellen mit Auswirkung auf ihre psychotherapeutische Arbeit.

Ältere Psychotherapeut:innen gehen nach eigenen Angaben sehr viel pragmatischer vor als in jungen Jahren (Hoyt 2015; Sands 2009). Zudem präge sich die Arbeitsweise durch eine größere Direktheit und eine konfrontativere Art (Kantrowitz 2015). Mit dem Alter entstehe ein steigendes Vertrauen in eigene Intuitionen und die eigene Person (Bohart 2015). Daneben zeichnen sich ältere Behandler:innen durch eine höhere Gelassenheit und Besonnenheit in ihrer therapeutischen Arbeit aus (Ermann 2019): Ältere Psychotherapeuten berichten von einem besseren Umgang mit eigenen Fehlern (Bermann 2009; Jordan 2009), mehr Geduld (Jordan 2009) und Entspanntheit, insbesondere in unbehaglichen Situationen bei der psychotherapeutischen Arbeit (Bermann 2009; Mitchell 2009). Zudem habe sich die Wahrnehmung und der Umgang mit Wut, Aggression und passiv-aggressivem Verhalten von Patient:innen verbessert (Bermann 2009; Kantrowitz 2015). Eine gesteigerte Toleranz für Unterschiede, eine nachlassend wertende Haltung, eine geringere Anfälligkeit für Scham- und Schuldgefühle sowie auch ein gewisser Sinn für Humor werden als Errungenschaften des Alters berichtet (Kantrowitz 2015; Schulman 2003; Rønnestad und Skovholt 2001). Des Weiteren nehmen die Psychotherapeut:innen wahr, sich zunehmend empathischer Patient:innen gegenüber zu verhalten, insbesondere da sie viele der Lebenssituationen der Patient:innen selbst durchlebt haben (Flores 2009; Goldfried 2015; Loeb 2009; Mason 2009; Rønnestad und Skovholt 2001). Als wertvolle Ressource sehen die Psychotherapeut:innen insbesondere eine Erweiterung der Perspektiven im Alter (Fieldsteel 2011; Goldfried 2015; Loeb 2009; Mason 2009; Sands 2009; Schulman 2003) und ein erweitertes Gefühl dessen, was in welcher Lebensphase wichtig ist (Jordan 2009). Da auch Grenzen der psychotherapeutischen Arbeit besser akzeptiert werden können (Goldfried 2015; Kantrowitz 2015; Messer 2015; Mitchell 2009), stelle sich mit der Zeit auch ein geringerer Erfolgsdruck und ein geringeres Erfolgsbedürfnis ein (Schulman 2003).

Zusammengenommen scheinen sich ältere Psychotherapeuten in ihrem therapeutischen Vorgehen sicherer und effizienter als in jungen Jahren zu fühlen (Curtis-Boles 2009; Jordan 2009; Kantrowitz 2015; Rønnestad und Skovholt 2001; Schulman 2003; Tallmer 1992). Rønnestad und Skovholt (2001) erläutern, dass das Gefühl der Sicherheit durch eine komplexe Kombination von Differenzierung, Klarheit der Arbeitsrolle und dem Gefühl einer therapeutischen Kompetenz entstehe. Auch wird Psychotherapie stärker als menschliches Unterfangen betrachtet, wodurch mehr Persönliches offenbart wird (Messer 2015).

Innerhalb persönlicher Beiträge berichten Autor:innen, sie hätten sich in ihrer Arbeitsweise von ihrer traditionellen Ausbildung entfernt und über die Jahre hinweg vermehrt integrative Ansätze genutzt und sich auch verschiedener Techniken bedient (Bohart 2015; Geller und Farber 2015; Schulman 2003; Tallmer 1992), sie hätten mehr eigene Ideen zur Therapie entwickelt (Bohart 2015) und seien weniger theoriegeleitet vorgegangen (Rønnestad und Skovholt 2001).

In empirischen Studien, welche die Wahrnehmung des therapeutischen Arbeitserlebens mit einem quantitativen Erhebungsinstrument erhoben, wiesen ältere Psychotherapeut:innen im Durchschnitt das höchste Maß an *heilendem Engagement* und das niedrigste Maß an *aufreibendem Engagement*[3] auf (Hahn et al. 2021; Orlinsky und Rønnestad 2015): Subjektiv scheinen ältere Psychotherapeut:innen effektiver zu arbeiten und weniger Stress zu erleben als ihre jüngeren Kollegen. Es bestand ein positiver Zusammenhang zwischen *heilendem Engagement* und dem Ausmaß der therapeutischen Erfahrung und der Menge an Supervision und ein negativer Zusammenhang zwischen *aufreibendem Engagement* und der Arbeitszufriedenheit (Orlinsky und Rønnestad 2015). Hahn et al. (2021) konnten zeigen, dass effektivere Arbeitsstile unabhängig vom Alter durch eine positive Veränderung der empathischen Fähigkeiten (empathiebezogenes Stresserleben) und in der Persönlichkeit (Offenheit) vorhergesagt wurden.

Weiner (1990) fasst zusammen, dass die von ihm interviewten analytisch ausgebildeten Psychiater:innen von weniger wahrgenommenen *Übertragungs- und Gegenübertragungsschwierigkeiten* im Alter berichteten. Das Altern von Psychoanalytiker:innen im Hinblick auf das (analytische) Geschehen wird hingegen auch aus einer kritischeren Perspektive betrachtet. Eine Besonderheit sei die Atmosphäre in der Analyse, welche durch eine:n alternde:n Psychoanalytiker:in entstehe. Diese nehme wiederum Einfluss auf den psychoanalytischen Prozess (Chessick 2013; Eissler 1993). Hoyt (2015) beschreibt zwar, dass ältere Psychotherapeut:innen eine vorteilhafte Aura von Erfahrung und Weisheit vermitteln können, manchmal aber auch (nicht unbedingt immer fälschlicherweise) der Eindruck erweckt wird, dass neue (gesellschaftliche) Lebensstile und Trends gar nicht bekannt sind. Auch Henry (2009) betont, dass der Einfluss des Alters auf die psychotherapeutische Dyade berücksichtigt werden müsse: Patient:innen werden mitunter durch die Wahrnehmung des veränderten Körpers oder durch gesundheitliche Veränderungen betroffen. Auch können Patient:innen mit größerer Angst auf die Abwesenheit älterer Behandler:innen reagieren, denen gegenüber diese mit Transparenz über Fehlzeiten (z. B. aufgrund von Krankheit) entgegnen sollten. Die Patient:innen können aber auch dazu neigen, das Alter des:der Psychotherapeut:in „einzufrieren", was eine potenzielle Leugnung von Einschränkungen eines:einer alternden Psychotherapeut:in verstärkt (Spira und Berger 2016).

---

[3] Dies sind zwei klinisch bedeutsame Dimensionen der therapeutischen Praxiserfahrung, die bei jedem Psychotherapeuten in unterschiedlichem Ausmaß vorhanden sind. Dabei ist der wünschenswerteste Therapiestil der des effektiven Arbeitslebens, welcher durch ein hohes heilendes und ein niedriges aufreibendes Engagement gekennzeichnet ist. (Die Skala *heilendes Engagement* setzt sich aus den Unterskalen *Beziehungsfähigkeiten, Anteilnahme, Effektivität, Wertschätzung, Flow* und *konstruktive Coping-Strategien* zusammen. Die Skala *aufreibendes Engagement* wird durch die Unterskalen *Häufige Schwierigkeiten, Langeweile, Angst* und *Vermeidung* gebildet.).

Eissler (1993) thematisierte, dass das Ausmaß das Narzissmus des Psychoanaly-tikers Einfluss darauf habe, inwiefern die psychoanalytische Technik in günstiger oder ungünstiger Weise beeinflusst werde. In der Regel sei im Alter mit einer Zu-nahme des Narzissmus zu rechnen, was Gefahren wie Rigidität, Zwanghaftigkeit oder Intoleranz berge. Spira und Berger (2016) weisen jedoch darauf hin, dass auch genau das Gegenteil möglich sei, sprich: dass der:die Psychotherapeut:in eine Ver-ringerung des narzisstischen Bedürfnisses erfährt, was mehr Einfühlungsvermögen und Empathie in der Beziehung zu dem:der Patient:in ermöglicht.

Es liege in der ethischen Verantwortung alternder Psychoanalytiker:innen, in der Behandlung nach Hinweisen seitens der Patient:innen zu suchen, die ihre Beschäf-tigung und Besorgnis über altersbedingte Veränderungen des Psychoanalytikers bzw. der Psychoanalytikerin vermuten lassen. Neben dem Bewusstsein der Existenz möglicher Probleme sei somit eine kontinuierliche Reflexion der Übertragung- und Gegenübertragung erforderlich (Chessick 2013).

Sowohl ältere (Ermann 2019) als auch jüngere Patient:innen (Schulman 2003) begegnen älteren Psychotherapeut:innen mit hoher Wertschätzung. Radebold (2010) stellt in seinen Beobachtungen fest, dass ältere Patient:innen häufiger ältere Psycho-analytiker:innen aufsuchen. Messer (2015) sieht dies in seiner eigenen Erfahrung bestätigt und präferiert auch selbst die Zielgruppe der Älteren als Patient:innen. Als Grund für die Präferenz, sich als Patientin oder Patient eine:n ältere:n Psychoanaly-tiker:in zu suchen, nennt Radebold (2010) u. a. auch das Unverständnis jüngerer Behandler:innen für Erfahrungen des Zweiten Weltkrieges und der Nachkriegszeit. Er stellt jedoch in Frage, ob sich ältere Psychoanalytiker:innen (über 60 Jahre) im-mer als Behandler:innen für ältere Patient:innen eignen. Radebold vermutet eine unzureichende Ausbildung in Altersprozessen, ungenügende Erfahrung in der Be-handlung Älterer (keine Möglichkeiten zur Reflexion in Lehranalysen) und schwie-rige oder konfliktträchtige Übertragungsbeziehungen. Ältere Psychotherapeut:in-nen können aber auch als Vorbild (z. B. bei den Themen Wechseljahre, Gesundheit und Umgang mit Verlusten) fungieren (Pennington 2009) und so den Patient:innen im Umgang mit dem Altern ein Modell bieten (Fodor 2015).

Schulman (2003) erläutert, dass das Wechselspiel zwischen einer alternden Psy-chotherapeutin und einer jüngeren Patientin zu einem Bewusstsein der Endlichkeit führt. Die Patient:innen scheinen generell eher bereit zu sein, universelle Themen wie den Tod selbst, Verluste und andere existentielle Themen anzusprechen, wo-durch die Arbeit vertieft werden könne (Henry 2009; Schulman 2003). Der:die Psychotherapeut:in werde auch hier zum Vorbild, unabhängig davon, ob den Pati-ent:innen tatsächliche Ereignisse aus dessen bzw. deren Leben bekannt sind. Zu-dem könne sich in einigen Fällen die Chance entwickeln, dass erwachsene Kinder im Umgang mit ihren alternden Eltern mehr Verständnis aufbringen und diesen mit weniger Schuldgefühlen begegnen (Schulman 2003). Radebold (2010) stellt je-doch die Frage, ob sich ältere Psychoanalytiker:innen in die Lebenswelten der heute jüngeren Generation (vor allem in Bezug auf soziale und gesellschaftliche Probleme, aber auch postmoderne Lebensformen) überhaupt (noch) einfüh-len können!

Einige Autor:innen befassen sich explizit mit Perspektiven eines:einer älteren Psychotherapeut:in bezüglich der Arbeit im gruppentherapeutischen Prozess (Moskowitz 2011; Weber 2011). Durch ein tieferes Verständnis für mehrere Lebensabschnitte kann auch seitens Gruppentherapeut:innen eine höhere Authentizität und Direktheit ausgestrahlt werden (Moskowitz 2011). Gleichermaßen werde auch im höheren Alter in der Gruppentherapie weniger theoriegeleitet vorgegangen. Ältere Gruppenleiter:innen fungieren als Modell für einen möglichen den Umgang mit dem höheren Lebensalter, gleichzeitig können sich Gruppenmitglieder mit dem:der alternden Gruppenpsychotherapeut:in offen auseinandersetzen (Youcha 2011). Es besteht jedoch auch Unsicherheit über die Auswirkungen des höheren Alters auf den gruppentherapeutischen Prozess (Moskowitz 2011). Youcha (2011) reflektiert, dass für ihn die Erfahrungen und das Bewusstsein über seine limitierte Lebenszeit in seiner Arbeit mit der Gruppe zum Nachteil wurden.[4] Durch das Erkennen zugrunde liegender Dynamiken der Gruppe – bevor es die Gruppenmitglieder selbst taten – und durch das gleichzeitige Bewusstsein der limitierten Lebenszeit habe er sich in der Gruppe zu aktiv verhalten und die Mitglieder in pseudoerwachsene Rollen gedrängt.

Negative Auswirkungen des Alters auf den gruppentherapeutischen Prozess existieren auch hinsichtlich der Sorge einer möglicherweise stagnierenden Behandlung aufgrund sich häufig wiederholender Inhalte insbesondere bei langjährig bestehenden Gruppen (Liebenberg 2011). Auch bestehe die Gefahr, dass ein:eine Gruppentherapeut:in sich in verschiedenster Hinsicht auf seine:ihre Gruppe stützen muss (insbesondere aufgrund von Einschränkungen kognitiver Fertigkeiten). Dabei können auch Psychotherapeut:innen mit Schamgefühlen zu kämpfen haben, wenn sie sich aufgrund ihrer eigenen Krankheit oder ihres Alters schwach und verletzlich fühlen (Schwartz und Schwartzberg 2011). Verleugnung und Vermeidung von Ängsten von Gruppenpsychotherapeut:innen in Bezug auf Abhängigkeit, Krankheit und Tod können auf ältere Gruppenmitglieder projiziert werden. Zu beachten sei auch, dass die Gruppenmitglieder das Altern ihres:ihrer Psychotherapeut:in verleugnen können (Schwartz und Schwartzberg 2011).

Trotz überwiegend hoher beruflicher Zufriedenheit und Dankbarkeit für den Beruf (z. B. Geller und Farber 2015) geht das Alter auch für Psychotherapeut:innen mit zunehmenden (körperlichen) Veränderungen einher, welche vermehrte Sorgen bereiten und sich für die therapeutische Arbeit als Herausforderung erweisen können. So bleiben auch Psychotherapeut:innen nicht vor einem Nachlassen von Sinnesfunktionen, Multimorbidität, zunehmenden Einschränkungen kognitiver Fertigkeiten oder gar der Gefahr, demenzielle/psychische Erkrankungen zu erleiden, verschont (Eissler 1993; Ermann 2019; Radebold 2010; Randles 2016; Spira und Berger 2016; Tallmer 1992; Weiner 1990).

---

[4] Irvin Yalom hat die Thematik „alter, kranker Psychotherapeut und seine Gruppe" in der „teaching novel" *Die Schopenhauer-Kur* exzellent aufgearbeitet (Yalom 2007).

8.5   Auseinandersetzung mit dem Ausstieg aus der psychotherapeutischen Tätigkeit

Einige Autor:innen beobachten bei vielen Psychoanalytiker:innen, dass diese zur Verleugnung von Altersprozessen und zu einer Bereitschaft zu lebenslanger Tätigkeit neigen (Junkers 2013; Radebold 1997; Clemens 2011a, 2011b; Ermann 2019; Henry 2009; Radebold 2010; Shatsky 2016; Steiner 2011; Ullrich et al. 2009; Ullrich und Thomä 2010). Ullrich und Kolleg:innen (Ullrich et al. 2009) fanden in ihrer deutschen Stichprobe über 69-jähriger Psychoanalytiker:innen eine hohe Erwerbstätigkeit, auch unmittelbar in der psychotherapeutischen Praxis. Es wird berichtet, dass 69 % der ≥ 69-jährigen Psychoanalytiker zum Befragungszeitpunkt noch berufstätig waren (46 % in der Praxis, 22 % als Lehr- und Kontrollanalytiker). Mit dem Alter sinkt der Anteil der Berufstätigen kontinuierlich ab, jedoch waren auch in den Altersgruppen der 75- bis 79-Jährigen sowie bei den Älteren ab 80 Jahren noch mehr als 50 % berufstätig (Ullrich et al. 2009). Junkers beschrieb die Abneigung vieler Psychoanalytiker:innen, sich mit dem Tod auseinanderzusetzen, als ein „Ausweichen vor der *Arbeit am Altersprozess*" (Junkers 2007, S. 152). „Als Psychoanalytiker leben und arbeiten wir in der Überzeugung, dass unsere Arbeit ohne Zeitbegrenzung am besten gedeiht, da das Unbewusste keine Zeit kennt" (Junkers 2013, S. 37). Dabei stehen diesen Vorstellungen die eigene Begrenztheit und die Endlichkeit des Lebens gegenüber (Junkers 2013). Theorien der psychosozialen Entwicklung postulieren für die Lebensmitte mitunter die Notwendigkeit der Anerkennung vielfältiger Verluste und des Todes (Erikson 1980; Jaques 1965). Das Erreichen des höheren Lebensalters geht in der Regel mit einer Rollenveränderung, etwa der Berentung, einher (Maercker 2015). Aufgrund der Ausbildungslänge wird die Lebensmitte, in welche sich tendenziell die Qualifizierung zum bzw. zur Psychoanalytiker:in einordnet, durch ein Gefühl des Aufbruchs charakterisiert. So unterscheidet sich auch der Lebens-Arbeitszeit-Zyklus von Psychoanalytiker:innen von dem anderer Berufsgruppen, auch da sich die psychoanalytische Ausbildung in ihrer Länge von den Ausbildungen in anderen Therapieverfahren abhebt.

Für den Umgang mit dem Altern könnte – unter anderem, aber auch wie so oft – das Vorbild Sigmund Freuds eine Rolle spielen, welcher seine klinische Tätigkeit trotz schwerer Krankheit bis hin zum Tod fortführte.[5] Aber auch Beispiele von be-

---

[5] Freud hat sich zum Alter u. a. in diversen Briefen keineswegs immer positiv geäußert: So meinte er in einem Brief an Lou Andreas-Salomé: „Welches Maß von Gutmütigkeit und Humor gehört doch dazu, das grausliche Altwerden zu ertragen" (1935). In ähnliche Richtung geht eine Äußerung in einem Gespräch über den Wert des Lebens, in dem Freud (1927) sagte: „Vielleicht verrät sich darin die Güte der Götter, dass sie uns das Leben immer unangenehmer machen, je älter wir werden. Am Ende scheint uns der Tod weit weniger unerträglich als die mannigfaltigen Bürden des Lebens." Freud hatte auch einige Befürchtungen im Hinblick auf das Alter, wenn er beispielsweise 1926 in einem Brief an Max Eitington schrieb, dass die „einzige Angst, die ich wirklich habe, …. die [ist] vor einem längeren Siechtum ohne Arbeitsmöglichkeit". Ebenfalls an Lou Andreas-Salomé adressierte er seine Auffassung, dass ihn langsam „eine Kruste von Unempfindlichkeit" umziehe: „Es ist ein natürlicher Ablauf, eine Art des Beginns, anorganisch zu werden. ‚Die Abgeklärtheit des Alters' heißt man es, glaube ich" (1925).

merkenswerten anderen älteren Psychotherapeut:innen (wie Theodor Bergmann oder Hedda Bolgar) verstärken die Vorstellung von weisen, älteren Psychotherapeut:innen, deren „Brillanz nie nachlässt" (Shatsky 2016, S. 149). Shatsky vertritt selbst aber die Auffassung, dass „kognitiv robuste Hundertjährige" doch eher Ausnahmen darstellten (S. 149).

In der Literatur steht vielfach die Verleugnung von Altersprozessen und damit einhergehend ein uneingeschränktes Weiterarbeiten, was eine Gefährdung für die Behandlung darstellen kann, im Blickpunkt (Ermann 2019; Fieldsteel 2011; Langer 2019; Shatsky 2016). Starke kognitive Einschränkungen oder gar Demenzerkrankungen von Psychotherapeut:innen ermöglichen naturgemäß keine angemessene Therapie (Shatsky 2016). Teil des Problems sei die inhärente Unfähigkeit, objektiv mit den Symptomen des kognitiven Abbaus umzugehen und es zeigt sich, dass einige Psychotherapeut:innen Schwierigkeiten haben, die Unvermeidbarkeit des Alterns in ihr Selbst zu integrieren (Ermann 2019; Shatsky 2016). Verleugnung stellt hier offenbar eine häufige Reaktion dar. Insbesondere die Angst vor Einsamkeit und vor dem Gefühl, ausgeschlossen zu werden, kann zur Folge haben, dass eine stärkere Bindung an den Beruf erfolgt (Ermann 2019; Junkers 2013). Ermann (2019) unterstreicht, dass bei jenen, welche wenige andere Ressourcen haben und die primär für ihren Beruf gelebt haben, der Rückzug aus der Tätigkeit eine tiefe Entwertung und Verletzung der Identität darstellt. Erschwerend komme hinzu, dass innerhalb des Berufsstandes der Psychoanalytiker:innen eine Schwächung der eigenen Fähigkeiten selten offen diskutiert wird (Junkers 2013). Der Schritt aus der Berufstätigkeit heraus falle vielen Psychoanalytiker:innen u. a. deshalb schwer, da sie mit dem Prinzip der Zeitlosigkeit aus der Analyse identifiziert sind (Ermann 2019; Kantrowitz 2015). Auch wird in der alltäglichen Arbeit Vergänglichkeit und Begrenztheit bei den Patienten erlebt, wobei die eigene Vergänglichkeit vergessen werden kann und sich Illusionen der Unverletzlichkeit der eigenen Existenz bilden können. Ermann (2019) fügt ergänzend hinzu, dass bei Psychoanalytiker:innen die Sorge um die schwierige gesellschaftliche Situation der Psychoanalyse auch dazu beitragen mag, dass das Verlangen entsteht, weiterhin Einfluss behalten zu wollen und gewissermaßen die Fahne der Analyse hoch zu halten.

Rollen, die dazu dienen, einen Teil der persönlichen Identität zu schaffen, werden nur ungern aufgegeben (Spira und Berger 2016). Die Beendigung der Tätigkeit erfordere demnach eine aktive psychische (Trauer-)Arbeit, welche beinhaltet, dass jenseits des Berufs neue Ziele und Werte geschaffen werden (Ermann 2019; Junkers 2013).

In der Praxis hängt es von sehr individuellen Entscheidungsprozessen ab, wie lange Behandler:innen psychotherapeutisch tätig bleiben (Freyberger et al. 2018). Langer (2019), der seinen eigenen Praxisausstieg reflektiert, erläutert, dass ein:e alternde:r Psychotherapeut:in sich zunächst bewusst machen sollte, weshalb er:sie sich für den Beruf entschieden hat. Denn umso besser der:die Psychotherapeut:in seine:ihre Gewinne durch den Beruf versteht, desto klarer werde auch, was er:sie missen und verlieren könne. Mit dem Alter wird den Psychotherapeut:innen zunehmend bewusst, dass „die Zeit knapp wird" und die Möglichkeiten im Leben zunehmend limitiert sind, was zu einem Drang führt, die Zeit für andere Dinge nutzen und ein aktives Leben im Ruhestand führen zu wollen (Clemens 2011a; Hoyt 2015; Langer 2019; Power 2015; Youcha 2011). Einige Psychotherapeut:innen fühlen sich eher durch „Pull-Faktoren" motiviert, sind also primär getrieben durch das Bedürfnis, Zeit mit Partner:in und Familie zu verbringen oder durch den Wunsch, eigenen Interessen nachzugehen, und weniger getrieben durch „Push-Faktoren", wie dem Bedürfnis, den Arbeitsbedingungen zu entkommen (Power 2015) und sich nicht mehr mit dem Schmerz und dem Leid anderer Menschen auseinandersetzen zu wollen (Guy et al. 1987; Moglen und Namir 2009). Unter anderem entscheiden sich ältere Psychotherapeut:innen für den Schritt in den Ruhestand, da sie altersbedingte schlechte Therapieergebnisse vermeiden wollen (Clemens 2011a; Power 2015).

Innerhalb des Abwägungsprozesses wird deutlich, dass Psychotherapeut:innen durch bewusste und unbewusste Aspekte im Beruf gehalten werden. Zum einen erfüllt sie die enge Beziehung zu den Patient:innen, gleichzeitig kann aber auch eine unbewusste Abhängigkeit von der Beziehung zu den Patient:innen entstanden sein (Fieldsteel 2011). So halte die Arbeit Psychotherapeut:innen auch vital (Henry 2009) und gebe dem alltäglichen Leben Struktur (Langer 2019), was zum Fortführen der Tätigkeit verleite. Psychotherapeut:innen identifizieren sich sehr stark mit ihrem Beruf und durch dessen gesellschaftliche Bedeutung wird ihnen in der Regel auch ein hoher Status zugeschrieben, was zu einer narzisstischen Befriedigung der Psychotherapeut:innen führe (Langer 2019). Zudem kann auch eine finanzielle Notwendigkeit zur psychotherapeutischen Tätigkeit bestehen (Fieldsteel 2011; Ullrich und Thomä 2010)

In der empirischen Studie von Guy et al. (1987) wurde von den Befragten die emotionale Befriedigung durch die Arbeit als wichtiger Motivator für die Arbeit in der klinischen Praxis genannt. Auch Ullrich und Thomä (2010) explorierten innerhalb qualitativer Interviews die Motive für die häufige berufliche Aktivität der älteren deutschen Psychoanalytiker:innen. Zum einen stand mitunter aufgrund der Freiberuflichkeit und einer möglichen fehlenden Altersabsicherung das finanzielle Erwerbsinteresse im Vordergrund. Zum anderen identifizierten sich viele der Psychoanalytiker:innen sehr stark mit der Psychoanalyse, was u. a. durch die Struktur der Ausbildung, welche auch sehr persönliche Bereiche miteinbezieht, und durch die strukturellen Gegebenheiten des Lebens in den Instituten und Fachgesellschaften bedingt ist. Dabei spielten zusätzlich die sozialen Kontakte eine große Rolle, welche sich vielfach (nur) im psychoanalytischen Umfeld befinden und auf deren soziale Anerkennung viel Wert gelegt wird. Ullrich und Thomä (2010) stellen die Vermutung an, dass die Aufhebung der Altersgrenze für die kassenärztliche Tätigkeit, mit der eine von außen gesetzte Restriktion wegfällt, eine tätigkeitsverlängernde Wirkung haben kann und sich Gewöhnung bei älteren Praktizierenden überwiegend durchsetzen wird.

Ein offener Umgang mit den Patienten über mögliche altersbedingte Vorkommnisse bei Psychotherapeut:innen, einschließlich des steigenden Risikos für einen plötzlichen Tod, ist wichtig (Fieldsteel 2011; Schwartz und Schwartzberg 2011). Schwierigkeiten bereiten den Psychotherapeut:innen Schuldgefühle gegenüber den Patienten. Mit einer Beendigung von Therapien durch den Ruhestandseintritt werden eigene Bedürfnisse in den Vordergrund gestellt und Psychotherapeut:innen können das Gefühl verspüren, ihre Patient:innen zu verlassen (Clemens 2011a; Ermann 2019; Langer 2019). Eine sorgsam geplante Beendigung der Therapien und Analysen ist essenziell, wobei bei der Aufgabe einer eigenen Praxis keine Unterstützung von außen bzw. einem Arbeitgeber erfolgt (Hoyt 2015). Hinsichtlich praktischer Fragen zum Übergang in den Ruhestand (wie Informationen über Praxisweitergabemodalitäten) und auch zur finanziellen Altersvorsorge wurde von Ullrich und Thomä (2010) ein Mangel konstatiert.

Der Austausch mit Freund:innen während des Weges in den Ruhestand stellt eine Möglichkeit der Auseinandersetzung mit dem Prozess dar (Hoyt 2015). Ebenso tauschen sich einige Psychotherapeut:innen mit Kolleg:innen sowohl über Tod und Krankheit (Henry 2009) als auch über den Ausstieg aus der psychotherapeutischen Tätigkeit aus (Steiner 2011). Einige Psychotherapeut:innen ziehen es in Betracht, eine:n jüngere:n (befreundete:n) Kolleg:in zu bitten, ihnen im Alter eine Rückmeldung zu ihrer Arbeits(un)fähigkeit zu erteilen. Jedoch wird dieses Vorgehen auch kritisch betrachtet, da das Mitteilen der Rückmeldung für die „auserwählte" Person eine schmerzhafte und unangenehme Situation darstellen kann (Fieldsteel 2011; Langer 2019) oder aber die Sorge besteht, dem bzw. der Therapeut:in die finanzielle Grundlage zu entziehen (Junkers 2007), weshalb eine Kommunikation gescheut werden könnte. So ist aber auch unklar, welche (negativen) altersbedingten Auswirkungen in der Therapie als nicht mehr tragbar gelten (Fieldsteel 2011; Langer 2019).

Die Selbsteinschätzung scheint für die Psychotherapeut:innen eine entscheidende Rolle innerhalb des Abwägungsprozesses über die eigene Inkompetenz zu spielen (Guy et al. 1987; Radebold 2010; Shatsky 2016). Aus der empirischen Studie von Guy et al. (1987) geht hervor, dass 56 % der Psychotherapeut:innen der Stichprobe ihre Selbsteinschätzung als wichtigste Quelle zur Beurteilung der eigenen Inkompetenz im Alter ansahen. Zusätzlich wurde das Feedback von Patient:innen bei 17,6 % als wichtigste Rückmeldequelle und bei 14,8 % als zweitwichtigste Rückmeldequelle eingestuft. Andere Quellen, wie die Rückmeldungen von Familie, Supervisor:innen, Freund:innen oder eigenen Therapeut:innen wurden von den Befragten als weniger wichtig eingeordnet.

Basierend auf der Erkenntnis, dass viele Psychotherapeut:innen den Weg in den Ruhestand und die Auseinandersetzung damit als äußerst herausfordernd wahrnehmen, werden häufig die Planung des Ausstiegs sowie weitere Aspekte der Altersvorsorge vermieden anzugehen (Junkers 2013; Steiner 2011). Steiner (2011) entwickelte einen Leitfaden zur Erstellung eines persönlichen „Praxiswillens" bzw. Testaments: Negative Auswirkungen auf Patient:innen, Kolleg:innen und den bzw. die Psychotherapeut:in selbst sollen damit minimiert werden. Das professionelle Testament legt Wünsche für die Behandlung der Patient:innen bei geplanter oder ungeplanter Abwesenheit des bzw. der Psychotherapeut:in fest, sei es aufgrund von Krankheit oder Tod. Bei ungeplanter Abwesenheit enthält der persönliche Praxiswillen relevante Informationen beispielsweise dazu, wer Zugang zu wichtigen Patientenakten erhalten oder aber auch wie und von wem die Behandlung von Patienten bei vorübergehender oder dauerhafter Abwesenheit fortgesetzt werden soll. Steiner (2011) regt an, sich bei dieser emotionalen und herausfordernden Aufgabe mit Kolleg:innen in einem Team abzustimmen.

Eine essenzielle Grundlage zum Umgang mit den Herausforderungen des Alterns und des Berufsausstiegs bildet das Angehen der bereits thematisierten Entwicklungsaufgaben des höheren Lebensabschnitts (Loeb 2009; Radebold 2010). Zu diesen zählt Radebold (2010) auch eine rechtzeitige Aufgabe der Berufstätigkeit, wofür er selbst ein Alter von etwa 70 Jahren vorschlägt. Um in einen neuen Lebensrhythmus hineinzufinden, rät er zu einer drei- bis vierjährigen Vorlaufzeit. Auch Ermann (2019) liefert Vorschläge, um den Übergang aus der Praxistätigkeit heraus leichter zu gestalten. In der Zeit, wenn das Ausüben von Psychotherapie eingeschränkt wird, erachtet er neben dem Aufbau anderer Aufgaben und Beziehungen im Alter interkollegiale Gespräche, Prozessbegleitung und Alterspsychotherapie als sinnvolle Ergänzungen im Prozess des Übergangs. Zudem stellt er die Methode des Mentorings vor, eine Verknüpfung von Supervision und Selbsterfahrung, welche in einem analytischen Setting konzipiert ist: Der bzw. die alternde Psychoanalytiker:in bearbeitet in der Rolle als Klient:in die persönliche Geschichte und den Prozess mit den eigenen Patient:innen vor dem Hintergrund seiner bzw. ihrer aktuellen Ruhestandserfahrungen. Dabei werden unbewusste Prozesse angesprochen, welche sowohl belastende als auch gewinnbringende Aspekte im Alter betreffen (Ermann 2019).

8.6   Zwischenfazit

Trotz der Forschungslücken zeigt die systematische Übersicht eine Vielzahl von Themen auf, die für den Umgang mit dem eigenen Älterwerden höchst relevant sind. Diese beziehen sich sowohl auf Einschränkungen allgemeiner Art wie auch auf psychotherapiespezifische Themen bis hin zu Anregungen für den Abschied aus dem Berufsleben.

In der Literaturrecherche konnte unter Anwendung einer sensitiven Recherchestrategie ein heterogenes Feld – sowohl in inhaltlicher als auch in methodischer Hinsicht – an Publikationen zur Thematik identifiziert werden. Ältere Psychoanalytiker:innen standen in der bisherigen Auseinandersetzung mit dem Thema eindeutig im Fokus. Einstellungen von Psychotherapeut:innen mit einer Ausbildung in anderen Therapieverfahren wären auch von großem Interesse. Es wurde gezeigt, dass das eigene Altern insbesondere mit Auswirkungen auf die berufliche Identität und die psychotherapeutische Arbeit einhergeht. Aufgrund einer hohen Verbundenheit mit dem Beruf und den damit einhergehenden Kontakten rücken bei den zu bewältigenden Entwicklungsherausforderungen des Alters Aufgaben wie die Reorganisation von Beziehungen besonders in den Vordergrund.

Es zeigt sich, dass ältere Psychotherapeut:innen selbst hinsichtlich Veränderungen in ihrer psychotherapeutischen Tätigkeit überwiegend auf gewinnbringende Aspekte des höheren Alters eingehen, welche vor allem auf den umfangreichen Erfahrungen basieren. Die empirische Forschung zu altersrelevanten Fragestellungen begrenzt sich bisher auf nur wenige Studien. Ein Trend zum späten Ausscheiden aus der psychotherapeutischen Tätigkeit konnte bisher durch die Untersuchungen von Guy et al. (1987) und Ullrich et al. (2009) sowie durch Einzelaussagen bestätigt werden. Es zeigt sich also, dass alternde Psychotherapeuten, u. a. durch ihre hohe Verbundenheit zum Beruf, Freude am Praktizieren und die Möglichkeiten in der beruflichen Gestaltungsfreiheit, lange am Ausüben ihrer Tätigkeit festhalten, was sie zu einer privilegierten Gruppe macht.

8.7   Ergebnisse einer Onlinebefragung[6]

Die nachfolgend beschriebene altersunabhängige Psychotherapeut:innen-Befragung in Deutschland im Onlineformat sollte in Form einer Pilotstudie einige Fragen zum Umgang mit dem eigenen Altern und zu Einstellungen von Psychotherapeut:innen dem (eigenen) Altern gegenüber klären und sich auf eine heterogene Stichprobe beziehen, nachdem bisher Psychoanalytiker:innen eindeutig im Mittelpunkt standen.

Zum Thema „Alter(n) bei Psychotherapeut:innen" wurde ein Onlinefragebogen zur beruflichen Tätigkeit, Berufszufriedenheit und zu altersbezogenen Themen zusammengestellt. Die Befragung richtete sich an gegenwärtig und ehemals tätige ärztliche und psychologische Psychotherapeuten (PT) sowie Kinder -und Jugendlichenpsychotherapeuten (KJP) mit einer Approbation in einem Richtlinienverfahren (analytische Psychotherapie = AP, systemische Psychotherapie = SYS, tiefenpsychologisch fundierte Psychotherapie = TP, Verhaltenstherapie = VT).

Der Fragebogen beinhaltet zum einen selbst entwickelte Fragen zu den Themen und lehnt sich zum anderen an etablierte Messinstrumente oder an Fragestellungen aus anderen Psychotherapeut:innen-Befragungen an. Bis auf wenige Ausnahmen wurden die Fragen geschlossen formuliert. Der Fragebogen greift zunächst berufsrelevante Aspekte auf, wie z. B. Fragen zur psychotherapeutischen Ausbildung, zur theoretischen Orientierung, zu angewendeten Verfahren und Methoden und zum Berufsstatus. Ein nächster Fragebogenabschnitt umfasst Fragen zur subjektiven Zufriedenheit mit Schwerpunkt auf die Berufszufriedenheit, worauf einige Fragen zur Einschätzung der eigenen Gesundheit folgen. Einen wesentlichen Teil des Fragebogens bildet die von Orlinsky et al. (1999) entwickelte Skala zum *Psychotherapists' Work Involvement,* welche einen Auszug aus dem Bogen des *Development of Psychotherapy Common Core Questionnaire* darstellt (Rønnestad und Orlinsky 2006). In der vorliegenden Befragungsstudie wurde eine deutsche Version verwendet, welche beispielsweise bereits bei Fincke et al. (2015) Anwendung fand. Der Bogen erfasst Prozesse der psychotherapeutischen Arbeit und der beruflichen Entwicklung aus subjektiver Sicht der Psychotherapeut:innen. Die insgesamt 52 Items lassen sich den beiden übergeordneten Skalen *heilendes Engagement* und *aufreibendes Engagement* zuordnen (siehe oben). Die Antworten werden auf einer 4- bzw. 6-stufigen Likert-Skala (*0 = überhaupt nicht* bis *3* bzw. *5 = sehr*) generiert. Für die Skalen zum therapeutischen Arbeitsengagement wurden die internen Konsistenzen für die übergeordneten Skalen errechnet (Cronbachs α *heilendes Engagement* = ,67; Cron-

---

[6] Eine ausführliche Darstellung der Studie findet sich in einer Arbeit der Autoren, die in der Zeitschrift *Die Psychotherapie* veröffentlicht wurde.

bachs α *aufreibendes Engagement* = ,82). Einen wesentlichen Teil des Fragebogens machen Fragen zum Thema Alter und zum eigenen Altern im Kontext des psychotherapeutischen Berufslebens aus, wofür die Skalen und Items überwiegend selbst entwickelt wurden. Die Teilnehmenden wurden nach dem Beginn der Auseinandersetzung mit ihrem eigenen Altern befragt und danach, wie sie die Erfahrung ihres eigenen Altersprozesses (sofern sie sich bereits damit beschäftigten) bisher wahrnahmen. Weitere detaillierte Abfragen wurden auf fünfstufigen Likert-Skalen (*0 = Stimme gar nicht zu* bis *4 = Stimme sehr bzw. vollkommen zu*) generiert. Die entwickelten Fragen beziehen sich ferner auch auf die Sichtweisen über Charakteristika und das Wirken älterer Psychotherapeut:innen. Das Altersthema umfasst konkreter auch die Abfrage der (bisherigen) Auseinandersetzung mit dem Ausstieg aus der psychotherapeutischen Tätigkeit. Dabei wurden u. a. auch die (voraussichtliche) geplante Länge des psychotherapeutischen Praktizierens und Zukunftspläne erfragt. Zudem wurde die jeweilige Wichtigkeit von Feedbackquellen zur Beurteilung über die persönliche Inkompetenz im Alter eingestuft (*0 = gar nicht wichtig* bis *4 = sehr wichtig*). In einem letzten Fragebogenteil wurden relevante Daten zur Person erhoben. Die teilnehmenden Psychotherapeut:innen hatten abschließend die Möglichkeit, Anmerkungen zu der Befragung mitzuteilen sowie ihre Gedanken und Vorstellungen zum Thema eigenes Altern bzw. Altern von Psychotherapeut:innen zu notieren.

Die Studie wurde bei der Ethikkommission des Universitätsklinikums Jena angezeigt und von dieser befürwortet (Aktenzeichen: 2021-2463-Bef). Die Datenerhebung erfolgte im Rahmen einer Onlinebefragung über die Web-Applikation *SoSciSurvey*, wobei die Beantwortung aller Fragestellungen circa 20–25 Minuten in Anspruch nahm. Die Daten wurden zwischen Mitte November 2021 bis März 2022 erhoben. Die Teilnahme erfolgte freiwillig, ohne Vergütung und war vollständig anonym. Die Studienbewerbung fand pandemiebedingt ausschließlich über digitale Kanäle statt.[7]

Mit dem Ausfüllen des Onlinefragebogens begannen insgesamt 383 Personen, von denen 288 Teilnehmende (75,2 %) die Befragung vollständig bis zur letzten Seite bearbeiteten. In die Auswertung wurden lediglich die Daten der bis zum Ende bearbeiteten Fragebögen einbezogen. Die Daten von zwei Person wurden ausgeschlossen, da aufgrund der Angaben zum Alter und zur Erfahrung nicht von einer abgeschlossenen Ausbildung ausgegangen werden konnte.

Studienteilnehmende

Die verwendete Stichprobe umfasste somit insgesamt 286 Therapeut:innen (*n* = 214 bzw. 74,8 % weiblich), von denen 39,2 % (*n* = 112) psychologische und 20,6 %

[7] Besonders unterstützt wurde die Befragung u. a. durch den Bundesverband der Vertragspsychotherapeuten e. V., die Deutsche Fachgesellschaft für tiefenpsychologisch fundierte Psychotherapie/Psycho-dynamische Psychotherapie e. V. (DFT), die Deutsche Gesellschaft für Systemische Therapie, Beratung und Familientherapie (DGSF), die Vereinigung Analytischer Kinder- und Jugendlichen-Psychotherapeuten in Deutschland e. V. (VAKJP), den Newsletter von Dr. Parfen Laszig, Heidelberg, und durch die Ostdeutsche Psychotherapeutenkammer (OPK).

($n = 59$) ärztliche Psychotherapeut:innen für die Behandlung von Erwachsenen (ERW) und 40,2 % ($n = 115$) für die Behandlung von Kindern und Jugendlichen (KJ) waren, 7,7 % ($n = 22$) hatten eine Doppelapprobation. 28 Therapeut:innen (9,8 %) der Stichprobe waren zum Befragungszeitpunkt nicht mehr psychotherapeutisch tätig. Das durchschnittliche Alter der Teilnehmenden betrug 59,8 Jahre (*SD* = 11,9 Jahre, *Range* 29–87 Jahre). 76,8 % ($n = 219$) der Befragten lebten in einer festen Partnerschaft.

Berufsrelevante Merkmale

Der überwiegende Teil der Stichprobe ($n = 126$, 44,1 %) hatte ein Psychologiestudium absolviert. Weitere 19,9 % der Teilnehmenden ($n = 59$) wiesen ein abgeschlossenes Medizinstudium vor und 36,0 % ($n = 103$) hatten ein anderes Studium absolviert, welches sie zur Ausbildung als Psychotherapeut:in für Erwachsene (=ERW) oder Kinder und Jugendliche (=KJ) berechtigte. Die teilnehmenden Therapeut:innen boten vorwiegend psychodynamische Psychotherapieverfahren an, wobei 51,4 % ($n = 147$) AP und 32,5 % ($n = 93$) TP als ihr primäres Verfahren entsprechend der Richtlinien angaben. 14,7 % ($n = 42$) nannten VT als ihr primäres Therapieverfahren und 1,4 % ($n = 4$) SYS. 81,8 % ($n = 234$) der Therapeut:innen arbeiteten in einer eigenen Praxis und 5,9 % ($n = 17$) in einer Gemeinschaftspraxis. 14,7 % ($n = 42$) der Teilnehmenden waren in einer Institution (Ambulanz, Klinik oder Beratungsstelle) tätig und weitere vier (1,4 %) bei einer anderen Arbeitsstelle, welche nicht unter eine der drei genannten Optionen fiel. 34,7 % ($n = 99$) aller Befragten waren in Besitz eines ganzen und 41,4 % ($n = 118$) eines halben Kassensitzes. Die gegenwärtig praktizierenden Therapeut:innen hatten im Durchschnitt 19,1 Jahre psychotherapeutische Arbeitserfahrung (*SD* = 11,4 Jahre, *Range* 0–50 Jahre) und die 28 ehemals psychotherapeutisch Tätigen gaben an, im Mittel 27,8 Jahre in der Praxis tätig gewesen zu sein (*SD* = 11,4 Jahre, *Range* 2–50 Jahre). Die durchschnittliche Arbeitszeit der aktiven PT betrug 34,5 Stunden (*SD* = 11,8 Stunden, *Range* 5–80 Stunden) und die durchschnittlichen wöchentlichen Stunden Psychotherapie betrugen 21,13 Stunden (*SD* = 9,0 Stunden, *Range* 2–48 Stunden). 81,3 % der ERW-Psychotherapeut:innen gaben an, ältere Patient:innen (über 60 Jahre) zu behandeln. Bei diesen 139 ERW-Psychotherapeut:innen lag der Durchschnitt des Anteils älterer Patient:innen in der Behandlung bei 19,2 % (*SD* = 17,3 %, *Range* 1–100 %).

Einige Ergebnisse der Befragung

Die folgende Ergebnispräsentation beschränkt sich auf eine kleine Auswahl zentraler Ergebnisse. Für weitere Details, insbesondere die differenzierte Unterscheidung von Erwachsenen- (ERW) und Kinder- und Jugendlichen-Psychotherapeut:innen (KJP) sowie Therapeuten unterschiedlicher Verfahren sei auf Schierock (2022) bzw. Schierock und Strauß (eingereicht) verwiesen.

Zufriedenheit und Gesundheit

Die befragten Psychotherapeuten vermittelten hinsichtlich ihrer beruflichen Zufriedenheit ein allgemein positives Bild. Dies ist Abb. 8.1 zu entnehmen. Der überwie-

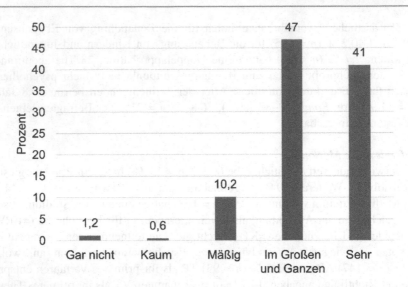

Abb. 8.1 Häufigkeitsverteilung des Antwortverhaltens auf die Frage: „Sind Sie mit Ihrer jetzigen Arbeitssituation zufrieden?"

gende Teil der Stichprobe gab an, „*im Großen und Ganzen*" (47,0 %) oder „*sehr*" (41,0 %) zufrieden mit der eigenen Arbeitssituation zu sein.

Die Mehrheit der befragten Psychotherapeuten (89,9 %) schätzte den eigenen Gesundheitszustand als „*zufriedenstellend*" bis „*sehr gut*" ein. Des Weiteren zeigen die Ergebnisse eine allgemein vorhandene gesundheitsbezogene Achtsamkeit und gesundheitsbezogene Kontrollüberzeugung sowie ein generell gesundheitsbewusstes Verhalten der teilnehmenden Psychotherapeuten. Der Tab. 8.1 ist die Häufigkeitsverteilung der Stichprobe zu gesundheitsbezogenen Items zu entnehmen.

Wahrnehmung und Bewertung des psychotherapeutischen Arbeitens
In der vorliegenden Stichprobe lagen die Werte des *heilenden Engagements* zwischen 8,4 und 13,7 (auf einer Skala von 0 bis 15). Dabei hatten die Teilnehmenden im Mittel ein *heilendes Engagement* von 11,1 (SD = 1,1). Auf der Skala *aufreibendes Engagement* (Skalenwerte von 0 bis 15) lag der Mittelwert der Gesamtstichprobe bei 4,2 (SD = 1,4) bei einer *Range* von 1,0 bis 8,6. Die Mittelwerte der Psychotherapeut:innen für ERW vs. KJ unterschieden sich sowohl beim heilenden als auch beim aufreibenden Engagement signifikant voneinander. Auf der Skala aufreibendes Engagement zeigten sich auch signifikante Unterschiede zwischen den drei Therapieverfahren, wobei VT signifikant geringere Werte verzeichnete als AP und TP.[8] Die Abb. 8.2 und 8.3 stellen diese Unterschiede grafisch dar.

---

[8] Die Gruppe derer, welche die systemische Psychotherapie als Hauptverfahren angab, war für den Gruppenvergleich nach Therapieverfahren mit einer Größe von n = 4 zu klein.

Tab. 8.1 Häufigkeitsverteilung der Gesamtstichprobe zu gesundheitsbezogenen Items

Item	Mögliche Antworten Häufigkeit/Prozent Teilnehmende				
Wie würden Sie Ihren gegenwärtigen Gesundheitszustand beschreiben?	Schlecht (1)	Weniger gut (2)	Zufriedenstellend (3)	Gut (4)	Sehr gut (5)
	1 (0,3 %)	28 (9,8 %)	58 (20,3 %)	140 (49,0 %)	59 (20,6 %)
Wenn Sie Ihren Lebensstil einmal kritisch überdenken, denken Sie, dass er Ihre Gesundheit eher fördert oder sie eher beeinträchtigt?	Stark beeinträchtigt (1)	Beeinträchtigt (2)	Teils, teils (3)	Fördert (4)	Stark fördert (5)
		22 (7,7 %)	97 (33,9 %)	146 (51,0 %)	21 (7,3 %)
Wie stark achten Sie im Allgemeinen auf Ihre Gesundheit?	Gar nicht (1)	Weniger stark (2)	Mittelmäßig (3)	Stark (4)	Sehr stark (5)
		14 (4,9 %)	116 (40,6 %)	137 (47,9 %)	19 (6,6 %)

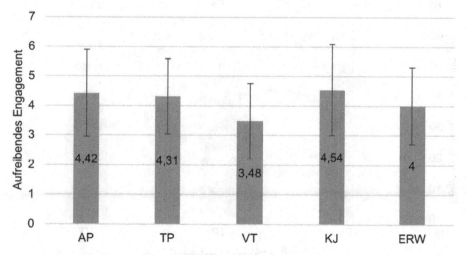

Abb. 8.2 Das mittlere aufreibende Engagement (± 1 SD) in Abhängigkeit von Therapieverfahren und der behandelten Patient:innengruppe

Beginn der Auseinandersetzung mit dem eigenen Altern

Die Auseinandersetzung mit dem Altern wurde in sehr unterschiedlichen Lebens-/ Altersphasen, zwischen 15 und 82 Jahren ($M = 48,23$, $SD = 12,80$ Jahre), begonnen. Hinsichtlich der Fragestellung „Wenn Sie sich selbst mit dem Thema Altern auseinandersetzen, können Sie angeben, in welchem Alter Sie damit begonnen haben?" zeigte sich ein signifikanter Haupteffekt der Therapieverfahren. AP gaben einen signifikant späteren Beginn (das heißt höheres Alter) in der Beschäftigung mit dem eigenen Altern an als VT (Abb. 8.4).

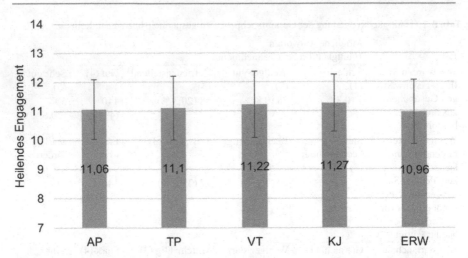

Abb. 8.3 Das mittlere heilende Engagement (± 1 SD) in Abhängigkeit von Therapieverfahren und der behandelten Patient:innengruppe

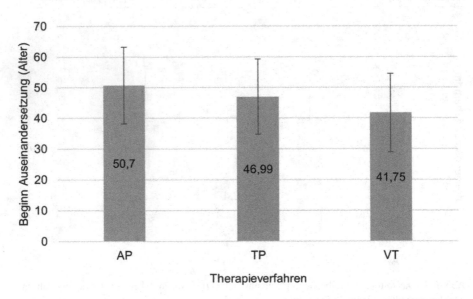

Abb. 8.4 Der mittlere Beginn der Auseinandersetzung mit dem eigenen Altern (± 1 SD) in Abhängigkeit vom Therapieverfahren

Ruhestandsalter

Auf die Frage nach der geplanten Länge der psychotherapeutischen Tätigkeit gaben 175 (68,2 % der noch aktiven Psychotherapeut:innen) ein konkretes Alter an, welches im Durchschnitt 69,9 Jahre (*SD* = 4,4 Jahre, *Range* 60–85 Jahre) betrug. Das mittlere Ruhestandsalter der ehemals tätigen Psychotherapeut:innen lag bei 67,4 Jahren (*SD* = 6,6 Jahre, *Range* 44–80 Jahre). 82 Psychotherapeut:innen

Tab. 8.2 Altersangaben zur geplanten Länge der Tätigkeit

Geplantes Ruhestandsalter	Häufigkeit	Prozent	Kumulative Prozent
< 65	9	3,5	3,5
65–67	45	17,5	21,0
68–70	74	28,8	49,8
71–73	13	5,1	54,9
74–76	21	8,2	63,0
77–79	4	1,6	64,6
80–85	9	3,5	68,1
Lebenslang/so lange wie gesundheitlich möglich	82	31,9	100,0

Anmerkung: N = 257 (aktiv tätige Psychotherapeut:innen, ein fehlender Wert).

Abb. 8.5 Die mittleren Skalenwerte hinsichtlich der Wichtigkeit von Feedbackquellen zur Beurteilung der persönlichen Inkompetenz im Alter

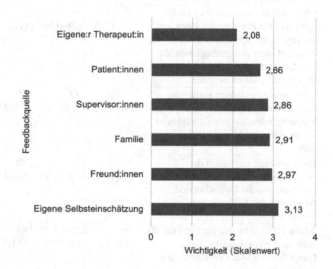

(31,8 % der aktiv Tätigen) gaben an, lebenslang bzw. solange es ihnen gesundheitlich möglich ist, psychotherapeutisch tätig sein zu wollen. Aus Tab. 8.2 geht hervor, dass in etwa die Hälfte der Befragten erst über einem Alter von 70 Jahren in den Ruhestand treten möchte, unter Einschluss derer, die so lange wie möglich tätig sein wollen.

Die Abb. 8.5 zeigt die mittleren Einschätzungen (auf einer Skala von 0 bis 4) zur Bedeutsamkeit von verschiedenen Feedbackquellen zur Beurteilung der eigenen Inkompetenz im Alter. Die befragten Psychotherapeuten erachteten dabei ihre eigene Einschätzung (*MW* = 3,1 *SD* = 0,9) als wichtigste Feedbackquelle!

Verschiedene Sichtweisen auf das Alter und das eigene Altern

Tab. 8.3 zeigt die Häufigkeitsverteilung einiger Antworten zu ausgewählten altersrelevanten Fragestellungen.

Der überwiegende Teil der Stichprobe gab an, sich bisher mit dem eigenen Altern eher intensiv auseinandergesetzt zu haben.

Tab. 8.3 Zustimmung zu ausgewählten Aussagen zum Altern und Ruhestand

Aussage	Häufigkeitsangabe:Grad der Zustimmung				
	0 (gar nicht)	1	2	3	4 (sehr)
Ich setze mich bewusst mit meinem eigenen Altersprozess auseinander	5 (1,7 %)	20 (7,0 %)	44 (15,4 %)	100 (35,0 %)	117 (40,9 %)
Ich tausche mich mit meinen Kolleg:innen, Freund:innen oder Angehörigen über das eigene Altern aus	9 (3,1 %)	35 (12,2 %)	67 (23,4 %)	120 (42,0 %)	55 (19,2 %)
Ich schmiede bewusst Pläne zu meinem Ausstieg aus dem Berufsleben/aus der psychotherapeutischen Praxis	58 (20,3 %)	52 (18,2 %)	49 (17,1 %)	54 (18,9 %)	73 (25,5 %)
Ich würde bei meinem Weg in den Ruhestand/in der Zeit des Beendens der psychotherapeutischen Arbeit das Angebot einer prozessbegleitenden Unterstützung durch Kammern oder Fachgesellschaften begrüße.	90 (31,5 %)	80 (28,0 %)	51 (17,8 %)	42 (14,7 %)	23 (8,0 %)
Ich würde einem:einer Kolleg:in offen mitteilen, wenn ich der Meinung wäre, dass er:sie aufgrund seines Alters nicht mehr praktizieren sollte	48 (16,8 %)	77 (26,9 %)	75 (26,2 %)	62 (21,7 %)	24 (8,4 %)
Ich würde mir bezüglich der Auseinandersetzung mit dem Altern mehr spezifische Reflexion und Austausch mit Kolleg:innen wünschen	56 (19,6 %)	75 (26,2 %)	75 (26,2 %)	56 (19,6 %)	24 (8,4 %)
Ältere PT sind besser geeignet für die Aus- und Weiterbildung, die Durchführung von Selbsterfahrung und Supervision	16 (5,6 %)	25 (8,7 %)	94 (32,9 %)	109 (38,1 %)	42 (14,7 %)
Ältere PT verleugnen oftmals altersbedingte kognitive Einschränkungen	39 (13,8 %)	81 (28,6 %)	96 (33,9 %)	59 (20,8 %)	8 (2,8 %)
Ältere PT neigen eher zur Selbstüberschätzung	59 (20,8 %)	80 (28,3 %)	98 (34,6 %)	37 (13,1 %)	9 (3,2 %)
Ältere PT sehen einen höheren Anteil an älteren Patient:innen in ihrer Praxis als jüngere PT[a]	22 (12,9 %)	36 (21,2 %)	42 (24,7 %)	53 (31,2 %)	17 (10,0 %)
Mit zunehmendem Alter fällt es leichter, sich in die Lebenswelten ganz unterschiedlicher Generationen einzufühlen[a]	4 (2,3 %)	21 (12,3 %)	50 (29,2 %)	57 (33,3 %)	39 (22,8 %)
Ältere PT sollten über eigene Erfahrungen mit dem Altern offen mit ihren Patient:innen sprechen[a]	31 (18,1 %)	57 (33,2 %)	44 (25,7 %)	27 (15,8 %)	12 (7,0 %)

Tab. 8.3 (Fortsetzung)

Aussage	Häufigkeitsangabe:Grad der Zustimmung				
	0 (gar nicht)	1	2	3	4 (sehr)
Ältere PT können ihren Patient:innen ein Vorbild dafür sein, dass man im Alter noch aktiv sein kann[a]	5 (2,9 %)	14 (8,2 %)	28 (16,4 %)	67 (39,2 %)	57 (33,3 %)
Ältere Patient:in-Therapeut:in-Dyaden konfrontieren sich wechselseitig mit existenziellen Themen, dem Alter und der Vergangenheit[a]	16 (9,4 %)	31 (18,1 %)	56 (32,7 %)	48 (28,1 %)	20 (11,7 %)
Ich glaube, dass mir altersbedingte Einschränkungen (insbesondere gesundheitliche) ein Fortführen des Praktizierens über dem von mir angegebenen Alter hinaus erschweren werden	35 (12,4 %)	39 (13,6 %)	77 (26,9 %)	82 (28,7 %)	50 (17,5 %)
Ich glaube, dass ich aufgrund ungünstiger Arbeitsbedingungen (z. B. hoher bürokratischer Aufwand, digitale Herausforderungen) nicht mehr über das von mir genannte Alter hinaus praktizieren möchte	72 (25,5 %)	45 (16,0 %)	59 (20,9 %)	59 (20,9 %)	47 (16,7 %)
Ich möchte ab dem genannten Alter insbesondere mehr Zeit in andere Dinge, wie z. B. Reisen, Familie, Freund:innen oder Hobbys, investieren	10 (3,5 %)	23 (8,1 %)	44 (15,5 %)	68 (24,0 %)	138 (48,8 %)
Ich möchte ab dem genannten Alter insbesondere mehr Zeit in andere berufliche Tätigkeitsfelder, wie z. B. Supervision, Lehre oder Wissenschaft, investieren	87 (30,9 %)	61 (21,6 %)	61 (21,6 %)	37 (13,1 %)	36 (12,8 %)
Ich glaube, dass sich meine altersbedingten Veränderungen negativ auf den psychotherapeutischen Prozess auswirken werden	72 (25,4 %)	94 (33,2 %)	70 (24,7 %)	38 (13,4 %)	9 (3,2 %)
Ich orientiere mich bei meiner Zukunftsplanung an dem Ruhestandszeitpunkt meines:meiner Partners bzw. Partnerin	125 (44,2 %)	49 (17,3 %)	49 (17,3 %)	34 (12,0 %)	26 (9,1 %)
Ich mache meinen Ruhestandszeitpunkt an meiner finanziellen Planung fest	68 (24,0 %)	64 (22,6 %)	54 (19,1 %)	52 (18,4 %)	45 (15,9 %)

Anmerkungen. [a]Bei diesen Aussagen wurden ausschließlich die Antworten der ERW-PT betrachtet.

Älteren Psychotherapeut:innen wurden u. a. einige Ressourcen und Potenzial zugeschrieben: Beispielsweise stimmte ein großer Teil der ERW-Psychotherapeut:innen nahezu oder vollkommen zu, dass ältere Psychotherapeut:innen ihren Patient:innen ein Vorbild sein können und dass es mit zunehmendem Alter leichter fällt, sich in die Lebenswelten der Patient:innen einzufühlen. Auch stimmte mehr als die Hälfte aller Befragten nahezu bis vollkommen der Aussage zu, dass sich ältere Psychotherapeut:innen besser für die Aus- und Weiterbildung, die Durchführung von Selbsterfahrung und Supervision eignen.

Als ein ausschlaggebender Aspekt für den Ausstieg aus der Praxis war für die Psychotherapeut:innen das Verlangen, die Zeit für andere Dinge zu nutzen, vordergründig relevant. Die Befragten orientieren sich hingegen eher gar nicht bis selten an der Ruhestandsplanung des bzw. der Partner:in. Bei vielen Aussagen zeigen die Antworten eine breite Varianz, so z. B. im Hinblick auf die Verleugnung von altersbedingten Veränderungen bzw. der Antizipation solcher Veränderungen. Interessanterweise wünschen sich relativ wenige Befragte eine intensivere Unterstützung durch Verbände/Kammern im Kontext des Beendens der Tätigkeit. Relativ wenig Zustimmung findet die Aussage, dass altersbedingte Veränderungen den Prozess beeinträchtigen könnten.

8.8   Schlussfolgerungen

Die Ergebnisse zeigen, dass sich fast alle der befragten Psychotherapeut:innen bereits mit dem Altern beschäftigt haben, wobei sich interindividuelle Unterschiede etwa in der Art und in der Intensität der Auseinandersetzung sowie hinsichtlich relevanter Themengebiete im Alter zeigen. Das Antwortspektrum bei Fragen zur Beschäftigung und zum Umgang mit dem eigenen Altern wurde bei vielen Items voll ausgeschöpft, wobei dies auch andeutet, dass die Art der Auseinandersetzung mit dem Altern von Faktoren wie der jeweiligen Lebensphase und der aktuellen beruflichen Situation inklusive der psychotherapeutischen Orientierung abhängig scheint. Die Einschätzungen der befragten Psychotherapeut:innen weisen auf eine hohe Verbundenheit mit ihrem Beruf und mit psychotherapienahen Tätigkeiten im Alter hin, wobei sie die beruflichen Gestaltungsfreiheiten überwiegend auch im höheren Alter nutzen möchten. Die hohe berufliche Zufriedenheit der Psychotherapeut:innen geht mit den Befunden aus anderen Studien (z. B. Geller und Farber 2015; Orlinsky und Rønnestad 2015; Reimer et al. 2005; Vangermain und Brauchle 2013) einher. Auch hinsichtlich der zwei Dimensionen des psychotherapeutischen Arbeitserlebens (heilendes und aufreibendes Engagement) zeigten sich in der vorliegenden Stichprobe vergleichbare mittlere Werte wie in der Studie von Orlinsky und Rønnestad (2015). Dass AP in der vorliegenden Stichprobe mehr „aufreibendes Engagement" als VT aufwiesen, lässt vermuten, dass auch die Zuordnung zu den Therapieschulen bzw. zugrunde liegende Anschauungen sowie unterschiedliche Herangehensweisen/ Techniken der Therapieschulen Einfluss auf das Erleben in der Psychotherapie nehmen. Insgesamt bestärken die Ergebnisse die Vermutung, dass Psychotherapeut:innen (auch im Vergleich zu anderen Berufsgruppen, wie Studien zum antizipierten Ende Erwerbstätigkeit zeigen, vgl. Richter et al. 2022) die Freiheit, überdurchschnittlich lange in ihrem Beruf tätig zu sein, erleben und häufig auch nutzen wollen und beispielsweise eher seltener annehmen, dass altersbedingte körperliche Veränderungen mit der Tätigkeit interferieren.

Auch wenn die Stichprobe sicher nicht repräsentativ ist (zu den Limitationen der Befragung, die als Pilotstudie konzipiert war, siehe Schierock 2022), deuten die Antworten in dieser Befragung auf eine relativ hohe Zufriedenheit mit dem Beruf und auf eine gute Gesundheit hin. Die hohe Bereitschaft, relativ lange berufstätig zu sein, zeugt diesbezüglich von einer großen Freiheit in der Profession der Psychotherapeut:innen.

Literatur

Benjamin LS (2015) The arts, crafts, and sciences of psychotherapy. J Clin Psychol 71(11):1070–1082. https://doi.org/10.1002/jclp.22217

Bermann A (2009) Reflections on aging, psychotherapy, and spiritual practice. Women Ther 32(2–3):267–274. https://doi.org/10.1080/02703140902851849

Bohart AC (2015) From there and back again. J Clin Psychol 71(11):1060–1069. https://doi.org/10.1002/jclp.22216

Castonguay LG, Hill CE (Hrsg) (2018) How and why are some therapists better than others?: Understanding therapist effects. American Psychological Association, Washington, DC

Chessick RD (2013) Special problems for the elderly psychoanalyst in the psychoanalytic process. J Am Psychoanal Assoc 61(1):67–93. https://doi.org/10.1177/0003065112474842

Clemens NA (2011a) A psychiatrist retires: an oxymoron? J Psychiatr Pract 17(5):351–354. https://doi.org/10.1097/01.pra.0000405365.97666.5d

Clemens NA (2011b) A psychiatrist retires: the happening. J Psychiatr Pract 17(6):425–428. https://doi.org/10.1097/01.pra.0000407966.72722.39

Curtis-Boles H (2009) Finding my professional voice: a woman of color's professional journey. Women Ther 32(2–3):209–221. https://doi.org/10.1080/02703140902852060

Eissler KR (1993) On possible effects of aging on the practice of psychoanalysis: an essay. Psychoanal Inq 13(3):316–332. https://doi.org/10.1080/07351699309533944

Erikson EH (1980) On the generational cycle. An address. Int J Psychoanal 61(2):213–223

Ermann M (2019) Psychoanalytiker im Alter. Forum Psychoanalyse 35(2):163–173. https://doi.org/10.1007/s00451-019-00343-y

Fieldsteel ND (2011) The aging therapist. Group 35(1):11–16

Fincke JI, Möller H, Taubner S (2015) Does interpersonal behavior of psychotherapy trainees differ in private and professional relationships? Front Psychol 6:765. https://doi.org/10.3389/fpsyg.2015.00765

Flores Y (2009) On becoming an elder: an immigrant latina therapist narrative. Women Ther 32(2–3):170–185. https://doi.org/10.1080/02703140902851906

Fodor I (2015) A female therapist's perspective on growing older. J Clin Psychol 71(11):1115–1120. https://doi.org/10.1002/jclp.22221

Freud S. Briefe 1873–1939 (ausgewählt und herausgegeben v. E. und L. Freud). Fischer, Frankfurt am Main, 1968: 440 (Wien, 16.5.1935 an Lou Andreas-Salomé)

Freyberger HJ, Richter-Appelt H, Richter R (2018) Alternde Psychotherapeutinnen und alternde Psychotherapeuten. PDP Psychodynamische Psychother 17(1):36–42

Geller JD, Farber BA (2015) Introduction: reflections of senior therapists. J Clin Psychol 71(11):1049–1059. https://doi.org/10.1002/jclp.22215

Goldfried MR (2015) A professional journey through life. J Clin Psychol 71(11):1083–1092. https://doi.org/10.1002/jclp.22218

Guy JD, Stark MJ, Poelstra P, Souder JK (1987) Psychotherapist retirement and age-related impairment: results of a national survey. Psychotherapy 24(4):816–820. https://doi.org/10.1037/h0085784

Hahn E, Rohr M, Usemann P (2021) TherapeutInnen im goldenen Alter. Psychother Alter 18(2):203–222. https://doi.org/10.30820/1613-2637-2021-2-203

Henry S (2009) The therapist's illness as an opportunity in the clinical hour. Women Ther 32(2–3):291–297. https://doi.org/10.1080/02703140902851971

Höffe O (2018) Die hohe Kunst des Alterns. Beck, München

Hoyt MF (2015) Stepping into retirement: a postcard from the threshold. J Clin Psychol 71(11):1121–1127. https://doi.org/10.1002/jclp.22222

Jaques E (1965) Death and the mid-life crisis. Int J Psychoanal 46(4):502–514

Jordan JV (2009) Losing certainty and finding voice: one therapist's reflections on doing therapy in the last third of life. Women Ther 32(2–3):239–251. https://doi.org/10.1080/02703140902851872

Junkers G (2007) Der Abschied vom Leben als Analytiker. In: Zwettler-Otte S (Hrsg) Entgleisungen in der Psychoanalyse. Vandenhoeck & Ruprecht, Göttingen, S 150–165. https://doi.org/10.13109/9783666491252.150

Junkers G (Hrsg) (2013) Die leere Couch: Der Abschied von der Arbeit als Psychoanalytiker. Psychosozial-Verlag, Gießen

Kantrowitz JL (2015) Reflections on becoming an older and more experienced psychotherapist. J Clin Psychol 71(11):1093–1103. https://doi.org/10.1002/jclp.22219

Langer R (2019) Psychotherapist retirement: what is lost and what is gained. Psychodyn Pract 25(4):342–355. https://doi.org/10.1080/14753634.2019.1670094

Liebenberg B (2011) How old is your therapist? Group 35(1):41–44

Linden M, Burri M, Fichter M, Gutzmann H, Hegerl U, Kapfhammer H-P et al (2021) Negatives Altersstereotyp und Ageism in der Gesellschaft und in der Arbeitswelt. ASU Arbeitsmed Sozialmed Umweltmed 2021(10):623–626. https://doi.org/10.17147/asu-2110-8656

Loeb E (2009) The therapist at 60, the patient at 60: challenges for psychotherapy. Women Ther 32(2–3):186–201. https://doi.org/10.1080/02703140902852268

Maercker A (2015) Alterspsychotherapie und klinische Gerontopsychologie. Springer, Berlin/Heidelberg

Marquard O (2013) Endlichkeitsphilosophisches – Über das Altern. Reclam, Stuttgat

Mason L (2009) Be kind, for everyone you meet is fighting a great battle. Women Ther 32(2–3):230–238. https://doi.org/10.1080/02703140902852045

Messer SB (2015) How I have changed over time as a psychotherapist. J Clin Psychol 71(11):1104–1114. https://doi.org/10.1002/jclp.22220

Mitchell V (2009) Foreword: the long view. Women Ther 32(2–3):151–157. https://doi.org/10.1080/02703140902852300

Moglen H, Namir S (2009) Leaving analysis and moving beyond pain. Women Ther 32(2–3):222–229. https://doi.org/10.1080/02703140902852144

Moskowitz MR (2011) The aging group leader and group process. Group 35(1):51–58. http://www.jstor.org/stable/41719309. Zugegriffen am 12.12.2022

Orlinsky DE, Rønnestad MH (2015) Psychotherapists growing older: a study of senior practitioners. J Clin Psychol 71(11):1128–1138. https://doi.org/10.1002/jclp.22223

Orlinsky DE, Ambühl H, Rønnestad MH, Davis J, Gerin P, Davis M et al (1999) Development of psychotherapists: concepts, questions, and methods of a collaborative international study. Psychother Res 9(2):127–153. https://doi.org/10.1080/10503309912331332651

Pennington S (2009) Aging with my clients. Women Ther 32(2–3):202–208. https://doi.org/10.1080/02703140902852078

Power A (2015) Forced endings in psychotherapy and psychoanalysis. Routledge, London

Råbu M, McLeod J (2018) Wisdom in professional knowledge: why it can be valuable to listen to the voices of senior psychotherapists. Psychother Res 28(5):776–792. https://doi.org/10.1080/10503307.2016.1265685

Råbu M, Moltu C, Binder P-E, McLeod J (2016) How does practicing psychotherapy affect the personal life of the therapist? A qualitative inquiry of senior therapists' experiences. Psychother Res 26(6):737–749. https://doi.org/10.1080/10503307.2015.1065354

Radebold H (Hrsg) (1997) Altern und Psychoanalyse. Vandenhoeck & Ruprecht, Göttingen

Radebold H (2010) Können und sollen Psychoanalytikerinnen und Psychoanalytiker lebenslang behandeln? Psyche 64(2):97–121

Randles JA (2016) Later life transitions and changes in psychiatry. Australas Psychiatry 24(2):148–150. https://doi.org/10.1177/1039856216634820

Reimer C, Jurkat HB, Vetter A, Raskin K (2005) Lebensqualität von ärztlichen und psychologischen Psychotherapeuten. Psychotherapeut 50(2):107–114. https://doi.org/10.1007/s00278-005-0411-8

Rentsch Th, Vollmann M (2020) Gutes Leben im Alter. Die philosophischen Grundlagen. Reclam, Stuttgart

Richter G, Tisch A, Hasselhorn H, Bellmann L (2022) Arbeit und Alter(n), wie ein längeres Erwerbsleben möglich werden kann. Aus Polit Zeitgeschichte 20(2022):20–27

Rønnestad MH, Orlinsky DE (2006) Therapeutische Arbeit und berufliche Entwicklung. Die Psychotherapie 51(4):271–275. https://doi.org/10.1007/00278-006-0496-8

Rønnestad MH, Skovholt TM (2001) Learning arenas for professional development: retrospective accounts of senior psychotherapists. Prof Psychol Res Pract 32(2):181–187. https://doi.org/10.1037/0735-7028.32.2.181

Sands SH (2009) Less time ahead, more behind: being a psychotherapist in the last third of life. Women Ther 32(2–3):158–169. https://doi.org/10.1080/02703140902851948

Schierock M (2022) Wie gehen Psychotherapeuten mit dem eigenen Altern um? Unveröffentlichte Masterarbeit. Friedrich-Schiller-Universität, Jena

Schierock M, Strauß B (2023a) Früher oder später wird man – auch als Psychotherapeut:in – nicht mehr gebraucht? Eine systematische Literaturübersicht zum Umgang von psychotherapeutisch Tätigen mit dem eigenen Alter. Psychother Psychosom Med psychol

Schierock M, Strauß B (2023b) „Altern ist nichts für Feiglinge" – Eine Onlinebefragung von Psychotherapeut:innen zu Berufszufriedenheit, Gesundheit und dem Umgang mit dem eigenen Altern. psychother

Schulman GL (2003) Thougths of an old therapist about the impact of age on her clinical work. Contemp Fam Ther 25(3):283–294. https://doi.org/10.1023/a:1024507304796

Schwartz K, Schwartzberg SL (2011) Psychodynamically informed groups for elders: a comparison of verbal and activity groups. Group 35(1):17–31

Shatsky P (2016) Everything ends: identity and the therapist's retirement. Clin Soc Work J 44(2):143–149. https://doi.org/10.1007/s10615-015-0553-2

Spira M, Berger B (2016) The impact of aging on clinical practice: a developmental challenge. Clin Soc Work J 44(2):127–134. https://doi.org/10.1007/s10615-015-0555-0

Steiner A (2011) The therapist's professional will: a backup plan every clinician needs. Group 35(1):33–40. http://www.jstor.org/stable/41719306

Tallmer M (1992) The aging analyst. Psychoanal Rev 79(3):381–404

Ullrich P, Thomä H (2010) Alte PsychoanalytikerInnen als Thema qualitativer berufsbiographischer Forschung, Konzeptuelle Überlegungen und erste empirische Befunde. Psyche 64(2):122–150

Ullrich P, Kuhnt S, Haberkorn S, Wachtler B, Barthel Y, Thomä H et al (2009) Im hohen Alter hinter der Couch? Psychotherapeut 54(6):491–497. https://doi.org/10.1007/s00278-009-0700-8

Vangermain D, Brauchle G (2013) Arm, aber glücklich? Psychotherapeut 58(3):276–284. https://doi.org/10.1007/s00278-012-0945-5

Wampold B, Owen J (2021) Therapist effects. In: Barkham M, Lutz W, Castonguay LG (Hrsg) Bergin and Garfield's handbook of pychotherapy and behavior change, 7. Aufl. Wiley, New York, S 297–326

Weber RL (2011) Aging and existential factors. Group 35(1):5–7

Weiner MF (1990) Older psychiatrists and their psychotherapy practice. Am J Psychother 44(1):44–49. https://doi.org/10.1176/appi.psychotherapy.1990.44.1.44

Yalom I (2007) Die Schopenhauer Kur. Frankfurt, btb Verlag

Youcha I (2011) The last phase. Group 35(1):45–49

Eigenübertragung und andere psychodynamische Klippen – darum tun sich Psychotherapeuten mit älteren Patienten so schwer

Gereon Heuft

Zusammenfassung

Einleitend werden gesellschaftlich kolportierte negative Altersstereotypien, die selbst von der sich gesellschaftskritisch verstehenden Psychoanalyse lange Zeit unhinterfragt geblieben sind, reflektiert und die mühsame Emanzipation der psychodynamischen Psychotherapie Älterer in den letzten 120 Jahren skizziert.

In einem zweiten Schritt wird das Übertragungs-Gegenübertragungs-Paradigma um die unreflektierten Eigenübertragungskonflikte des Psychotherapeuten gegenüber seinen älteren Patienten erweitert. Darüber hinaus wird für eine Sensibilität im Umgang mit der politischen Biografie Älterer geworben und auf die fehlende Anschlussfähigkeit aller in Deutschland wissenschaftlich anerkannten Psychotherapieverfahren an die spirituelle bzw. religiöse Dimension des Menschen und die existenziellen Erfahrungen von Sterben und Tod hingewiesen.

Neben den sich daraus ableitenden Aufgaben für die Weiterentwicklung der psychodynamischen Psychotherapie wird die Bedeutung des Life Reviews als einer breit einsetzbaren Methode zur (Selbst-)Vergewisserung der durch den Alternsprozess immer wieder gefährdeten eigenen Identität herausgestellt.

G. Heuft (✉)
Klinik für Psychosomatische Medizin und Psychotherapie, Universitätsklinikum Münster, Münster, Deutschland
e-mail: heuftge@ukmuenster.de

© Der/die Autor(en), exklusiv lizenziert an Springer-Verlag GmbH, DE, ein Teil von Springer Nature 2023
B. Strauß, C. Spitzer (Hrsg.), *Psychotherapeuten und das Altern*, Psychotherapie: Praxis, https://doi.org/10.1007/978-3-662-65228-2_9

9.1 Grundsätzliches zur Haltung auch von Psychotherapeuten gegenüber dem Alter in den letzten 120 Jahren

Die derzeit allenthalben mit großem Ernst geführte Diskussion um Diversität menschlichen Lebens und eine diskriminierungsfreie Sprache kann sich insbesondere auf Artikel 3 Satz 3 des Grundgesetzes der Bundesrepublik Deutschland (1949) stützen, nach dem niemand wegen seines Geschlechtes, seiner Abstammung, seiner Rasse, seiner Sprache, seiner Heimat und Herkunft, seines Glaubens, seiner religiösen oder politischen Anschauung benachteiligt oder bevorzugt werden darf. Zudem darf niemand wegen seiner Behinderung benachteiligt werden. – Das Lebensalter wird bei diesen Schutz-Aspekten nicht in den Blick genommen. Erst das 2006 in Kraft getretene Allgemeine Gleichbehandlungsgesetz (AGG, auch Antidiskriminierungsgesetz genannt) erwähnt im § 1 auch das „Alter" und die „sexuelle Identität" im Hinblick auf die Verhinderung oder Beseitigung von Benachteiligungen.

Da das zentrale Werkzeug des Ärztlichen und Psychologischen Psychotherapeuten die Sprache ist, kommt eine alterssensible Psychotherapie an einer Auseinandersetzung mit der sprachlichen Darstellung von Alter in unserer Gesellschaft nicht vorbei. Während jugendfeindliche Begriffe eher selten sind, finden sich in unserer Sprache häufiger das Alter diskriminierende Begriffe bis hin zur Altersfeindlichkeit wie z. B.: „Rentnerschwemme, Überalterung, Alterslast, alter Knacker, alte Jungfer" oder „Krabbelstubbe für Senioren". Damit verbunden sind oft negative Zuschreibungen wie: „demografische Zeitbombe" Älterer.

Nachdem der Beginn „des Alters" lange Zeit über soziologische Kategorien wie z. B. den „Beginn der Berentung" (im traditionellen Rollenbild am ehesten bei Männern) oder den „Auszug des letzten Kindes" (eher bei Frauen) definiert worden ist, führte eine zunehmende Sensibilität für den weiten Range solcher Schwellensituationen im Leben in Projektion auf das reale Lebensalter dazu, dass „das Alter" im internationalen Schrifttum i. d. R. mit dem 60. Lebensjahr beginnt.

Tragischerweise haben die Exponenten der psychodynamischen Psychotherapie das von ihnen so hoch gehaltene kulturkritische Potenzial leider für eine Sicht auf ältere Menschen lange nicht nutzen können. Denn die von S. Freud Anfang des 19. Jahrhunderts postulierte Altersgrenze für psychoanalytische Behandlungen bei rund 40 Jahren wurde weitgehend unhinterfragt bis in die 1970er-Jahre hinein tradiert. Aus dieser Sicht galten vor 120 Jahren die über 45-Jährigen bereits als „Ältere", während heute die Alterspsychotherapie und Gerontopsychosomatik (Heuft 1990) die differenzielle Therapieindikation und Behandlungsoptionen bei über 60-Jährigen ohne strikte Altersgrenze nach oben bei stimmiger Indikationsstellung beforscht und realisiert.

Zunächst entwickelten sich sozialtherapeutische und psychotherapeutische Interventionen in den USA ab 1950 durch die Initiative von Mitgliedern unterschiedlicher nichtärztlicher Berufsgruppen sowohl bei in Heimen untergebrachten Veteranen des Ersten Weltkrieges als auch bei in Großkrankenhäusern hospitalisierten alterspsychiatrischen Patienten durch gruppentherapeutische Interventionen, die zwischen 1960 und 1970 durch psychoanalytisch weitergebildete Psychiater theoretisch und praktisch gefördert wurden. In diesem Zusammenhang wurde 1963 die „Boston Society for Gerontologic Psychiatry" gegründet. In der Folge kam es zu einer intensiveren Nutzung auch der Methode ambulanter Einzelpsychotherapien bei Älteren.

Etwa 20 Jahre zeitversetzt entwickelte sich die Alterspsychotherapie im deutschsprachigen Raum zunächst in der Schweiz auf der Basis der (psycho)analytischen Psychologie von C.G. Jung mit Etablierung eines gerontopsychiatrischen Schwerpunktes in der Psychiatrischen Universitätsklinik Lausanne (Müller 1967).

Einer der wesentlichen Gründe für die noch spätere Entwicklung der Alterspsychotherapie in Deutschland und Österreich liegt in der Verfolgung psychoanalytisch weitergebildeter Experten durch die Nationalsozialisten während des Dritten Reiches. Die sich nach Ende der nationalsozialistischen Diktatur und dem Zweiten Weltkrieg erst nach und nach wieder entwickelnden psychoanalytischen Kompetenzen mithilfe von Weiterbildungen vor allem in England und den Niederlanden konzentrierten sich beim Wiederaufbau über psychoanalytische Institute zunächst auf jüngere Erwachsene. Erste erfolgreiche Psychotherapien bei 55- bis 65-Jährigen wurden auf der Psychotherapiestation der psychiatrischen Universitätsklinik der Freien Universität (FU) Berlin von Radebold (1972) beschrieben und ab 1970 bei 50- bis 70-Jährigen im einzeltherapeutischen und gruppenpsychotherapeutischen Setting an der Abteilung für Psychotherapie der Universität Ulm fortgeführt (Radebold 1976). Die Psychiatrie-Enquête (1975) der Bundesregierung stellte insofern einen Wendepunkt dar, als sie erstmals auf den erheblichen psychotherapeutischen Behandlungsbedarf bei der Gruppe der über 65-Jährigen hinwies.

Eine erste und bisher relativ singuläre universitäre Verankerung der Alterspsychotherapie stellte die Berufung von Hartmut Radebold auf den Lehrstuhl für Klinische Psychologie mit dem späteren Zusatz „unter Berücksichtigung des höheren und hohen Alters" 1976 an der Universität/Gesamthochschule Kassel dar, wo auch die „Interdisziplinäre Arbeitsgruppe für Angewandte Soziale Gerontologie (ASG)" etabliert wurde.

Als Meilensteine der Wahrnehmung von Alterspsychotherapie in der fachwissenschaftlichen Öffentlichkeit seien beispielhaft der Beitrag von Radebold in der ersten Auflage des Lehrbuches von v. Uexküll unter der programmatischen Überschrift „Psychosomatische Probleme in der Geriatrie" (1979) genannt, wobei bis einschließlich zur 4. Auflage 1990 der Wissensstand weiterhin gering blieb, sowie die Übersichtsarbeit von Heuft und Marschner (1994) über psychotherapeutische Optionen für Ältere.

Dieses Engagement, auch Älteren die Option einer psychotherapeutischen Behandlung zu eröffnen, erfolgte in einer heute kaum noch vorstellbaren verdeckten oder sogar offenen Ablehnung durch einschlägige Fachgesellschaften oder Meinungsführer. So ist von keinem psychoanalytischen Weiterbildungsinstitut bis Anfang der 1990er-Jahre bekannt, dass es von sich aus das Thema der psychoanalytischen Alterspsychotherapie in der Weiterbildung angeboten hätte. In der Folge nahmen Weiterbildungskandidaten im Rahmen ihrer supervidierten Behandlungen in aller Regel auch keine Patienten in Behandlung, die deutlich älter als sie selber waren. Damit tradierte sich die „Indikationszensur" gegenüber älteren Menschen unreflektiert weiter. Wie weiter unten noch zu diskutieren sein wird, hätten solche Behandlungen mit einer „inversen Altersrelation" die jüngeren Weiterbildungskandidaten auch mit Erfahrungen der aktiven Generation aus der Zeit der nationalsozialistischen Diktatur und des Zweiten Weltkrieges in Kontakt gebracht. So trafen mangelhaft ausgearbeitete Konzepte eines Verständnisses des psychischen bzw. psychosomatischen Alternsprozesses mit einer Abschottung gegenüber Schuld- und traumatischen Erfahrungen der Täter oder/und Opfer im Sinne einer Abwehr der „politischen Biografie alter Menschen" (Lohmann und Heuft 1997) in sich wechselseitig verstärkender Weise zusammen. Als „Rationalisierung" wurde immer und immer wieder kolportiert, „die Älteren" hätten doch auch von sich aus gar kein Interesse an einer psychotherapeutischen Behandlung, ihr Persönlichkeit sei im Alter für Weiterentwicklungen zu „starr oder rigide" (geworden) oder der Trauerprozess über bewusst werdende „verpasste Chancen im Leben" könne bei psychodynamischen Behandlungen gar bedrohliche Ausmaße annehmen.

Parallel zur Gründung der bewusst interdisziplinär angelegten regelmäßigen Arbeitstagungen „Gerontopsychosomatik und Alterspsychotherapie" ab 1992 – zunächst an der Klinik für Psychosomatik und Psychotherapie des Universitätsklinikums in Essen und ab 2000 in Münster (Veranstalter: Gereon Heuft [Psychosomatische Medizin und Psychotherapie]; Hartmut Radebold [Alterspsychotherapie]; Andreas Kruse [Gerontologie] und Hans-Georg Nehen [Innere Medizin und Geriatrie]) – erschien 1992 das erste Lehrbuch der Alterspsychotherapie von Radebold.

Aktuell könnte man von einer Differenzierungsphase der Gerontopsychosomatik und Alterspsychotherapie sprechen, da die beiden psychotherapeutischen Verfahren der psychodynamischen Psychotherapie und der Verhaltenstherapie verschiedene Behandlungsformen und Anwendungen Älterer in unterschiedlichen ambulanten und stationären Behandlungssettings erproben und anwenden. Für weiterführende Informationen zur Entwicklung der Gerontopsychosomatik und Alterspsychotherapie über die letzten 100 Jahre sei auf das *Lehrbuch der Gerontopsychosomatik und Alterspsychotherapie* von Heuft et al. (2006, S. 205 ff.) verwiesen.

9.2   Worin begründet sich die „Indikationszensur" gegenüber der Psychotherapie Älterer?

Im Nachfolgenden werden drei wesentliche Gründe für die bis heute anhaltende – wenn auch mit nachlassender Vehemenz – passiv-ignorierende oder aktiv-ablehnende Haltung gegenüber der psychotherapeutischen Behandlung Älterer vertiefend diskutiert:

1. unreflektierte und damit unbearbeitete Eigenübertragungskonflikte des Diagnostikers und Psychotherapeuten;
2. daraus und aus Unwissenheit resultierende Unsicherheiten im Umgang mit der politischen Biografie Älterer;

3. fehlende Anschlussfähigkeit der Konzepte aller in Deutschland wissenschaftlich anerkannten Psychotherapieverfahren an die spirituelle bzw. religiöse Dimension des Menschen und die existenziellen Erfahrungen von Sterben und Tod.

9.2.1 Die Erweiterung des Übertragungs-Gegenübertragungs-Paradigmas um die Dimension der Eigenübertragung

Obwohl die kulturkritische und selbstreflexive Potenz der Psychoanalyse (Devereux 1967) jeder monolithischen Ideologisierung in der Theoriebildung Widerstand leisten sollte, machte der Autor Ende der 1980er-Jahre beim Aufbau einer Sprechstunde für Ältere (damals: über 50-Jährige!) an der Psychosomatischen Universitätsklinik Heidelberg noch die Erfahrung, dass er als Facharzt und Psychoanalytiker zwar mit den Patienten >50 Jahre die Indikation und Motivation zu einer ambulanten Psychotherapie erarbeiten konnte, die nachfolgende persönliche Vermittlung an die damals schon in Heidelberg sehr große Gruppe der niedergelassenen psychodynamisch ausgerichteten Psychotherapeuten jedoch oft scheiterte mit dem Hinweis auf die weiter oben genannten Gründe. Natürlich wird man durch solche Rückmeldungen als selbstkritischer Diagnostiker zunächst auf die Reflexion evtl. übersehener Gegenübertragungsaspekte verwiesen und überlegt noch einmal, ob man tatsächlich eine solche Dynamik in der konkordanten Gegenübertragung übersehen haben könnte.

Nachdem der Autor bereits während seiner psychoanalytischen Ausbildung am DGPT-Institut in Stuttgart wie auch als gerontopsychiatrisch weitergebildeter Psychiater unter Supervision eines älteren Lehranalytikers die Erfahrung erfolgreicher psychodynamischer Behandlungen gemacht hatte, widerfuhr ihm in der Abschlussprüfung zum Psychoanalytiker die Frage der Prüfungsleiterin und Vorsitzenden des Instituts: „Herr Heuft, wie haben Sie das mit der Patientin, die fast doppelt so alt ist wie Sie, hinbekommen? Meine Patienten werden auch immer älter, sind aber stets jünger als ich selber!?" – Diese Erfahrungen waren für den Autor der Anlass, das zentrale psychoanalytische Paradigma der Gegenübertragung daraufhin zu untersuchen, inwiefern neben der herausarbeitbaren möglichen Gegenübertragungs-Widerstände noch weitere relevante Kräfte seitens des Psychotherapeuten auf die differenzielle Therapieindikation und den Behandlungsverlauf Älterer einwirken.

Auf eine Entwicklung des Übertragungs-Konzeptes nach seiner ersten Erwähnung als der eines relativ bewusstseinsnahen Prozesses, nachdem es sich „um einen Zwang und um eine Täuschung, die mit Beendigung der Analyse zerfließe" (Freud 1895, S. 311) handele, wird an dieser Stelle begründet verzichtet (vgl. Heuft 1990, S. 300 ff.). Auch die sich bei dem Psychoanalytiker entwickelnden konkordanten und komplementären Gegenübertragungsreaktionen als Empathie in die Selbst-Aspekte des Patienten und in die Objektbeziehungsdynamik zwischen dem Patienten und dem Behandler wird als bekannt vorausgesetzt. Während Freud um die Risiken der Gegenübertragung wusste und aus Sorge um die Beeinträchtigung des Unbewussten des Analytikers als Instrument der Analyse warnend zum Vergleich der Haltung eines Analytikers mit der eines Chirurgen (1912, S. 380) und dem be-

kannten Spiegelgleichnis (1912, S. 384) griff, markierte die Psychoanalytiker*in* (!)
P. Heimann (1950) insofern eine Wende, indem sie der Gegenübertragung alle Gefühle zuordnete, die im Analytiker aus unbewussten Schichten als Reaktion auf den
Patienten entstehen: „Die analytische Situation ist eine Zweierbeziehung. Was diese
Beziehung von anderen unterscheidet, ist nicht das Vorhandensein von Gefühlen
beim einen Partner, dem Patienten, und ihrer Abwesenheit beim anderen Partner,
dem Analytiker, sondern der Grad der Gefühlserlebnisse, die der Analytiker hat,
und der Gebrauch, den er von seinen Gefühlen macht, zwei Faktoren, die in Wech-
selbeziehung zueinander stehen. Es ist nicht das Ziel der Lehranalyse, den Analytiker zu einer Gehirnmaschine zu machen, die aufgrund rein intellektueller Prozesse
Deutungen produziert; die Eigenanalyse soll ihn vielmehr befähigen, seine Gefühle
auszuhalten, statt sie wie der Patient abzureagieren" (1964, S. 484). Ihr Ziel war es,
„die Verwendbarkeit der Gegenübertragung zu zeigen" (1964, S. 485), wobei sich
schon Ferenczi 1909 und Helene Deutsch 1926 für die Verwendung der Gegenübertragung im therapeutischen Prozess ausgesprochen hatten.

Angesichts der als besonders heikel erlebten sexuell getönten Gegenübertra-
gungsgefühle sprach Racker (1968/1978, S. 161) von einem Gegenwiderstand,
der auf eigene Strebungen des Behandlers hinzuweisen scheine. Wir gehen allgemein davon aus, dass Gegenübertragungswiderstände idealerweise entweder aufgrund der eigenen Kompetenz des Behandlers oder mithilfe kollegialer Intervision für den Behandler bald aufklärbar sind. Eine für die Diskussion der immer
noch marginalisierten Alterspsychotherapie hilfreiche Provokation könnte in dem
„Eingeständnis" liegen, dass auch nach abgeschlossener Lehranalyse eine Übertragung des Analytikers auf den Analysanden auftreten kann, die um der begriff-
lichen Klarheit willen „Eigenübertragung" (Heuft 1990) genannt werden sollte.
Der wesentliche Unterschied zum Konzept des Gegenübertragungswiderstandes
liegt darin, dass die Eigenübertragung per Definition zunächst nicht für die Analyse nutzbar gemacht werden und gelegentlich sogar eher vom Patienten bemerkt
oder von ihm verbalisiert werden kann, was in diesen Fällen die Abwehrarbeit des
Psychoanalytikers wohlmöglich noch steigert. Eigenübertragung des Psychotherapeuten wird am ehesten dann auftreten, wenn der Patient bei ihm nicht ausreichend durchgearbeitete und damit bewusstseinsfähige Latenzen anspricht, wenn
der Patient z. B. den aus dem „Young-attractive-rich"-Ideal herleitbaren Werthaltungen des (provokativ ausgedrückt) „Durchschnitts-Analytikers" nicht entspricht
oder wenn der Therapeut mit für ihn relativ ungewohnten oder bisher unbekannten und von ihm selbst nicht durchgearbeiteten Themen seitens des Patienten konfrontiert wird.

Eigenübertragung beschreibt somit alle die intrapsychischen Konflikte des Behandlers, die ihn nachhaltig daran hindern, die Gegenübertragungsabbildung im
Dienste des Prozesses zu analysieren – entweder aufgrund persistierender neurotischer Fixierungen oder noch unreflektierter Werthaltungen oder wegen bisher für
ihn unbekannter Lebenssituationen seines älteren Patienten, deren Einfühlung bisher nicht „eingeübt" werden konnte. Eigenübertragung markiert damit eine aktuell
auf der Therapeutenseite wirksame Begrenzung, die über reflexionswürdige mo-
mentane Abwehrleistungen des Therapeuten hinausgehen kann (Heuft 1990).

Wenn heute die technischen Hinweise Freuds (1904, S. 10): „Auch eine Altersstufe in der Nähe des 5. Dezenniums schafft ungünstige Bedingungen für die Psychoanalyse. Die Masse des psychischen Materials ist dann nicht mehr zu bewältigen, die zur Herstellung erforderliche Zeit wird zu lang und die Fähigkeit, psychische Vorgänge rückgängig zu machen, beginnt zu erlahmen", weiterhin in Aus- und Weiterbildungszusammenhängen sowie in der wissenschaftlichen Diskussion Platz greifen, so kann man dies nur noch als persistierende Eigenübertragungsprobleme jüngerer Therapeuten gegenüber ihren älteren Patienten, die tendenziell gemieden werden müssen, begreifen. Neben den in den nachfolgenden beiden Abschnitten vertieften Aspekten des Ausweichens vor der politischen Biografie des Patienten (Abschn. 2.2) und des Vermeidens einer Auseinandersetzung mit der (eigenen) Endlichkeit (Abschn. 2.3) können neurosenpsychologische Aspekte wie die inverse ödipale Situation typische Eigenübertragungskonflikte evozieren (vgl. Kap. 12). Als Beispiele seien unvermittelte Äußerungen des Patienten angeführt, der Behandler sei ja so alt wie sein Sohn, oder die Mitteilung einer älteren Patientin, die Behandlerin sei jetzt etwa so alt wie das Kind, dass sie vor 40 Jahren abgetrieben habe. Es gilt auch zu verstehen, dass Sätze wie: „Ich bin doch eine verrückte Alte, die im Leben nichts mehr zu erwarten hat?!", als „Testfragen" an den oft deutlich jüngeren Behandler gerichtet werden in genau der Hoffnung, dass der Behandler seine ältere Patientin nicht unreflektiert hinsichtlich ihrer dem Lebensalter entsprechenden Entwicklungspotenziale „abschreiben" möge.

9.2.2   Die Bedeutung der politischen Biografie Älterer

Zu den im voranstehenden Abschnitt diskutierten „allgemeinen Eigenübertragungsaspekten" können sich spezifische Eigenübertragungskonflikte angesichts der „politischen Biografie" älterer Patienten hinzuaddieren.

In Bezug auf Abhaltungen oder Behandlungsabbrüche von in Relation zum Therapeuten gleichaltrigen oder jüngeren Patienten in Folge politisch extremistischer Haltungen oder diskriminierender sexistischer oder rassistischer Äußerungen, die sich einer Reflexion und Durcharbeitung entziehen, gibt es m. W. keine systematischen Untersuchungen.

Bezogen auf die Zeit der nationalsozialistischen Diktatur ist jedoch in Bezug auf die entsprechenden Jahrgänge nicht von „Einzelfällen" in die Verstrickung der nationalsozialistischen Ideologie auszugehen, sondern von einem Massenphänomen. Dabei sind die an aktiven Kampfhandlungen Beteiligten, also diejenigen, die 1945 älter als 16 Jahre waren und damit möglicherweise im „Volkssturm", beim „Letzten Aufgebot" oder als Soldaten mitgekämpft haben, heute 93 Jahre und älter. Diese heute hochaltrigen Menschen haben nach 1945 als in einem bedeutsamen Prozentsatz psychisch Traumatisierte unter uns gelebt, ohne dass die Diagnosekategorie einer posttraumatischen Belastungsstörung (PTBS; ICD-10: F43.1) überhaupt bekannt gewesen wäre. Das nächtliche schreiende Aufwachen aus Albträumen und weitere psychische Symptome sind unzählige Male von den Betroffenen und ihren mitleidenden Partnerinnen beschrieben worden, ohne dass je eine fachliche Behandlung hätte erfolgen können. Dass die so Betroffenen oft im weiteren Erwachsenenalter ein „übernormales" Leben mit Fleiß, Sparsamkeit und merkwürdigen Phänomenen wie dem Aufheben von kurzen Bindfadenresten („Das kann man alles vielleicht noch einmal brauchen?!") in den Nachkriegsjahren lebten und damit auch das „Wirtschaftswunder" mitgeschaffen haben, kann zumindest partiell auch als Reaktionsbildung verstanden werden, um auf keinen Fall wieder in eine Situation von Hilflosigkeit und Hoffnungslosigkeit zu kommen, wie sie die ursprüngliche, lebensbedrohliche und damit traumatische Situation gekennzeichnet hat. Dass diese Reaktionsmuster immer noch in der Latenz wirksam sind, machen auch heute noch irrationale „Hamsterkäufe" bei politischen oder gesellschaftlichen Krisen – wie beispielsweise das Hamstern von Toilettenpapier in der Corona-Pandemie 2021 – deutlich. Das Hamstern wurde erstmals im Deutschen Reich 1916 während des Ersten Weltkrieges belegt und wurde im großen Stil überlebensnotwendig als Hamsterfahrten der Städter aufs Land nach dem Zweiten Weltkrieg, solange die Ernährungssituation bis zur Währungsreform 1949 immer noch schlechter wurde.

Die Folgen der Verstrickungen in die nationalsozialistische Ideologie kann sich auch in Behandlungen der nachfolgenden Generation mitteilen und Gegen- bzw. Eigenübertragungsprobleme auslösen. Zu denken ist beispielsweise an die nachdenkliche Frage einer heute 79-jährigen Patientin, warum ihre Eltern ihr einen Vornamen mit „germanischen Wurzeln" gegeben hätten, während ihre deutlich ältere Schwester und ihre nach Ende des Zweiten Weltkrieges geborene jüngere Schwester christlich geprägte Vornamen trügen? Wenn in der bis zu diesem Zeitpunkt der Behandlung durch eine milde positive Vater-Übertragung gekennzeichnete Behandlung zum Ausdruck kommt, dass wohl der Vater derjenige war, der die Namensgebung in der Familie bestimmt habe, mag sich im männlichen Behandler „Widerstand" regen mit der Abwehr, mit diesem Vater-Aspekt eines Sympathisierens mit der nationalsozialistischen Ideologie lieber nichts zu tun haben zu wollen und im Zweifel die Hinweise der Patientin an dieser Stelle lieber zu „überhören" oder „wegzurationalisieren" wie z. B. durch die Intervention: „Es kann doch sein, dass Ihren Eltern der Name einfach gefallen hat, ohne weitere Hintergedanken?" – Alleine die Ahnung, sich mit solchen Fragen in der Behandlung Älterer gegebenenfalls auseinandersetzen zu müssen, kann dazu führen, dass eine solche Behandlung gar nicht erst begonnen wird.

In der sogenannten Kriegskinder-Generation der Jahrgänge, die bis 1945 16 Jahre und jünger waren, ist davon auszugehen, dass etwa ein Drittel der nichtjüdischen deutschen Bevölkerung schwerste Belastungen wie Bombenangriffe, Tieffliegerbeschuss, Vertreibung, sexualisierte Gewalt und extreme Mangelversorgung erlebt haben, Erfahrungen, die teilweise traumatische Qualität hatten. Nicht immer haben diese Erfahrungen zeitnah die Symptome einer posttraumatischen Belastungsstörung ausgelöst. Es kann auch – beispielsweise ausgelöst durch Bedrohungserfahrungen im Rahmen des körperlichen Alternsprozesses – Jahrzehnte später zu einer Trauma-Reaktivierung im Alter (Heuft 1993) kommen. In der Folge kann sowohl das Vollbild einer posttraumatischen Belastungsstörung mit für die ursprüngliche traumatisierende Situation spezifischen Symptomen auftreten oder Symptome einer Somatisierungsstörung, in der nicht selten die ursprüngliche traumatisierende Situation in der Symptomwahl symbolisch wiederbelebt wird. Da die Symptomdauer bei einer Trauma-Reaktivierung im Alter im Unterschied zu einer chronischen psychotraumatologisch begründeten Symptomatik erst relativ kurzzeitig besteht, kann grundsätzlich von einer positiven Prognose ausgegangen werden – je nach Indikation durch eine psychosomatisch-psychotherapeutische Behandlung oder auch mithilfe einer Trauma-konfrontativen Behandlung wie beispielsweise der EMDR-Behandlungsmethode.

Die Reflexion der eigenen politischen Biografie gelingt in den allermeisten Fällen erst – wenn überhaupt zu Lebzeiten – im Nachhinein. Die relativ zum Lebensalter des Behandlers jüngeren Patienten lassen tendenziell eine eher politisch „unbelastete" Jugendlichkeit der (immer neu) in Behandlung tretenden Patienten imaginieren. Die den jungen Erwachsenen immanente Entwicklungsdynamik und deren Konflikte, die der Behandler für sich hoffentlich im Lebenslauf schon erfolgreich bestanden hat, können für den Psychotherapeuten die Funktion eines Hoffnungsträgers haben, denn die damit verbundenen Eigenübertragungsimplikationen werden stillschweigend z. B. als eine Chance oder ein glückliches Angeregtsein durch die Patienten erlebt.

9.2.3 Die spirituelle sowie religiöse Dimension des Menschen und seine existenzielle Erfahrung von Sterben und Tod

Der Umgang mit dem Verlust von nahen Angehörigen stellt sich in Psychotherapien in aller Regel als Aufgabe des jüngeren Patienten in Bezug auf seine Eltern. Nicht selten lässt sich ja der Verlust der Primärobjekte im jungen Erwachsenenalter bei einer neurotischen Konfliktdynamik als psychodynamisch wirksame Auslösesituation für den Symptombeginn identifizieren. Die Bearbeitung des bevorstehenden oder tatsächlichen Verlustes des (Ehe-)Partners ist dagegen schon sehr viel seltener Thema psychotherapeutischer Behandlungen, da ältere Patienten per se auch seltener behandelt werden.

Für die Auseinandersetzung mit dem eigenen Sterben und dem Tod des Patienten haben alle wissenschaftlich anerkannten Psychotherapieverfahren bisher keine wesentlichen Beiträge geleistet. Erst die Entwicklung der Psychoonkologie, die allerdings eher als flankierendes Konzept von der somatischen Medizin vorangetrieben worden ist, und der Palliativmedizin haben die Bedeutung einer psychotherapeutischen Mitbehandlung bei schweren und die Lebenserwartung limitierenden Erkrankungen ins Bewusstsein gerückt. Im deutlichen Kontrast zu den Psychotherapieverfahren mit ihrem zwiespältigen Verhältnis zur Spiritualität und Religiosität der von ihnen behandelten Patienten haben die Palliativmedizin und Psychoonkologie in Deutschland die Forderung in ihren Statuten verankert, auch die spirituelle Dimension des Menschen ernst zu nehmen und entsprechende Gesprächs- und Unterstutzungsangebote vorzuhalten.

Auch das von Heuft (1993) formulierte entwicklungspsychologische Modell über den Lebenslauf, nach dem der körperliche Altersprozess zum „Organisator" der psychischen Entwicklung in der zweiten Hälfte des Erwachsenenalters wird, setzt sich zwar mit der Frage der begrenzten körperlichen Existenz auseinander, ohne aber auf die Erfahrung der Endlichkeit explizit zu fokussieren. Es ist zu vermuten, dass die Herausforderungen durch den körperlichen Alternsprozess den lebenschronologisch jüngeren Behandlern Angst machen, weil dies Entwicklungsaufgaben sind, die der bisher geleisteten Selbsterfahrung „entkommen" sind. Das mag einen weiteren wichtigen Grund für die oben genannte Indikationszensur für die Psychotherapie Älterer sein.

9.3 Welche Aufgaben stellen sich für die Zukunft?

Aus den in Abschn. 9.2 aufgeführten Desideraten ergeben sich implizit bereits Hinweise für eine Weiterentwicklung der psychodynamischen Psychotherapie Älterer. Darüber hinaus erfordern die zunehmend erfahrenen körperlichen Einschränkungen zwar keine grundsätzlich „neuen" Psychotherapieverfahren, aber den Umgang und die Integration zahlreicher Parameter. Das beginnt bei der Ausstattung der Praxis (nicht zu tiefe Sitzmöbel) und erstreckt sich auch auf die Notwendigkeit zur Abstimmung unter Umständen mit dem Hausarzt und mehreren Fachärzten sowie ambulanten (Pflege-)Diensten. Zudem stellt sich die Frage der Behandlungskontinuität im Falle eines Umzugs des Patienten in eine institutionelle Pflege oder von Psychotherapie via „Hausbesuch" bei gehbehinderten Patienten. Mithilfe der Rationalisierung, dass dieser ganze Koordinierungs- und Abstimmungsbedarf „zu anstrengend und aufwendig" sei, lassen sich Behandlungsaufträge bei derart eingeschränkten (hochaltrigen) Menschen leicht „abwimmeln".

Wenn gerade im höheren Alter geringere körperliche, kognitive und teilweise auch emotionale Reserven angenommen werden müssen, wird zu Recht von einer „natürlichen Verletzlichkeit" (Kruse 2017) ausgegangen. Die Aufgabe, auch sterbenskranke Menschen sowohl fachlich als auch ethisch fundiert zu begleiten, ist sicher nicht nur eine fachpsychotherapeutische, sondern letztlich eine gesellschaftliche Aufgabe. Es ist aus Sicht des Autors eine zukunftsweisende Frage, ob die Psychotherapieverfahren im Dialog mit einer Palliative Care und einer Spiritual Care wissenschaftlich fundierte Praxiskonzepte entwickeln können mit dem Ziel, in unserer Gesellschaft den Konsens darüber zu verteidigen, dass das Leben auch am Lebensende als Conditio humana wie alle anderen Lebensphasen zum Leben dazugehört (Charta 2010).

Eine wesentliche Technik, die der psychodynamischen Psychotherapie mit ihrer Biografie-Arbeit am nächsten liegen könnte, ist die therapeutische Anwendung des Life Review (Butler 1963). Die Life-Review-Methode unterstützt die spontane Tendenz alter Menschen, aktiv Lebenserinnerungen zu produzieren und wird als ein adaptiver Vorgang im Alternsprozess verstanden.

Da durch den körperlichen Alternsprozess und die zunehmende Frailty (Verletzlichkeit) die Integrität der eigenen Person im Lebenslauf immer wieder in Frage steht und bedroht ist, stellt sich wiederholt die Aufgabe der Neukonstruktion der eigenen Identität. Daher hat der Prozess des Sich-Erinnerns, des Rückblickens und der Bewertung zurückliegender Erfahrungen für das aktuelle Leben des Älteren eine stabilisierende und integrierende Funktion. Zurückliegende Lebenserfahrungen werden dabei vergegenwärtigt und durchgearbeitet, im Hinblick auf die aktuelle Entwicklungsaufgabe erneut bewertet und jetzt (möglicherweise erstmals) akzeptiert und (neu) in das aktuelle Selbstkonzept integriert.

Life Review kann somit innere Prozesse der Reorganisations- und Reintegrationspotenziale der Persönlichkeit im Hinblick auf die aktuellen Entwicklungsaufgaben unterstützen, wobei auch sensorische Aspekte der Einfälle und Erinnerungen in Form visueller, auditiver, olfaktorischer, gustatorischer und taktiler Bilder wieder zu Bewusstsein kommen können. Life Review hat da seine Grenzen, wo Menschen signalisieren, dass sie den Rückblick auf spezielle Themen nicht verkraften können. Ansonsten ist diese Methode auch auf der Ebene der psychosomatischen Grundversorgung in der allgemeinmedizinischen Praxis und in Begegnungsstätten, beispielsweise in sogenannten „Erzählcafés" unter einer nondirektiven Anleitung einsetzbar (Kirschner et al. 2022).

Literatur

Butler RN (1963) The life review: an interpretation of reminiscence in the aged. Psychiatry 256:65–76

Charta (2010) Charta zur Betreuung schwerstkranker und sterbender Menschen in Deutschland. Deutsche Gesellschaft für Palliativmedizin eV, Deutscher Palliativ- und Hospizverband eV, Bundesärztekammer (Hrsg) Berlin

Deutsch H (1926) Okkulte Vorgänge während der Psychoanalyse. Imago 12:418–433

Devereux G (1967) From anxiety to method in the behavioral Sciences. Ed Mouton, Paris

Ferenczi S (1909) Introjektion und Übertragung. Baustein zur Psychoanalyse, Bd 1. Huber, Bern, S 9–57

Freud S (1895) Studien zur Hysterie. GW I:77–312

Freud S (1904) Die Freudsche Psychoanalytische Methode. GW 4:1–10. (1903)

Freud S (1912) Ratschläge für den Arzt bei der psychoanalytischen Behandlung. GW 8:376–387

Heimann P (1950) On counter-transference. Int J Psychoanal 31:81–83

Heuft G (1990) Bedarf es eines Konzeptes der Eigenübertragung? Forum Psychoanal 6:299–315

Heuft G (1993) Psychoanalytische Gerontopsychosomatik – Zur Genese und differenziellen Therapieindikation akuter funktioneller Somatisierungen im Alter. Psychother Psychosom Med Psychol 43:46–54

Heuft G, Marschner C (1994) Psychotherapeutische Behandlung im Alter – State of the art. Psychotherapeut 39:205–219

Heuft G, Kurse A, Radebold H (2006) Lehrbuch der Gerontopsychosomatik und Alterspsychotherapie, 2. Aufl. Reinhardt, München

Kirschner H, Forstmeier S, Strauß B (2022) Das Lebensrückblickgespräch – Hintergründe, Wirkungsweise und praktische Anleitung. Psychosozial, Gießen

Kruse A (2017) Lebensphase hohes Alter. Verletzlichkeit und Reife. Springer, Heidelberg/Berlin

Lohmann R, Heuft G (1997) Biographical reconstruction of WWII experience – an exploration of German remembrance. Int J Aging Hum Dev 45:67–83

Müller CH (1967) Alterspsychiatrie. Thieme, Stuttgart

Psychiatrie-Enquete (1975) Bericht zur Lage der Psychiatrie in der Bundesrepublik Deutschland – zur psychiatrischen und psychotherapeutisch/psychosomatischen Versorgung der Bevölkerung. Deutscher Bundestag, Drucksache 7/4200

Racker H (1968) Übertragung und Gegenübertragung. Reinhardt, München (1978) (Orig. einzelne spanische Aufsätze aus den Jahren 1948–1958)

Radebold H (1972) Gruppenpsychotherapie und geriatrische Sozialarbeit. In: Kanowski S (Hrsg) Gerontopsychiatrie. 2. Janssen Symposium, Düsseldorf

Radebold H (1976) Psychoanalytische Gruppenpsychotherapie mit älteren und alten Menschen. II. Mitteilung über spezifische Aspekte. Z Gerontol 9:128–142

Ein Blick zurück: Erfahrungen älterer Therapeut:innen zum Zeitpunkt des Renteneintritts

10

Marit Råbu und John McLeod

Zusammenfassung

In diesem Kapitel werden Erkenntnisse aus einem Forschungsprojekt über die Erfahrungen von zwölf erfahrenen norwegischen Psychotherapeuten reflektiert, die während ihres gesamten Berufslebens hauptberuflich als Psychotherapeuten tätig waren. Angeregt durch eine starke Tradition der Forschung zu den persönlichen Eigenschaften von Psychotherapeuten und den beruflichen Entwicklungsverläufen über die Lebensspanne an der Fakultät für Psychologie der Universität Oslo (Nissen-Lie et al. 2013; Rønnestad und Skovholt 2001, 2013; Skovholt und Rønnestad 1992, 1995; von der Lippe et al. 2014), war es das Ziel des Projekts, mehr über die Erfahrungen der Therapeuten mit ihrem Arbeitsleben im weitesten Sinne zu erfahren, einschließlich der persönlichen Bedeutsamkeit, ihrer Ansicht darüber, was eine gute Therapie ausmacht, wie sich ihre Auffassung von Psychotherapie im Laufe der Jahre verändert und wie sich die Arbeit als Therapeut auf ihr Privatleben ausgewirkt hat. Nach einem kurzen Überblick über das Forschungsprogramm gehen wir auf die Hauptthemen ein, die sich aus der Studie ergeben haben, und erörtern die Implikationen für Theorie, Praxis und Forschung im Bereich der Psychotherapie sowie für die breitere soziale Relevanz der Offenheit für die Erfahrungen von Personen, die auf das Zusammenspiel zwischen ihrem beruflichen und persönlichen Leben zurückblicken.

Aus dem Englischen übersetzt von Alessa Müller (Kassel).

M. Råbu (✉) · J. McLeod
Department of Psychology, University of Oslo, Oslo, Norwegen
e-mail: mariraa@psykologi.uio.no

B. Strauß, C. Spitzer (Hrsg.), *Psychotherapeuten und das Altern*, Psychotherapie: Praxis, https://doi.org/10.1007/978-3-662-65228-2_10

10.1   Einleitung

In diesem Kapitel werden Erkenntnisse aus einem Forschungsprojekt über die Erfahrungen von zwölf erfahrenen norwegischen Psychotherapeuten reflektiert, die
während ihres gesamten Berufslebens hauptberuflich als Psychotherapeuten tätig
waren. Angeregt durch eine starke Tradition der Forschung zu den persönlichen
Eigenschaften von Psychotherapeuten und den beruflichen Entwicklungsverläufen
über die Lebensspanne an der Fakultät für Psychologie der Universität Oslo (Nissen-
Lie et al. 2013; Rønnestad und Skovholt 2001, 2013; Skovholt und Rønnestad 1992,
1995; von der Lippe et al. 2014), war es das Ziel des Projekts, mehr über die Erfahrungen der Therapeuten mit ihrem Arbeitsleben im weitesten Sinne zu erfahren,
einschließlich der persönlichen Bedeutsamkeit, ihrer Ansicht darüber, was eine gute
Therapie ausmacht, wie sich ihre Auffassung von Psychotherapie im Laufe der
Jahre verändert und wie sich die Arbeit als Therapeut auf ihr Privatleben ausgewirkt
hat. Nach einem kurzen Überblick über das Forschungsprogramm gehen wir auf die
Hauptthemen ein, die sich aus der Studie ergeben haben, und erörtern die Implikationen für Theorie, Praxis und Forschung im Bereich der Psychotherapie sowie für
die breitere soziale Relevanz der Offenheit für die Erfahrungen von Personen, die
auf das Zusammenspiel zwischen ihrem beruflichen und persönlichen Leben
zurückblicken.

10.2   Das Forschungsprojekt

Die Studie über erfahrene Therapeuten wurde im Rahmen eines Mixed-Methods-
Forschungsprogramms unter der Leitung von Marit Råbu und Christian Moltu
durchgeführt. Es wurde untersucht, wie individuelle Merkmale, Lebenserfahrung
und Werte des Therapeuten den Prozess und das Outcome der Therapie beeinflussen
(Råbu et al. 2013). Neben der Forschung zu älteren Therapeuten, über die in diesem
Kapitel berichtet wird, hat das Projekt eine Reihe weiterer Ergebnisse hervorge-
bracht (Bernhard et al. 2019, 2021; Nordberg et al. 2016; Råbu et al. 2021; Råbu
und Moltu 2021).

In der Studie über ältere Therapeuten wurden mit zwölf Therapeuten ausführliche Interviews durchgeführt. Sieben Teilnehmer waren weiblich, fünf männlich. Ihr
Alter lag zwischen 68 und 85 Jahren. Sie verfügten über 35 bis 56 Jahre psychotherapeutische Berufserfahrung. Neun von ihnen waren Psychologen und drei Psychiater. Vier von ihnen waren zunächst in anderen Berufen tätig, wechselten aber nach
einigen Jahren den Beruf und arbeiteten fortan hauptberuflich als Therapeuten.
Zehn von ihnen stammten aus Norwegen, während zwei in anderen europäischen
Ländern aufwuchsen und ausgebildet wurden und später nach Norwegen zogen, wo
sie ihre ersten beruflichen Erfahrungen sammelten. Alle hatten zu einem gewissen
Grad ursprünglich einen psychodynamischen Hintergrund, was die Tradition in
Norwegen vor etwa 40–50 Jahren widerspiegelt. Im Laufe ihres Berufslebens haben
sie sich dann in unterschiedliche Richtungen entwickelt. Zehn der Therapeuten
identifizierten sich weiterhin mehr oder weniger mit der psychodynamischen Theo-

rie, während ihre Ansichten über die psychodynamische Therapie stark variierten. Meist betonten sie, dass sie im Laufe der Jahre integrativer geworden seien und auch andere Perspektiven der Psychotherapie für nützlich hielten. Die Therapeuten haben im Laufe ihres Lebens in verschiedenen klinischen Einrichtungen des öffentlichen Gesundheitssystems in Norwegen gearbeitet. Mit einer Ausnahme arbeiteten alle den letzten Teil ihrer Karriere in einer öffentlich finanzierten Privatpraxis. Sie haben mit einer großen Vielfalt von Klientengruppen gearbeitet. Per Definition gehören diese Therapeuten zu einer eher privilegierten Gruppe, die in den 1950er- und 1960er-Jahren eine höhere Ausbildung absolvieren konnte, was bedeutet, dass sie aus einem relativ wohlhabenden Teil der norwegischen Gesellschaft stammten. Zum Zeitpunkt der Interviews waren fünf der Therapeuten bereits vollständig im Ruhestand. Zwei von ihnen waren noch ehrenamtlich tätig und boten Supervision an. Fünf waren im Begriff, ihre Tätigkeit zu reduzieren, und arbeiteten in Teilzeit als Therapeuten. Zwei arbeiteten noch in Vollzeit, beabsichtigten aber, ihre Tätigkeit zu reduzieren, und einer von ihnen plante, sich in einigen Monaten ganz in den Ruhestand zu begeben.

Unsere ersten Analysen der Interviewtranskripte konzentrierten sich auf zwei Hauptthemen: wie sich das Therapeutendasein auf das persönliche Leben des Therapeuten auswirkte (Råbu 2014; Råbu et al. 2016), und auf die Art und Weise, wie ein lebenslanges Auseinandersetzen mit beruflichen Dilemmata zum Erlangen einer gewissen Weisheit führte (Råbu und McLeod 2018). Neben Veröffentlichungen in Forschungszeitschriften wurden die Interviews in ein Theaterstück übertragen und in einer Koproduktion zwischen den beiden größten norwegischen Theatern inszeniert. Das aus den Interviews mit den erfahrenen Therapeuten entstandene Theaterstück (norwegischer Titel: *Overføring*, übersetzt „Übertragung") umfasste einen Einakter mit sechs Schauspielern und einer Spieldauer von 90 Minuten. Ursprünglich für 22 Aufführungen im Frühjahr 2017 geplant, wurde *Overføring* auf 31 zusätzliche Aufführungen im Herbst 2017 und Frühjahr 2018 ausgeweitet. Rund 8770 Zuschauer besuchten das Stück. Der Theatertext wurde veröffentlicht (Råbu und Tønnessen 2017) und auf dessen Basis wurde eine methodologische Fallstudie über die Entstehung des Stücks verfasst (Råbu et al. 2022).

10.3 Die wichtigsten Forschungserkenntnisse

In den Interviews beschrieben die Teilnehmer ihr Berufsleben als eines, das durch eine unterschwellige Spannung geprägt ist: Therapeut zu sein wurde sowohl als eine Last als auch ein Privileg wahrgenommen. Es sei ein Privileg, in die privaten Erfahrungen ihrer Patienten eingeladen zu werden und sie auf ihrem Weg in Richtung Genesung und Ganzheitlichkeit begleiten zu können. Ein weiteres Privileg ergibt sich aus dem bedeutenden persönlichen Lern- und Entwicklungsprozess, der mit dieser Arbeit verbunden ist. Gleichzeitig berichteten die Interviewpartner, dass sie sich durch die große Verantwortung, die sie für das Wohlergehen oder das Überleben ihrer Patienten empfanden, und durch die Leidensgeschichten, die sie hörten, Belastung erfahren haben. Sie waren sich auch darüber bewusst, dass die Folgen dieser emotionalen und moralischen Belastungen zuweilen in ihr Privatleben Einzug gehalten haben.

Hier einige Beispiele dafür, wie die Teilnehmer über diese Aspekte ihrer Arbeit sprachen:

> Es war ein Privileg, das Innerste des menschlichen Geistes kennenzulernen und daran teilhaben zu dürfen oder zu müssen.
> Ich habe wahrscheinlich einige traurige Dinge angesammelt, die ich nicht abschütteln kann.

Wie die beiden oben zitierten Therapeuten zum Ausdruck brachten, bedeutete ein langes Berufsleben als Therapeut die Verpflichtung, sich persönlich und emotional auf das Leben und die Probleme anderer Menschen einzulassen. Der Therapeut ist in einer Position, in der er sowohl am Leiden anderer Menschen teilnimmt als auch Zeuge ihrer manchmal bemerkenswerten Fähigkeit zur Bewältigung, Anpassung und Entwicklung wird. Die Nähe zu anderen Menschen und die Möglichkeit, ihnen zu helfen, waren demütigende Erfahrungen, die als Privileg beschrieben wurden. Die Therapeuten stellten dar, wie sich diese Einsicht auf ihre eigene persönliche Entwicklung auswirkte, da sie „verschiedene Teile von sich selbst bei verschiedenen Klienten einsetzten". Es habe auch ihre eigenen persönlichen Beziehungen bereichert, indem es sie lehrte, bescheiden und akzeptierend gegenüber anderen zu sein.

Am Leid anderer Menschen teilzuhaben, kann auch für den Therapeuten zu einer Belastung werden. Ein gutes Ergebnis ist nie garantiert und der Therapeut wird nicht immer in der Lage sein, das Leiden des Klienten zu lindern. Dies kann dazu führen, dass sich der Therapeut entmutigt oder hilflos fühlt. Die Teilnehmer schilderten die Last, eine sehr große Verantwortung gegenüber den Klienten zu empfinden und mit so viel Leid konfrontiert zu sein. Eine der größten Herausforderungen war die Arbeit mit suizidgefährdeten Klienten, das Gefühl der Hilflosigkeit, wenn es darum ging, Missbrauchssituationen zu verändern, und in den schlimmsten Fällen der Umgang mit der Trauer bezüglich eines Klienten, der sich das Leben genommen hat. Einige sprachen von Schuldgefühlen, weil sie ihren Kunden nicht genug Unterstützung bieten konnten. „Das ist vielleicht der schwerste Teil", sagte ein Therapeut, „so viel Verantwortung zu haben und zu erfahren, wie viel Einsamkeit diese Patienten erleben." Dieser Stress wirkte sich auf die persönlichen Beziehungen der Therapeuten aus. „Man füllt sein Innenleben mit Menschen, mit denen man nicht zusammenlebt", sagte einer, „und lässt kaum Platz für mehr als vielleicht die engste Familie". Andere schilderten, wie sie sich aus allen Konflikten mit ihren Ehepartnern zurückzogen und vielleicht zu viel tolerierten, nur um ein einfaches Familienleben zu haben. Ein männlicher Therapeut sagte, seine Frau habe ihn als „distanziert" bezeichnet, wenn er von der Arbeit zurückkam (Råbu et al. 2016).

Eine weitere Dimension der Schilderungen der Teilnehmer über ihre Arbeit als Psychotherapeuten bezog sich auf ihr ständiges Streben nach Lernen und Entwicklung. Beispielsweise schilderten die meisten von ihnen, dass sie ständig darum bemüht waren, einen theoretischen Rahmen zu schaffen, der den Prozessen, die sie in den Sitzungen mit ihren Klienten erlebten, gerecht werden würde. Sie entwickelten

Strategien, um konzeptionelles Wissen und Erfahrungswissen miteinander in Einklang zu bringen und ihre eigene Selbstfürsorge sowie persönliche und berufliche Grenzen zu wahren. Große intellektuelle und existenzielle Herausforderungen waren mit der Frage verbunden, was es bedeutet, in einer Beziehung mit einem anderen Menschen zu sein, sowie mit dem Verständnis und der Akzeptanz des therapeutischen Scheiterns. In all diesen Bereichen sprachen die Interviewpartner davon, dass sie nie zu einer endgültigen Lösung gelangen konnten, sondern im Laufe ihrer Karriere immer wieder auf dieselben Probleme zurückkommen mussten.

Diese kurze Darstellung der Hauptthemen, die sich aus der Interviewanalyse ergeben haben, wird den Ergebnissen der Studie nicht gerecht: Um zu verstehen, was sich aus diesem Projekt ergeben hat, muss man die eigentlichen Veröffentlichungen und den Inhalt der Theaterproduktion lesen. Obwohl in dieser Untersuchung eine Methode der qualitativen thematischen Analyse verwendet wurde, hielten wir es in den veröffentlichten Forschungsartikeln für notwendig, die konventionelle Anwendung eines solchen Ansatzes zu erweitern. Um den kontextbezogenen Charakter der von den Teilnehmern beschriebenen Erfahrungen zu vermitteln, enthalten die Artikel eine narrative Dimension, die viele lange Zitate aus den Interviews umfasst. Das Theaterstück basiert auf noch längeren Textpassagen aus den Interviews und erhält durch die Darbietung der Worte und die Möglichkeit, Kontraste und Konflikte sowohl innerhalb der Personen als auch zwischen ihnen hervorzuheben, eine stärkere emotionale Wirkung.

10.4   Implikationen für Theorie, Praxis und Forschung der Psychotherapie

Ein für uns überraschender Aspekt dieses Forschungsprojekts war das Ausmaß des Interesses, das es hervorrief. Die beiden wichtigsten Artikel wurden in der Zeitschrift *Psychotherapy Research* veröffentlicht, die hauptsächlich von einem eher begrenzten Kreis von akademischen Forschern gelesen wird. Die Gutachter des ersten Artikels zeigten sich nicht sonderlich begeistert von dem, was wir erarbeitet hatten. Doch schon kurz nach der Veröffentlichung wurde die Studie in „Research-Digest"-Artikeln in Fachzeitschriften und von Bloggern zitiert. Bereits vor der Aufführung des Theaterstücks erhielt die Erstautorin, Marit Råbu, zahlreiche Anfragen nach Exemplaren der Studie und Einladungen zu Interviews und Vorträgen über deren Inhalt. Die Öffentlichkeitsarbeit im Zusammenhang mit der Aufführung des Theaterstücks löste eine weitere Runde des Interesses an der Studie aus, mit mehreren Interviews im Radio, Fernsehen, in Zeitungen, Zeitschriften und Blogs. Wir sind nicht der Ansicht, dass das Ausmaß der kulturellen Reichweite, die durch die „Ein-Blick-zurück"-Studie erreicht wurde, auf den innovativen Charakter der Studie zurückgeführt werden kann, weil sie auf eine Art einen wissenschaftlichen oder theoretischen Durchbruch darstellt. Stattdessen würden wir vermuten, dass die Studie zumindest in der Fachwelt der Psychotherapie aus zwei Gründen gut aufgenommen wurde. Die Studie wies – in bescheidener und vorläufiger Weise – auf die Möglichkeit einer pragmatischeren und kontextualisierten erkenntnistheoretischen Haltung in Bezug auf die Beziehung zwischen Theorie, Forschung und Praxis hin. Sie geht darüber hinaus auf wichtige Facetten der Bedeutung des Alterns in der gegenwärtigen Gesellschaft ein.

10.5   Professionelles Wissen in einer Community of Practice

Die Struktur und Organisation der Psychotherapieforschung und die Art und Weise, wie sie veröffentlicht wird, spiegeln die Annahme wider, dass wissenschaftliches Wissen in einem bestimmten kulturellen Raum, in erster Linie in Universitäten und Forschungsinstituten, generiert wird und die Forschungsergebnisse erst später in die Praxis und den Alltag gelangen. Das heißt, Forschungsarbeiten – wissenschaftliche Artikel, Berichte, Konferenzbeiträge, Anträge für neue Studien – bestehen hauptsächlich aus Diskursen von Forschern und Akademikern untereinander. Die Sozialanthropologin Jean Lave und der Bildungsforscher Étienne Wenger (Lave und Wenger 1991) haben jedoch in einer bahnbrechenden Studie dargelegt, dass der größte Teil des Lernens und der Wissensvermittlung nicht in Schulen, Hochschulen und Universitäten stattfindet, sondern im täglichen Leben, wenn Menschen sich gegenseitig dabei unterstützen, die praktischen Fähigkeiten und das Wissen zu erwerben, das sie für die Erfüllung ihrer Aufgaben und für ihre Arbeit benötigen. Diese Art des situierten Lernens findet innerhalb einer von Lave und Wenger (1991) beschriebenen *Community of Practice* statt, die durch eine Reihe von Schlüsselelementen gekennzeichnet ist. Eine Community of Practice besteht aus einer Gruppe von Menschen mit einem gemeinsamen praktischen Interesse, die zusammenarbeiten, um gemeinsames Wissen und Know-how aufzubauen. Zu einer solchen Gemeinschaft gehören zwangsläufig einige Mitglieder, die Experten sind, und auch andere, die „periphere" Mitglieder oder „Auszubildende" sind. Wissen und Expertise werden in erster Linie durch Geschichten darüber verbreitet, wie Fähigkeiten und Wissen in bestimmten Praxiskontexten eingesetzt werden. Eine Community of Practice ist selbsterhaltend, auf der Grundlage der gemeinsamen Motivation, gute Arbeit zu leisten und eine geschätzte Tradition aufrechtzuerhalten, und dadurch, dass periphere Mitglieder schrittweise zu zentraleren „Experten" werden. Obwohl das Konzept der Community of Practice im Bereich der Psychotherapie noch nicht umfassend erforscht oder umgesetzt wurde, ist es deutlich, dass es in gewissen Aspekten damit übereinstimmt, was in der klinischen Supervision, der persönlichen Therapie, den informellen Unterstützungsnetzwerken und vielen Formen der kontinuierlichen beruflichen Entwicklung geschieht. Laut John McLeod (2022) können Forschungsarbeiten, die darauf ausgerichtet sind, die Erfahrungen und Ideen von Praktikern „an der Front" zu dokumentieren, zu analysieren und zu veröffentlichen, und zwar mithilfe von Methoden wie qualitativen Interviews, pragmatischen Fallstudien, Umfragen und Delphi-Befragungen, auch dazu dienen, die Art des situierten informellen Lernens zu unterstützen, das innerhalb einer Community of Practice stattfindet.

Obwohl dies nicht Teil eines bewussten Plans war, stellte sich heraus, dass die „Ein-Blick-zurück-Forschung" (Råbu et al. 2016; Råbu und McLeod 2018) eng mit dem Grundgedanken einer Community of Practice zusammenhängt. Während bisherige interviewbasierte Studien über die Erfahrungen älterer Therapeuten einflussreich waren, tendierten sie dazu, Interviewstrategien zu verwenden, die darauf ausgerichtet waren, die Probanden zur Beantwortung von Fragen aufzufordern, die größtenteils im Hinblick auf von Forschern definierte theoretische Ziele formuliert waren, wie z. B. die Analyse von Einflüssen auf den Fortschritt durch die Stufen der Therapeutenentwicklung (Skovholt und Rønnestad 1992) oder die Identifizierung von Elementen der Therapeutenexpertise (Jennings und Skovholt 1999). Im Gegensatz dazu boten unsere Interviews mit erfahrenen Therapeuten den Befragten die Möglichkeit, einem nachweislich weniger erfahrenen Berufskollegen ihre Erfahrungen und ihr Lernen zu beschreiben, und zwar in ihren eigenen Worten und größtenteils durch Geschichten. Diese Forschungssituation kann als Wiederherstellung eines Kommunikationsformats angesehen werden, das für Communitys of Practice typisch ist. Die zugrunde liegende Annahme, dass sich der Dialog auf einen „Blick zurück" konzentrieren würde, positionierte den Interviewpartner nicht nur als Berichterstatter und Beobachter von Ereignissen, die in der Vergangenheit stattgefunden haben, sondern auch als Subjekt oder Akteur, der zum Ausdruck bringt, wer er im gegenwärtigen Moment ist. Es gab auch eine wichtige Beziehungsdimension in der Gestaltung der Interviews: Jemanden dabei begleiten zu dürfen, während er auf Privilegien und Belastungen zurückblickt, schafft eine Beziehungsqualität, die von Verletzlichkeit, Vertrauen und Intimität geprägt ist. Die moralischen und ethischen Implikationen dieser Faktoren werden in den veröffentlichten Artikeln ausführlich erörtert, insbesondere in Råbu et al. (2022).

Die Annahme einer erkenntnistheoretischen Haltung, die mit den Arten von kollektiven und informellen Lernprozessen, die mit einer Community of Practice in Verbindung gebracht werden, übereinstimmt, führte zu Forschungsthemen oder -ergebnissen, die nicht zwangsläufig in die vorherrschende Forschungsliteratur passen, die aber für die Leser aus der Welt der Praxis sehr sinnvoll sind. Ein Beispiel dafür war die Art und Weise, wie die älteren Therapeuten über die Möglichkeiten sprachen, ihre Praxis von der Theorie leiten zu lassen, während sie gleichzeitig bewusst versuchten, theoretische Annahmen beiseitezulassen, um bei dem zu bleiben, was im Augenblick geschieht, und auch in dem Bewusstsein, dass sich das Verständnis theoretischer Konstrukte gleichzeitig durch Erfahrung vertieft und erweitert, wenn neue Konzepte entdeckt und ausprobiert werden. Sie sprachen auch über die Verwendung von Kunst und Literatur als Mittel, um dem Therapieprozess einen Sinn zu geben, der ihr theoretisches Wissen ergänzte. Dieser Teil der Ergebnisse, über den in Råbu et al. (2016, Råbu und McLeod 2018) berichtet wird, beschreibt einen Prozess des komplexen aktiven Theoretisierens, der unserer Ansicht nach in der bisherigen Forschung nicht beschrieben wurde und möglicherweise wichtige Auswirkungen auf unser Verständnis davon hat, wie Therapeuten theoretisch fundierte Behandlungsmanuale in der täglichen Praxis verwenden.

10.6   Wenn aus Forschung Kunst entsteht

Das Forschungsprogramm „Ein Blick zurück" kann u. a. durch die Einbeziehung
einer künstlerischen Perspektive als ein besonderer Beitrag zur Psychotherapieforschung und -praxis angesehen werden. Obwohl die Autoren des vorliegenden Kapitels seit Längerem an der Bedeutung des Kunstschaffens für die Therapie interessiert sind, war die Einbeziehung der Dramatikerin und Theaterregisseurin Tyra
Tønnessen in alle Phasen der Studie von größerer Bedeutung. Diese Beteiligung
trug dazu bei, die interaktive und verkörperte Natur des Interviewprozesses, des
daraus resultierenden transkribierten Textes und der herausgebildeten analytischen
Themen zu würdigen und die potenzielle Bedeutung von Möglichkeiten zu erkennen, dem Text einen Sinn zu geben, der über psychologische und psychotherapeutische Konzepte hinausgeht.

Das Einbeziehen einer kunstgeprägten Sichtweise beeinflusste nicht nur die Art
und Weise, wie die Ergebnisse der Studie verbreitet wurden, sondern auch die Ergebnisse selbst. Qualitative Forschung wird größtenteils in akademischen Zeitschriften veröffentlicht, die für die Öffentlichkeit nicht ohne Weiteres zugänglich
sind, und ist in einem esoterischen Stil verfasst, der Vorkenntnisse über akademische Konventionen voraussetzt. Eisner (2008) beschreibt, wie das aus der Kunst
gewonnene Wissen durch die Fähigkeit zur Empathie und Offenheit, sich bewegen
zu lassen, das Verständnis fördert. Die Beschäftigung mit Kunst kann auch dazu
führen, dass bereits bestehende Perspektiven problematisiert werden, indem neue
Wege zur Wahrnehmung und Interpretation der Welt aufgezeigt werden mittels der
Konstruktion von lebendigen imaginären Realitäten und Aspekte der Realität in den
Blickpunkt gerückt werden, die sonst unbekannt bleiben würden. Kunst befasst sich
mit den qualitativen Nuancen von Situationen, was zur Folge hat, dass die Beschäftigung mit Kunst ein tieferes Bewusstsein für die feinen Unterscheidungen von Bedeutung und Handlung entwickeln kann. Letztlich besteht die kulturelle Funktion
von Kunst darin, bestimmte Objekte oder Darbietungen als „besonders" zu kenn-
zeichnen (Dissanayake 2000) und damit sicherzustellen, dass diese Aktivitäten
ernst genommen und nicht vergessen werden und dass sie der Aufmerksamkeit, der
ständigen Reflexion und der engagierten Diskussion wert sind.

Sozialforschung und Theaterspiel haben gemeinsam, dass sie sich auf die Erfahrung menschlichen Leidens, die Erlösung und die Entwicklung fokussieren. Existenzielle Themen eignen sich unmittelbar für den künstlerischen Ausdruck. Im Vergleich zu den Zeitschriftenartikeln wurden bei der Produktion des Theaterstücks
Overføring die Ergebnisse personalisiert, indem in der Praxis gezeigt wurde, wie
die Themen miteinander verbunden sind, weil sie auf einem bestimmten Leben basieren. Die verschiedenen Charaktere in dem Theaterstück trugen dazu bei, Unterschiede zwischen den Forschungsteilnehmern aufzuzeigen. Eine Theaterproduktion
stellt das menschliche Handeln und die Wahl oder die Motivation in den Vordergrund, die in den von uns verfassten Artikeln zwar implizit, aber nicht so stark betont wurde. In den Forschungsartikeln wurden die Themen in einen engeren Zusammenhang mit anderen Forschungsstudien und psychologischen Theorien gestellt.
Theateraufführungen haben ein starkes Potenzial für eine evokative Auseinander-

setzung. Kommentare von Zuschauern, die die Aufführung besuchten, deuteten darauf hin, dass sie eine Erfahrung gemacht haben, die emotional wesentlich intensiver war, als wenn sie die Forschungsartikel gelesen hätten.

Overføring ermöglichte es, bestimmte Aspekte des ursprünglichen schriftlichen Textes in einem neuen Licht zu sehen und zu erleben, da die Worte der älteren Therapeuten in den Kontext umfassender existenzieller und kultureller Themen wie der Erfahrung der Fürsorge für andere gestellt wurden. Im Sinne eines von dem russischen Theaterregisseur Georgi Tostogonow (1972) entwickelten Ansatzes ist es notwendig, ein Gefühl für die Art von Lebenswelt zu vermitteln, in der sich die Handlung abspielt. *Overføring* ruft eine Welt hervor, in der wirtschaftliche Zwänge und Kosten-Nutzen-Denken den Wert und die Würde des Menschen bedrohen. Ein lebensweltlicher Konflikt bestand darin, dass kranke Menschen, Kinder und ältere Menschen von der Gesellschaft als weniger wertvoll angesehen werden. Ähnliche Bedrohungen können Teil des totalitären Gedankenguts sein, was einen relevanten lebensweltlichen Hintergrund darstellt, da die teilnehmenden Therapeuten ihr Studium in der Nachkriegszeit begonnen haben. Die Folgen der Zerstörungswut des Nationalsozialismus waren eine Realität, mit der sie sich auseinandergesetzt hatten (Nilsen 2013). Der älteste Teilnehmer hatte während der deutschen Besetzung Norwegens im Zweiten Weltkrieg aktiv in einer Widerstandsgruppe mitgewirkt, was in dem Stück ausdrücklich erwähnt wird. Die Pioniertherapeuten in Norwegen, die von den Interviewteilnehmern genannt wurden, waren direkt vom Krieg betroffen. Harald Schjelderup wurde z. B. in ein Konzentrationslager geschickt. Nic Waal war an der Rettung jüdischer Kinder beteiligt. Åse Gruda Skard wollte neue Erziehungspraktiken entwickeln, die verhindern sollten, dass Kinder zu Anhängern autoritärer Ideologien heranwachsen.

Ein weiteres lebensweltliches Thema betraf die Bedeutung der Religion. Für einige der Forschungsteilnehmer bedeutete die Therapie eine Befreiung von repressiven Formen der Religion, einschließlich Scham, Schuld und Angst vor der Hölle. Gegenwärtig nimmt der Einfluss von Religion in vielen westlichen Gesellschaften ab, während der Einfluss der psychologischen Sichtweise zunimmt. Ein weiteres unterschwelliges Thema war, dass Psychotherapeuten keine Übermenschen sind. Die Figuren wurden als komplex und verletzlich dargestellt, aber dennoch in der Lage, anderen Menschen zu helfen.

Die Ergebnisse des Projekts „Ein Blick zurück" berührten auch aktuelle Debatten über die Bedeutung der Arbeit (Marotta 2021; Sennett 2008) und die Herausforderungen, die mit dem Ausscheiden aus dem Berufsleben verbunden sind (Kloep und Hendry 2006; Bordia et al. 2020). Während diese lebensweltlichen Themen in den veröffentlichten Artikeln zwar vorhanden, aber überwiegend implizit waren, gewannen sie im Kontext einer Theaterproduktion an Bedeutung, in der die Figuren auf der Bühne eindeutig Personen im Rentenalter waren, was das Publikum ständig daran erinnerte, dass sich die gesprochenen Worte auf einen altersbezogenen Erfahrungsbereich bezogen. Darüber hinaus waren nicht alle Zuschauer Psychotherapeuten oder Fachkräfte aus dem Bereich der psychischen Gesundheit – das Theaterstück schien zumindest für einige Personen relevant zu sein, die sich mehr für das Thema Altern und Arbeit als für das Thema Psychotherapie interessierten.

10.7   Schlussfolgerungen

Auf einer Ebene umfasste das Forschungsprogramm „Ein Blick zurück" eine Reihe von Interviews, die mit einer kleinen Stichprobe von erfahrenen Therapeuten in einem skandinavischen Land durchgeführt wurden. Die Erkenntnisse und Einblicke, die dieses Projekt bietet, sind eine kleine, aber hoffentlich sinnvolle Ergänzung der wachsenden Forschungs- und Praxisliteratur zum Thema Altern in der Therapie. Wir haben in diesem Kapitel versucht aufzuzeigen, dass diese Arbeit auch durch ein breiteres Objektiv betrachtet werden kann, nämlich als Beispiel für einige der Möglichkeiten, die mit einem teambasierten, kunstinformierten Ansatz zur qualitativen Untersuchung verbunden sind, und für einen Forschungsansatz, der die Art und Weise berücksichtigt, wie Praktiker ihr Wissen im täglichen Arbeitskontext teilen. Wir sind der Auffassung, dass die Forschung über und mit älteren Therapeuten eine wertvolle Möglichkeit darstellt, kollaboratives und koproduziertes Wissen zu erlangen, bei dem die epistemische Gerechtigkeit im Vordergrund steht (Smith et al. 2021), da die Teilnehmer motiviert sind, sich zu beteiligen, Zeit haben und gut in der Lage sind, für ihre eigenen Rechte einzutreten.

Eine wichtige Dimension unseres eigenen persönlichen und beruflichen Lernens, das sich aus unserer Beteiligung an dem Projekt „Ein Blick zurück" ergab, war das Bewusstsein, wie wenig die Stimmen und Erfahrungen älterer Therapeuten und die Art und Weise, wie sie mit Klienten arbeiten, in der Psychotherapieliteratur berücksichtigt wurden (Spira und Berger 2016). Die heutigen Therapieansätze wurden größtenteils von Praktikern und Forschern in der ersten Hälfte ihrer beruflichen Laufbahn entwickelt, zu einem Zeitpunkt, an dem sie von der Überzeugung und dem Optimismus angetrieben wurden, dass sie zu großen Leistungen fähig sind. Im Gegensatz dazu können wir davon ausgehen, dass Praktiker und Forscher, die sich im Ruhestand befinden, ausgewogenere Reflexionen über das begrenzte Ausmaß, in dem sich solche Hoffnungen jemals erfüllen, anstellen und eher dazu in der Lage sind, die Gemeinsamkeiten aller Therapietheorien und -praktiken zu erkennen, als damit beschäftigt zu sein, ihr eigenes Territorium abzugrenzen.

Die Perspektive einer Community of Practice legt nahe, dass ältere Mitglieder einer professionellen Community eine bedeutende Wissensquelle darstellen, die für diejenigen, die sich in einem früheren Stadium ihrer Karriere befinden, von potenziellem Wert ist. Unter diesem Gesichtspunkt können die Ergebnisse der „Ein-Blick-zurück"-Studie als eine Einladung zu einem weiteren Dialog verstanden werden. So wäre es z. B. nützlich zu wissen, welche spezifischen Gestaltungsformen des theoretischen Verständnisses ältere Therapeuten für sich selbst entwickelt haben, wie sich persönliche Themen oder „Lieblingsthemen" (Aponte und Kissil 2016) im Laufe einer langen Karriere entwickelt haben und welche Bedeutung der Ruhestand für Therapeuten hat und welche Strategien sie im Umgang damit anwenden. Wir waren uns auch wichtiger Fragen bewusst, die wir zwar angeschnitten, aber in geringerem Maße in unseren Interviews mit älteren Therapeuten untersucht haben, wie z. B. ihre Haltung zu sozialer Gerechtigkeit als Ziel der Therapie, ihre Beziehungen zu Kollegen und die Entscheidungen, die sie getroffen haben, um eine eindeutige berufliche Nische zu entwickeln, in der sie ihre Talente maximal nutzen konnten, oder wie sie sich von Klientengruppen und Problemen abgewandt haben, mit denen sie nur schwer umgehen konnten. Abgesehen von qualitativen Studien, in denen ältere Therapeuten ihre Erfahrungen beschreiben, gibt es große Lücken in der Forschung über ältere Therapeuten, die sich anderer Methoden bedienen. Es ist kaum möglich, Fallstudien zu finden, die die Arbeit von älteren Therapeuten dokumentieren. Man findet auch sehr wenig über die Entscheidungen und Präferenzen der Klienten in Bezug auf das Alter der Therapeuten.

In Bezug auf all diese potenziellen Themen für weitere Forschung sind wir der Meinung, dass es von großer Bedeutung ist, das Alter nicht länger als eine „Variable" zu behandeln und stattdessen die letzte Phase der Karriere eines Therapeuten als eine einzigartige Phase des Lebenslaufs zu betrachten, in der sich der Therapeut im Übergang von der Tätigkeit innerhalb des Berufs zu derjenigen außerhalb des Berufs befindet. Wie bei jeder Form des Lebensübergangs erfährt die Person eine Liminalität, in der sie sich in einem Raum befindet zwischen dem, was sie verloren oder hinter sich gelassen hat, und dem, wo sie noch nicht eingetreten ist oder noch nicht vollständig verinnerlicht hat, was als Nächstes kommt. In Anbetracht der Tatsache, dass Liminalität und der Aufbau eines neuen Lebens für viele Klienten eine zentrale Herausforderung darstellen, liegt es nahe, davon auszugehen, dass zumindest einige ältere Therapeuten über besondere Einsichten in solche Prozesse verfügen, vielleicht sogar über eine erhöhte Fähigkeit, sie zu fördern, und dass sie in einer guten Position sind, solche Erfahrungen in einer Weise zu artikulieren, die die Arbeit jüngerer Kollegen bereichern kann.

Literatur

Aponte HJ, Kissil K (Hrsg) (2016) The person of the therapist training model: mastering the use of self. Routledge, New York

Bernhard IS, Nissen-Lie HA, Moltu C, McLeod J, Råbu M (2019) „It's both a strength and a drawback". How therapists' personal qualities are experienced in their professional work. Psychother Res 29:959–970

Bernhardt IS, Nissen-Lie HA, Råbu M (2021) The embodied listener: a dyadic case study of how therapist and patient reflect on the significance of the therapist's personal presence for the therapeutic change process. Psychother Res 31:682–694

Bordia P, Read S, Bordia S (2020) Retiring: role identity processes in retirement transition. J Organ Behav 41(5):445–460

Dissanayake (2000) Art and intimacy: how the arts began. University of Washington Press, Washington DC

Eisner (2008) Art and knowledge. In: Knowles JG, Cole AL (Hrsg) Handbook of the arts in qualitative research. Perspectives, methodologies, examples and issues. SAGE, Los Angeles, S 3–12

Jennings L, Skovholt TM (1999) The cognitive, emotional, and relational characteristics of master therapists. J Couns Psychol 46:3–11

Kloep M, Hendry LB (2006) Pathways into retirement: entry or exit? J Occup Organ Psychol 79.569–593

Lave J, Wenger E (1991) Situated learning: legitimate peripheral participation. Cambridge University Press, Cambridge

von der Lippe AL, Nissen-Lie HA, Oddli HW (Hrsg) (2014) Psykoterapeuten. En antologi om terapeutens rolle i psykoterapi [The psychotherapist. An anthology about the therapist's role in psychotherapy]. Gyldendal Akademisk, Oslo

Marotta S (2021) Making sense of ‚maker': work, identity, and affect in the maker movement. Environ Plan A Econ Space 53:638–654

McLeod J (2022) Doing research in counselling and psychotherapy, 4. Aufl. SAGE, London

Nilsen HF (2013) Resistance in therapy and war: Psychoanalysis before and during the Nazi occupation of Norway 1933–1945. Int J Psychoanal 94(4):725–746. https://doi.org/10.1111/1745-8315.12107

Nissen-Lie HA, Havik OE, Høglend PA, Monsen JT, Rønnestad MH (2013) The contribution of the quality of therapists' personal lives to the development of the working alliance. J Couns Psychol 60:483–495

Nordberg SS, Moltu C, Råbu M (2016) Norwegian translation and validation of a routine outcomes monitoring measure: The treatment outcomepackage. Nord Psychol 68:124–143

Råbu M (2014) Ettertanke: Hva har det å være terapeut gjort med livet mitt? [Afterthoughts. How did being a therapist have an impact on my life?]. In: von der Lippe AL, Nissen-Lie HA, Oddli HW (Hrsg) Psykoterapeuten. En antologi om terapeutens rolle i psykoterapi [The psychotherapist. An anthology about the therapist's role in psychotherapy]. Gyldendal Akademisk, Oslo, S 291–306

Råbu M, McLeod J (2018) Wisdom in professional knowledge: why it can be valuable to listen to the voices of senior therapists. Psychother Res 28:776–792

Råbu M, Moltu C (2021) People engaging each other: a dual-perspective study of interpersonal processes in useful therapy. J Contemp Psychother 51:67–75

Råbu M, Tønnessen TB (2017) Overføring. Nordiska ApS, Copenhagen. https://nordiska.dk/vaerker/overfoering/. Zugegriffen am 03.04.2023

Råbu M, Moltu C, McLeod J (2013) The art and science of conducting psychotherapy: how collaborative action between client and therapist generates and sustains productive life change. University of Oslo, Department of Psychology, Oslo

Råbu M, Moltu C, Binder PE, McLeod J (2016) How does practicing psychotherapy affect the personal life of the therapist? A qualitative inquiry of senior therapists' experiences. Psychother Res 26:737–749

Råbu M, McLeod J, Haavind H, Bernhardt IS, Nissen-Lie HA, Moltu C (2021) How psychotherapists make use of their experiences from being a client: lessons from a collective autoethnography. Couns Psychol Q 34:109–128

Råbu M, McLeod J, Tønnessen TB, Moltu C (2022) Creating art from research: a theatre play based on research interviews with senior therapists. Br J Guid Couns 50:82–94

Rønnestad MH, Skovholt TM (2001) Learning arenas for professional development: Retrospective accounts of senior psychotherapists. Professional Psychology: Research and Practice 32(2):181–187. https://doi.org/10.1037/0735-7028.32.2.181

Rønnestad MH, Skovholt TM (2013) The developing practitioner. Growth and stagnation of therapists and counselors. Routledge, New York

Sennett R (2008) The craftsman. Yale University Press, New Haven

Skovholt TM, Rønnestad MH (1992) Themes in therapist and counselor development. J Couns Dev 70:505–515

Skovholt TM, Rønnestad MH (1995) The evolving professional self: stages and themes in therapist and counselor development. Wiley, Chichester

Smith K, McLeod J, Blunden N, Cooper M, Gabriel L, Kupfer C, Winter LA (2021) A pluralistic perspective on research in psychotherapy: harnessing passion, difference and dialogue to promote justice and relevance. Front Psychol. https://doi.org/10.3389/fpsyg.2021.742676

Spira M, Berger B (2016) The impact of aging on clinical practice: a developmental challenge. Clin Soc Work J 44:127–134

Tovstonogov G (1972) The profession of the stage-director. Progress Publishers, London

Stigmatisierung und Psychotherapie – Wie betrachten Psychotherapeuten sich selbst und andere?

Georg Schomerus und Juliane Lüders

Zusammenfassung

Das Stigma psychischer Krankheit stellt eine erhebliche Belastung für Menschen mit psychischen Krankheiten dar und ist schon deshalb ein relevantes Thema für die Psychotherapie. Aber auch Psychotherapeuten können persönlich mit dem Thema Stigmatisierung konfrontiert werden. Dabei erscheint es wichtig, zunächst die Betrachtungsperspektiven und Begriffe in einem Umfeld zu definieren, das Gefahr läuft, durch Überbeanspruchung und Trivialisierung der Konzepte die schwerwiegende Realität der Stigmatisierung vor allem für Menschen mit schweren psychischen Krankheiten zu verschleiern.

Das Stigma psychischer Krankheit stellt eine erhebliche Belastung für Menschen mit psychischen Krankheiten dar, und ist schon deshalb ein relevantes Thema für die Psychotherapie. Aber auch Psychotherapeuten können persönlich mit dem Thema Stigmatisierung konfrontiert werden. Dabei erscheint es wichtig, zunächst die Betrachtungsperspektiven und Begriffe in einem Umfeld zu definieren, das Gefahr läuft, durch Überbeanspruchung und Trivialisierung der Konzepte die schwerwiegende Realität der Stigmatisierung vor allem für Menschen mit schweren psychischen Krankheiten zu verschleiern.

G. Schomerus (✉) · J. Lüders
Klinik und Poliklinik für Psychiatrie und Psychotherapie, Universitätsklinikum Leipzig – AöR, Leipzig, Deutschland
e-mail: georg.schomerus@uni-leipzig.de; juliane.lueders@medizin.uni-leipzig.de

B. Strauß, C. Spitzer (Hrsg.), *Psychotherapeuten und das Altern*, Psychotherapie: Praxis, https://doi.org/10.1007/978-3-662-65228-2_11

Einem etablierten Modell der Stigmatisierung von Link und Phelan (2001) zufolge wird Stigmatisierung als ein Prozess verstanden, der mit der Wahrnehmung und Benennung einer Normabweichung (Labeling) beginnt und über die Zuschreibung negativer Stereotype und Vorurteile zu Abwertung, Ausgrenzung und Diskriminierung führt. Nur aufgrund dieser negativen Folgen von Stigmatisierung für die Betroffenen ist das Konzept überhaupt relevant – reine Stereotypisierungen, wie sie im Alltag häufig vorkommen, fallen nicht unter das Stigmakonzept. Der Stigmaprozess setzt dabei ein Machtgefälle voraus: Wer in einer Machtposition ist, kann stigmatisieren, weil seine Haltung nachteilige Folgen für die stigmatisierte Person haben kann, wer machtlos ist, kann zum Opfer von Stigmatisierung werden.

Grundsätzlich unterscheidet man drei Wege, auf denen Stigma wirksam wird: Als *öffentliches Stigma*, mit dem die Haltungen der Bevölkerung und ihre Konsequenzen für die individuelle Interaktion zwischen zwei Menschen beschrieben werden, als *Selbststigma*, wenn eine Person die negativen Zuschreibungen ihrer Umgebung verinnerlicht und auf sich selbst anwendet, und als *strukturelle Stigmatisierung*, wenn Regeln oder Abläufe zum Nachteil einer bestimmten Gruppe wirken, ganz unabhängig von der individuellen Haltung der Akteure.

Eine so enge Auslegung des Stigmakonzepts ist notwendig, um nicht jede abwertende Meinung auch über Menschen, die durchaus in einer Machtposition sind, gleich zur Stigmatisierung zu erklären und damit das Stigmaerleben von Menschen ohne diese Privilegien zu trivialisieren. Deutlich wird dadurch auch, dass es vorschnell ist, psychologische und ärztliche Psychotherapeuten pauschal als „stigmatisierte Berufsgruppe" zu bezeichnen (Prüß et al. 2014). Dennoch gibt es relevante, spezifische Stigmaerfahrungen von Psychotherapeuten, die gerade im Alter besondere Relevanz erhalten können.

11.1 Eigene Stigmaerfahrungen von Psychotherapeuten

Befürchtete oder erlebte Stigmatisierung kann für Psychotherapeuten dann relevant werden, wenn sie sich mit eigener psychischer Krankheit auseinandersetzen müssen. Auch wenn die Studienlage zum Thema Selbststigmatisierung von Psychotherapeuten spärlich ist, gibt es Hinweise, dass Selbststigmatisierung in der Berufsgruppe der Psychotherapeuten durchaus eine Rolle spielen kann. Das Bild des Psychotherapeuten als Spezialist für psychische Probleme kann dazu beitragen, dass Psychotherapeuten internalisieren, selbst psychisch nicht erkranken zu dürfen und Probleme im beruflichen und privaten Bereich selbstständig lösen zu müssen. Wird Psychotherapeuten bewusst, dass sie psychische Probleme nicht selbstständig bewältigen können, kann das zu Gefühlen von Scham, beruflichem Versagen bis hin zur narzisstischen Kränkung führen (Sydow 2014). Im Bestreben, Selbststigmatisierung zu vermeiden, können Psychotherapeuten eigene Probleme bagatellisieren, etwa eine Suchtproblematik oder eine andere psychische Erkrankung (Kleespies et al. 2011). Studien in der Allgemeinbevölkerung zeigen, dass für stigmatisierende Haltungen sowohl ein Kohorten- als auch ein Alterseffekt vorliegt: Ältere Menschen stigmatisieren mehr, weil sie früher geboren und deshalb anders sozialisiert sind (insbesondere in Hinblick auf die Depression), aber auch, weil mit steigendem Alter die Toleranz gegenüber anderen Menschen mit psychischen Krankheiten allgemein sinkt (Schomerus et al. 2015). Man könnte deshalb vermuten, dass ältere Psychotherapeuten weniger gelassen mit eigenen psychischen Krankheiten umgehen als jüngere, auch wenn es hierzu noch keine belastbaren Studien gibt.

Gleichermaßen könnte die Erwartung der Öffentlichkeit an Psychotherapeuten, dass diese psychische Probleme lösen können, zu der Annahme verleiten, dass Therapeuten selbst keine psychischen Probleme haben dürften, dass eigene Probleme sogar die eigenen psychotherapeutischen Kompetenzen in Frage stellen, da man sich ja offensichtlich nicht selbst helfen konnte. Auch diese Annahme könnte dazu führen, dass Therapeuten es vermeiden, über eine eigene psychische Krankheit zu sprechen. Psychotherapeuten können also in besonderem Maße von Stigmatisierung bedroht sein, wenn sie selber psychisch erkranken oder über eigene Krankheitserfahrungen sprechen. Gerade vor dem Hintergrund der hohen psychischen Belastung in einem helfenden Beruf, einem hohen Stresserleben, einer Vulnerabilität für psychische Erkrankungen und einem statistisch erhöhten Suizidrisiko (ebd.) bedarf es der Entstigmatisierung von psychischen Erkrankungen und der Inanspruchnahme von Psychotherapie und psychiatrischer Hilfe unter Psychotherapeuten. Ein erster Schritt in diese Richtung könnte das öffentliche Bekenntnis von Therapeuten zu eigenen psychischen Krisen, zur eigenen Psychotherapie und auch zur eigenen medikamentösen Therapie sein (Sydow 2014). Prominente Beispiele etwa von Marsha Linnehan haben gezeigt, wie positiv sich eine Offenlegung auch auf Patienten auswirken kann, da Psychotherapeuten so auch als Rollenmodell in der Krisenbewältigung sichtbar werden. Dabei müssen psychische Erkrankungen natürlich außerhalb der eigenen Berufspraxis behandelt werden, die Arbeit mit Klienten darf nicht zur eigenen Entlastung missbraucht werden, und eine Offenlegung eigener Krankheitserfahrung sollte außerhalb eines therapeutischen Kontexts erfolgen.

Eine angemessene Offenlegung von eigner Betroffenheit stellt hohe professionelle Anforderungen an die Psychotherapeuten.

11.2 Wie werden Psychotherapeuten von anderen betrachtet?

Einige Studien beschäftigten sich mit der öffentlichen Sichtweise auf den Berufsstand des Psychotherapeuten. Den Ergebnissen einer systematischen Literaturrecherche (Prüß et al. 2014) zufolge, die der Fragestellung nachging, ob es empirische Evidenz für die Stigmatisierung von Psychotherapeuten gibt, finden sich keine Hinweise darauf, dass Psychotherapeuten stigmatisiert werden. Belege gibt es dagegen für das Vorliegen negativer, neutraler und positiver Stereotype. Strauß (2003) betont einen insgesamt diffusen, laienhaften Wissensstand über Psychotherapie verknüpft mit einer Reihe von Stereotypien. Einige negative Stereotype bestehen seit Jahrzehnten fort, beispielsweise die Annahme, dass Psychotherapeuten überwiegend männlich und psychoanalytisch geprägt seien oder selbst einen „Tick" haben und ineffektiv arbeiten (ebd.). Auf die Persönlichkeit von Psychotherapeuten bezogen bestehen jedoch ebenso gewisse Idealbilder, beispielsweise das Bild des Therapeuten als warmherzige, intelligente, verständnisvolle Elternfigur (Sydow 2007). Es könnte angenommen werden, dass bestehende Stereotype auf die Wahrnehmung von Stigmatisierung und Selbststigmatisierungsprozesse wirken. Möglicherweise besteht auf der Seite der Psychotherapeuten die Sorge, auf Grundlage negativer Stereotype beurteilt zu werden bzw. durch das eigene Verhalten negative Stereotype bezüglich der eigenen Berufsgruppe zu bestätigen. Im Besonderen ist auch hier die Gefahr der Tabuisierung eigener Betroffenheit auf Seite der Psychotherapeuten zu nennen bzw. tradierte Haltungen, die nahelegen, dass eigene Betroffenheit dem Beruf der Psychotherapeuten entgegensteht. Diese Haltung ist obsolet und kann als Ausdruck des Stigmas psychischer Krankheit gewertet werden.

11.3   Wie wird die Psychotherapie von anderen betrachtet?

Weitaus mehr empirische Belege gibt es zur öffentlichen Einstellung gegenüber der Psychotherapie an sich. Trendstudien zufolge zeigt sich deutlich, dass die Öffentlichkeit zwar unscharfe, aber insgesamt deutlich positive Vorstellungen von der Psychotherapie hat. Die Psychotherapie wird als Behandlungsmethode von der Mehrheit der Bevölkerung geschätzt und selbst zur Behandlung schwerer psychischer Krankheitsbilder wie der Schizophrenie häufiger empfohlen als Medikamente oder andere Behandlungsmethoden (Angermeyer et al. 2017). Insbesondere jüngere Kohorten haben positivere Haltungen zur Psychotherapie, wobei in allen Kohorten mit steigendem Alter auch die Akzeptanz von Psychotherapie ansteigt (Van Der Auwera et al. 2017). In den Leitlinien für die Behandlung psychischer Störungen kommt der Psychotherapie mittlerweile eine der pharmakologischen Behandlung ebenbürtige Bedeutung zu. Während früher die Berufsgruppe der Psychiater deutlich höhere Anerkennung genoss, gelten ärztliche und psychologische Psychotherapeuten heute als vergleichbar kompetent (Sydow 2007). Psychotherapie wird in der Regel positiv konnotiert, ganz im Gegensatz zu Psychopharmaka. Zumindest gegenüber der Öffentlichkeit müssen Psychotherapeuten in Deutschland ihr Dasein nicht mehr rechtfertigen.

> Die Psychotherapie ist als Behandlungsmethode beliebter denn je (Angermeyer et al. 2017).

Auch wenn die Popularität von Psychotherapie stetig zunimmt, werden Psychotherapeuten eher selten in Anspruch genommen. Die Mehrheit der Allgemeinbevölkerung empfiehlt zwar eine psychotherapeutische Behandlung, zeigt sich aber selbst zurückhaltend oder sogar skeptisch, einen Psychotherapeuten aufzusuchen (Albani et al. 2013). Auch stehen bestimmte Bevölkerungsgruppen einer Psychotherapie nach wie vor kritisch gegenüber, beispielsweise Männer und Personen aus geringeren Bildungsschichten im Vergleich zu Frauen und Personen aus höheren Bildungsschichten (ebd.).

Die insgesamt mehrheitlich positive Einstellung der Allgemeinbevölkerung gegenüber der Empfehlung einer Psychotherapie, vor allem bei schweren psychischen Krankheitsbildern, steht im Kontrast zur Versorgungsrealität. Verschiedene Gründe – zuvorderst strukturelle Defizite – werden vor dem Hintergrund des Missverhältnisses zwischen der Prävalenz psychischer Erkrankungen und der Inanspruchnahme von Psychotherapie diskutiert. Da bestimmte Patientengruppen und besonders Menschen mit schweren psychischen Erkrankungen in der psychotherapeutischen Versorgung benachteiligt sind, sind sie Betroffene von struktureller Stigmatisierung. Wenig untersucht wurde bisher die Frage, ob auch auf Seiten der Psychotherapeuten Stigmatisierungsprozesse wirksam sind, die die Inanspruchnahme von Psychotherapie für bestimmte Patientengruppen erschweren und eine weitere Zugangsbarriere darstellen können. Erfahren Patienten innerhalb der Psychotherapie auch öffentliche Stigmatisierung, die wiederum Selbststigmatisierungsprozesse verstärken kann?

11.4   Gibt es Stigmatisierung durch Psychotherapeuten?

Wie also betrachten Psychotherapeuten als Angehörige einer Berufsgruppe, die zum Großteil Menschen mit Stigmatisierungserfahrung behandeln, andere und explizit ihre Patienten? Hier zeigt sich zunächst eine Forschungslücke: Während es einige Studien zu stigmatisierenden Haltungen etwa von Klinikmitarbeitenden gegenüber bestimmten Patientengruppen gibt, sind solche Befunde für Psychotherapeuten rar. Auch wenn möglicherweise durch das Studium und die psychotherapeutische Ausbildung ein gewisses Bewusstsein für Stigmatisierungsprozesse vermittelt wird, zeigen (wenig überraschend) auch Psychotherapeuten gegenüber bestimmten Personengruppen Einstellungen, die zur Einordnung im Sinne eines Labelings und einer Stereotypisierung führen. Möglicherweise wird diese Tendenz zum Labeling durch das Wissen über Diagnosen, häufige Symptomkonstellationen und typische Behandlungsverläufe sogar noch verstärkt. Zunächst ist die Differenzierung zwischen Individuen aufgrund eines bestimmten Merkmals oder einer Diagnose frei von Wertungen und dient vor allem der Orientierung, auch wenn der Gebrauch bestimmter pseudofachlicher Begriffe im kollegialen Austausch (z. B. „Borderliner", „Suchtpatient") durchaus negative Konnotationen haben kann.

Stigmatisierung von Menschen mit bestimmten psychischen Krankheitsbildern
Wir möchten Hinweise auf Stigmatisierung von bestimmten Patientengruppen in der Psychotherapie anhand einiger ausgewählter Merkmale untersuchen und dabei die vorhandenen Hinweise in der Literatur aufgreifen.

Substanzstörungen

Aufgrund des hohen Anteils psychiatrischer Komorbiditäten und Traumatisierungs-erfahrungen unter Substanzkonsumenten besteht in dieser Gruppe grundsätzlich ein hoher psychotherapeutischer Behandlungsbedarf (Schäfer et al. 2014). Dieser wird aktuell allerdings nicht gedeckt, weil eine Abhängigkeitserkrankung und vor allem ein aktiver Substanzmissbrauch als Kontraindikation für eine Psychotherapie aufgefasst werden. Die Änderung der Psychotherapierichtlinie im Sinne besserer Rahmenbedingungen für die ambulante psychotherapeutische Versorgung von Patienten mit Substanzstörungen hat für Betroffene kaum Besserung geschaffen, da die neuen, immer noch eng gefassten Möglichkeiten einer Psychotherapie trotz noch nicht erreichter Abstinenz nur von wenigen Psychotherapeuten genutzt werden (ebd.). Menschen mit Substanzstörungen nehmen seltener eine Psychotherapie in Anspruch als andere Patientengruppen, vor allem wenn eine Substanzstörung als *primärer* Behandlungsanlass genannt wird und illegale Drogen konsumiert werden. In einer Befragung unter ambulanten Psychotherapeuten wurden Substanzstörungen entsprechend häufiger als *sekundärer* und nicht als *primärer* Behandlungsanlass genannt (Behrendt et al. 2014). Einerseits ergibt sich daraus die Frage, ob Menschen, die primär aufgrund einer Substanzstörung eine psychotherapeutische Behandlung in Anspruch nehmen wollen, von Psychotherapeuten häufiger abgelehnt werden als Patienten, die sich aufgrund einer anderen psychischen Erkrankung vorstellen. Andererseits könnte die häufige Komorbidität von Substanzstörungen mit anderen psychischen Störungen, die ebenfalls eine Indikation für Psychotherapie darstellen, den Befund erklären. Auch wenn die Gründe für die Unterversorgung von Menschen mit Substanzstörungen unterschiedlich sein können, scheinen Stigmatisierungsprozesse eine Rolle zu spielen. Stereotype auf Seite der Psychotherapeuten gegenüber dieser Patientengruppe sind etwa die Annahme eines chronisch-progredienten Krankheitsverlaufs sowie die Zuschreibung von Unberechenbarkeit, Gefährlichkeit und „Selbstverschuldung" (Schäfer et al. 2014). Außerdem fürchten Psychotherapeuten einen bürokratischen Mehraufwand durch regelmäßige Abstinenzkontrollen, die die Patienten selbst bezahlen müssen, was wiederum zu einer geringeren Behandlungsbereitschaft beitragen kann (Behrendt et al. 2014). Weiterhin könnte die Selbststigmatisierung von Psychotherapeuten aufgrund von eigenem Substanzkonsum (z. B. Alkohol) oder Substanzkonsum im privaten Umfeld zur Ablehnung dieser Patientengruppe führen.

Schizophrenie

Psychotherapeutische Behandlungsansätze sind mittlerweile ein fester Bestandteil der Leitlinien für die Schizophrenie-Behandlung und wissenschaftlich unumstritten. Dennoch schildern Patienten immer wieder, dass sie von ambulanten Psychotherapeuten zurückgewiesen werden (Schlier und Lincoln 2016). Auch hier können stigmatisierende Strukturen und Fehlannahmen über Schizophrenie von Seiten der Behandler zu der Diskrepanz zwischen den Leitlinienempfehlungen und der klinischen Praxis beitragen. Mit Schizophrenie assoziierte negative Stereotype sind beispielsweise die Annahme, dass Betroffene inkompetent und unberechenbar seien, ebenso wie die Antizipation einer schlechten Behandlungsprognose und der Wunsch nach sozialer Distanz (ebd.). Als mögliche Ursache struktureller Stigmatisierung wird mitunter die während der Ausbildung vermittelte Kontraindikation verschiedener therapeutischer Methoden bei Psychosen diskutiert, was Therapeuten abschrecken kann, Menschen mit Schizophrenie zu behandeln (ebd.). Ebenso könnte die hohe Verbreitung eines rein biologischen Ursachenmodells der Schizophrenie zur Aufrechterhaltung von Stereotypen in der Psychotherapie beitragen und der Fehlannahme Vorschub leisten, dass psychotherapeutische Behandlungsansätze keinen Erfolg haben. Als weiterer Grund für die Benachteiligung von Menschen mit Schizophrenie in der psychotherapeutischen Behandlung werden Kompetenzdefizite genannt. 85 % der Psychotherapeuten äußern Fortbildungsbedarf zur Behandlung von Patienten mit Schizophrenie (ebd.). Patienten mit Schizophrenie sind außerdem in besonderem Maß mit Barrieren in der Inanspruchnahme von Psychotherapie konfrontiert: lange Wartezeiten auf einen Therapieplatz erfordern eine hohe autonome Behandlungsmotivation, der bei Patienten mit Schizophrenie oft Antriebsprobleme oder ein ausgeprägtes Misstrauen gegenüber anderen Personen entgegenstehen.

Stigmatisierung aufgrund sichtbarer und unsichtbarer Personenmerkmale
Neben der Stigmatisierung gegenüber einzelnen psychischen Krankheitsbildern verweisen empirische Befunde darauf, dass auch bestimmte Personenmerkmale mit Stigma assoziiert sein können.

Stigmatisierung von Menschen mit Adipositas
Ein Beispiel hierfür ist die Stigmatisierung von Menschen mit Adipositas in der Psychotherapie. Adipositas kann als Stigma bezeichnet werden, das im Gegensatz zu anderen Stigmata, wie religiöser Zugehörigkeit oder sexueller Orientierung, für alle sichtbar ist. Menschen mit Adipositas sind häufiger von psychischen Erkrankungen betroffen als Menschen mit Normalgewicht. Als Grund wird die Internalisierung negativer Stereotype und die damit einhergehende Selbstabwertung von Betroffenen diskutiert, die sich in Form von depressiven, ängstlichen und essstörungsspezifischen Symptomen äußern kann (Rudolph 2014). Folglich besteht bei Menschen mit Adipositas ein hohes Maß an psychotherapeutischem Behandlungsbedarf (Luck-Sikorski und Bernard 2021). Patienten mit Adipositas berichten am häufigsten von Stigmatisierungserfahrungen aufgrund des Gewichts im Kontakt mit Personal des Gesundheitswesens. Stigmatisierung in der Psychotherapie wird insofern berichtet, als Psychotherapeuten ihren Patienten mit Adipositas zu Diäten und der „Lösung ihres Körperproblems" raten, anstatt ein urteilsfreies, liberales Verständnis von Körperlichkeit zu vermitteln, Emotionen zu bearbeiten und neue (Emotions-)Bewältigungsstrategien zu lernen (Kinavey und Cool 2019). Psychotherapeuten mit einer stärkeren negativen Einstellung gegenüber Menschen mit Adipositas führten das Körperbild ihrer übergewichtigen Patienten meist auf verhaltensbedingte Ursachen zurück, äußerten Frustration über die Behandlung und berichteten schlechtere Behandlungsergebnisse (ebd.). Auch berichten Patienten mit Adipositas von verbalen und nonverbalen Mikroaggressionen durch Therapeuten. Damit gemeint sind oft unbewusste stereotype gewichtsbedingte Annahmen und Äußerungen, Bewertungen und Herabsetzungen von Patienten. Auf das therapeutische Han-

deln bezogen kann sich das beispielsweise durch die Reduzierung des Therapiefokus auf „das Gewichtsproblem" äußern (Akoury et al. 2019). Die Stigmatisierung von Patienten mit Adipositas kann die therapeutische Beziehung, als wichtigsten Wirkfaktor der Psychotherapie, und das Hilfesuchverhalten von Betroffenen nachhaltig negativ beeinflussen.

Stigmatisierung aufgrund der sexuellen Orientierung

Eine weitere Gruppe, die sowohl von einem hohen psychotherapeutischen Bedarf als auch von Stigmatisierungserfahrung betroffen ist, ist die der Menschen mit homo- oder bisexueller Orientierung. Psychotherapeuten vertreten teils die Ansicht, dass das Thema Homo- und Bisexualität wenig Relevanz habe, unter anderem, weil sie ja doch „alle gleich" behandelten und das Patientenklientel gewöhnlich heterosexuell sei (Wolf 2016). Diese Fehlwahrnehmung sei insbesondere der Tatsache geschuldet, dass die sexuelle Orientierung und die Sexualität im Allgemeinen kaum in der psychotherapeutischen Professionalisierung thematisiert wird, was maßgeblich zu der Tabuisierung nicht heterosexueller Lebensweisen in der Psychotherapie beitragen kann (ebd.). In der Regel sind psychotherapeutische Aus- und Weiterbildungen heterozentrisch ausgerichtet, sodass Menschen unterschiedlicher sexueller Orientierung häufig auf Therapeuten stoßen, die weder hinreichend fachlich qualifiziert worden sind noch über eine entsprechende fachlich reflektierte Selbsterfahrung verfügen. Studienbefunde zeigen, dass Lesben, Schwule und Bisexuelle relativ häufig unter selbstschädigendem Substanzgebrauch, Angststörungen, Depressionen und Suizidalität leiden, woraus sich psychotherapeutischer Behandlungsbedarf ergibt. Als Gründe werden Erfahrungen von gesellschaftlicher Marginalisierung, Diskriminierung und Gewalt diskutiert. Durch die psychotherapeutische Praxis zieht sich eine Reihe von Vorurteilen, die als Fachwissen kommuniziert werden, die Abwertung von nicht heterosexuellen Patienten, die Legitimierung von diskriminierenden Handlungen sowie die Psychopathologisierung von sexuellen Orientierungen und Genderidentitäten, häufig aufgrund von mangelndem Wissen (ebd.).

Eine weitere Personengruppe, die aufgrund ihrer sexuellen Orientierung Stigmatisierung erfährt, besteht aus Menschen mit sexuellem Interesse an Kindern. Gegenüber dieser Personengruppe sind negative Stereotype, negative Emotionen und der Wunsch nach sozialer Distanz auch unter Psychotherapeuten stärker ausgeprägt als beispielsweise gegenüber Menschen mit einer Alkoholabhängigkeit oder Personen mit antisozialen Persönlichkeitsmerkmalen (Jahnke et al. 2015). Auch kann unter Psychotherapeuten die Fehlannahme bestehen, dass Menschen mit sexuellem Interesse an Kindern zwangsläufig Straftäter sind. Derartiges Unwissen kann zur Aufrechterhaltung von Stigmatisierung sowie dem Fehlschlagen von Prävention beitragen (Koops et al. 2016). Die Wartezeiten auf einen Therapieplatz für Menschen mit Pädophilie sind deutlich länger als bei anderen Patientengruppen, sodass die Ablehnung dieser Personengruppe auch über lange Wartezeiten reguliert wird. Da von Psychotherapeuten neben eigenen Vorbehalten und der Haltung, im Dienste der „Opfer" und nicht der „Täter" zu behandeln, eine fehlende theoretische Ausbildung und fehlende praktische Erfahrung mit der Patientengruppe als Ablehnungsgründe genannt werden, sind entsprechende Kompetenzen in Fort- und Weiterbildungen zu verankern (Stiels-Glenn 2010). Um die Behandlungsmotivation von Therapeuten zu erhöhen, wäre auch eine höhere finanzielle Vergütung, die beispielsweise das Studium von Justizakten, Gutachten und die interdisziplinäre Vernetzung zulässt, wünschenswert (ebd.).

Weitere stigmatisierte Patientengruppen

Agell und Rothblum (1991) untersuchten Stigmatisierung auf Seite der Psychotherapeuten bei weiteren Patientengruppen. Beispielsweise werden Patienten mit niedrigem sozioökonomischem Status häufiger von Therapeuten abgelehnt und mit schlechteren Prognosen assoziiert im Vergleich zu Patienten mit einem höheren sozioökonomischen Status. Zu Geschlechtseffekten gibt es kontroverse Befunde. Frauen wird beispielsweise eine höhere Therapiemotivation und eine bessere Prognose zugesprochen als männlichen Patienten, wobei deutlich mehr Frauen Psychotherapie in Anspruch nehmen als Männer. Auch das Alter der Patienten habe dahingehend einen Einfluss, dass Therapeuten älteren Patienten schwerwiegendere Probleme und eine geringere Veränderungsmotivation zuschreiben als jüngeren Patienten (ebd.). Dass die Ablehnung älterer Patienten und Geschlechtseffekte einen Einfluss auf die Inanspruchnahme haben können, wird beispielsweise dadurch deutlich, dass besonders ältere Männer in der Psychotherapie unterrepräsentiert sind. Es sind eine Reihe von Ängsten, die insbesondere ältere Männer davon abhalten, Psychotherapie in Anspruch zu nehmen. Hinderungsgründe für die geringere Inanspruchnahme können die Angst vor Stigmatisierung, Schamgefühle, die Angst, nicht verstanden zu werden, Ängste vor einer ungewohnten Intimität sowie die Angst, gegen den eigenen Willen verändert zu werden, sein (Peters 2020). Besonders das Alter kann Männer vor Herausforderungen stellen, die nicht zu ihrem bisherigen Selbst- und Idealbild passen und neue Strategien im Umgang mit Problemen und Emotionalität verlangen. Vorbehalte gegenüber Psychotherapie bei älteren Männern bestehen jedoch auch auf Seiten der Therapeuten. Psychotherapeuten begegnen Männern nicht selten mit Skepsis, und diese scheint sich bei älteren Männern zu verdoppeln. Das negative Altersbild der Inflexibilität ebenso wie die Implikation von Defiziten in der Emotionswahrnehmung und dem Emotionsausdruck bestehen folglich vor allem gegenüber älteren Männern (ebd.). Nicht zuletzt vor dem Hintergrund der soziodemografischen Entwicklung sollte eine größere Offenheit gegenüber alternden Männern in der Psychotherapie angestrebt werden.

11.5   Fazit

Wir können festhalten: Auch Psychotherapeuten stigmatisieren sich selbst und andere. Die Frage, ob ältere Psychotherapeuten besonders anfällig für Selbststigmatisierung im Falle eigener Krankheit sind, muss offen bleiben. Dabei kommt Psychotherapeuten eine besondere Rolle im Prozess der Entstigmatisierung in der Psychotherapie zu. Die psychotherapeutische Behandlung erfordert ein Bewusstsein für potenziell stigmatisierte Patientengruppen auf Seite der Therapeuten, eine hohe Selbstreflexion bezüglich der eigenen Haltung gegenüber stigmatisierten Personen und den entsprechenden Machtverhältnissen ebenso wie sprachliche Sensibilität und eine therapeutische Beziehungsgestaltung auf Augenhöhe, die eigene Unsicherheiten zulässt. Psychotherapeuten sind schließlich als Helfer bei der Bewältigung von Stigma gefragt, aber auch als Vorbilder im Umgang mit eigenen psychischen Erkrankungen.

Literatur

Agell G, Rothblum ED (1991) Effects of clients' obesity and gender on the therapy judgments of psychologists. Prof Psychol Res Pract 22:223–229. https://doi.org/10.1037/0735-7028.22.3.223

Akoury LM, Schafer KJ, Warren CS (2019) Fat women's experiences in therapy: „you can't see beyond … unless I share it with you". Women Ther 42:93–115. https://doi.org/10.108 0/02703149.2018.1524063

Albani C, Blaser G, Rusch BD, Brähler E (2013) Einstellungen zu Psychotherapie. Repräsentative Befragung in Deutschland. Psychotherapeut 58:466–473. https://doi.org/10.1007/ s00278-012-0944-6

Angermeyer MC, Auwera van der S, Carta MG, Schomerus G (2017) Public attitudes towards psychiatry and psychiatric treatment at the beginning of the 21st century: a systematic review and meta-analysis of population surveys. World Psychiatry 16:50–61. https://doi.org/10.1002/ wps.20383

Behrendt S, Bühringer G, Hoyer J (2014) Ambulante Psychotherapie der Substanzstörungen. Erweiterte Möglichkeiten nach Änderung der Psychotherapierichtlinie 2011. Psychotherapeut 59:310–316. https://doi.org/10.1007/s00278-014-1046-4

Jahnke S, Imhoff R, Hoyer J (2015) Stigmatization of people with pedophilia: two comparative surveys. Arch Sex Behav 44:21–34. https://doi.org/10.1007/s10508-014-0312-4

Kinavey H, Cool C (2019) The broken lens: how anti-fat bias in psychotherapy is harming our clients and what to do about it. Women Ther 42:116–130. https://doi.org/10.1080/0270314 9.2018.1524070

Kleespies PM, Van Orden KA, Bongar B et al (2011) Psychologist suicide: incidence, impact, and suggestions for prevention, intervention, and postvention. Prof Psychol Res Pr 42:244–251. https://doi.org/10.1037/a0022805

Koops T, Turner D, Jahnke S et al (2016) Stigmatisierung von Menschen mit sexuellem Interesse an Kindern unter Sexualtherapeuten in Russland. Z Sexualforsch 29:131–146. https://doi. org/10.1055/s-0042-107735

Link BG, Phelan JC (2001) Conceptualizing stigma. Ann. Rev Sociol 27:363–385. https://doi. org/10.1146/annurev.soc.27.1.363

Luck-Sikorski C, Bernard M (2021) Stigmatisierung und Diskriminierung von Patient*innen mit Adipositas. Psychotherapeut 66:28–34. https://doi.org/10.1007/s00278-020-00475-1

Peters M (2020) Psychotherapie mit älteren Männern. Psychotherapie Dialog 21:72–76. https:// doi.org/10.1055/a-0987-5957

Prüß S, Speerforck S, Bahlmann J, Freyberger HJ, Schomerus G (2014) Werden Psychotherapeuten, Psychiater oder die Psychotherapie stigmatisiert? Psychotherapeut 59:275–282. https:// doi.org/10.1007/s00278-014-1057-1

Rudolph A (2014) Stigmatisierung und Selbststigmatisierung. Psychotherapeutische Behandlung von Patienten mit Adipositas. Psychotherapeut 59:306–309. https://doi.org/10.1007/ s00278-014-1061-5

Schäfer I, Lotzin A, Milin S (2014) Ungedeckte psychotherapeutische Bedarfe bei Stimulanzienkonsumenten. Bedeutung komorbider Störungen und traumatischer Erfahrungen. Psychotherapeut 59:300–305. https://doi.org/10.1007/s00278-014-1059-z

Schlier B, Lincoln TM (2016) Blinde Flecken? Der Einfluss von Stigma auf die psychotherapeuti-sche Versorgung von Menschen mit Schizophrenie. Verhaltenstherapie 26:279–290. https://doi.org/10.1159/000450694

Schomerus G, Van der Auwera S, Matschinger H, Baumeister SE, Angermeyer MC (2015) Do attitudes towards persons with mental illness worsen during the course of life? An age-period-cohort analysis. Acta Psychiatr Scand 132:357–364. https://doi.org/10.1111/acps.12401

Stiels-Glenn M (2010) Zur ambulanten psychotherapeutischen Versorgung pädosexueller Patienten. Recht Psychiatrie 28:74–80

Strauß B (2003) „So'n Typ sitzt hinter der Couch und frißt'n Burger". Welche Vorstellungen haben Medizinstudierende im ersten Studienjahr von der Psychotherapie? Psychotherapeut 48:150–151. https://doi.org/10.1007/s00278-003-0299-0

von Sydow K (2007) Das Image von Psychologen, Psychotherapeuten und Psychiatern in der Öffentlichkeit. Psychotherapeut 52:322–333. https://doi.org/10.1007/s00278-007-0560-z

von Sydow K (2014) Psychotherapeuten und ihre psychischen Probleme. Forschungsstand zu einem Klischee. Psychotherapeut 59:283–292. https://doi.org/10.1007/s00278-014-1056-2

Van der Auwera S, Schomerus G, Baumeister SE, Matschinger H, Angermeyer MC (2017) Approval of psychotherapy and medication for the treatment of mental disorders over the lifespan. An age period cohort analysis. Epidemiol Psychiatr Sci 26:61–69. https://doi.org/10.1017/S2045796015001134

Wolf G (2016) Psychotherapeutische Kompetenzen für die Arbeit mit Menschen mit homo- oder bisexueller Orientierung. Psychotherapie Wiss 2:100–108

„Age-discrepant" – Ein Problem für die therapeutische Beziehung?

12

Meinolf Peters

Zusammenfassung

Der folgende Artikel diskutiert die Frage, welchen Einfluss die Altersdiskrepanz in der therapeutischen Beziehung auf den therapeutischen Prozess nimmt. Dabei werden jene Konstellationen näher beleuchtet, in denen sich entweder Patient oder Therapeut oder auch beide bereits in einem höheren Lebensalter befinden. Es wird deutlich, dass altersdiskrepante therapeutische Beziehungen die Beteiligten vor größere Herausforderungen stellen als altershomogene. Abschließend werden Möglichkeiten des konstruktiven Umgangs aufgezeigt

12.1 Zur Altersdiskrepanz in therapeutischen Beziehungen

‚Jung mit Jung, Alt mit Alt, das gibt Ehen ohne Spalt', so heißt es im Volksmund, was als Warnung vor einer Altersdiskrepanz in ehelichen Beziehungen zu verstehen ist. Diese *„Age-discrepant-Ehen"* wurden von Shehan et al. (1991) erstmals genauer untersucht., Sie kamen zu dem Ergebnis, dass diese instabiler sind als altershomogene Ehen; mit zunehmender Altersdiskrepanz steigt die Scheidungsrate an (Perrig-Chiello 2017). Das volkstümliche Sprichwort scheint sich also zu bewahrheiten, und weitere Beobachtungen weisen darauf hin, dass Beziehungen zu Gleichaltrigen offenbar unkomplizierter sind. So erleben Jüngere alltägliche Gespräche mit Älteren als ungleichgewichtiger und unbefriedigender als solche mit Gleichaltrigen, denen sie sich gleichberechtigter fühlen (Williams und Giles 1996). Auch die alltäglichen Beziehungsnetze von Menschen sind in hohem Maße altershomogen strukturiert (Rawlins 2004). Das oben zitierte Sprichwort könnte also durchaus eine über eheliche Beziehungen hinausreichende Bedeutung haben.

M. Peters (✉)
Marburg, Deutschland

B. Strauß, C. Spitzer (Hrsg.), *Psychotherapeuten und das Altern*, Psychotherapie: Praxis, https://doi.org/10.1007/978-3-662-65228-2_12

Doch kann daraus geschlossen werden, dass dies auch für therapeutische Beziehungen gilt? Könnten auch diese eine größere Instabilität aufweisen und weniger erfolgreich sein, wenn Therapeut und Patient unterschiedlichen Generationen angehören?

Die *Passung in der therapeutischen Beziehung* gilt in der Therapieforschung als ein wesentlicher Faktor, der zum Scheitern oder zum Erfolg von Therapien beiträgt (Lambert 2011). Welche Bedeutung im Hinblick auf eine solche Passung dem Alter der Beteiligten zukommt, wurde bisher selten aufgegriffen, und die Ergebnisse sind unterschiedlich. Während Beck (1988) schlechtere Behandlungsergebnisse fand, wenn der Altersunterschied mehr als 10 Jahre betrug, konnten Barber und Muenz (1996) dieses Ergebnis nicht bestätigen. Bis heute gibt es nicht genügend Studien, die eine Metaanalyse ermöglichten (Beutler et al. 2004). Möglicherweise ist die Situation komplexer und erfordert eine differenzierte Betrachtung der *Dynamik altersdiskrepanter therapeutischer Beziehungen*. Der folgende Beitrag befasst sich mit dieser Dynamik, wobei die Fragestellung noch einmal enger gefasst wird, das heißt, es wird um solche Beziehungen gehen, in denen einer oder eine der Beteiligten sich bereits in einem höheren Lebensalter befindet.

Ausgangspunkt der Überlegungen ist die Versorgungssituation, die von einer Zunahme altersdiskrepanter therapeutischer Dyaden geprägt ist, und zwar aus zwei Gründen: Auf der einen Seite ist festzustellen, dass mehr ältere Patienten in Behandlung kommen; in der Studie von Peters et al. (2013) war der Anteil ambulant behandelter Patienten auf immerhin ca. 9 % über 60-Jähriger gestiegen. Der größere Teil dieser Patienten aber wird von deutlich jüngeren Therapeuten behandelt. Auf der anderen Seite praktizieren immer mehr Therapeuten über die reguläre Altersgrenze hinaus. Laut Auskunft der Berliner Psychotherapeutenkammer waren 2021 10 % aller Kammermitglieder über 70 Jahre alt,[1] und in der Psychotherapeutenkammer Hessen sind ca. 15 % über 65 Jahre.[2] In der Mehrzahl dürften diese Therapeuten vor allem jüngere Patienten behandeln. Infolge dieser beiden Entwicklungen ist davon auszugehen, dass altersdiskrepante therapeutische Beziehungen heute im klinischen Alltag an der Tagesordnung sind. Allerdings steigt damit auch die Chance, dass ein älterer Patient einen ebenfalls älteren Therapeuten findet, das heißt, auch diese Konstellation dürfte häufiger anzutreffen sein. Das Alter wird in der heutigen Zeit zu einer immer stärker wahrnehmbaren gesellschaftlichen Realität, die auf unterschiedliche Weise auch in die therapeutische Praxis hineinwirkt. Die drei erwähnten Konstellationen haben ihre jeweils spezifische Dynamik, die im Weiteren genauer betrachtet werden soll.

---

[1] Auskunft durch Frau Kemper-Bürger, der Geschäftsführerin der Berliner Psychotherapeutenkammer, am 2.2.2022.

[2] Auskunft durch die Psychotherapeutenkammer Hessen am 3.2.2022.

12.2   Altersbilder und soziale Beziehungen im Alter

Da bisher wenig empirische Forschung zur Bedeutung des Zusammenhangs von
Alter und therapeutischer Beziehung vorliegt, erscheint es sinnvoll, gerontologische
Grundlagen zum besseren Verständnis dieses Zusammenhangs heranzuziehen. Da-
bei können drei Themenbereiche besonders hilfreich sein.

Eines der zentralen gerontologischen Themen ist das *Altersbild*, und zwar das
Bild vom Alter im Allgemeinen und das persönliche Altersbild, das heißt die Vorstellung über das eigene Alter. Ersteres war in den westlichen Gesellschaften lange
Zeit negativ getönt, das heißt, im gesellschaftlich verbreiteten Bild von älteren
Menschen und vom Alter standen deren Defizite im Vordergrund. Inzwischen erleben wir aber einen Wandel des gesellschaftlichen Altersbildes, wie auch im 10. Altenbericht der Bundesregierung konstatiert wurde (Altenbericht 2010). Das Bild
wird differenzierter und in Teilen auch positiver, allerdings nicht in allen gesellschaftlichen Bereichen; so halten sich negative Altersbilder u. a. im Gesundheitswesen hartnäckiger als in manch anderen Kontexten.

Das gesellschaftliche Altersbild dient als Vorlage, mit der sich Menschen identifizieren. Je älter sie werden, desto mehr fließen aber eigene Erfahrungen mit
dem Älterwerden in das persönliche Altersbild ein. Es liegen zahlreiche Befunde
vor, die die Auswirkungen dieses Bildes auf den Prozess des Älterwerdens belegen. So konnte gezeigt werden, dass ein negatives Altersbild mit einem akzele-
rierten körperlichen Altern und einer verkürzten Lebenserwartung einhergeht
(Wurm et al. 2017). In Bezug auf Psychotherapie zeigte Zivian et al. (1994) bereits vor einigen Jahrzehnten, dass ein gesellschaftlicher Konsens darüber besteht,
dass Psychotherapie bei Älteren weniger erfolgreich ist, und auch die Älteren teilten diese Auffassung. Zwar mag sich auch dieses Bild in der jüngeren Vergangenheit zum Positiven gewandelt haben, vermutlich aber eher in Bezug auf die jungen
Alten, nicht aber die Hochbetagten. Kessler (2013) konnte schließlich zeigen,
dass ein negatives Altersbild auch in der Therapie wirksam ist und sich auf die
therapeutische Beziehung, die Indikationsstellung, die Dauer der Therapie u. a.
auswirken kann.

Die *Theorie der sozioemotionalen Selektivität* (Carstensen 2007) zählt zweifellos zu den einflussreichsten gerontologischen Theorien, die sich mit der Entwicklung der sozialen Beziehungen im Alter befasst hat. Die Theorie geht nicht vom
Lebensalter aus, sondern rekurriert auf die Erfahrung von Zeit und Vergänglichkeit.
Diese aber, so Laura Carstensen (2007), die Begründerin der Theorie, führe zu einer
Veränderung der primären Motivationslage. Da jüngere Menschen die Zukunft als
unbegrenzt wahrnehmen, sind sie eher bereit, neue Beziehungen einzugehen, bzw.
bevorzugen solche Beziehungen, die der Erweiterung des Horizonts dienen und
Perspektiven eröffnen, um sich auf die Zukunft hin entwickeln zu können. Wenn
Menschen in der zweiten Lebenshälfte Zeit aber als zunehmend begrenzt wahrneh-
men, rückt als primäre Motivation stärker das emotionale Wohlbefinden im Hier
und Jetzt sowie das Gefühl von Wertschätzung, Verbundenheit und Sicherheit in den
Vordergrund. Dies führe zur Umgestaltung der sozialen Welt, insbesondere zu einer
Reduktion auf diejenigen sozialen Beziehungen, die im Hinblick auf diese Bedürf-

nislage als besonders bedeutsam eingeschätzt und dann noch positiver bewertet werden (*„Positivitätseffekt"*). Ein solch hedonistisches Konzept von Wohlbefinden, so Labouvie-Vief und Medler (2002), diene aber auch der Kompensation einer nachlassenden kognitiv-affektiven Komplexität, also der sich bei vielen Älteren einstellenden Defizite in grundlegenden psychischen Funktionsbereichen, beispielsweise Theory of Mind oder Empathie (Peters 2021a). Wohlbefinden folge dann tendenziell einem vereinfachten Lust-Unlust-Muster, wie es Freud einst beschrieben habet.

Auch die *Bindungstheorie* untersucht soziale Beziehungen, vornehmlich aber unter dem Gesichtspunkt von Sicherheit, einem im Alter zunehmend zentralen Motiv. Nun scheinen sich angesichts der Einflüsse des Alters die Bindungsmuster zu verändern (Peters 2019a), wobei vor allem *unsicher-ängstliche Bindungen* seltener, *unsicher-vermeidende Bindungen* aber häufiger auftreten. Letztere aber sind dadurch gekennzeichnet, dass Gefühle sowie die Nähe zu anderen Personen eher vermieden werden. In Situationen, die das Bindungssystem aktivieren, deaktivieren unsicher-vermeidend gebundene Personen das Bindungsverhalten und halten an einem Gefühl vermeintlichen Wohlbefindens fest. Diese Älteren scheinen eher ein *hedonistisches Wohlbefinden* zu artikulieren, während sicher gebundene Ältere ein eher *eudämonisches Konzept* von Wohlbefinden leben, dem eine differenzierte Welt- und Selbstsicht zugrunde liegt (Webster 1998).

Diese drei Themen beschreiben wichtige Eckpfeiler des Altersprozesses. Altern, so könnte man sagen, vollzieht sich in dem Dreieck von Altersbild, der Stabilisierung der Lebensqualität und einem basalen Gefühl von Sicherheit. Dies altersrelevanten Themen fließen dann aber auch in die therapeutische Beziehung ein.

12.3   Altersbezogene Konstellationen therapeutischer Dyaden

Im Hinblick auf den Einfluss eines höheren Lebensalters auf die therapeutische Beziehung lassen sich drei Konstellationen unterscheiden, von denen die Konstellation *„alter Therapeut – alter Patient"* einer initialen Passung entspricht, währen die beiden Konstellationen *„alter Therapeut – junger Patient"* und *„junger Therapeut – alter Patient"* eine initiale Nicht-Passung aufweisen. Im Weiteren sollen diese drei Beziehungskonstellationen genauer betrachtet werden.

12.3.1 Junger Therapeut – alter Patient

In der Vergangenheit wurden nur wenig ältere Menschen psychotherapeutisch behandelt. Auch wenn dafür unterschiedliche Gründe verantwortlich sind (Peters 2006), so liegt ein Grund doch zweifellos auch in der Aussicht, auf ein Gegenüber zu treffen, dass einer ganz anderen Generation angehört. In Bezug auf Ältere fanden Kessler und Schneider (2019), dass diejenigen, die eine solche Konstellation skeptisch beurteilten, weniger bereit waren, sich in eine psychotherapeutische Behandlung zu begeben. Besonders problematisch könnte ein solcher Schritt etwa für ältere Männer sein, deren Unterinanspruchnahme besonders eklatant ist und die vermutlich eine ausgeprägte Skepsis hegen, sich durch eine jüngere Therapeutin behandeln zu lassen (Peters et al. 2013). Die Nicht-Passung in der Dyade junger Therapeut-älterer Patient ist augenfällig und vermutlich für beide Beteiligten zunächst befremdlich, widerspricht sie doch der Lebenserfahrung, bzw. dem kulturell geformten Erwartungshorizont, in der normalerweise jüngere Menschen sich bei Älteren Rat holen.

Und doch steigt die Inanspruchnahme von Psychotherapie durch Ältere allmählich an, vor allem allerdings bei Frauen im Alter zwischen 60 und 69, die zudem über eine höhere Bildung verfügen (Peters et al. 2013). Die Konstellation junger Therapeut und alter Patient ist zunehmend Teil der heutigen Versorgungsrealität, besonders in stationären Einrichtungen besteht zumeist ohnehin keine Wahl, sodass es unumgänglich ist, sich mit dieser Beziehungskonstellation zu arrangieren. Aber könnten noch andere als pragmatische Gründe ins Spiel kommen, die ältere Patienten mögliche Bedenken überwinden lassen? Folgende Aspekte könnten in Betracht kommen:

- Das Konzept der „*filialen Reife*" (siehe unten) hat ein Pendant in der „*parentalen Reife*" (Blenker 1965), das heißt in der Fähigkeit der Älteren, ihr Alter anzunehmen und Hilfe und Unterstützung durch Jüngere, i. d. R. die eigenen Kinder, zu akzeptieren, ohne durch Schamgefühle oder Abhängigkeitsangst gehindert zu sein. Es findet damit eine partielle Umkehrung der Eltern-Kind-Beziehung statt, was im Hinblick auf mögliche Alterseinschränkungen durchaus funktional ist. Ist dieser Schritt vollzogen, können auch jüngere Therapeuten als hilfreiche Unterstützer akzeptiert werden.
- Auch das Motiv der *Generativität*, also die Weitergabe von Werten und Erfahrungen an Jüngere, könnte von Bedeutung sein. Erstmals hatte Erikson (1973) diesen Begriff eingeführt und damit eine positive Form des Älterwerdens beschrieben, die den eigenen Narzissmus überwindet und stattdessen das Wohl der nachrückenden Generation in den Vordergrund rückt. Nun könnte man meinen, dass dieses Motiv in einer psychotherapeutischen Behandlung nicht zur Geltung kommt, geht es doch darum, selbst Hilfe zu erfahren. Beides schließt sich aber keineswegs aus, so neigen Ältere in der Therapie häufig dazu, zu erzählen (Peters 2019b). Zwar hat das Erzählen für Ältere vielfältige Bedeutungen, und nicht zuletzt dient es auch der Selbstvergewisserung und der Sinnerzeugung. Doch es bezieht auch das Gegenüber mit ein, auf dessen positive Resonanz es angewiesen ist, eine Resonanz, die es im alltäglichen Leben vielleicht kaum noch gibt. Tatsächlich scheinen insbesondere jüngere Therapeuten häufiger in die Rolle des Zuhörers zu geraten, die den manchmal „spannenden" Geschichten der Älteren zuhören und in eine gewisse Passivität fallen, sodass die Vermutung besteht, dass den Erzählungen älterer Patienten auch ein generatives Motiv zugrunde liegt, also das Bedürfnis, den jüngeren Therapeuten etwas vom Leben zu erzählen. In der Therapie könnte es vornehmlich zu Beginn auch dazu dienen, die Scham zu überwinden und eine mehr gleichwertige Beziehung herzustellen. Im weiteren

Verlauf ist es jedoch notwendig, die manchmal geronnenen Erzählungen „aufzu-
brechen" und daraus reflexive Erzählungen zu generieren, nur dann vollzieht
sich Veränderung. Dies zu ermöglichen,ist eine therapeutische Aufgabe.

- Ein weiteres Motiv, dass es Älteren ermöglicht, sich hilfesuchend an Jüngere zu
wenden, könnte die Unzufriedenheit und Enttäuschung mit Beziehungen zu
Gleichaltrigen sein. Wenn etwa die eheliche Beziehung im Alter als entleert erlebt wird und insbesondere ältere Frauen das Gefühl haben, in ihrem Ehemann
kein Gegenüber und keinen Gesprächspartner mehr zu finden, können sie sich
enttäuscht von ihm abwenden, zumeist ohne sich zu trennen. Dann könnte die
Bereitschaft wachsen, sich an eine Person zu wenden, die einer anderen Generation angehört, mit der sich andere Erwartungen verknüpfen. Dies ist durchaus ein
im Hinblick auf die Psychotherapie konstruktives Motiv, fördert es doch Offenheit und Mitteilungsbereitschaft, allerdings liegt möglicherweise auch die Gefahr darin, in der therapeutischen Beziehung einen Ersatz für die vermisste Nähe
zu suchen (Peters 2021b).

Die beschriebenen Faktoren können in unterschiedlicher Weise zur Geltung
kommen, wobei auch das Alter des Therapeuten von Bedeutung sein dürfte. Es
macht einen Unterschied, ob der Therapeut sich im jungen oder im mittleren Erwachsenenalter befindet, das heißt der Generation der Enkel oder Kinder angehört.
So dürfte die Umkehrung der Eltern-Kind-Beziehung eher eine Entwicklungsaufgabe
des höheren Alters sein, wenn sich die Kinder im mittleren Alter befinden, während
das generative Motiv sich eher auf die Enkel bezieht.

Doch es sind keineswegs allein die älteren Patienten, die allzu oft von ihrer
Skepsis abgehalten werden, sich von einem deutlich jüngeren Therapeuten behandeln zu lassen. Das Verdikt Sigmund Freuds, Ältere seien nicht mehr psychotherapeutisch behandelbar (Radebold 1994), wirkt bis heute nach und lässt auch die
Therapeuten zurückhaltend, ja ablehnend bleiben. Zahlreiche empirische Studien
fanden in der Vergangenheit eine negative Einstellung gegenüber der Behandlung
älterer Patienten (Bodner et al. 2018; Ford und Sbordone 1980). Psychotherapeuten vertraten in ihrer Mehrheit die Auffassung, Ältere seien für eine psychotherapeutische Behandlung ungeeignet, zudem sei diese auch ineffizient. Wolk und
Wolk (1971) erhoben eine Rate von 80 %, die die Behandlung Älterer ablehnten,
und auch Dye (1978) fand in einer Befragung an 1400 klinischen Psychologen
eine deutliche Bevorzugung jüngerer Patienten. Ältere wurden als rigide und unfähig zu lernen wahrgenommen und mit zu wenig Energie ausgestattet, um einen
therapeutischen Fortschritt erreichen zu können. Auch in der australischen Untersuchung von Helmes und Gee (2003) fand sich ein ähnliches Bild. Die befragten
klinischen Psychologen hielten es für schwieriger, mit Älteren eine therapeutische
Beziehung aufzubauen, sie schrieben ihnen eine schlechtere Prognose zu, hielten
sie für weniger bereit, eine Psychotherapie zu absolvieren, sich aber auch selbst
für weniger kompetent, diese Patienten zu behandeln. Auch in der israelischen
Befragung von Shmotkin et al. (1992) gaben nur ca. 15 % an, gern oder sehr gern
mit Älteren zu arbeiten.

Welches aber sind die Gründe für diese ablehnende Haltung? Von Bedeutung sind sicherlich die komplexen Krankheitsbilder und damit verbundene Probleme in der Diagnostik, fehlendes Wissen um Fragen des Alters und Älterwerdens sowie die spezifischen Anforderungen in der therapeutischen Beziehung, insbesondere im Zusammenhang mit der *„umgekehrten Übertragung"* (Peters 2019). Dieses Konzept beschreibt, dass die jüngeren Therapeuten von den älteren Patienten in der Position des Sohnes oder der Tochter wahrgenommen werden, was für diese nicht nur ungewohnt ist, sondern es ihnen auch erschwert, sich von Erwartungen abzugrenzen. Peters et al. (2014) fanden eine reduzierte *„personale Distanz"* in der Behandlung Älterer, die es Therapeuten erschwert, sich ausreichend abzugrenzen und etwa konfrontierende Interventionen zu verwenden. Ein weiterer Aspekt aber könnte die Angst vor dem Alter selbst sein, das heißt vor Gebrechlichkeit, körperlichem und geistigem Verfall sowie vor Tod und Sterben, eine Angst mithin, die vermutlich durch ein negatives Altersbild verstärkt wird bzw. diesem zugrunde liegt. Im Rahmen der *„Terror-Management-Theorie"* konnte in zahlreichen experimentellen Studien belegt werden (Solomon et al. 2015), wie bereitwillig Menschen ihre Einstellungen verändern, wenn das Wissen um die eigene Sterblichkeit geweckt wird. Der Tod hat offenbar eine mächtige Wirkung auf Menschen, und Martens et al. (2004) konnte zeigen, dass diese Ängste auch von älteren Menschen ausgelöst werden können, mithin auch von älteren Patienten. Ältere Menschen zu behandeln, kann auch aus diesem Grund zu Abwehrreaktionen führen.

Es gibt also eine Reihe von Hindernissen, die von jüngeren Therapeuten zu überwinden sind, um Ältere zu behandeln. Und doch geschieht dies offenbar zunehmend (siehe oben). Folgende Faktoren können zu dieser positiven Entwicklung beitragen: Zum einen ist das Lebensalter selbst von Bedeutung, Peters et al. (2013) fand einen Zusammenhang zwischen der Anzahl behandelter Älterer und dem Lebensalter der Therapeuten, das heißt, ältere Therapeuten behandeln mehr ältere Patienten als jüngere. Wenn das eigene Alter näher rückt, wächst offenbar die Bereitschaft, auch ältere Patienten zu behandeln. Dies hängt allerdings wiederum von zwei Faktoren ab (Peters 2014): Trägt der Therapeut selbst ein *negatives Altersbild* in sich, wird er kaum bereit sein, Ältere zu behandeln, wird er diesen doch Veränderungsfähigkeit absprechen. Ein *positives Altersbild* aber erhöht die Bereitschaft, Ältere in Behandlung zu nehmen. Schließlich erwies sich das Konzept der *filialen Reife* als bedeutsam. Dieses beschreibt ursprünglich die Haltung den eigenen alten, pflegebedürftigen Eltern gegenüber, das heißt, ob man sich selbst dieser Aufgabe gewachsen fühlt. Es zeigte sich nun, dass filiale Reife im Gegensatz zu *filialer Angst*, das heißt der Sorge, mit dieser Aufgabe überfordert zu sein, ebenfalls die Bereitschaft beeinflusst, Ältere zu behandeln. Fortgeschrittenes Alter, positives Altersbild und filiale Reife sind Faktoren, die die Bereitschaft erhöhen, Ältere zu behandeln.

Somit spielt eine Reihe von Faktoren und Einflüssen eine Rolle, die darüber entscheidet, ob eine therapeutische Begegnung von jüngeren Therapeuten und älteren Patienten gelingen kann und die Altersdiskrepanz keine unüberwindliche Hürde bleibt, sondern überwunden werden und ein konstruktiver Prozess in Gang kommen kann.

12.3.2 Alter Therapeut – junger Patient

Wie stellt sich die Situation nun in der Umkehrung dar, das heißt in der Konstellation alter Therapeut – junger Patient? Zwar besteht in dieser Beziehungskonstellation eine initiale altersbezogene Nicht-Passung, doch diese erscheint auf den ersten Blick weniger fremd als die zuvor beschriebene Konstellation. Es entspricht der Lebenserfahrung beider Beteiligten und somit auch dem kulturell geformten Erwartungshorizont, wenn Jüngere sich an Ältere wenden, um Rat einzuholen. Und auch aus therapeutischer Sicht ist dies eine vertraute Konstellation, sind Therapeuten doch geübt im Umgang mit der sich einstellenden *„regelhaften Übertragung"*, also von jüngeren Patienten in einer Mutter- oder Vaterposition erlebt zu werden.

Die Frage muss neu gestellt werden, wenn sich Therapeuten bereits im höheren Lebensalter befinden, und das ist zunehmend häufig der Fall. Ist eine solche Konstellation immer noch eher unproblematisch? Hartmut Radebold (2010), „Nestor" der Alterspsychotherapie, hat sich mit dem Altern der Psychoanalytiker befasst und die Forderung aufgestellt, dass diese sich zu gegebener Zeit – womit er die Zeit zwischen dem 60. Und 70. Lebensjahr verstand – aus dem Beruf zurückziehen und sich dem eigenen Alter widmen sollen. In seiner Arbeit hatte er sich skeptisch geäußert, dass ältere Therapeuten noch in der Lage seien, sich in die Lebens- und Gefühlswelt jüngerer Patienten hineinzuversetzen. Alte Psychotherapeuten seien in ihrem Leben mit anderen Entwicklungsaufgaben konfrontiert als jüngere Patienten, und die eigene Jugend liege schon fern. Doch ist deshalb eine so grundlegende Skepsis angebracht?

Die Antwort auf diese Frage erfordert eine Differenzierung, und es ist zu unterscheiden, ob sich Patienten im jugendlichen bzw. jungen Erwachsenenalter oder bereits im mittleren Alter befinden. Zunächst zu den ganz Jungen, auf die wohl auch die Äußerung Radebolds abzielte. Oftmals wird älteren Menschen ein negatives Stereotyp von „der Jugend" unterstellt. Doch dieses ist weniger zutreffend als oftmals angenommen, so Pinquart und Schönbrodt (1997), allerdings ist das Bild der Jugend nicht so positiv wie das von der eigenen oftmals idealisierten Jugend. Ob Ältere jüngere Menschen stereotypisiert wahrnehmen, dürfte auch davon beeinflusst sein, wie sie zu ihrem eigenen Alter stehen. Erleben sie dieses als Zeit der Entfremdung, wie es Jean Amery (1968) eindringlich beschrieben hatte, werden sie vermutlich eher mit Neid auf die Möglichkeiten und die Zukunftsoffenheit der Jugend blicken. Können sie sich das Alter aber aneignen und ein aufgeklärtes Verhältnis zu ihm gewinnen, dürfte es leichter sein, Jüngeren mit Offenheit und Empathie zu begegnen. Erleichtert wird eine solche Begegnung auch durch den gesellschaftlichen Wandel des Alters, nehmen doch zumindest die jüngeren Älteren heute stärker am kulturellen und gesellschaftlichen Leben teil und sind besser integriert als in früheren Zeiten (Rosenmayr 1996). Diese Teilhabe sollte es ihnen erlauben, Neugier und Interesse an der Welt der Jungen zu bewahren und sich an ihren Möglichkeiten zu erfreuen, ja daran weiter teilzuhaben. Gelingt älteren Therapeuten die Entwicklung einer solch generativen Haltung, entsteht die Basis, die es ermöglicht, jüngere Patienten in ihrer Entwicklung zu unterstützen. Die Skepsis Radebolds erscheint also zumindest übertrieben.

Ein weiterer persönlicher Hintergrund für ältere Therapeuten wie für jüngere Patienten sind Erfahrungen als *Großeltern* bzw. als *Enkel*. Zumeist wird diese Beziehung als besonders positiv und konfliktfrei beschrieben. Enkel lassen sich vom Großvater oder der Großmutter „die Welt erklären" und nutzen sie als Reservoir für familiäre Weisheit (Oerter 2008), Großeltern bringen ihrerseits besonders viel Geduld auf und fühlen sich in ihrer Generativität herausgefordert. In der Therapie findet diese Haltung möglicherweise eine Entsprechung in dem eher *begleitenden Therapiestil*, der sich bei älteren Therapeuten entwickelt (Orlinsky und Ronnestad 2015). Dieser Stil steht der Leistungs- und Zielorientierung, der die Jüngeren ansonsten in ihrem Leben unterworfen sind, entgegen. Sie könnten sich dadurch ermutigt und bestärkt fühlen, sich selbst vom Leistungsdruck etwas zu befreien. Besonders aber können sie profitieren, wenn es um existenzielle Lebensfragen geht. Befragungsergebnisse von Kessler et al. (2019) zeigen denn auch, dass jüngere Patienten bei altersbezogenen Entwicklungsproblemen jüngere Therapeuten bevorzugen, sich aber an ältere Therapeuten wenden, wenn es um fundamentale Lebensprobleme geht.

Bisher war davon ausgegangen worden, dass zwischen Therapeuten und Patienten ein großer Altersunterschied besteht, Patienten sich also in der Enkelposition befinden. Befinden sich Patienten in der Kindposition, das heißt im mittleren Lebensalter, entsteht eine andere Dynamik. Dann kommt vermutlich wieder eine „*regelhafte Übertragung*" zustande, aber doch mit dem Unterschied, dass nicht zuvorderst die frühen Erfahrungen mit den Eltern übertragen werden, sondern die mit den alten Eltern. Viele Patienten mittleren Alters kommen in Therapie, weil sie erste Alterserfahrungen machen, die Karriere stagniert, die Kinder das Haus verlassen, aber vor allem auch, weil die eigenen Eltern altern und möglicherweise pflegebedürftig werden. Sie sind mit einer neuen Erfahrung konfrontiert, die häufig überfordert; psychische Erkrankungen sind bei pflegenden Angehörigen doppelt so häufig anzutreffen wie bei anderen Personengruppen. Auf das Konzept der *filialen Reife* bzw. der *filialen Angst* war bereits hingewiesen worden (siehe oben), und es könnte eine therapeutische Aufgabe sein, die Patienten darin zu unterstützen, eine solche Haltung zu entwickeln. Dazu ist es erforderlich, das Altern der Eltern anzuerkennen und auch zu akzeptieren, selbst älter zu werden und keine Generation mehr vor sich zu wissen, die vor dem Tod schützt.

Eine solche Begegnung kann auch den Therapeuten veranlassen, sich eigene Fragen zu stellen: Wie werde ich reagieren, wenn ich mit Gebrechlichkeit konfrontiert bin, wie möchte ich gepflegt werden u. a.? Weicht er selbst diesen Fragen aus, könnte das eine negative Gegenübertragung zur Folge haben und er wird kaum als hilfreiches Objekt zur Verfügung stehen können. Hat er aber auch diesbezüglich eine offene und aufgeklärte Haltung entwickeln können, wird es ihm leichter fallen, vorbehaltlos mit den Patienten an der Frage des Umgangs mit den alten Eltern arbeiten können.

12.3.3 Alter Therapeut – alter Patient

Die bereits erwähnte Forderung Radebolds (2010), dass Therapeuten bei Erreichen der Altersgrenze ihre Tätigkeit aufgeben sollten, ist auch deswegen problematisch, weil sie normativ ist und zudem die Realität außer Acht lässt. Es wurde bereits eingangs erwähnt, dass viele Therapeuten über die Regelaltersgrenze hinaus weiter praktizieren. Sie erleben es als individuelle Freiheit, ihr Berufsende selbst bestimmen zu können. Viele erleben auch im höheren Alter noch einmal eine berufliche Weiterentwicklung, das heißt, sie verändern ihr Therapieverständnis, ihren Umgang mit Patienten und definieren ihre Rolle neu (Hahn et al. 2021). Diese Weiterentwicklung kann durchaus auch positiv auf ihr persönliches Altern zurückwirken.

Radebold (2010) ging noch weiter und sprach älteren Therapeuten die Fähigkeit ab, Ältere behandeln zu können. Es fehle ihnen an geeigneten Vorbildern und sie hätten sich in ihrer eigenen Ausbildung und Lehranalyse kaum mit dem Thema Alter befasst. Daran halten sich die Therapeuten nicht, sie arbeiten einfach weiter. Dies hat u. a. zur Folge, dass alte Patienten heutzutage durchaus Chancen haben, auch ältere Therapeuten zu finden. Da nun Befragungsergebnisse zeigen, dass Lebensalter der Therapeuten und Anzahl behandelter älterer Patienten korrelieren (Peters et al. 2013), lässt sich schlussfolgern, dass beide tatsächlich häufiger zueinanderfinden. Was mag dazu beitragen, und handelt es sich dabei um eine besonders günstige Konstellation?

Es mag sein, dass sich Therapeuten in ihrer Ausbildung gar nicht mit dem Thema Alter beschäftigt haben, obwohl einschränkend festzustellen ist, dass das Thema heute auf zahlreichen Weiterbildungsveranstaltungen und Tagungen präsent ist. Was Radebold (2010) übersieht, ist die Tatsache, dass ältere Therapeuten selbst mit dem Alter konfrontiert sind und somit ähnliche Erfahrungen machen wie Patienten, beispielsweise bezüglich des körperlichen Alterns. Man kann vermuten, dass dadurch die Empathiefähigkeit und das gemeinsame Verständnis dessen, was Leben im Zuge des Älterwerdens bedeutet, gefördert werden, ja, ein Gefühl entsteht, im gleichen Boot zu sitzen. Hinzu kommt, dass auch bezüglich weiterer Merkmale Ähnlichkeit bestehen dürfte, etwa im Hinblick auf kohortenspezifische bzw. Sozialisationserfahrungen. Die jetzt in ein höheres Lebensalter vorrückenden Kohorten haben die Aufbruchsstimmung in den 1960er-Jahren erlebt, was einen gemeinsamen Erfahrungshintergrund schafft. Die Wahrscheinlichkeit ist relativ groß, dass damit auch eine Schnittfläche in Werten und Einstellungen verbunden ist. Ein weiterer Faktor kommt hinzu, betrachtet man die Merkmale älterer Menschen, die eine psychotherapeutische Behandlung aufsuchen. Es zeigt sich nämlich, dass diese sehr häufig über eine bessere Bildung verfügen, und je älter die Patienten sind, desto ausschließlicher trifft dies zu. Bildung wird mit zunehmendem Alter immer stärker zu einem Selektionsmerkmal im Hinblick auf den Zugang zur Psychotherapie (Peters et al. 2013). Es muss dahingestellt bleiben, ob weniger gebildete ältere Menschen tatsächlich seltener den Wunsch nach einer psychotherapeutischen Behandlung haben oder ob es für sie schwerer ist, einen Behandlungsplatz zu finden, weil ein Element der Passung fehlt. Es ist nicht völlig von der Hand zu weisen, dass ältere Therapeuten eher ältere Patienten in Behandlung nehmen, die wie sie selbst über eine bessere Bildung verfügen, sodass eher eine Passung zu erwarten ist. Hier könnte also die Aussage der *Theorie der emotionalen Selektivität* Gültigkeit haben, dass ältere Therapeuten eher solche Patienten in Behandlung nehmen, mit denen sie sich wohl fühlen. Auch die Veränderung der therapeutischen Grundhaltung, weniger zielorientiert als begleitend zu arbeiten („*kontemplative Reflexion*"), können sie vermutlich eher bei gebildeten älteren Patienten zum Tragen bringen, ist doch davon auszugehen, dass diese weniger als jüngere Patienten konkrete Lebensziele als vielmehr ein besseres Wohlbefinden im Hier und Jetzt zu erreichen suchen, das dann im Sinne eines eudämonischen Wohlbefindens weiterentwickelt werden kann.

Zweifellos gibt es auch ältere Therapeuten, die sich scheuen, Ältere zu behandeln. Auch wenn zahlreiche Einflüsse dabei von Bedeutung sein können, so liegt doch die Annahme auf der Hand, dass es sich eher um diejenigen handelt, die eine Begegnung mit älteren Patienten als *Alter Ego* zu vermeiden suchen. Unsichervermeidend gebundene Ältere, die es auch unter Therapeuten gibt, meiden eher Kontakte mit Gleichaltrigen und eine Auseinandersetzung mit dem eigenen Alter (Bodner und Cohen-Fridel 2010). Insofern hat auch Radebold (2010) mit seiner Skepsis nicht ganz unrecht.

12.4 Wie kann die Therapie gelingen?

Die Bedeutung der therapeutischen Beziehung ist in der Forschung gut belegt (Strauß 2004), kommt aber in der Behandlung Älterer noch stärker zum Tragen. Peters u. a. (2002) fanden in einer Befragung stationärer Patienten, dass Ältere die Beziehung zum Bezugstherapeuten in einer psychosomatischen Klinik als noch wichtiger einschätzten als die Jüngeren. Mace et al. (2017) fanden ebenso in der Behandlung Älterer mit chronischen Depressionen eine hohe Vorhersagekraft des Behandlungsergebnisses durch die therapeutische Beziehung, und Arnow et al. (2013) fanden, dass dieser Zusammenhang mit steigendem Alter noch enger wird. Wie ist dieser Befund zu erklären?

Anhaltspunkte bieten die gerontologischen Theorien (siehe oben), das heißt die *Theorie der sozioemotionalen Selektivität* und die *Bindungstheorie*. Erstere postuliert ja eine Reduktion sozialer Beziehungen im Alter, wobei die verbliebenen emotional umso höher bewertet werden. Diese emotionale Aufwertung, die der Aufrechterhaltung bzw. dem Schutz des subjektiven Wohlbefindens dient, kann auch Therapeuten einbeziehen, das heißt, auch diese können zu einer besonders geschätzten Beziehungsperson werden. Ergänzend kann die Bindungstheorie hinzugezogen werden und die Aktivierung des Bindungssystems, mit der Patienten ja i. d. R. in die Behandlung kommen. Daraus erwächst ein Sicherheitsbedürfnis und es besteht eine Bereitschaft, Therapeuten als sicherheitsgebende Bindungsobjekte wahrzunehmen, zumal dann, wenn der Verlust wichtiger Bindungsobjekte zu beklagen ist. Beides zusammen kann die Zunahme der Bedeutung der therapeutischen Beziehung erklären. Zumindest der erste Teil der Erklärung kann umgekehrt auch für ältere Therapeuten gelten. Es ist zu vermuten, dass sie ihre Patienten selektiver auswählen als dies jüngere tun, das heißt, sie suchen sich solche Patienten aus, die ihrem eigenen Wunsch nach Wohlbefinden in einer „guten" Therapie entgegenkommen.

Sobald das Alter ins Spiel kommt, sollte es einen Stellenwert in der Therapie erhalten, sei es als explizites therapeutisches Thema oder aber als Thema für den Therapeuten. *Alterskompetenz* schließt eine reflexive Auseinandersetzung mit eigenen Alterserfahrungen ebenso ein wie Wissen über das Alter und altersbezogene Veränderungen. In Bezug auf die drei Dyaden können unterschiedliche Schwerpunkte hervorgehoben werden:

- *Junger Therapeut – alter Patient*: Erforderlich ist Selbsterfahrung in Bezug auf das Altersbild und Erfahrungen mit älteren Menschen. Ebenso erforderlich ist eine Fortbildung in Alterspsychotherapie, die sich nicht auf Wissensvermittlung beschränkt, sondern umfassende alterspsychotherapeutische Kompetenzen vermittelt.
- *Alter Therapeut – junger Patient*: Hier ist vor allem Selbsterfahrung der Therapeuten in Bezug auf das eigene Älterwerden erforderlich. Argwohn und Neid auf die Jugend können nur dann überwunden und in vorbehaltloses Interesse verwandelt werden, wenn das eigene Alter angenommen wird.
- *Alter Therapeut – alter Patient*: Diese Konstellation erfordert beides, Auseinandersetzung mit dem eigenen Älterwerden und der Erwerb alterstherapeutischer Kompetenzen, so kann die Begegnung mit älteren Patienten zu einer fruchtbaren Begegnung werden.

Ebenso wie in der identitätspolitischen Diskussion, die derzeit die westlichen Gesellschaften erfasst hat und manchmal in Zuspitzungen und Übertreibungen mündet, sollte der Einfluss der Altersvariable auf die Therapie jedoch nicht überschätzt werden. Sie ist zweifellos von Bedeutung, wie die vorherige Analyse gezeigt hat. Doch genauso ist es möglich, damit verbundene Hindernisse zu überwinden, zumal auch andere Merkmale der Passung in der therapeutischen Beziehung Einfluss nehmen, etwa Geschlecht, Herkunft u. a. Die klinische Erfahrung zeigt (Radebold 1992), dass stabile Merkmale der Person, zu denen das Lebensalter zählt, vornehmlich zu Beginn der Behandlung bedeutsam sind, diese Bedeutung aber rasch verlieren, wenn die Dynamik der Therapie in Gang kommt. Nach Strauss (2004) geht es ohnehin um die zunehmende Individualisierung von therapeutischen Strategien, die zum Erfolg von therapeutischen Behandlungen führt, was dann auch eine Relativierung des Einflusses der Altersvariable bedeuten würde.

12.5 Ausblick

Das Alter ist zu einem der dominanten Diskursthemen in den westlichen Gesellschaften geworden. Dies hat nicht allein mit der *demografischen Entwicklung* zu tun, die sich auch in der Psychotherapie bemerkbar macht. Auch die gesellschaftliche Stellung des Alters befindet sich in einem Wandel, bereits Rosenmayr (1996) hatte von der wachsenden Integration gesprochen, die die Marginalisierung des Alters allmählich aufhebt. Folge des *Kohortenwandels*, der diesen Prozess begleitet, sind liberalisierte Einstellungen – nicht zuletzt auch gegenüber der Psychotherapie – und Umgangsformen Älterer, die sich von den Folgen der einst restriktiven Sozialisation gelöst haben. Forciert wird dieser Prozess von der gesellschaftlichen *Individualisierung* und *Pluralisierung*, die auch das Alter erfasst haben. In diesen umfassenden Wandlungsprozess sind Patienten wie Therapeuten gleichermaßen einbezogen, beide nutzen die „*späte Freiheit*" des Alters (Rosenmayr 1996), um die Lebensqualität in dieser Zeit aufrechtzuerhalten oder zu steigern. Auch die therapeutische Begegnung kann von dieser Individualisierung profitieren, und es dürfte heute leichter sein, zu einer fruchtbaren therapeutischen Arbeit zu gelangen als vor Jahrzehnten, als die Älteren noch stärker das Erbe der nationalsozialistischen Zeit in sich trugen.

Literatur

Altenbericht (2010) Bericht der Sachverständigenkommission an das bundesministerium für Familie, Senioren, Frauen und Jugen. Berlin 2010
Amery J (1968) Über das Alter. Zwischen Resignation und Revolte. Klett-Cotta, Stuttgart
Arnow BA, Steidtmann D, Blasey C, Manber R, Constantino MJ, Klein DN, Markowitz JC, Rothbaum BO, Thase ME, Fisher AJ, Kocsis JH (2013) The relationship between the therapeutic alliance and treatment outcome in two distinct therapies for chronic depression. J Consult Clin Psychol 81:627–638. https://doi.org/10.1037/a0031530
Barber JP, Muenz LR (1996) The role of avoidance and obsessiveness in matching patients to cognitive and interpersonal psychotherapy: empirical findings from the Treatment for Depression Collaborative Research Program. J Consult Clin Psychol 64(5):951–958
Beck DF (1988) Counselor characteristics: how they affect outcomes. Family Service America, 85–95
Beutler LE, Malik M, Alimohamed S, Harwood TM, Talebi HT, Noble S, Wong E (2004) Therapist variables. In: Lambert MJ (Hrsg) Bergin and Garfield's handbook of psychotherapy and behavior change. Wiley, New York, S 227–307
Blenkner M (1965) Work and family relationships in later life with some thoughts on filial maturity. In: Social structure and the family. Generational relations, S 46–59
Bodner E, Cohen-Fridel S (2010) Relations between attachment styles, ageism and quality of life in late life. Int Psychogeriatr 22(8):1353–1361
Bodner E, Palgi Y, Wyman MF (2018) Ageism in mental health assessment and treatment of older adults. In: Ayalon L, Tesch-Römer C (Hrsg) Contemporary perspectives on ageism international perspectives on aging, Bd 19. Springer, Cham, S 241–263
Carstensen L (2007) Growing old or living long: take your pick. Issues Sci Technol 1–15 23(2):41–50
Dye CJ (1978) Psychologists' role in the provision of mental health care for the elderly. Prof Psychol 2:38–49
Erikson EH (1973) Identität und Lebenszyklus. Suhrkamp, Frankfurt
Ford CV, Sbordone RJ (1980) Attitudes of psychiatrists toward elderly patients. Am J Psychiatr 137:571–575
Hahn E, Rohr M, Usemann P (2021) „TherapeutInnen im goldenen Alter" – Eine empirische Perspektive auf Alter und Erfahrenheit aufseiten der PsychotherapeutIn. Psychother Alter 18(2):203–222
Helmes E, Gee S (2003) Attitudes of Australian therapists toward older clients: educational and training imperatives. Educ Gerontol 29:657–670
Kessler EM (2013) Altersbilder im psychotherapeutischen Geschehen. Psychother Alter 10(2):241–255

Kessler E-M, Schneider TJ (2019) Do psychotherapists' treatment attitudes and decisions depend on a patient's age? J Gerontol B 74(4):620–624. https://doi.org/10.1093/geronb/gbx078

Kessler E-M, Rahn S, Klapproth F (2019) Do young people prefer older psychotherapists? Eur J Ageing. https://doi.org/10.1007/s10433-019-00519-9

Labouvie-Vief G, Medler M (2002) Affect optimization and affect complexity: modes and styles of regulation in adulthood. Physcol Aging 17(4):571–588

Lambert MJ (2011) What have we learned about treatment failure in empirically supported treatments? Some suggestions for practice. Cogn Behav Pract 18(3):413–420. https://doi.org/10.1016/j.cbpra.2011.02.002

Mace RA, Gansler DA, Suvaka MK, Gabrisa CM, Arean PS, Raue PJ, Alexopoulos GS (2017) Therapeutic relationship in the treatment of geriatric depression with executive dysfunction. J Affect Disord 214:130–137. https://doi.org/10.1016/j.jad.2017.03.006

Martens A, Greenberg J, Schimel J, Landau MJ (2004) Ageism and death: effects of mortality salience and similarity to elders on distancing from and derogation of elderly people. Personal Soc Psychol Bull 30:1524–1536

Oerter R (2008) Großeltern zwischen Tradition und Innovation. In: Klosinski G (Hrsg) Großeltern heute – Hilfe oder Hemmnis? Attempto-Verlag, Tübingen, S 13–33

Orlinsky DE, Ronnestad MH (2015) Psychotherapists growing older: a study of senior practitioners. Wiley periodicals. Inc J Clin Psychol 71(11):1128–1138

Perrig-Chiello P (2017) Wenn die Liebe nicht mehr jung ist. Hogrefe, Göttingen

Peters M (2006) Psychosoziale Beratung und Psychotherapie im Alter. Vandenhoeck & Ruprecht, Göttingen

Peters M (2014) Was macht einen „guten" Alterspsychotherapeuten aus? – Einige empirische Hinweise. Psychother Alter 11(1):101–115

Peters M (2019) Übertragung und Gegenübertragung in der Psychotherapie Älterer. Ärztl Psychother 14:78–83

Peters M (2019a) Bindung und Alter. Entwicklungspsychologische Grundlagen und klinische Anwendung. Psychodyn Psychother 18:193–211

Peters M (2019b) Ist die Alterspsychotherapie eine narrative Psychotherapie? Psychotherapeut 64(5):401–407. https://doi.org/10.1007/s00278-019-0341-5

Peters M (2021a) Psychische Erkrankungen im Alter – Empirische Befunde zur Theorie sekundärer Strukturdefizite. Z Psychosom Med Psychother 67:451–467

Peters M (2021b) Überlegungen zur Beziehungsdynamik in der Therapie Älterer – Die Dialektik zwischen Nähe und Distanz. Psychother Alter 18(2):151–164. https://doi.org/10.3082 0/1613-2637-2021-2-151

Peters M, Radebold H, Hübner S (2002) Stationäre Gerontopsychosomatik. Z Gerontopsychol Psychiatr 15(1):33–45

Peters M, Jeschke K, Peters L (2013) Ältere Patienten in der psychotherapeutischen Praxis – Ergebnisse einer Befragung von Psychotherapeuten. Psychother Psychosom Med Psychol 63:439–444

Peters M, Lindner J, Jeschke K, Peters L (2014) Therapeutischer Stil und therapeutisches Verhalten in der Behandlung älterer Patienten. Psychotherapeut 63:439–445

Pinquart M, Schönbrodt S (1997) Urteile von Senioren über Jugendliche: Gibt es ein „negatives Jugendstereotyp"? Psychol Erzieh Unterr 44(3):197–203

Radebold H (1992) Psychodynamik und Psychotherapie über 60-Jähriger. Springer, Berlin

Radebold H (1994) Freuds Ansichten über die Behandelbarkeit Älterer. Z Psychoanal Theor Prax 9:247–259

Radebold H (2010) Können und sollen Psychoanalytikerinnen und Psychoanalytiker lebenslang behandeln? Psyche 64(2):97–122

Rawlin WK (2004) Friendship in later life. In: Nussbaum FJ, Coupland J (Hrsg) Handbook of communication and aging research, 2. Aufl. Erlbaum, Mahwah, S 273–305

Rosenmayr L (1996) Altern im Lebenslauf. Vandenhoeck & Ruprecht, Göttingen

Shehan CL, Berardo FM, Vera H (1991) Women in age-discrepant marriages. J Fam Issues 12(3):291–305

Shmotkin D, Dyal N, Lomranz J (1992) Motivations and attitudes of clinical psychologists regarding treatment of the elderly. Educ Gerontol 18:177–192

Solomon S, Greenberg J, Pyszczynski T (2015) Der Wurm in unserem Herzen. Wie das Wissen um die Sterblichkeit unser Leben beeinflusst. DVA, München

Strauß B (2004) Allgemeine und spezifische Wirkfaktoren der Psychotherapie. In: Lang H (Hrsg) Was ist Psychotherapie, und wodurch wirkt sie? Würzburg, Königshaus & Neumann, S 101–113

Webster JD (1998) Attachment styles, reminiscence functions, and happiness in young and elderly adults. J Aging Stud 12(3):315–330

Williams A, Giles H (1996) Intergenerational conversation: young adults' retrospective account. Hum Commun Res 23:220–250

Wolk RL, Wolk RB (1971) Professional workers' attitudes toward the aged. J Am Geriatr Soc 19:624–639

Wurm S, Diehl M, Kornadt AE, Westerhof GJ, Wahl H-W (2017) How do views on aging affect health outcomes in adulthood and late life? Explanations for an established connection. Dev Rev 46:27–43. https://doi.org/10.1016/j.dr.2017.08.002

Zivian MT, Gedoski W, Larsen W, Hatchette V (1994) Psychotherapy for the elderly: public opinion. Psychotherapy 31:492–502

Der Blick der Jungen auf die Alten

13

Jana Volkert

Zusammenfassung

Dieser Beitrag behandelt den (Blick-)Kontakt zwischen jungen und alten Psychotherapeut:innen am Beispiel des supervisorischen Kontexts. Die Beziehung wird anhand des General Model of Psychotherapy Supervision (GMPS, Watkins 2008) sowie des Konzepts des sozialen Lernens (Fonagy et al. 2021) betrachtet und prädeterminierte Faktoren (wie soziodemografische Faktoren und frühe Bindungs-/Beziehungserfahrungen) sowie Prozessvariablen in der gemeinsamen Begegnung (vor allem die Entstehung von epistemischem Vertrauen) werden analysiert. Dabei werden insbesondere förderliche Aspekte zur Gestaltung einer gelingenden Lern-Beziehung in den Blick genommen.

13.1 Einleitung

Weniger als 1 % der ärztlichen Psychotherapeut:innen sind jünger als 40 Jahre, über 50 % sind über 60 Jahre alt (KBV 2022). Bei den psychologischen Psychotherapeut:innen sind immerhin 16,5 % jünger als 40 Jahre und über 30 % 60 Jahre und älter. Die größte Gruppe stellen die 50- bis 59-jährigen ärztlichen und psychologischen Psychotherapeut:innen mit jeweils 38 bzw. 27 % (KBV 2022).

Junge und alte Psychotherapeut:innen treffen sich in verschiedenen, vorrangig berufsbezogenen Kontexten. Die Jungen sind die Studierenden, Ausbildungskandidat:innen, Supervisand:innen, Ambulanz-, Klinik- und Praxiskolleg:innen. Die Alten sind die Dozent:innen, Lehrtherapeut:innen, Supervisor:innen, Klinik-, Praxiskolleg:innen, Ambulanzleiter:innen und Chef:innen.

J. Volkert (✉)
Department Psychologie, MSB Medical School Berlin, Hochschule für Gesundheit und Medizin, Berlin, Deutschland
e-mail: jana.volkert@medicalschool-berlin.de

B. Strauß, C. Spitzer (Hrsg.), *Psychotherapeuten und das Altern*, Psychotherapie: Praxis, https://doi.org/10.1007/978-3-662-65228-2_13

Mit „Blick" ist in der deutschsprachigen Wortbedeutung das Betrachten, Anschauen, aber auch das Erfassen mit den Augen oder eine Sichtweise und Einsicht gemeint. Der Begriff stammt ursprünglich aus dem Mittelhochdeutschen (belegt seit dem 09./10. Jahrhundert; Wortbedeutung.info o.D.). Blicke bzw. die die visuellen Wahrnehmungen stellen in der Regel eine der ersten Formen des Kontaktes mit der Welt dar. Der Säugling kommt auf die Welt und nimmt diese als Erstes u. a. über sein visuelles Sinnesorgan wahr. Gleichwohl braucht der Säugling ein Gegenüber, um das visuell Wahrgenommene verarbeiten und verstehen zu können. Die Entstehung des psychischen Selbst ist eng mit dem Blick bzw. der Wahrnehmung des Gegenübers, in der Regel primär der frühen Fürsorge- und Bindungspersonen verknüpft. Fonagy und Kollegen schreiben: „Das psychische Selbst taucht auf, wenn sich das Kind als denkendes und fühlendes Wesen in der Psyche einer anderen Person wahrnehmen kann" (2002).

Blicke sind ein machtvolles, emotionales Kommunikationsmittel. „Liebe auf den ersten Blick …" oder „Wenn Blicke töten könnten …" sind bekannte Redewendungen, welche die besondere Bedeutung dieser Form der Kontaktaufnahme hervorheben. In zwischenmenschlichen Beziehungen ist insbesondere der Blick und dessen Effekt auf ein Gegenüber relevant. Werden Blicke erwidert, gehen sie ins Leere, wird ihnen ausgewichen, versuchen wir einen Blick zu erhaschen oder würdigen wir jemanden keines Blickes? Welchen Effekt hat der erwiderte oder nicht erwiderte, positiv oder negativ besetzte Blick auf die Blickenden und auf die Erblickten?

Das Ziel dieses Beitrags ist es, die Blicke und deren Auswirkungen in der Beziehung zwischen jungen und alten Psychotherapeut:innen, und zwar zum einen den Blick der jungen auf die alten Therapeut:innen, aber auch deren Wechselseitigkeit im (Blick-)Kontakt, genauer zu betrachten.

13.2   Der (Blick-)Kontakt zwischen Jungen und Alten

„Was entsteht im Blickwechsel zwischen den Jungen und den Alten?" wäre eine alternative Überschrift für dieses Kapitel. Blicke gehen ja gewöhnlich in beide Richtungen und beeinflussen sich gegenseitig. In diesem Kapitel soll es darum gehen, was im Blickwechsel und im Kontakt zwischen Jungen und Alten entstehen kann, wenn also die Blicke zwischen Jung und Alt in beide Richtungen gehen. Dies soll vorrangig am Beispiel einer supervisorischen Beziehung als einem häufigen und für den psychotherapeutischen Entwicklungsprozess wichtigen Begegnungs- und Arbeitsraum zwischen jungen, angehenden und alten Psychotherapeut:innen unter Bezugnahme auf das General Model of Psychotherapy Supervision (GMPS; Watkins 2018) sowie auf das Konzept des sozialen Lernens (Fonagy et al. 2021) geschehen.

Die Ziele der Supervision sind normativ, restaurativ und formativ. Es geht dabei um Aufgaben des Fallmanagements und der Förderung der emotionalen Erfahrung und Verarbeitung sowie um die Erhaltung und Förderung der Kompetenz, der Fähigkeiten und der allgemeinen Effektivität der Supervisand:innen (Milne 2007). Das GMPS (Watkins 2018) basiert auf dem Generic Model of Psychotherapy

(GMP; Orlinsky und Howard 1986, 1987), welches eine empirisch-basierte Psychotherapie-Metatheorie darstellt (Orlinsky 2009). Watkins stellt mit dem Modell eine transtheoretische Konzeptualisierung der am häufigsten angewendeten Supervisionsprozess-Essentials zur Verfügung. Das GMPS bietet einen einheitlichen Bezugsrahmen, innerhalb dessen verschiedene Formen der Supervision beschrieben und systematisch verglichen werden können, es erkennt die Bedeutung des Kontexts, des systemischen Einflusses und der zeitlichen Wirkung der Supervision an und gliedert die Supervision in drei Bereiche: 1) Input, 2) Prozess und 3) Output (Orlinsky 2009; Watkins 2018).

Darüber hinaus soll die supervisorische Begegnung zwischen jungen und alten Psychotherapeut:innen als ein besonderer Raum, der im besten Fall bzw. in seiner Zielsetzung dem sozialen Lernen dient, herausgestellt werden. Der Begriff des sozialen Lernens hat in den letzten Jahren als neues soziales Kommunikationsmodell zum Verständnis von Psychopathologie und zum Verständnis der Wirksamkeit von Psychotherapie zunehmend an Aufmerksamkeit gewonnen, indem davon ausgegangen wird, dass die Mechanismen, durch die Kultur über Generationen hinweg aufrechterhalten und weitergegeben wird, sich überschneiden und teilweise isomorph sind (Fonagy et al. 2021).

13.3 Moderierende Beziehungsvariablen in der Begegnung

Im GMPS werden auf der ersten Ebene Input-Variablen beschrieben, die sich auf funktionale Vorläufer des Supervisionsprozesses beziehen, also solche bereits vorhandenen Merkmale, die den Prozess beeinflussen (Watkins 2018). Dazu gehören der jeweilige Hintergrund der Supervisand:innen und Supervisor:innen mit soziodemografischen Faktoren (wie Alter, Klasse, Geschlechtsidentität, Familie), der persönliche Stil, der Entwicklungsstand sowie die Anpassung an die aktuelle Lebens- und Bildungssituation bzw. auch tatsächliche berufliche Stellung und das Fachwissen. Das GMPS erweitert außerdem die Betrachtungsweise um einflussnehmende, externale Faktoren, das heißt betrachtet alle Personen als eingebettet in eine Gesellschaft, die kulturelle Glaubens- und Wertemuster vertritt und über grundlegende soziale Institutionen verfügt. Des Weiteren hat das berufliche, soziale und Ausbildungsnetzwerk der Supervisand:innen und Supervisor:innen einen Einfluss auf die Personen (Watkins 2018).

13.4 Der Supervisions- und Beziehungsprozess

Nach dem GMPS kann der Beziehungsprozess definiert werden als (a) alle Interaktionen, welche die jungen, angehenden und die alten Psychotherapeut:innen gemeinsam erleben, und (b) alle Erfahrungen oder Handlungen, welche die Jungen und die Alten in Bezug auf die andere Partei außerhalb ihrer Interaktionen machen (Watkins 2018). Dieser Prozess – der eigentliche Kern des GMPS – besteht aus den folgenden aufeinander aufbauenden und sich gegenseitig beeinflussenden sechs transtheoretischen Komponenten: 1) dem (Supervisions-)Vertrag, 2) den Supervisions- /Interaktionsabläufen, 3) der Supervisionsbindung, 4) der Selbstbeziehung, 5) den Auswirkungen während der Begegnungen und 6) den Supervision beeinflussenden zeitlichen Mustern (Falender und Shafranske 2017; Greenberg und Tomescu 2017). Diese Komponenten sollen im Folgenden ausführlicher beschrieben werden einem idealerweise in der Supervision stattfindenden sozialen Lernprozess verknüpft werden.

Der (Supervisions-)Vertrag, der durch das Beziehungsmodell der Supervisor:innen beeinflusst wird, bezieht sich auf das gemeinsame Verständnis, das zwischen den Supervisand:innen und den Supervisor:innen über ihre jeweiligen Rollen und die Situation selbst besteht (Watkins 2018). Diese Vereinbarung kann implizit oder explizit getroffen worden sein. Dieses gemeinsame Verständnis wurde idealerweise durch eine vorangehende Diskussion und Vereinbarung über Ziele, Aufgaben, Techniken, Format, Begründung, Interaktionsdauer und -häufigkeit sowie etwaige Gebühren getroffen (Orlinsky und Howard 1987). So wie es beim therapeutischen Vertrag um die Frage geht: „Was haben diese beiden Personen miteinander zu tun?" (Orlinsky 2009), so verhält es sich mit dem Supervisionsvertrag: Er ist eine Formulierung des einvernehmlich Vereinbarten und beantwortet die Beziehungsregeln, also das Wer, Was, Wo, Wann und Wie der Psychotherapiesupervision.

Die Supervisionsabläufe beziehen sich auf alle Interventionen, welche die Handlung in Interaktionen ausmachen, und beinhalten den Ablauf eines vierteiligen Zyklus von wechselseitigem und rollenspezifischem Verhalten: Er beginnt damit, dass der oder die Supervisand:in ein problematisches Behandlungsanliegen zur Diskussion stellt bzw. klinisches Fallmaterial vorstellt und ggf. auch eine Supervisionsfrage formuliert (Watkins 2018). Der oder die Supervisor:in wendet sein/ihr Expertenwissen an, um den Fall bzw. das vorliegende Anliegen und die Fragen konzeptionell zu interpretieren, z. B. das Erkennen konflikthafter Beziehungsmuster bei Patient:innen oder die Wahrnehmung von Selbstzweifeln des Supervisanden oder der Supervisandin in seiner oder ihrer therapeutischen Rolle. Dementsprechend wendet der oder die Supervisor:in Interventionen an, um seine Überlegungen zum Fall oder Anliegen mitzuteilen, stellt anregende, reflexionsfördernde Fragen und bietet Lösungen bzw. Orientierung für das theoretische Verständnis und weitere klinisch-praktische Vorgehen an. Der oder die Supervisand:in reagiert wiederum auf diese Interventionen. Die Reaktion des Supervisors bzw. der Supervisorin gibt Rückmeldung über die Angemessenheit und Wirksamkeit der Intervention und kann somit entweder zur Fortsetzung der durchgeführten Intervention oder zur Überarbeitung des Interventionsplans führen. Somit ist dieser vierteilige Zyklus sowohl ereignisbasiert als auch ereignisabhängig (Watkins 2018). Die Responsivität des Supervisanden oder der Supervisandin kann zu einer Auswirkung innerhalb der Sitzung führen und damit entweder einen positiven oder negativen Beitrag zum Ergebnis leisten (Orlinsky 2009).

Watkins (2018) beschreibt (in Anlehnung an Orlinsky und Howard 1987), dass die Supervisionsbindung mehr ist als das Arbeitsbündnis zwischen Supervisor:in und Supervisand:in (aber weniger als ihre gesamte Beziehung). Hier werden als entscheidende Komponenten der Bindung die kollaborative Teamarbeit und der persönliche Rapport definiert. Die Teamarbeit setzt sich wiederum aus zwei Teilkomponenten zusammen: dem persönlichen Investment, dem Engagement von Supervisor:in und Supervisand:in in ihren jeweiligen Rollen und ihre interaktive Koordination (Orlinsky 2009; Orlinsky et al. 2004). Der Rapport bezeichnet eine aktuell vertrauensvolle und von wechselseitiger empathischer Aufmerksamkeit getragene Beziehung. Stern benennt dies auch als *Attunement*, also die Feinabstimmung in der emotionalen Kommunikation (2003).

Im GMPS wird der persönliche Rapport ebenfalls als aus zwei Teilkomponenten bestehend definiert: der affektiven Einstellung, das heißt, wie positiv oder negativ sich Supervisor:in und Supervisand:in einander gegenüber fühlen, und der expressiven Abstimmung, das heißt, wie gut die Teilnehmer:innen empathisch miteinander in Resonanz gehen und kommunizieren (Orlinsky 2009; Orlinsky et al. 2004). Nach dem GMPS ist die Bindung vielleicht am besten als eine synergetische Kombination aus dem Arbeitsbündnis der Supervisor:innen und der echten Beziehung zu verstehen: Wenn diese erfolgreich zusammenwirken, werden gegenseitige intensive Investitionen, gemeinsame Beziehungskohäsion und zunehmendes Wohlbefinden im Miteinander beziehungsbestimmend und operativ anregend (Orlinsky und Howard 1978).

Selbstbezogenheit bezieht sich auf die jeweiligen Selbsterfahrungen der Supervisierenden und der Supervisand:innen bei der Ausübung ihrer Supervisionsrollen und in der Beziehung zueinander als Personen (Watkins 2018). Sie umfasst die Selbstwahrnehmung, das Selbstwertgefühl, die Selbstkontrolle und die Selbststeuerung der Supervisand:innen, kann als der innere Kern der individuellen Persönlichkeit betrachtet werden, der sich in der sozialen Interaktion während der Supervision manifestiert, und es wird davon ausgegangen, dass sie einen großen Einfluss darauf hat, wie viel von dem, was in der Supervision tatsächlich geschieht, letztendlich effektiv ist (Orlinsky 2009; Orlinsky und Howard 1987). Positive Selbstbezogenheit kann als Offenheit und psychische Flexibilität angesehen werden, wohingegen negative Selbstbezogenheit als Defensivität, psychische Einschränkung und Rigidität verstanden werden kann (Orlinsky et al. 1994, 2004). Nach dem GMPS dient die Selbstbezogenheit im Wesentlichen als Tor, „ein … variabel durchlässiger Filter, durch den die Supervisionsmaßnahmen und die Qualitäten der Supervisionsbeziehung von den Supervisand:innen ‚aufgenommen' werden, um sich in der Sitzung auszuwirken und schließlich zum Supervisionsergebnis beizutragen" (Umschreibung von Orlinsky 2009, S. 326).

13.5   Supervision als Raum für soziales Lernen

An dieser Stelle lässt sich der beschriebene supervisorische Bindungs- und Interaktionsprozess im GMPS erweitern um das Konzept des sozialen Lernens (Fonagy et al. 2021) und spezifische Voraussetzungen, die für die Supervision als gelingende Lernerfahrung zwischen jungen und alten Psychotherapeut:innen relevant sind bzw. gegeben sein müssen.

Wenn Supervisand:in und Supervisor:in sich begegnen, stellen sie als eine erste basale Form des Interaktionsbeginns Blickkontakt her. Wie zu Beginn erwähnt, stellen Blicke eine der ersten visuellen Wahrnehmungs- und Kommunikationsformen des Menschen dar und sind Bestandteil des Selbstwerdungsprozesses. Blicke stellen auch eine Form ostensiver Hinweisreize dar. Ostensive Hinweisreize haben die Funktion, der natürlichen epistemischen Vigilanz entgegenzuwirken und können nonverbal, mimisch oder durch Lautäußerungen gesendet werden. Die epistemische Vigilanz bzw. Wachsamkeit hat eine selbstschützende Funktion vor potenziell schädigenden, irreführenden oder inakkuraten Informationen (Sperber et al. 2010). Sie signalisieren dem Gegenüber „Ich höre dir zu", „Ich bin aufmerksam" und auch „Die folgende Information ist relevant für dich, du kannst etwas davon lernen, dass für dich hilfreich ist". In der Supervision stellt der oder die Supervisand:in sein oder ihr Fallmaterial vor, hat eventuell auch eine spezifische theoretische oder auch praktisch-klinische Frage zum Verständnis oder zur therapeutischen Technik für den oder die Supervisor:in mitgebracht. Dieser hat die Aufgabe, zuzuhören, Informationen zu sortieren, nachzufragen, zu klären und insgesamt seine verfügbare Expertise auf den Fall in hilfreicher Art und Weise anzuwenden (siehe Details aus dem GMPS obenstehend).

Damit Supervisand:innen von Supervisierenden lernen, also soziales Lernen stattfinden kann, braucht es epistemisches Vertrauen und Mentalisierungsfähigkeiten als Voraussetzung. Das Konzept des epistemischen Vertrauens wird als Kernelement sozialer Kommunikation und sozialen Lernens angesehen und bezeichnet die Bereitschaft eines Individuums, von anderen Personen gesendete Signale als relevant, vertrauenswürdig und auf andere Kontexte generalisierbar wahrzunehmen (Fonagy et al. 2017). Eine resiliente soziale Funktions- und Lernfähigkeit des Individuums basiert auf einer flexiblen Balance zwischen epistemischem Vertrauen und epistemischer Wachsamkeit. Diese entwickelt sich parallel zum Vertrauen und verhindert, dass eventuelle Fehlinformationen übernommen werden (Sperber et al. 2010).

Grundsätzlich ist die menschliche Fähigkeit zum epistemischen Vertrauen notwendig, um die Weitergabe von kulturellem Wissen über Generationen zu ermöglichen, ab dem Punkt, an dem Werkzeuge verwendet werden, deren Funktion sich nicht direkt vom Werkzeug ableiten lässt, sondern eine Erklärung zur Verwendung notwendig ist (Gergely et al. 2007). Ein seltsam aussehendes Werkzeug ohne offensichtlichen Zweck wird als so verwendet akzeptiert, wie es von einem oder einer vertrauenswürdigen Ältesten beschrieben wurde, weil er oder sie es gesagt hat. Für ein Kind ist es z. B. hilfreich, die Verwendung einer Zahnbürste erklärt zu bekommen, bevor es lange rumprobiert und -rätselt, wofür dieser Gegenstand gedacht ist. Wird die Verwendung von einem vertrauensvollen Gegenüber verbal kommuniziert, spart dies eine Menge Zeit, Mühe und fehlerhafte, potenziell auch schädliche Verwendung.

Auch im supervisorischen Kontext müssen Supervisand:innen Supervisor:innen epistemisches Vertrauen entgegenbringen, um von der Supervision profitieren zu können. Das eigenständige Entwickeln von psychopathologischen Theorien und klinisch-therapeutischer Expertise junger Psychotherapeut:innen für ihre eigenen Ausbildungsfälle wäre sonst unmöglich und das Ausprobieren an Patient:innen nach einem Trial-and-Error-Prinzip ethisch mindestens bedenklich. Umgekehrt ermöglicht eine vertrauensvolle Arbeitsbeziehung und damit verbundenes Vertrauen in die angebotene Expertise und gemeinsame Kollaboration zu Fallkonzeptualisierung und Behandlungsempfehlungen ein zielgerichtetes, ökonomisches und erfolgreiches Lernen.

Wie kann dann der Prozess des Aufbaus von epistemischem Vertrauen in der Supervision konkret aussehen? Wenn Supervisand:innen ihr Fallmaterial vorstellen, haben sie ein komplexes Bild oder ein Fallverständnis ihres Patienten oder ihrer Patientin innerlich repräsentiert, welches sie versuchen, sprachlich oder eventuell auch unter der Verwendung von Hilfsmitteln darzustellen, sodass der oder die Supervisor:in ein möglichst umfassendes und für die Supervisand:innen akkurates Bild von dem Fall erlangt. Dies ermöglicht dem oder der Supervisor:in, eine eigene innere Repräsentanz der Supervisand:innen sowie dessen Fall- und Problemdarstellung zu erlangen. Im supervisorischen Prozess wird für die Supervisand:innen durch verbale und nonverbale Kommunikation der Supervisierenden deren Repräsentanz deutlich. Wenn beide Repräsentanzen, die des oder der Supervisand:in sowie die des Supervisors oder der Supervisorin, ausreichend gut übereinstimmen, das heißt eine epistemische Übereinstimmung gegeben ist, und der oder die Supervisand:in dies für sich feststellen kann, ist in der supervisorischen Beziehung epistemisches Vertrauen geschaffen, der soziale Lernkanal der Supervisand:innen ist für Informationen von Seiten der Supervidierenden offen und sie können diese Informationen als für sich relevant, hilfreich und anwendbar sowie auch für andere Anwendungskontexte (z. B. ähnliche Fälle) einstufen und verwenden. Der oder die Supervisor:in stellt seine bzw. ihre Expertise, Informationen in Form von für den Fall relevanten Erfahrungen, klinisches, theoretisches und wissenschaftliches Wissen für die Anwendung auf das von Supervisand:innen präsentierte Material zur Verfügung. Idealerweise kann der oder die Supervisand:in Erlerntes aus der Supervision mitnehmen und in der Therapie mit Patient:innen anwenden bzw. auch auf andere Arbeitskontexte anwenden oder dieses Wissen später selbst wiederum an andere weitergeben.

Im GMPS werden Teilaspekte des epistemischen Vertrauens und sozialen Lernens als Auswirkungen der Begegnungen während der Sitzung beschrieben: Sie benennen positive und negative Auswirkungen der gemeinsamen Arbeit während der Sitzung, die man als pädagogische Erkenntnisse oder deren Fehlen bezeichnen könnte, die sowohl für die Supervisand:innen als auch für die Supervisor:innen als Ergebnis ihrer Interaktionen während der Supervisionssitzung auftreten (Watkins 2018). Zu den positiven Auswirkungen auf den oder die Supervisand:in während der Sitzung gehören Einsicht, Katharsis, Abbau von Ängsten und ein gesteigertes Gefühl der Selbstwirksamkeit, während zu den negativen Auswirkungen auf den oder die Supervisand:in Verwirrung, Selbstzweifel, gesteigerte Ängste und Scham gehören können. Zu den positiven Auswirkungen auf Supervisierende während der Sitzung gehören ein größeres Selbstvertrauen, Freude über die Leistungen der Supervisand:innen und ein größeres Selbstbewusstsein, während negative Auswirkungen auf Supervisierende während der Sitzung auch Selbstzweifel, Frustration und Angst beinhalten können. Im Idealfall stellen die Auswirkungen während der Sitzung den „Goldtopf" (Orlinsky 2009) dar, in dem die pädagogischen Aspekte des

Supervisionsprozesses kumulieren und über den oder die Supervisand:in in die Behandlungssituation übertragen werden. Dort können sie sich potenziell sowohl auf den oder die Therapeut:in/Supervisand:in als auch auf Patient:innen auswirken und auch Auswirkungen auf das weitere Wachstum und die Entwicklung der Supervisierenden haben.

Darüber hinaus werden im Rahmen des Interaktionsprozesses des GMPS nicht nur die Interaktion innerhalb einer Supervisionssitzung, sondern auch die Entwicklung bzw. zeitliche Muster im Verlauf des gesamten Supervisionsprozesses beschrieben. Es werden mindestens drei signifikante, potenziell erforschbare zeitliche Variablen des Prozesses benannt: die Entwicklung innerhalb einer Supervisionssitzung, das Stadium der Supervision (z. B. frühe vs. späte Stadieneffekte) und der Verlauf der Supervision (Betrachtung der Supervisionssitzungen in ihrer Gesamtheit). Was am Anfang, in der Mitte oder am Ende geschieht, kann sich nicht nur auf die gesamte Supervision, sondern auch auf jede einzelne Supervisionssitzung auswirken (vgl. Orlinsky 2009).

Der Aufbau von epistemischem Vertrauen und die Etablierung sozialer Lernprozesse in einer frühen Phase des Supervisionsprozesses kann sich positiv auf den weiteren Prozess auswirken. Die Beteiligten haben dann innere Repräsentanzen und ein inneres Arbeitsmodell ihrer Beziehung aufgebaut, welches sie als Grundlage für weitere Sitzungen nutzen. Somit bestehen dann positive Erwartungen und bereits Übungserfahrung in der gemeinsamen Zusammenarbeit, sodass das Gelingen für darauffolgende Sitzungen wahrscheinlicher wird. Gleichzeitig kann epistemisches Vertrauen und soziales Lernen auch noch in späteren Phasen der Supervision aufgebaut bzw. auch wieder beschädigt werden oder verloren gehen.

13.6 Outputs

Im dritten Bereich des GMPS – dem Output – werden die Auswirkungen der Supervision während der Sitzung auf das Ergebnis der Supervision für Supervisor:in, Supervisand:in und Patient:in nach der Sitzung beschrieben. Die Auswirkungen tragen zur fortlaufenden therapeutischen, aber auch persönlichen Entwicklung der Supervisand:innen und der Supervisor:innen außerhalb und nachfolgend zur Sitzung bei. Dazu gehören die unmittelbaren (erwünschten) Ergebnisse der Supervisionserfahrung: Was in der Supervisionssitzung geschieht, hat in der realen Welt nach der Sitzung Konsequenzen, z. B. Auswirkungen auf Patient:innen. Die Supervisionsereignisse können sich aber auch indirekt oder in aggregierter Form auf die sozialen bzw. Bildungsnetzwerke der Supervisand:innen und der Supervisor:innen sowie auf das Supervisionssetting auswirken: „Dieselben sozialen, kulturellen und individuellen Kontexte, die die Form und den Inhalt des Supervisionsprozesses beeinflussen, werden … von diesem beeinflusst" (paraphrasiert nach Orlinsky und Howard 1987, S. 19; Watkins 2018). Auch diese Auswirkungen lassen sich mit sozialen Lerngewinnen aus der Supervision verknüpfen und verdeutlichen das große Potenzial einer positiven, fruchtbaren (Arbeits-)Beziehung.

13.7 Fazit

Das Ziel dieses Beitrags war es, den (Blick-)Kontakt in der Beziehung zwischen jungen und alten Psychotherapeut:innen am Beispiel des supervisorischen Kontexts und unter Bezugnahme auf das GMPS sowie auf das Konzept des sozialen Lernens zu betrachten. Der supervisorische Kontext stellt eine besondere Möglichkeit für signifikante, emotional verankerte Lernerfahrungen dar, in denen junge, angehende Psychotherapeut:innen von der Anleitung durch und Expertise der Älteren profitieren können, was sich positiv auf ihre berufliche und persönliche Entwicklung auswirken kann. Umgekehrt können auch die Älteren durch die Erfahrungen mit den Jüngeren neue Lernerfahrungen machen.

Für die weitere praktische Zusammenarbeit bzw. Begegnung und vor allem den wissenschaftlichen Diskurs scheint die genauere Untersuchung der Begegnung und des Blickkontakts zwischen Jungen und Alten und eine Untersuchung der Faktoren, die Supervision erfolgreich machen, besonders relevant und lohnenswert. Wie lässt sich die Operationalisierung von epistemischem Vertrauen und Faktoren, die den Aufbau des Vertrauens begünstigen, kontextrelevant umsetzen? Wie können soziale Lernprozesse in der Supervision erfasst und gefördert werden? Welche weiteren Faktoren müssen für eine gelingende Beziehungsgestaltung berücksichtigt werden? Vor dem Hintergrund der aktuell in der Psychotherapieforschung besondere Bedeutung erlangenden Fragen nach Wirkmechanismen und Veränderungstheorien in der Therapie sind diese Fragen ebenfalls für den supervisorischen Kontext und die Sicherstellung der Weitergabe des Wissens der älteren an die nachfolgende Psychotherapeut:innengeneration besonders interessant.

Literatur

Falender CA, Shafranske EP (2017) Supervision essentials for the practice of competency-based supervision. American Psychological Association, Washington, DC. https://doi.org/10.1037/15962-000

Fonagy P, Target M (2002) Early intervention and the development of self-regulation. Psychoanal Inq 22(3):307–335. https://doi.org/10.1080/07351692209348990

Fonagy P, Luyten P, Allison E, Campbell C (2017) What we have changed our minds about: part 2. Borderline personality disorder, epistemic trust and the developmental significance of social communication. Borderline Personal. Disord Emot Dysregul 4:9

Fonagy P, Campbell C, Constantinou M, Higgitt A, Allison E, Luyten P (2021) Culture and psychopathology: An attempt at reconsidering the role of social learning. Dev Psychopathol 34(4):1205–1220. https://doi.org/10.1017/S0954579421000092. Epub 2021 Mar 26. PMID: 33766162

Gergely G, Egyed K, Kiraly I (2007) On pedagogy. Dev Sci 10:139–146

Greenberg LS, Tomescu LR (2017) Supervision essentials for emotion-focused therapy. American Psychological Association, Washington, DC. https://doi.org/10.1037/15966-000

Kassenärztliche Bundesvereinigung (2022, April 22) Gesundheitsdaten: Zahlen, Trends, Analyse. https://www.kbv.de/html/gesundheitsdaten.php/. Zugegriffen am 30.05.2022

Milne D (2007) An empirical definition of clinical supervision. Br J Clin Psychol 46:437–447. https://doi.org/10.1348/014466507X197415

Orlinsky DE (2009) The „generic model of psychotherapy" after 25 years: evolution of a research-based metatheory. J Psychotherapy Integr 19:319–339. https://doi.org/10.1037/a0017973

Orlinsky DE, Howard KI (1978) The relation of process to outcomein psychotherapy. In: Garfield SL, Bergin AE (Hrsg) Handbook of psy- chotherapy and behavior change: An empirical analysis. New York, Wiley, S 283–329

Orlinsky DE, Howard K (1986) Process and outcome in psychotherapy. In: Garfield SL, Bergin AE (Hrsg) Handbook of psychotherapy and behavior change, 3. Aufl. Wiley, New York, S 311–381

Orlinsky DE, Howard KI (1987) A generic model of psychotherapy. J Integr Eclectic Psychotherapy 6:6–27

Orlinsky DE, Grawe K, Parks BK (1994) Process and outcome in psychotherapy: Noch ein- mal. In: Bergin AE, Garfield SL (Hrsg) Handbook of psychotherapy and behavior change, 4. Aufl. New York, Wiley, S 270–376

Orlinsky DE, Ronnestad MH, Willutzki U (2004) Fifty years of psychotherapy process-outcome research: continuity and change. In: Bergin AE, Garfield SL (Hrsg) Handbook of psychotherapy and behavior ehange, 5. Aufl. Wiley, New York, S 307–389

Sperber D, Clement F, Heintz C, Mascaro O, Mercier H, Origgi G, Wilson D (2010) Epistemic vigilance. Mind Lang 25:359–393

Stern DN (2003) Die Lebenserfahrung des Säuglings. Klett-Cotta, Stuttgart

Watkins CE (2018) The generic model of psychotherapy supervision: an analogized research-informing meta-theory. J Psychotherapy Integr 28(4):521–536

Wortbedeutung.info (o.D.) Blick. In: Wortbedeutung.info Wörterbuch. https://www.wortbedeutung.info/Blick/. Zugegriffen am 15.06.2022

Psychotherapie für alternde Patienten: Reflexionen aus der Perspektive der Objektbeziehungstheorie

14

Otto Kernberg

Zusammenfassung

Die psychoanalytische Psychotherapie von alternden Patienten vereint mehrere wichtige strategische Überlegungen: 1) den allgemeinen Zustand der körperlichen und geistigen Gesundheit des Patienten, einschließlich realistischer Lebenseinschränkungen durch körperliche Erkrankungen und Beeinträchtigungen der kognitiven Leistungsfähigkeit; 2) ausreichende soziale und finanzielle Unterstützung; 3) die Anpassung an Konflikte im Zusammenhang mit dem Verlust der Arbeit oder der beruflichen Verpflichtungen eines ganzen Lebens; und 4) die psychologische Vorbereitung auf den Umgang mit dem Lebensende.

14.1 Einleitung

Die psychoanalytische Psychotherapie von alternden Patienten vereint mehrere wichtige strategische Überlegungen: 1) den allgemeinen Zustand der körperlichen und geistigen Gesundheit des Patienten, einschließlich realistischer Lebenseinschränkungen durch körperliche Erkrankungen und Beeinträchtigungen der kognitiven Leistungsfähigkeit; 2) ausreichende soziale und finanzielle Unterstützung; 3) die Anpassung an Konflikte im Zusammenhang mit dem Verlust der Arbeit oder der beruflichen Verpflichtungen eines ganzen Lebens und 4) die psychologische Vorbereitung auf den Umgang mit dem Lebensende.

Aus dem Englischen übersetzt von Dr. Alessa Müller (Kassel).

O. Kernberg (✉)
Personality Disorders Institute, Weill Cornell Medical College, New York, USA
e-mail: okernber@med.cornell.edu

Die spezifischen unbewussten Konflikte des Patienten, die an den neurotischen Symptomen und der Charakterpathologie beteiligt sind und die im Mittelpunkt einer psychoanalytischen Psychotherapie stehen, müssen im Rahmen der oben genannten strategischen Überlegungen ergründet werden. Traumatische Lebensumstände sollten von den Umweltfolgen der vom Patienten selbst erzeugten, destruktiven Einflüsse auf sein persönliches und soziales Umfeld unterschieden werden. Auf dieser Grundlage kann in der Psychotherapie nicht nur mit alten und aktuellen Konflikten gearbeitet werden, sondern es können auch neue Lebensaufgaben im Bereich der intimen Beziehungen und der sozialen Wirksamkeit entstehen, um eine mögliche Kontinuität der Ziele und Errungenschaften des Patienten über seinen Tod hinaus zu schaffen.

14.2   Diagnostische Fragestellungen

Das Konzept des Alterns hat eine flexible Qualität, die von der Entwicklung des Individuums und den kulturellen Normen des Patienten abhängt. Vor 30 Jahren haben wir Patienten im Alter von 60 und 70 Jahren als „alt" bezeichnet. Heutzutage bezieht sich unsere Vorstellung von älteren Menschen auf Personen in den 70ern und 80ern und wir beginnen bereits, diesen Begriff auf das 8. und 9. Lebensjahrzehnt zu erweitern. Der physische und psychische Zustand des Einzelnen sowie die Art und Weise, wie die Person im sozialen Umfeld gesehen wird, bestimmen gemeinsam die Dominanz bestimmter Themen, die mit dem Älterwerden zu großen Sorgen werden.

Aus praktischen Gründen schließe ich Patienten ab einem Alter von etwa 60 Jahren bis zum Lebensende ein, einschließlich der Gruppe von Personen, die mit dem Ausscheiden aus ihrer gewohnten Arbeit oder ihrem Beruf zu kämpfen haben, sowie Personen, die mit der Aussicht auf Tod und Sterben konfrontiert sind. Einige offensichtliche gemeinsame Sorgen müssen Teil einer realistischen psychotherapeutischen Perspektive sein (Erikson et al. 1986; Knight 2004).

Erstens kann die körperliche Gesundheit des Patienten zu einer zentralen Sorge werden: Die Entwicklung der körperlichen Beschwerden des Alterns, einschließlich lebensbedrohlicher Erkrankungen, erfordert vom Patienten Verantwortung, Aufmerksamkeit und objektive Besorgnis, ebenso wie die Verfügbarkeit medizinischer Unterstützung und das Ausmaß, in dem die Krankheit die Lebenszeit des Patienten beeinflusst. Es ist naheliegend, dass Patienten mit hypochondrischen Bedenken als Hauptaspekt ihrer Psychopathologie stärker von körperlichen Erkrankungen betroffen sind als Patienten, die frei von dieser psychopathologischen Disposition sind (Viederman 1999). Ein zweiter Aspekt ist die psychologische Integrität der geistigen Funktionsfähigkeit eines Menschen, insbesondere des Gedächtnisses und der kognitiven Funktionen. Vieles hängt von den genetischen Aspekten der Alterungsprozesse des Gehirns ab und objektiv gesehen sind die Beständigkeit der vollen kognitiven Leistungsfähigkeit, die Selbstreflexion und eine gelingende kognitive Kontrolle, kurz gesagt, die Aufrechterhaltung der Abstraktionsfähigkeit und der angemessenen Gedächtnisverarbeitung, die die allgemeine kognitive Leistungsfähigkeit des Einzelnen unterstützen, wichtige Aspekte sowohl der physischen als auch der psychischen Funktionalität.

Drittens werden Aspekte der sozialen Anpassung des Individuums vorherrschend, das Ausmaß, in dem ein persönliches soziales Umfeld aufrechterhalten werden kann, in dem es eine persönliche Nische gibt, vertreten durch Familie und Freunde, im Gegensatz zur Entwicklung einer tatsächlich häufigeren Einsamkeit als große neue Herausforderung. Und viertens ist das Ausmaß wichtig, in dem die langjährigen Verpflichtungen und Interessen der Person beibehalten und weiterentwickelt werden, insbesondere bei Personen, die den größten Teil ihres Lebens in einer beständigen Arbeit und mit einer regelmäßigen Tätigkeit verbracht haben, sowie die Offenheit für neue Beschäftigungen mit der Freiheit und Zeit, die mit dem Älterwerden kommen. Wenn die einzige Befriedigung in der Arbeit und im Beruf lag, die nun nicht mehr vorhanden ist, wird eine umfassende Neuordnung der Lebensprioritäten zu einer entscheidenden therapeutischen Aufgabe. Das Fortbestehen einer befriedigenden sexuellen Beziehung, einer intimen Beziehung zu einem Ehe- oder Lebenspartner, kann von grundlegender Bedeutung sein, um den Rollenverlust am Arbeitsplatz und die damit verbundenen sozialen Erfahrungen während des Alterungsprozesses zu kompensieren. Gleichzeitig können Veränderungen in der sexuellen Funktionsweise und neue Schwierigkeiten und Konflikte in diesem Bereich eine Liebesbeziehung verkomplizieren, die bereits mit chronischen Spannungen verbunden war.

Schließlich können das Ausmaß und die Art der seit Langem bestehenden Psychopathologie, die eine Person in eine psychotherapeutische Beziehung bringt, für sich genommen das Ausmaß der Bedrohung durch das Altern im Hinblick auf die Erfahrungen der Einsamkeit, der Angst vor dem Tod, der Frustration der Abhängigkeitsbedürfnisse und des Zerfalls der Selbstbehauptung bestimmen (Myers 1999). Zu akzeptieren, dass man im täglichen Leben von anderen abhängig ist, wird zu einer großen Herausforderung und kann für bestimmte Arten von Psychopathologie, insbesondere narzisstische Persönlichkeitsstrukturen und schwer paranoide Patienten, sehr bedrohlich werden. Die finanzielle Situation des Patienten kann von entscheidender Bedeutung sein, wenn es darum geht, sein Wohlbefinden zu sichern und ihn vor der Angst vor Verarmung und Hilflosigkeit zu schützen, die immer traumatisch, aber bei narzisstischen Persönlichkeiten besonders ausgeprägt ist.

14.3 Neue Lebensaufgaben

Erik Erikson (1950, 1959) hat die Aufgabe der letzten Lebensphase als „Ich-Integrität" versus „Verzweiflung" beschrieben, eine Aufgabe, die die Akzeptanz der Realität und der Unvermeidlichkeit des eigenen Todes, die Akzeptanz seiner selbst und der Würde der eigenen Werte und des eigenen Lebensstils, einen Sinn für Spiritualität und eine innere Versöhnung mit den Eltern beinhaltet. Aus der Perspektive der zeitgenössischen Objektbeziehungstheorie würde ich die Integration des eigenen Selbstkonzepts und die realistische Einbeziehung des Konzepts der wichtigen anderen Personen im eigenen Leben und der Beziehungen zu ihnen betonen. Ganz allgemein würden Befriedigung und Erfolg in der Arbeit oder im Beruf, in intimen Liebesbeziehungen und im sozialen Leben, das Gefühl der Zugehörigkeit und des Beitrags zu Ideen, sozialen Gruppen und spezifischen humanistischen Ideologien, mit denen man sich identifiziert, harmonisch zusammenwirken und das Gefühl vermitteln, dass das Leben lebenswert war und dass man mit einem Gefühl der Vollendung aus dem Leben scheiden kann, das es erlaubt, den unvermeidlichen Trauerprozess im Zusammenhang mit der Unvermeidlichkeit des eigenen Todes zu verarbeiten.

Wenn wir den alternden Patienten aus dieser Perspektive betrachten, kann sich im Idealfall ein derartig harmonisches Bild ergeben, unabhängig von dem spezifischen Konflikt oder den Symptomen, die jetzt eine Behandlung rechtfertigen. Es ist jedoch wahrscheinlicher, dass Aspekte der gegenwärtigen Lebensaufgaben von den spezifischen Konflikten eines Patienten und ihrem charakterologischen Ausdruck beeinträchtigt, gestört, gelähmt oder gehemmt werden, und dies wird Teil unserer therapeutischen Aufgabe.

Depressionen und Ängste sind die Symptome, die – neben der Reflexion spezifischer unbewusster Konflikte – am häufigsten die schmerzliche Erfahrung signalisieren, dass das Leben an einem vorbeizieht, dass man es nicht erreicht hat, die erhoffte Befriedigung oder den erhofften Erfolg bei der Arbeit oder im Beruf, die Anerkennung der eigenen Leistungen durch andere, den Triumph über Rivalen, die Bewunderung durch geschätzte Menschen, Glück, Liebe und Zuwendung zu erhalten. Es drohten Scheitern und Einsamkeit, wenn die innere Welt der wichtigen Beziehungen zu bröckeln scheint.

Hier kann die Sehnsucht nach Liebe und Schutz eine spirituelle Dimension aktivieren, die sich aus der Verinnerlichung der Objektbeziehungen von Geburt an ergibt (Kernberg 2012b). Ein inneres Bewusstsein von Momenten und Begegnungen mit Gutherzigkeit, Freundlichkeit und Liebe verdichtet sich im Bewusstsein einer spirituellen Welt als Potenzial in den tatsächlichen Begegnungen mit anderen; Erinnerungen an ideale Begegnungen können visuelle Aspekte der Schönheit sowie eine tatsächliche Bestätigung der Möglichkeit von Intimität und eine Initiierung der Suche nach neuen Gelegenheiten erlangen.

Die psychotherapeutische Begegnung findet mit einem Therapeuten statt, der helfen möchte, der versucht zu verstehen, der zur Verfügung steht und der dem Patienten mithilfe der Übertragungsanalyse eine neue Beziehung anbieten kann, indem er die Projektion der verfolgenden Innenwelt des Patienten auf den Therapeuten analysiert. Interpretierende Interventionen sollten sowohl die schmerzhaften Einschränkungen in der Arbeits-, Liebes- und sozialen Welt des Patienten als auch das hoffnungsvolle Potenzial für eine neue Erfahrung in der therapeutischen Begegnung hervorheben.

Dieser Ansatz beinhaltet die Erkundung der Realität der Vergangenheit des Patienten sowie seiner Fantasien und unerfüllten Sehnsüchte.

14.4 Die Angst vor dem Tod

Die Patienten sind sich der Tatsache, dass die Zeit sie eingeholt hat und ihnen angesichts ihrer langjährigen Symptome und Schwierigkeiten nur noch wenig Zeit verbleibt, um ihre Krankheit zu überwinden und ein befriedigenderes Leben zu führen, oft schmerzlich bewusst. Hier besteht die Aufgabe des Therapeuten darin, dem Patienten zu helfen, diese Realität zu akzeptieren, anstatt sie zu leugnen, und sie in eine Gelegenheit umzuwandeln, Probleme zu lösen, die er in seinem Leben bisher nicht lösen konnte. Die Aufgabe besteht darin, die Realität zu akzeptieren und das Beste daraus zu machen! Die Gegenübertragung des Therapeuten, seine realistische Unterstützung des Patienten bei der Bewältigung seiner Symptome und gleichzeitig der Versuch, neue Quellen der Aktivität und der Beziehung zu schaffen, die auch nach dem Tod des Patienten einen positiven Einfluss auf andere haben, werden zu strategischen Zielen der Behandlung.

Das Bewusstsein über den Tod und die Notwendigkeit, sich mit der Begrenztheit der eigenen Existenz abzufinden, ist natürlich eine universelle Lebensaufgabe, die zunächst mit der Entdeckung des Todes in der frühen Kindheit auftaucht, im Zusammenhang mit den großen Entwicklungsveränderungen in der Adoleszenz wieder präsent wird und durch schwere Unfälle oder Krankheiten zu jedem Zeitpunkt des Lebens stark aktiviert werden kann. Nun aber wird die Angst vor dem eigenen Tod realistischer, während gleichzeitig auch neurotische Ängste vor dem Tod übertrieben werden können und analytisch erforscht werden müssen. Hier dominiert der Grad der narzisstischen Pathologie das Feld. Es ist davon auszugehen, dass Patienten mit einer schweren narzisstischen Störung die größte Angst vor dem eigenen Tod haben. Bei diesen Patienten kann das Empfinden reifen, dass sie nicht in der Lage waren, wirklich ein erfülltes Leben zu führen, dass die Zeit auf rätselhafte Weise an ihnen vorbeigezogen ist, ohne dass sie im menschlichen Bereich, in der Liebe und in der Freundschaft, im Engagement bei der Arbeit und im Beruf und in den Idealen, die das Gefühl, ein erfülltes Leben geführt zu haben, rechtfertigen würden, eine Fülle von Erfahrungen gesammelt haben. Für diese Patienten gibt es keinen Grund, Dankbarkeit für die Fülle und Intensität ihres Lebens zu empfinden, die normalerweise die Trauer über dessen Verlust mildern würde. Im Gegenteil, das tiefe Gefühl der Bedeutungslosigkeit, das normalerweise durch die narzisstische Grandiosität dieser Patienten und die Befriedigung durch Bewunderung von außen, die eine reiche innere Welt der Objektbeziehungen ersetzt hat, kompensiert wird, verstärkt sich nun. Das Gefühl der Einsamkeit, oder besser gesagt, des Alleinseins im Sinne des Alleinseins in der Welt und nicht des Vermissens wichtiger Personen, die man durch Tod oder Trennung verloren hat, wird zu einer wichtigen Quelle von Angst und ängstlicher Depression. Die Tatsache, dass Patienten mit schweren narzisstischen Persönlichkeitsstörungen objektiv gesehen viele potenzielle Quellen für Gesellschaft, Liebe und Freundschaft verprellt haben, dass sie ihr soziales Feld sozusagen geleert haben, verstärkt ihr inneres Gefühl der Einsamkeit und ihre realistische Wahrnehmung einer isolierten sozialen Situation.

Dies kann eine große therapeutische Herausforderung darstellen: Die Zeit ist begrenzt, um potenziell gute Beziehungen, die durch unbewussten Neid zerstört wurden, zu reparieren, die entsprechenden Schuldgefühle zu bearbeiten und diesen Trauerprozess in der analytischen Therapie zu verarbeiten.

Die Angst vor dem körperlichen Verfall und den einschränkenden Veränderungen der körperlichen Autonomie, die dem Tod vorausgehen, kann bei narzisstischen Patienten ebenso wie bei Patienten mit hypochondrischer Pathologie stark ausgeprägt sein. Die Projektion von Aggressionen bei Hypochondern auf den eigenen Körper und die langfristige Vermeidung von Angst vor Krankheit durch Rituale, hypochondrische Sorgen und eigenartige, schützende Lebensweisen können sich im Alter zu einer großen Belastung im täglichen Leben zuspitzen.

Das Leben beinhaltet unvermeidliche Prozesse des Verlustes und der Trauer, vom Tod der Großeltern und Eltern bis zum Verlust von geliebten Gegenständen und Personen, die dem Patienten in vielen Situationen seines Lebens geholfen haben. Trauerprozesse, die in gewisser Weise eine permanente Lebensaufgabe widerspiegeln, tragen in der Regel wesentlich zur Reifung der inneren Organisation der Welt der Objektbeziehungen bei (Kernberg 2012a). Sie können nun mit schmerzhafter Intensität auftreten, insbesondere dann, wenn Trauerprozesse von narzisstischen Patienten zum Zeitpunkt des Verlustes nicht zugelassen und aufgearbeitet wurden. Auch hier signalisiert die narzisstische Pathologie die intensivste und beunruhigendste Aktivierung von Trauerprozessen, die verspätete Anerkennung von Verlust und die Sehnsucht nach dem, was man erhalten hat, ohne Anerkennung der Dankbarkeit. Dieses schwierige Wiedererleben unerreichter und unvollendeter Trauerprozesse und die damit verbundenen Gefühle von Schuld und Reue können darin zum Ausdruck kommen, dass es den Patienten gegenwärtig schwerfällt, die liebevollen und gebenden Aspekte von Beziehungen zu akzeptieren, die von Partnern, nahen Verwandten, Kindern, Enkeln und Freunden angeboten werden. Unbewusster und bewusster Neid auf die Jüngeren kann ein zusätzlich komplizierender Aspekt der Unfähigkeit sein, Trost und Begleitung in der Zeit der objektiven Einsamkeit und des drohenden Todes zu erhalten. Die normale Investition in Liebesobjekte, ihr Glück, ihre Entwicklung und ihre Errungenschaften, fehlt in der narzisstischen Pathologie, sodass das Gefühl, den geliebten Menschen ein Vermächtnis zu hinterlassen, sich im Leben einen Namen gemacht zu haben, der über den eigenen Tod hinaus Bestand hat, nicht vorhanden ist. Es macht den Tod endgültiger, ein Ende für alles.

Die Ängste des Patienten vor dem Tod müssen umfassend untersucht und dahingehend analysiert werden, inwieweit sie die Bewertung des gesamten bisherigen Lebens durch den Patienten widerspiegeln und inwieweit der Patient das Gefühl hat, seine Lebensaufgaben erfüllt und das Leben lebenswert gemacht zu haben. Verfrühte Ängste vor dem bevorstehenden Tod können durch hypochondrische Sorgen und Fantasien ausgelöst werden, wobei die Sorge um die nachlassende körperliche Leistungsfähigkeit sowohl narzisstische Verletzungen als auch selbstgesteuerte Aggressionen widerspiegelt, die das tägliche Leben der Patienten unerträglich machen können. Der zentrale psychodynamische Konflikt, der übertriebenen Todesängsten zugrunde liegt, bezieht sich jedoch auf die Lebenserfahrung des Patienten: voll und reich oder leer und schockierend kurz. Die Zerstörung des Bewusstseins für das Vergehen von Zeit, die für eine schwere narzisstische Pathologie typisch ist, geht einher mit dem Gefühl, dass die Zeit so schnell vergeht, dass keine Erinnerungen zurückbleiben und dass der Tod kommt, bevor man eine Chance hatte zu leben.

14.5   Andere häufige therapeutische Themen

Depressiv-masochistische Persönlichkeiten mit übertriebenem Verantwortungsgefühl, Schuldgefühlen gegenüber den eigenen Unzulänglichkeiten, starken Abhängigkeitsbedürfnissen mit Schuldgefühlen gegenüber den eigenen Bedürfnissen und einer hohen Empfindlichkeit gegenüber dem Verlassenwerden können auf das Älterwerden mit einer neuen Intensität dieser Abhängigkeitsbedürfnisse und Reaktionsformen auf sie reagieren. Sie haben möglicherweise das Gefühl, dass sie nicht das Recht haben, von anderen abhängig zu sein, dass sie anderen nicht zur Last fallen sollten und dass das, was sie erhalten, in Wirklichkeit eine übermäßige Belastung für andere darstellt und bei denen, von denen sie abhängig sind, zu Unmut führen muss. Die Notwendigkeit, die objektiv erforderliche Abhängigkeit zu akzeptieren, kann das Leben dieser Patienten erschweren, insbesondere wenn ihre Gebrechlichkeit oder ihr Bedarf an direkter körperlicher Unterstützung eine Zunahme ihrer unvermeidlichen Abhängigkeit von anderen darstellt. Im Gegensatz dazu können Patienten mit starken paranoiden Zügen die Befürchtung entwickeln, dass andere ihre Bedürfnisse misstrauisch beäugen, und sie empfinden Panik vor der Möglichkeit, dass sie selbst versagen könnten, ohne sich dessen bewusst zu sein, und dass andere, die sich der eingeschränkten Fähigkeiten des Patienten bewusst sind, ihn abwerten, ausnutzen oder sich über ihn lustig machen.

Befürchtete ödipale Rivalen können an diesem Punkt mächtiger und bedrohlicher erscheinen und die Besorgnis des Patienten über verminderte Effektivität, Brillanz, Funktionsfähigkeit oder Kreativität kann sowohl zu psychologischer Hemmung als auch zu dem fieberhaften Bemühen führen, solchen Ängsten durch vermehrte aggressive, dominante oder exhibitionistische Aktivitäten entgegenzuwirken, während er gleichzeitig gegen das Gefühl ankämpft, in seinem Auftreten und seinen Interaktionen an Authentizität zu verlieren. Die Abwehr des Gefühls, an körperlicher Attraktivität zu verlieren, körperlich oder in bestimmten sozialen Funktionen zu versagen, weniger in der Lage zu sein, sich an aktuellen Diskussionen und Standpunkten zu beteiligen, kann zu unangemessenen kompensatorischen exhibitionistischen Verhaltensweisen führen, zu Bemühungen um einen künstlichen jugendlichen Stil in Bezug auf Make-up, Kleidung oder Verhalten, die die Distanzierung derer, die beeindruckt werden sollen, verstärken. In extremen Fällen kann es zu einer hypomanischen Entwicklung bestimmter Verhaltensmuster kommen, die aufgrund der objektiven Konflikte und des Stresses, der dadurch entsteht, tatsächlich gefährlich sein können. Der stressreiche Kampf gegen den realen oder imaginären Verlust von Macht, Intelligenz, Attraktivität und Schönheit kann die Symptome der Persönlichkeitsstörung, die bei den Patienten bereits vorhanden sind, noch verschlimmern und sie in den Bereich der Altersschwierigkeiten führen.

14.6   Verlust und Wiederherstellung von Sinnhaftigkeit

Der Verlust der täglichen Quellen sinnvoller Arbeit, des Berufs oder der Aktivitäten durch Ruhestand, Krankheit oder unerwartete gesellschaftliche Entwicklungen oder Katastrophen sind objektiv traumatische Situationen, vor allem wenn der Patient zuvor keine Anstrengungen unternommen hat, sich auf eine solche grundlegende Veränderung des Lebens vorzubereiten. Ein unerwarteter und plötzlicher Verlust, insbesondere mit katastrophalen finanziellen Folgen, stellt die höchste Priorität bei den therapeutischen Aufgaben dar. Aber selbst wenn er ein Teil der „normalen" erwarteten Lebensentwicklung ist, kann er das Selbstwertgefühl und die Sicherheit bedrohen und sich auf alle Bereiche der Funktionsfähigkeit auswirken. Alternative Beschäftigungen oder soziale Investitionen können narzisstische Verletzungen, beängstigende oder demütigende Abhängigkeit bedeuten und tiefgreifende Ängste und Depressionen hervorrufen. Es wird zu einer großen Herausforderung für den Therapeuten, zu ergründen, welche beruflichen Interessen der Patient hat, die es ihm erlauben, auch nach dem Eintritt in den Ruhestand oder in dieser Phase seines Lebens das tägliche Leben kreativ zu genießen oder eine sinnvolle Alternative zu seinem früheren Engagement im Beruf zu finden, die in dieser Zeit neue Quellen des Interesses und der Befriedigung bieten könnten. Hier spielen die gesamten Lebenserfahrungen in Bezug auf Werte, Ideale, Ziele, Bestrebungen und Errungenschaften eine Rolle, indem sie auf die Verfügbarkeit neuer Interessenquellen oder die Fortführung früherer Wege der Befriedigung in einem Beruf von intellektuellem Interesse oder dem Interesse, sich in einer politischen, wissenschaftlichen, kulturellen oder religiösen Gemeinschaft zu engagieren, hinweisen.

Die Patienten können sich unseren Bemühungen widersetzen, und die regressive Ablehnung der Hilfe des Therapeuten wird von der wütenden Erwartung begleitet, dass der Therapeut das Problem auf magische Weise lösen wird. Lebensziele, narzisstische Verwundbarkeit und soziale Vorurteile können sich mit den spezifischen unbewussten Konflikten verbinden, die in der Psyche des Patienten aktiviert werden und magische Erwartungen oder Verzweiflung hervorrufen. Dies ist verknüpft mit dem existenziellen Problem, dem eigenen Leben einen neuen Sinn zu geben, und kann die eigenen Werte und Erwartungen des Therapeuten in der Entwicklung der Gegenübertragung in Frage stellen.

Ebenso schwierige und herausfordernde Entwicklungen können mit Veränderungen im Liebesleben des Patienten zusammenhängen. Krankheit und Tod des Lebenspartners, Scheidung und Entfremdung können ein Gefühl der Einsamkeit hervorrufen und alle Ängste im Zusammenhang mit ödipalen Problemen und Abhängigkeitskonflikten aktivieren.

Liebe und Sexualität sind ein wichtiges Thema, das bei der Behandlung von Patienten dieser Altersgruppe häufig vernachlässigt wird und eine Hauptursache für unzureichende therapeutische Interventionen ist. Wenn ein Patient verheiratet ist oder in einer gefestigten homo- oder heterosexuellen Beziehung lebt, ist es äußerst wichtig, diese Beziehung im Hinblick auf ihre erotischen Aspekte, die Art der täglichen Interaktionen und Kommunikationen, das Vorhandensein gemeinsamer Interessen, Ideale und Wertesysteme zu untersuchen, die die gemeinsame Auseinandersetzung mit anspruchsvollen sozialen oder kulturellen Angelegenheiten erleichtern (Kernberg 2022).

Es ist natürlich, dass die Intensität des sexuellen Verlangens mit zunehmendem Alter abnimmt, ohne unter normalen Umständen ganz zu verschwinden, und kulturelle Vorurteile gegen die Anerkennung des Sexuallebens alter Menschen tragen dazu bei, dass die Bedeutung dieses Themas in psychodynamischen Psychotherapien unterschätzt wird. Für Patienten, die einen Lebenspartner, einen Ehepartner, verloren haben, stellt sich die Frage nach der Möglichkeit, eine neue Beziehung einzugehen, die sehr oft vernachlässigt wird, weil die Therapeuten sich der Dauerhaftigkeit intimer sexueller Bedürfnisse über die gesamte Lebensspanne hinweg nicht bewusst sind. Ödipale Verbote gegen sexuelle Beziehungen, Ängste vor ödipalen Rivalen und Zurückweisungen, die sich als verschiedene symptomatische und charakterologische Probleme während der früheren Lebensphase des Patienten gezeigt haben, können nun als Probleme des Alterns getarnt auftauchen. „Niemand wird sich für einen Mann in seinen 80ern interessieren", „Es ist lächerlich, dass eine Frau in ihren 80ern sexuelle Annäherungsversuche macht" usw., sollten im Hinblick auf die Erkundung der konkreten Umstände der jeweiligen Begegnungen und Interaktionen hinterfragt werden. Die Gegenübertragungsreaktionen der Therapeuten auf Patienten, die viel älter sind als sie selbst, können bei diesen therapeutischen Herausforderungen eine Rolle spielen. Bei viel älteren Patienten wird davon ausgegangen, dass sie keine erotischen Interessen und Sehnsüchte mehr haben.

Der Umgang mit Selbstmordabsichten und -motiven ist ein komplexer Bereich bei alternden Patienten. Wenn Selbstmordfantasien, -absichten und tatsächliches suizidales Verhalten Symptome einer schweren Depression sind, müssen diese natürlich gründlich behandelt und das Leben des Patienten geschützt werden. Es gibt aber auch Fälle qualvoller unheilbarer medizinischer Erkrankungen, metastasierender Krebserkrankungen oder anderer medizinischer oder sogar katastrophaler gesellschaftlicher Entwicklungen (Konzentrationslager, Folter), die den Tod objektiv als besser erscheinen lassen als eine unerträgliche, schmerzhafte und unveränderliche oder sich verschlechternde Lebenssituation. Es ist notwendig, sich zu entscheiden, entweder die Psychopathologie zu behandeln, die das Leben so unerträglich und den Tod so attraktiv macht, oder sich den Fällen zu stellen, in denen die unerträgliche objektive Lebenssituation (und nicht die Psychopathologie oder der körperliche Zustand des Patienten) nicht verändert werden kann.

Es gibt realistische Umstände, die das Leben unerträglich machen, ohne dass ein Licht am Ende des Tunnels erkennbar ist. Beispielsweise Krebs im Endstadium mit chronischen Schmerzen, eine sich verschlechternde neurologische Erkrankung mit tödlichem Verlauf, eine verzweifelte soziale Realität, aus der es kein Entrinnen zu geben scheint und in der das Leben unerträglich ist, Bedingungen wie in einem Konzentrationslager und unausweichliche Folter oder eine Kombination aus schwerer sozialer Isolation und sich verschlechternden geistigen Fähigkeiten, die von der Person noch erkannt werden, wie im Frühstadium der Demenz. Unter solchen Bedingungen können sich Menschen für den Tod entscheiden und sollten meiner Meinung nach die Freiheit und die Unterstützung haben, die sie fordern, um ihr Leben beenden zu können. Das ist der Unterschied zwischen psychopathologischem „Selbstmord" und einem existenziellen „Freitod". Die Bewertung des Therapeuten, inwieweit Suizidalität in dieser Altersgruppe als psychiatrisches Problem behandelt werden sollte oder ob im Hinblick auf die individuelle Entscheidungsfreiheit über das eigene Leben, die keine Folge der Psychopathologie ist, exploriert wird, scheint ein vernünftiger Ansatz zu sein.

14.7 Allgemeine therapeutische Aufgaben

Bei der Erkundung des Umgangs der Patienten mit den Herausforderungen in den verschiedenen von uns untersuchten Lebensbereichen (Arbeit und Beruf, Liebe und Sexualität, soziales Leben und Kreativität) können signifikante narzisstische, masochistische, paranoide oder allgemein selbstzerstörerische, selbstzerstörende Züge der Persönlichkeit zum Vorschein kommen, die auch bei Patienten untersucht und überwunden werden können, bei denen sie jahrelange charakterologische Einschränkungen darstellen. Paradoxerweise kann das Älterwerden eine neue Freiheit von langjährigen restriktiven Verhaltensmustern bedeuten, eine Abkehr von sozialen Beschränkungen und konventionellen, selbst auferlegten Anforderungen an den Umgang mit Familie und sozialen Organisationen.

Die Überzeugung der Therapeuten, dass der Patient das realistische Potenzial hat, sein Leben an diesem Punkt neu zu organisieren, eine große Befriedigung im täglichen Leben zu erfahren und ein Gefühl der Freude und Erfüllung zu erleben, wenn er sich zu einem neuen harmonischen Lebensabschnitt entwickeln kann, kann dazu beitragen, tief verwurzelten selbstentwertenden, pessimistischen und selbstzerstörerischen Tendenzen entgegenzuwirken. Vor allem eine langfristige, charakterologisch begründete Depression muss in den Mittelpunkt der Behandlung gestellt werden: Starre Über-Ich-Forderungen können im Sinne eines neuen Rechts auf Selbstbestimmungsfreiheit mit Nachdruck in Frage gestellt werden.

Zu den hilfreichen Aspekten der psychodynamischen Entwicklung im höheren Alter gehört die Erweiterung des zeitlichen Rahmens der persönlichen Identität im Sinne einer zunehmenden Identifikation mit den Eltern und anderen bedeutenden Personen höheren Alters, denen der Patient im Laufe seines Lebens begegnet ist und mit denen er sich vielleicht erst jetzt in einem inneren Prozess der Identifikation und Erkundung der entsprechenden Beziehung umfassend auseinandersetzt. Die Auseinandersetzung mit vergangenen Beziehungen, die erst jetzt mit emotionaler Intensität im Bewusstsein des Patienten zum Vorschein kommen, kann die wachsende Fähigkeit des Patienten erleichtern, sich in wichtige Menschen der Vergangenheit einzufühlen, indem er sich mit seinem gegenwärtigen Leben auseinandersetzt, mit Freunden oder Familienmitgliedern, mit denen eine solche intensive innere Auseinandersetzung mit ihrer Beziehung zuvor nicht stattgefunden hat. Die innere Welt der Objektbeziehungen kann sich erweitern, auch wenn konträre, narzisstische Konflikte diese Entwicklung einschränken.

Psychoanalytische Behandlungen oder Übertragungsfokussierte Psychotherapie (TFP), die ihre Interventionen auf die Analyse von Übertragungsentwicklungen ausrichten, bieten wirksame Instrumente, um Patienten bei der Lösung von Problemen im Zusammenhang mit ödipalem Konkurrenzdenken und frühen konflikthaften Abhängigkeitsbedürfnissen zu unterstützen, die mit einer ungelösten unsicheren Bindung zusammenhängen. Die Analyse von Ängsten vor Demütigung durch den Wunsch, von einem viel jüngeren Therapeuten abhängig zu sein; Neidkonflikte, die durch den Neid auf die Jugendlichkeit des Therapeuten aktualisiert werden; Schuldgefühle und Scham über die sexuellen Fantasien und Wünsche „alter Menschen" –

all das kann als Wunsch nach einer Beziehung zu potenziell verfügbaren Objekten auftauchen, an die sich der Patient aufgrund des Altersunterschieds nicht heranwagen wollte.

Eine sorgfältige Untersuchung und Anwendung sowohl übereinstimmender als auch komplementärer Gegenübertragungsreaktionen (Identifikationen mit dem Selbst des Patienten bzw. mit den Objekten des Patienten) sollten einen wichtigen Beitrag zum therapeutischen Verständnis und zur interpretativen Hilfestellung bei der Behandlung leisten. Therapeuten, die sich angesichts der Lebenssituation des Patienten hoffnungslos fühlen oder sich schuldig fühlen wegen der Erfahrungen, die dieser Patient als „verpasste Gelegenheiten" darstellt, müssen auf die Auswirkungen von Über-Ich-Projektionen seitens des Patienten achtgeben und auf das Ausleben unbewusster Schuldgefühle durch den Patienten, indem er unbewusst versucht, den Wunsch des Therapeuten, zu helfen, oder das Gefühl für seine Fähigkeit, dies zu tun, zu blockieren. Patienten können sehr erfolgreich darin sein, die Schuldgefühle der Therapeuten über ihre Unfähigkeit, die Lebenssituation ihres Patienten radikal zu ändern, wobei hier unbewusste Wünsche der Therapeuten, die Auswirkungen des Alterns auf magische Weise zu beseitigen, eine Rolle spielen können, die verhindern, zu der realistischen Aufgabe zu stehen, mit der gegenwärtigen Lebenssituation des Patienten zurechtzukommen.

Eine der größten Herausforderungen in der psychoanalytischen Psychotherapie älterer Patienten besteht darin, dass der Therapeut Aspekte der Realität erkennt, die der Patient nutzen kann und die eine Grundlage für eine befriedigendere Einbindung in seinen Freundeskreis und das soziale und kulturelle Umfeld darstellen. In dem Bestreben, professionelle Neutralität zu bewahren und der Versuchung zu widerstehen, die analytische Psychotherapie in eine unterstützende „Umerziehungs-"Behandlung umzuwandeln, die die Übertragungsanalyse verhindern würde, fühlen sich die Therapeuten möglicherweise nicht in der Lage, den Patienten mit seinen laufenden selbstbegrenzenden Verhaltensweisen zu konfrontieren. Die Analyse der Verleugnung von veränderbaren Aspekten der Realität kann eine entscheidende Aufgabe der Therapie sein, die es dem Therapeuten erlaubt, den Patienten zu unterstützen, sich darüber bewusst zu werden, was er tun sollte und was er versäumt, ohne ihm zu sagen, was er tun soll, und nur auf die Bedeutung der Tatsache hinzuweisen, dass der Patient gegenüber seinen gegenwärtigen Möglichkeiten blind zu sein scheint.

Wenn Patienten ihre Lebensgeschichte Revue passieren lassen, können sie starke Gefühle des Bedauerns über verpasste Gelegenheiten, vernachlässigte Freundschaften, nicht wahrgenommene Quellen der Freude und hilfreiche Interaktionen mit anderen entwickeln. Sie möchten vielleicht Bereiche erkunden, an die sie sich bisher nicht herangetraut haben. Es ist dabei wichtig, dem Patienten zu helfen, diese Erinnerungen und Erfahrungen zu ertragen, den Trauerprozess über die verlorenen Möglichkeiten zu erleben und ihn dabei zu unterstützen, Trauerprozesse abzuschließen, die in der Vergangenheit nicht ertragen und nicht aufgearbeitet werden konnten. Es ist eine schmerzhafte Aufgabe, unsere Patienten in diesen Trauerprozessen zu begleiten, die durch das Teilen der damit verbundenen schmerzhaften Erinnerungen erleichtert wird.

Es gibt Patienten, bei denen der Therapeut realistischerweise zu dem Schluss kommt, dass der Patient nicht über die psychologischen Ressourcen verfügt, die es ihm erlauben würden, wichtige Aspekte seines vergangenen Lebens und seiner gegenwärtigen Verhaltensweisen im Sinne eines analytischen Verständnisses der unbewussten Motive der selbst verursachten Einschränkungen in den Handlungen des Patienten zu reflektieren. Die Patienten können eingeschränkte kognitive Fähigkeiten aufweisen, unfähig oder nicht willens sein, über ihr bisheriges Leben zu reflektieren, schwerwiegende körperliche Erkrankungen, eine katastrophale finanzielle Situation, eine soziale Isolation, aus der es keinen Ausweg zu geben scheint – alles Gründe, die einen direkten unterstützenden Ansatz als bevorzugt erscheinen lassen. Eine durchdachte unterstützende Psychotherapie, bei der dem Patienten geholfen wird und er dazu angehalten wird, selbst aktiv zu werden, die kognitive und affektive Unterstützung bei der Ausrichtung des Umgangs des Patienten mit seiner praktischen Umgebung bietet, kombiniert mit direkten Interventionen und der Aktivierung von unterstützenden Quellen in der Umgebung, könnte sich als der beste Weg erweisen, diesen Patienten zu helfen. Dies ist eine grundlegende Entscheidung über die therapeutische Strategie, die auf der Grundlage einer sorgfältigen Bewertung aller erwähnten Dimensionen des Alterns sowie der Persönlichkeitsstruktur und der Pathologie des Patienten zu treffen ist: ob eine kognitiv-behaviorale Unterstützung oder ein psychodynamischer Ansatz bei unterschiedlichen Patienten und Umgebungen vorzuziehen ist.

14.8   Der alternde Therapeut

Wie wirkt sich diese ganze Problematik auf den alternden Therapeuten und die von ihm durchgeführten psychotherapeutischen Behandlungen aus? Zunächst einmal muss der alternde Therapeut natürlich ähnliche Prozesse durchlaufen, die im Falle des Patienten über gesunde Strategien oder Psychopathologie, die Fähigkeit zur Bewältigung von Herausforderungen oder eine lähmende Wirkung von Altersfragen entscheiden werden. Offensichtlich muss der Therapeut seine kognitiven Fähigkeiten in vollem Umfang beibehalten und über ein realistisches Feedback verfügen, falls diese Fähigkeiten nicht mehr auf einem funktionsfähigen Niveau sind. Dies stellt eine moralische Verantwortung der Therapeuten dar, aber auch eine praktische Anerkennung des Zeitpunkts, an dem die psychotherapeutische Arbeit aufgegeben werden muss. Im Falle einer Krankheit, einschließlich einer lebensbedrohlichen Krankheit, wenn der Therapeut mit der Möglichkeit einer recht konkreten Begrenzung seines eigenen Lebens konfrontiert ist, ist das Ausmaß, in dem die Akzeptanz dieser Situation die Freiheit bietet, sich voll und ganz auf die Behandlung der Patienten einzulassen, sowohl eine ethische als auch eine technische Problematik. Im Idealfall sollte dies zu einer Beratung und gegebenenfalls sogar zu einer Behandlung führen, um zu einer realistischen Entscheidung über die Fortsetzung der Arbeit zu gelangen. Der Therapeut sollte sich auf ausreichende Sicherheitsquellen in seinem eigenen Leben stützen können, was eine intime Beziehung, eine soziale Nische, finanzielle Sicherheit und ein berufliches Netzwerk von Kollegen umfasst, um das Vertrauen haben zu können, dass er in der Lage ist, die Arbeit fortzusetzen, einschließlich der Arbeit mit alternden Patienten, die ihn mit schwierigen Aufgaben der Gegenübertragung konfrontieren werden.

An diesem Punkt können Gegenübertragungsidentifikationen besonders hilfreich und/oder störend sein. Sie werden zu einer großen therapeutischen Herausforderung und Chance. Alternde Therapeuten sind damit konfrontiert, dass ihre Patienten ihr Aussehen ständig hinterfragen und darüber spekulieren, wie nah der Therapeut dem Tod ist. Therapeuten sind den ängstlichen, abhängigen Sorgen der Patienten ausgesetzt, dass ihr Therapeut bald sterben könnte, wobei die Angst der Patienten vor dem möglicherweise bevorstehenden Tod des Therapeuten ein Ausdruck tiefer Ängste vor dem Verlassenwerden ist. Oder aber die unbewusste und bewusste Feindseligkeit gegenüber dem Therapeuten kann dazu führen, dass die Patienten auf alles achtgeben, was darauf hinzudeuten scheint, dass sich das Erscheinungsbild, das Verhalten und die geistige Leistungsfähigkeit des Therapeuten verschlechtern, was zu Spekulationen über die ungefähre Zeit bis zu seinem Tod auslöst. Insbesondere Patienten mit schwerer narzisstischer Pathologie in der mittleren Phase ihrer Behandlung können starke Fantasien haben, dass der Tod des fordernden Therapeuten es ihnen ermöglichen wird, ihr Gefühl der Überlegenheit und Grandiosität wiederzuerlangen und die mächtigste und schmerzhafteste Quelle des Neides in ihrem gegenwärtigen Leben zu beseitigen, nämlich den Neid auf den Therapeuten.

Alternde Therapeuten haben möglicherweise auch mit ihrem eigenen bewussten oder unbewussten Neid auf jüngere, gesündere, erfolgreiche und „blühende" Patienten zu kämpfen, obwohl ein Therapeut, der frei von narzisstischer Pathologie ist, in der Regel große Freude an der Arbeit und der Verbesserung seiner Patienten als einem Aspekt seiner kreativen Funktion und der Identifikation des Patienten als Lieblingskind hat. Mit anderen Worten, subtile Gegenübertragungsreaktionen, die dem Therapeuten eine zusätzliche Befriedigung verschaffen, als ein letztes Geschenk, das er der nächsten Generation machen kann und dadurch eine Kontinuität des Lebens über den Tod hinaus etabliert, können eine Funktion ausüben, die normalerweise in der Psychologie der intimen Beziehungen mit einem Ehepartner und Kindern wirkt, die aber auch jetzt in der Beziehung des Therapeuten mit zumindest einigen Patienten wichtig werden kann. Es ist eine kreative Arbeit, die potenziell über die eigene Lebensspanne hinausgeht.

Das Älterwerden kann zur Qualität und Reifung der psychoanalytischen und psychotherapeutischen Arbeit beitragen. Die Lebenserfahrung des Therapeuten fließt in sein Fachwissen ein. Ein spanisches Sprichwort lautet: „más sabe el diablo por viejo que por diablo" (Der Teufel weiß mehr, weil er alt ist, als weil er der Teufel ist). Der alternde Analytiker kann auch ein neues Interesse und Bewusstsein für seine Beziehung zu seinen eigenen Eltern und zu einer älteren Generation von psychoanalytischen Lehrern entwickeln, eine verstärkte Neugier und innere Untersuchung von Aspekten der Persönlichkeit, der Lehren und des Verhaltens der viel älteren, idealen anderen, die im Leben des Therapeuten eine Rolle spielten, eine Reaktivierung von Interessen und Erinnerungen an frühe Entwicklungen in der Adoleszenz und Kindheit, eine Vertiefung des Verständnisses über sich selbst, die das vertiefte Verständnis der Beziehungen der Patienten zu wichtigen anderen fördern kann. Der alternde Therapeut muss sich mit den Herausforderungen seines eigenen Alterns auseinandersetzen, da dies sein Verständnis für die Beziehungen seiner Patienten, die Entwicklung von Übertragungen, deren sich verändernde Beziehungen zu ihren Kindern, Freunden, Arbeit und Ruhestand sowie deren Erkundung neuer Interessen und Anpassung an spätere Lebensabschnitte beeinflussen kann. All dies kann sich wiederum zu einer Erweiterung der zeitlichen Dimension der Bewertung der Identität von Patienten durch den Analytiker ausweiten, zu einer Sorge über die langfristigen Interessen eines Patienten, die über die begrenzte Zeitspanne der Interessen, die Patienten zu einem bestimmten Zeitpunkt haben können, hinausgeht. Anders ausgedrückt: Die Sorge der Therapeuten um den Lebensweg des Patienten über 10, 20 oder 30 Jahre hinweg, die sich aus der Bewertung der Vergangenheit und Gegenwart des Patienten ergibt, kann zu einem neuen Rahmen werden, der das Verständnis für den Lebensweg, den der Patient verfolgt, und für Probleme, derer sich der Patient möglicherweise nicht bewusst ist, vertieft. Die vom Analytiker erweiterte Sicht auf die Phasen seiner Lebensspanne kann den Blick auf die Lebensgeschichte des Patienten vertiefen.

Genauso wie der Psychotherapeut von Jugendlichen ein Bewusstsein für die Aufgabe der Vorbereitung auf die Zukunft hat, das über die Perspektive des Jugendlichen mit Schwierigkeiten hinausgeht, hat der alternde Therapeut ein Bewusstsein für die Aufgaben, Herausforderungen und Transformationen des höheren Lebensalters, die der Patient vielleicht ohne volles Bewusstsein durchlebt und die auch die Perspektive vertiefen können, aus der der alternde Therapeut all seine Patienten behandelt. Diese Entwicklungen können auch das Bewusstsein und Sorgen des Therapeuten um seine eigene spirituelle Entwicklung und Werte anregen und seine Sichtweise auf die Rolle von Religion und spiritueller Beratung, über die vom Patienten in Anspruch genommene psychodynamische Psychotherapie hinaus, beeinflussen.

Es versteht sich von selbst, dass der alternde Therapeut mit ungelösten narzisstischen Problemen nicht mit unbewusstem oder bewusstem Neid auf die Jugend und die Möglichkeiten seiner Patienten zu kämpfen haben sollte. In den bedauerlichen Fällen, in denen erhebliche narzisstische Probleme während der Ausbildung oder der psychoanalytischen Behandlung des Therapeuten nicht gelöst werden konnten (die meisten schwer narzisstischen Therapeuten brechen die psychoanalytische Psychotherapie oder die Psychoanalyse letztendlich ab, weil es ihnen an tiefem Verständnis und Interesse für ihre Patienten mangelt, was ihnen im Laufe der Jahre schmerzlich bewusst wird), kann dieser letzte berufliche Abschnitt ihres Lebens sehr frustrierend und angstauslösend sein. Dies ist eine Situation, in der der Therapeut klugerweise wieder zum Patienten wird.

Literatur

Erikson E (1950) Childhood and society. Norton, New York

Erikson E (1959) Identity and the life cycle. International Universities Press, New York

Erikson EH, Erikson J, Kivnick HQ (1986) Vital involvements in old age. Norton, New York

Kernberg OF (2012a) Some observations on the process of mourning. In: The inseparable nature of love and aggression. American Psychiatric Publishing, Washington, DC

Kernberg OF (2012b) The emergence of a spiritual realm. In: The inseparable nature of love and aggression. American Psychiatric Publications, Washington, DC, S 377–388

Kernberg OF (2022) Narcissistic pathology of love relations, Chapter 9. In: Hatred, emptiness and hope. American Psychiatric Publishing, Washington, DC

Knight BG (2004) Psychotherapy with older adults. SAGE, London

Myers W (1999) Personality disorders in older adults: some issues in psychodynamic treatment. In: Rosowsky E, Abrams RC, Zweig RA (Hrsg) Personality disorders in older adults. Routledge, New York, S 205–214

Viederman M (1999) The influence of personality on reactions of older adults to physical illness. In: Rosowsky E, Abrams RC, Zweig RA (Hrsg) Personality disorders in older adults. Routledge, New York, S 175–187

Der alternde Psychotherapeut und die neuen Medien

15

Wolfgang Schneider

Zusammenfassung

Nach der Darstellung der rechtlichen, organisatorischen und finanziellen Rahmenbedingungen werden die unterschiedlichen elektronischen Medien skizziert, die in der Psychotherapie aktuell Anwendung finden. Es folgen Angaben zu empirischen Befunden zur Effektivität der Psychotherapie mittels der neuen Medien bei unterschiedlichen psychotherapeutischen Ansätzen. Aspekte des Alters und deren Zugang zu den neuen Medien und die Folgen für die therapeutische Beziehung über die veränderten kommunikativen und interaktiven Informationen bei den verschiedenen Medien werden aufgezeigt. Vor dem Hintergrund seiner eigenen Erfahrungen, während der Lehranalyse sowie als Dozent und Psychotherapeut, verdeutlicht der Autor seine eigene Einstellung zu der Thematik und führt aus, welche Variablen die Akzeptanz der Arbeit mit den neuen Medien älterer Psychotherapeuten beeinflussen.

15.1 (Neue) Medien in der Psychotherapie

Die Berücksichtigung von psychotherapeutischen Ansätzen, die nicht in den direkten persönlichen Begegnungen zwischen Patienten und Therapeut stattfinden, ist seit langer Zeit bekannt. Ein erstes Medium neben der gesprochenen Sprache in der Patient-Therapeuten-Konstellation war die Verschriftung von unterschiedlichen Inhalten oftmals als ein Baustein komplexerer Therapien (z. B. biografische Themen oder Therapieinhalte). Perez (1992) hat darauf hingewiesen, dass Freud seine Selbstanalyse zu einem Großteil über seinen Briefkontakt mit Fließ vollzogen hätte. Freud war zeitlebens ein großer Freund des Briefeschreibens. So hat er über viele

W. Schneider (✉)
Lübeck, Deutschland

Jahre mit Binswanger über unterschiedliche Fragen zu Psychotherapie per Brief diskutiert und obschon beide häufig in Bezug auf ihre Ansichten weit auseinanderlagen, hat dies nicht dazu geführt, dass sie in persönliche Divergenzen gerieten (Fichtner 1992). In der Psychoanalyse hat somit sehr früh eine indirekte Kommunikation stattgefunden. In der Folge entwickelte sich die Bibliotherapie oder es wurden Protokolle von Übungen zwischen Therapiesitzungen der kognitiven Verhaltenstherapie verfasst. Zwischenzeitlich nahmen auch Telefone die Funktion von Kommunikationsmedien ein. Mit der weiteren Entwicklung der Informationstechnologie und der zunehmenden Digitalisierung aller Bereiche des Lebens finden sich natürlich auch im Gesundheitswesen entsprechende Tendenzen zum Einsatz neuer Medien in der Diagnostik und Therapie. Davon ist auch die Psychotherapie nicht verschont geblieben. „So wie in der Medizin werden besonders auch für psychotherapeutische Behandlungen einerseits kategorische Verbote des Einsatzes neuer Medien gefordert; auf der anderen Seite die nahezu grenzenlose Öffnung hinsichtlich des Einsatzes vom Internet, E-Mail, Skype oder weiteren Technologien für möglich gehalten" (Fydrich und Schneider 2018, S. 269).

Die Bundespsychotherapeutenkammer (BPtK) beauftragte im Jahr 2018 eine Kommission, einen Entwurf zur „Berufsrechtlichen Regelung des Internets in der Psychotherapie" zu erstellen, die der Anpassung der Musterweiterbildung in Hinblick auf die Videosprechstunde oder Fernbehandlung dienen sollte. Diese umfassten Aspekte der digitalen Anwendung in der Psychotherapie, der elektronischen Patientenakte, des Datenschutzes sowie der damit verbundenen gesellschaftlichen Implikationen und der Öffentlichkeitsarbeit.

Der 33. Deutsche Psychotherapeutentag votierte 2018 für die Änderung der Muster-Berufsordnung, die auch die Fernbehandlung von Patienten ermöglicht, mit der Einschränkung, dass die Eingangsdiagnostik, Indikationsstellung und Aufklärung „face to face" erfolgen müsse. Die Mitwirkung an Forschungsprojekten, in denen Behandlungen ausschließlich über Kommunikationsmedien durchgeführt werden würden, sollten vorab von den Landespsychotherapeutenkammern genehmigt werden.

Seit dem 1. Oktober 2019 ist die Abrechnung von Videobehandlungen für Psychotherapeuten möglich. Zur Implementierung wurde das Innovationsprojekt „Gesundheits-App für Psychotherapeut:innen" von der BPTK, der Freien Universität Berlin (C. Knaevelsrud) und einer Reihe von Krankenkassen (u. a. die Techniker-Krankenkasse) eingerichtet. Entwickelt und untersucht wird die Kombination von digitalen Anwendungen und Face-to-face-Psychotherapie („Blended Therapy"). Die entstehenden Module sollen therapieschulenübergreifend, bei unterschiedlichen Störungen und ambulant einsetzbar sein. Bei der Reform der Psychotherapeutenausbildung sollen zukünftig sowohl die theoretischen Kenntnisse und therapeutischen Kompetenzen, die Patientenrechte und -sicherheit über das gesamte Studium bei angemessener Nutzung der digitalen Techniken berücksichtigt werden.

So sind die neuen Medien in der Psychotherapie sowohl rechtlich als auch organisatorisch angekommen. Durch die Coronakrise haben Psychotherapeutinnen und Psychotherapeuten zunehmend Erfahrungen mit unterschiedlichen Medien in der Psychotherapie gemacht. Aufgrund des mit der Pandemie verbundenen Infektionsrisikos und mit den Restriktionen hatten viele Psychotherapeuten auf die Durchführung von Face-to-Face-Therapien verzichtet und stattdessen videogestützte Behandlungen durchgeführt. Die KVen hatten dafür ein spezielles Programm angeboten, das vor allem ein hohes Ausmaß an Datensicherheit aufgewiesen haben soll.

Wie steht es mit der Offenheit von Psychotherapeuten, zukünftig mittels digitaler Medien Behandlungen durchzuführen? Dafür liegen in Deutschland eine Reihe von Befragungen vor. Die Bundespsychotherapeutenkammer (BPtK) hat in einer Befragung erhoben, dass 88,5 % der Therapeuten sich vorstellen können, auch künftig Videobehandlungen durchzuführen. Eine Umfrage unter Kammermitgliedern der Landespsychotherapeutenkammer Rheinland-Pfalz (2020) hat ergeben, dass zwei Drittel der befragten Psychotherapeuten sich vorstellen können, zukünftig digitale Anwendungen in die Therapie zu integrieren.

In Österreich hat die Sigmund-Freud-Universität eine Studie zur Akzeptanz von E-Therapie durchgeführt (Eichenberg 2021). In der Studie, die sowohl quantitative als auch qualitative Gesichtspunkte umfasste, wurden 717 Teilnehmer befragt. Die Stichprobe umfasste sowohl was die Therapierichtung als auch das Setting betraf, in dem die Therapeuten gearbeitet haben, ein breites Spektrum von der Psychoanalyse über die humanistischen Therapieansätze bis hin zu verhaltenstherapeutischen Kolleginnen und Kollegen. Darunter waren Psychotherapeutinnen und Psychotherapeuten, die in der Klinik arbeiteten, und andere, die im ambulanten Sektor tätig waren. Ich führe ausgewählte Ergebnisse an, da in der Untersuchung doch zu bestimmten Aspekten differenzierte und interessante Befunde erhoben wurden: E-Psychotherapie war vor der Covid-19-Krise in Österreich nicht zulässig und daher auch nicht über Krankenkassen abrechenbar. Nur ein knappes Drittel der Befragten gab an, bereits vor Beginn der Coronapandemie eine positive Einstellung zur elektronisch medialisierten Form der Therapie gehabt zu haben. Mit den krisenbedingt sehr kurzfristig auch in Österreich ermöglichten und von den Krankenkassen getragenen telefonischen und videotelefonischen Psychotherapieangeboten konnten und mussten viele Psychotherapeuten erstmals persönlich Erfahrungen mit diesen Therapiemodi sammeln. Während vor der Covid-19-Krise nur ein Drittel die Option einer E-Psychotherapie positiv einschätzte, beurteilen nach den Erfahrungen während der Pandemie rund zwei Drittel der Psychotherapeutinnen und Psychotherapeuten diese Behandlungsmodi generell positiv und fast 90 % gaben an, dass E-Psychotherapie zumindest in bestimmten vorübergehenden Situationen ein sinnvolles Angebot darstellen würde. 71 % der befragten Psychotherapeuten war dafür, E-Psychotherapie als generell abrechenbare Leistung in den Leistungskatalog der Krankenkassen aufzunehmen, und 94 % sprachen sich für die Kassenfinanzierung von E-Psychotherapie in Ausnahmesituationen aus. Die Studie macht aus der Sicht der Autoren auch deutlich, dass trotz dieser klaren Einstellungsänderung innerhalb der Profession nach wie vor weitgehend Einigkeit darüber herrscht, dass im Rahmen von psychotherapeutischen Behandlungen der direkte persönliche Kontakt mit Patienten ein ganz zentrales Element darstellt, auf das man nicht leichtfertig verzichten sollte. Circa 9 von 10 Befragten könnten sich jedoch vorstellen, auch nach der Krise E-Psychotherapie einzusetzen, wenn das persönliche Erscheinen von Patienten in ihrer Praxis entweder nicht zumutbar oder nicht möglich sei, sofern diese Behandlungen von den Kassen finanziert werden würden.

Es wurde auch untersucht, ob sich bezüglich des Urteils über E-Psychotherapie Unterschiede zwischen jüngeren und älteren Psychotherapeuten sowie zwischen den Geschlechtern ergeben. Da ältere Psychotherapeuten zur Covid-19-Risikogruppe gehören, hatten die Forscher erwartet, dass diese in der Anfangsphase der Pandemie mehr Sitzungen abgesagt und Face-to-Face-Sitzungen eher vermieden hätten als jüngere. Entgegen dieser Erwartung kam es in allen Phasen bei älteren Psychotherapeuten (56+ Jahre) zu weniger Therapieausfällen als bei jüngeren (bis 45 Jahre). Ältere Therapeuten führten in der Anfangs-und Hauptphase der Pandemie nicht weniger Face-to-Face-Therapien durch als jüngere Personen. Erwartungsgemäß führten jüngere Psychotherapeuten eher Videotelefonie-Sitzungen durch, während ältere vermehrt telefonische Sitzungen absolvierten.

Deutlich schwieriger als für Einzelpsychotherapiesitzungen ist die Situation für Gruppentherapien bewertet worden. Hier gab es deutlich mehr Therapieausfälle. Bei Gruppentherapien ist die Ansteckungsgefahr erhöht, weswegen Face-to-Face-Sitzungen während einer Pandemie nur schwer zu rechtfertigen sind (vgl. Weinberg 2019).

15.2   Andere neue Technologien von Relevanz für die Psychotherapie

Das Internet ist von anderen Formen des Einsatzes neuer Technologien abzugrenzen (siehe auch Schuster et al. 2018): Die **Telemedizin** umfasst die Messung, Erfassung und Übermittlung von Informationen oder die Anwendung medizinischer Verfahren mithilfe der Informations- und Kommunikationstechnik zwischen Ärzten bzw. zwischen Ärzten und Patienten gegebenenfalls unter Einbindung von nichtärztlichem Fachpersonal (https://www.kbv.de/html/telemedizin.php).

Virtuelle Realität: Bei diesem Vorgehen werden therapeutische Maßnahmen in die digitale Welt transformiert (z. B. eine Expositionsintervention).

Der Begriff **Serious Games** umschreibt Spiele, die eingesetzt werden, um ernsthafte Inhalte, wie z. B. gesundheitliche Themen, zu vermitteln. Bei der Gamification werden Spieldesignelemente, wie beispielsweise Punkte, Bestenlisten, Auszeichnungen, Profilgestaltung und Teamevents, eingesetzt, um eine Motivations- und Leistungssteigerung etwa in Lernumgebungen zu bewirken (Tolks et al. 2020).

Als **Wearables** werden elektronische Aufzeichnungsgeräte bezeichnet, die unterschiedliche physiologische Daten oder Aktivitätsmuster (Bewegungen, Schlaf etc.) dokumentieren, berechnen und gegebenenfalls weiterleiten.

Die **internetbasierte Psychotherapie** umfasst unterschiedliche Formen: Therapeutische Ansätze im Stand-alone-Modus werden ausschließlich online durchgeführt. Gemischte Applikationen unterschiedlicher Kommunikationsebenen werden als „Blended Therapy" bezeichnet. Bei diesen werden zu unterschiedlichen Zeiten Onlineprogramme oder Kommunikationssequenzen mit Vis-à-vis-Kontakten nach einem mehr oder weniger festgelegten Zeitplan gemischt oder es kommen zusätzlich therapeutische Kontakte per SMS oder E-Mail hinzu. Diese komplexen Vorgehensweisen können unterschiedliche Funktionen aufweisen. Mithilfe von z. B. modular aufgebauten Programmen aus der kognitiven Verhaltenstherapie können Patienten relativ unabhängig von Zeit und Ort und nach individueller Neigung in Bezug auf Tempo oder Reihenfolge diese Programme entweder am Computer oder Smartphone durcharbeiten. Über Rückmeldungsschleifen erhalten sie ein Feedback über ihre Fortschritte in Bezug auf die Symptomreduktion oder den Erwerb neuer Verhaltensweisen.

Es wird immer wieder diskutiert, inwieweit die Diagnostik und Indikationsstellung zur Psychotherapie und insbesondere zur internetbasierten Psychotherapie nicht in einem direkten Interaktionsprozess zwischen dem Therapeuten und Patienten vollzogen werden sollte. Auch die Therapie über das Internet benötigt auf Seiten des Patienten oder der Patientin Compliance, Motivation und Durchhaltevermögen. Die oftmals eingesetzten intermittierenden Therapeutenkontakte dienen so insbesondere der Motivierung der Patienten und der Schaffung eines tragfähigen Arbeitsbündnisses. Empirische Studien haben gezeigt, dass ausschließlich online durchgeführte Programme zur Behandlung von Depressionen eine weit höhere Abbruchquote aufwiesen als Ansätze der Blended Therapy (Johansson und Andersson 2012).

Die zumeist an der kognitiven Verhaltenstherapie orientierten internetbasierten Therapieprogramme haben sich nach empirischen Befunden (siehe z. B. Schuster et al. 2018) insbesondere bei depressiven Störungen, sozialen Phobien oder Panikstörungen bewährt. Diese sind in der Regel modulartig aufgebaut. Mittlerweile sind jedoch auch vor dem Hintergrund anderer therapeutischer Grundorientierungen internetbasierte Psychotherapien entwickelt und zum Teil auch empirisch überprüft worden. Dazu zählen z. B. Arbeiten der Arbeitsgruppe der Psychosomatischen Universitätsklinik Mainz, die eine große Zahl unterschiedlicher Fragestellung zur digitalen Anwendung im Feld der Psychosomatik und Psychotherapie veröffentlicht hat. Dazu gehören z. B. internetbasierte Maßnahmen im Rahmen der Rehabilitation oder der Verbesserung der beruflichen Reintegration (Hennemann et al. 2017a, b), die webbasierte Messung des Verlaufs von depressiven Symptomen nach einer stationären Psychotherapie (Zwerenz et al. 2019) oder eine online-basierte psychodynamische Therapie im Anschluss an eine supportiv-expressive Therapie (SEP, Beutel et al. 2018).

Komplexere Störungen und auch Krisen oder Suizidalität werden als relative Kontraindikationen angesehen. Das bedeutet, dass vor Beginn dieser Art von Therapie eine differenzierte Diagnostik der vorliegenden Probleme vorgenommen und geklärt werden muss, wie in Krisensituationen verfahren werden soll. Wenn Therapeut und Patient an weit entfernten Orten leben, sollte z. B. erwogen werden, ob sich der Patient an seinem Ort einen Ansprechpartner für etwaige Notfallsituationen sucht. Der begleitende Therapeut könnte beispielsweise nach Absprache mit dem Patienten im Vorhinein Kontakt zu einem Psychiater am Wohnort des Patienten aufnehmen und mit diesem die Situation besprechen, um für einen etwaigen Krisenfall gerüstet zu sein.

Die Indikationsstellung zur internetbasierten PT erfordert sowohl vom Patienten als auch vom Therapeuten Offenheit und Interesse für diese Art des therapeutischen

Arbeitens. Darüber hinaus muss natürlich die entsprechende technologische Infrastruktur vorhanden sein und die beiden Protagonisten sollten die notwendigen Kompetenzen im Umgang mit dieser aufweisen. Gerade bei der jüngeren Generation (Digital Natives) ist weitestgehend davon auszugehen, dass diese Erfahrungen und Interesse am Umgang mit elektronischen Medien wie Computern oder Smartphones hat und auch Spaß an der Beschäftigung oder dem Spielen mit diesen. So sind wahrscheinlich Methoden des Serious Gaming für diese Gruppe reizvoll. Ähnlich könnte es mit der internetbasierten Therapie sein.

15.3 Digital Natives vs. Digital Immigrants?

Ältere Psychotherapeuten – oftmals als Digital Immigrants angesehen – werden u. U. eine Scheu bzw. zurückhaltende Einstellung gegenüber der Arbeit mit dem Netz aufweisen. Diese Haltung resultiert gegebenenfalls bereits aus der mangelnden Erfahrung im Umgang mit diesen Medien. Neben Befürchtungen, nicht mit den technischen Voraussetzungen klarzukommen, und Bedenken wegen des Datenschutzes können auch inhaltliche Einwände die Gründe für die Zurückhaltung gegenüber dieser Form der Therapie sein. Jedoch erscheint mir eine harte Polarisierung, wie sie sich im Konzept der Digital Immigrants und Digital Natives spiegelt, als zu stereotyp! Allein über das Alter eine Gruppe von Individuen in Bezug auf ihre Einstellung und Fähigkeit im Umgang mit den digitalen Medien zu definieren, macht auf mich doch einen naiven und tendenziösen Eindruck! Hier zeigt sich m. E. eine ageistische Haltung, die doch allzu oft in unserer Gesellschaft vorherrscht. Ageism bedeutet hier eine ausgrenzende oder diffamierende Einstellung gegenüber älteren Menschen (Linden et al. 2021).

Wang et al. (2013) kritisieren diese Polarisierung ebenfalls. Anstelle einer Dichotomisierung von Digital Natives und Digital Immigrants sollte zwischen diesen beiden Extrempolen besser ein Kontinuum angenommen werden, das am besten als „digitale Gewandtheit" zu bezeichnen sei. Digitale Gewandtheit ist die Fähigkeit, Wissen zu transformieren und Informationen zu generieren, um sich in einer digitalen Umwelt kreativ und angemessen auszudrücken. Die Autoren schlagen ein vorläufiges konzeptionelles Modell der digitalen Gewandtheit vor, welches Faktoren mit einem direkten und indirekten Einfluss auf dieses Merkmal enthält. Dazu gehören demografische Merkmale, organisatorische Faktoren, psychologische Faktoren, sozialer Einfluss, Zugangsmöglichkeiten, Einstellungen und tatsächliche Nutzung digitaler Technologien.

Interessanter sind wohl die inhaltlichen Einstellungen, die oftmals mit der Zugehörigkeit zu bestimmten therapeutischen Ansätzen verbunden sind. So haben Vertreter der kognitiven Verhaltenstherapie sicherlich eine größere Affinität zu internetbasierten psychotherapeutischen Methoden. Dies ist zum einen in der Offenheit und damit der praktischen Erfahrung mit Therapieformen begründet, die manualisierte Programme umfassen. Diese sind oftmals so aufgebaut, dass Schritt für Schritt die Inhalte über die einzelnen Stunden durchdefiniert sind und implizit der Eindruck vermittelt wird, dass die therapeutische Beziehung keine essenzielle Bedeutung für den Behandlungsprozess aufweise.

Durch die Instruktionen, die für die einzelnen Module, z. B. für die depressiven Störungen, Angststörungen oder psychologischen Schmerzprogramme, vorgegeben sind, lassen sich entsprechende therapeutische Ansätze eher leicht manualisieren, und auch die Therapieeffekte bewegen sich zumeist auf der Symptomebene und sind somit leicht messbar. Alle diese Aspekte machen die Digitalisierung relativ leicht umsetzbar. Im Rahmen dieser Methoden können sowohl quantitative als auch qualitative Faktoren recht gut abgebildet werden. Hier zeigen sich wieder die gleichen Probleme wie bei der Therapievergleichsforschung, bei der psychoanalytische und psychodynamische Methoden gegenüber den verhaltenstherapeutischen Ansätzen aufgrund ihrer methodischen Vorgehensweisen, den therapeutischen Zielen, aber auch den Effekten deutlich im Nachteil waren. Die Anforderungen von klinischen Studien auf der Grundlage des medizinischen Modells favorisieren Behandlungen, die leicht zu manualisieren sind, eine engere zeitliche Begrenzung aufweisen und insbesondere die Symptomatik fokussieren.

Wampold et al. (2017) argumentieren vor dem Hintergrund des kontextuellen Metamodells, dass bei der Psychotherapie der Nutzen insbesondere durch soziale Informationsverarbeitungsprozesse und damit verbundenem persönlichem Engagement der Beteiligten entstehen würde. Das kontextuelle Metamodell der Psychotherapie berücksichtige anders als das klassische medizinische Modell vor allem auch kulturelle und soziale Aspekte. Danach seien als Wirkfaktoren anzusehen: 1) die Beziehung, 2) die Erwartungen und 3) die Behandlungsdurchführung.

Unter dem Beziehungsaspekt wird die Fähigkeit der Therapeuten oder der Therapeutin verstanden, über eine offene, authentische, empathische und fürsorgliche Haltung eine Allianz herzustellen, die geeignet ist, dem Patienten oder der Patientin eine Hoffnung auf eine Lösung seiner oder ihrer Schwierigkeiten zu vermitteln. Damit verbunden ist die Vorstellung, dass die Therapie von Therapeuten besonders effektiv sei, wenn diese an die Wirksamkeit der Behandlung glauben. Die Überzeugung von Therapeuten und Therapeutinnen, dass ihre Therapie wirkt, wird als Allegiance bezeichnet und wird nach der Vorstellung der kontextuellen Metatheorie auf der Basis von Metaanalysen empirischer Psychotherapiestudien als robuste therapeutische Wirkvariable verstanden. Diese Erwartung sei relevant für das Erreichen einer gewünschten Veränderung. Bei der Behandlungsdurchführung sei für alle Psychotherapieformen von Bedeutung, dass sie den Patienten dazu bewegen, „etwas allgemein Heilsames zu tun" (S. 94). Die Adherence bezeichnet die Manualtreue von Therapeuten. Diese hat jedoch erst einmal nur wenig mit der Gestaltung einer therapeutischen Beziehung zu tun.

Ich möchte im Folgenden auf die weiteren Ausführungen zur kontextuellen Metatheorie an diesem Ort verzichten, weil die Essentials für meine engere Thematik bereits angeführt sind. Mir geht es in diesem Kontext nur um die Bedeutung der therapeutischen Beziehung, die von Wampold et al. auf der Basis von empirischen Studien m. E. deutlich nachgewiesen ist.

15.4 Was macht die Digitalisierung mit der therapeutischen Beziehung?

Die Kritikpunkte von psychoanalytisch orientierten Therapeuten und Therapeutinnen an der Digitalisierung und den neuen Medien in der Psychotherapie setzt an der Formalisierung und Verkürzung der digitalisierten Methoden an. Ausgehend von der Bedeutung, die der therapeutischen Beziehung als Wirkvariable zukommt, zeigen sich doch immer wieder erhebliche Widerstände oder zumindest eine große Ambivalenz bei vielen psychodynamisch orientierten Psychotherapeuten. Die therapeutische Beziehung benötige einen gemeinsamen Raum, in dem sich die Essentials der Psychoanalyse oder von diesen abgeleiteten Verfahren realisieren lassen. Diese sind die Übertragung sowie der Widerstand vor dem Hintergrund von mehr oder weniger starken regressiven Prozessen. Der gemeinsame Raum spiele in der Psychoanalyse eine wichtige Rolle. Hier würden sich szenische und auch viele nonverbale Informationen über Gestik, Mimik sowie Gerüche und das Miteinander abspielen, und alle diese Faktoren würden letztlich Fantasien, Bedürfnisse, Wünsche und auch negative Gefühle hervorrufen. Diese stellen die entscheidenden Aspekte für die Art der sich entwickelnden Übertragungen dar. Moderne Übertragungskonzepte verstehen die Übertragung zunehmend als ein Produkt einer komplexen Interaktion zwischen den sich biografisch herausentwickelnden Übertragungsbereitschaften und den Übertragungsangeboten seitens des Therapeuten oder der Therapeutin. Gill (1983) geht davon aus, dass der Patient in der psychoanalytisch-psychotherapeutischen Beziehung nicht reine Wiederauflagen vergangener Beziehungsmuster auf den Therapeuten überträgt, da der Therapeut sich nicht neutral verhalten kann und wird. Der Patient realisiert seine Übertragungsbereitschaften in einer konkreten Interaktion in Abhängigkeit vom Verhalten und den Beziehungsangeboten des Therapeuten. Gill versteht die Übertragung als Erleben der therapeutischen Beziehung.

Die therapeutische Beziehung beginnt jedoch nicht erst im Behandlungsraum, sondern bereits auf dem Weg dorthin. Für mich war der Weg zur Lehranalyse immer ein fester Teil der Analyse. Ich musste z. B. jeweils ca. 100 km in einer Richtung auf einer sehr befahrenen Autobahn zur Lehranalyse fahren. Wenn es dann doch immer wieder ausgesprochen anstrengend war, weil es z. B. Staus oder verschneite Straßenverhältnisse gab, nahm ich diese Erfahrung, die damit verbundene Genervtheit oder auch den Ärger mit in die Analyse. Der Analyseraum und der Psychoanalytiker nahmen dann mal eine ruhige und entspannende Funktion für mich ein, oder ein andermal empfand ich es so, dass beides, die Fahrt und die Analyse Urheber meines Stresses war. Und damit wurde der Weg zur Analyse zu einem Bestandteil meiner Therapie und den damit verbundenen Übertragungen. Mir ist jedoch bewusst, dass Übertragungen nicht ausschließlich durch situative Momente strukturiert werden.

Einmal, etwa Anfang 1990, kam ich in einen endlos langen Stau und rief dann auf einer Autobahnraststätte aus einer Telefonzelle meinen Psychoanalytiker an, um ihm mitzuteilen, dass ich heute nicht zur Analysestunde kommen würde. Zu meiner Überraschung sagte er zu mir, dass wir dann doch die Analysestunde per Telefon durchführen könnten. Da ich in einer Telefonzelle stand und vor der Tür bereits zwei oder drei Leute darauf warteten, dass ich das Gespräch beendete, bin ich nicht auf den Vorschlag eingegangen. In dieser Szene finden sich mehrere Aspekte, die für meine Thematik von Bedeutung sind. Mein Psychoanalytiker war damals sicherlich Mitte 70; hier zeigt sich, dass der ältere Psychotherapeut durchaus offen für eine Psychotherapiestunde mit einem damals neuen Medium war. Und ich, der deutlich Jüngere, war dieser Art von therapeutischer Begegnung mittels Telefon eher abgeneigt, weil ich mir unter der Bedingung, dass ich vor der Tür des Telefonhäuschens, das wir heute kaum noch finden, nicht vorstellen konnte, genügend Ruhe aufbringen zu können, um mich auf einen selbstreflexiven Prozess einzulassen und sehr persönliche oder intime Themen aufzugreifen. Hier zeigt sich auch der Stellenwert der technischen Voraussetzungen. Hätte ich damals bereits ein Smartphone gehabt, hätte ich mir sicherlich eher vorstellen können, die Analysestunde per Telefon in einem geschützten Rahmen (z. B. im Auto oder auf einem Waldweg, der vom Rastplatz ausging) durchzuführen. Stadler (2021), ein Psychodramatiker, führt Beispiele für die Bedeutung von Orten an, von denen aus Patientinnen und Patienten per Skype oder anderen videogestützten Medien ihre Therapiestunden absolvieren. Vom Büro aus, weil es zu Hause keinen Computerplatz gibt, oder im ehelichen Schlafzimmer … – leicht vorstellbar, welche Auswirkungen diese Orte für die Wahl oder die Möglichkeit haben, über bestimmte Themen zu sprechen. Hier sind z. B. wieder Fragen der Intimität oder Aspekte der Partnerschaft bedeutsam, wenn der oder die Partnerin gleich das Zimmer betreten kann.

Die Videobegegnung beeinflusst die Übertragung und Gegenübertragung. Durch die Kamera wird das Gesicht des anderen u. U. vergrößert und es drücken sich Gefühle wie Sympathie, Freude, Unsicherheit, Ablehnung und Distanzierungen möglicherweise stärker aus. Dies gilt für beide Protagonisten. Auch der Therapeut oder die Therapeutin wird für den Patienten anders wahrnehmbar. Stadler (2021) weist darauf hin, dass diese Phänomene relevante Auswirkungen auf die therapeutische Beziehung haben. Diese sei unter diesen Bedingungen eher eine Beziehung auf Augenhöhe.

Wenn Patienten bei der Internettherapie die Behandlung in ihren eigenen Räumen durchführen und der Kontakt nur auf der visuellen und auditiven Basis geführt wird wie z. B. bei der Behandlung per Skype, fallen viele Aspekte der Therapie weg, die ich oben skizziert habe. Die Übertragungen werden sich gravierend ändern. Der Patient wie der Therapeut nehmen sich nur in Ausschnitten wahr, die jeder der beiden gestalten kann. So lässt die Wahl der Räumlichkeit oder dessen Ausgestaltung vor allem dem Patienten oder der Patientin viele Möglichkeiten, sich zu inszenieren. Welches Bild von mir möchte ich meinem Therapeuten zeigen. Und warum? Und zu welchen Zeiten? Diese Absichten können sich durchaus ändern und der Patient/die Patientin können für sich darüber reflektieren, oder beide Protagonisten überlegen gemeinsam, welche Motive dafür bedeutsam sind. So können diese Selbstdarstellungen in diesem Medium gegenüber dem Therapeuten durchaus einen Ausdruck von Übertragungen darstellen. Der Therapeut wird wohl in der Regel in seinem Praxisraum die videogestützte Behandlung durchführen. Bei der E-Mail-Therapie oder auch der Therapie per Messengerdiensten kommen nach der Ansicht vieler Autoren stärkere Gefühle, Idealisierungen und Projektionen auf, die u. U. schwer zu steuern sind. Suler (2004) hat den „Disinhibition-Effekt" als Reduktion von sozialen Hemmungen in der Onlinekommunikation beschrieben. Diese Effekte können wir aktuell bei den Hass-Mails oder dem Cyberstalking z. B. im Rahmen der Coronapandemie ausgesprochen stark sehen. Für die Beziehung in der Onlinetherapie sollten wir erwarten, dass heftige Übertragungen positiver oder negativer Art evoziert werden, u. U. auch starke affektive Reaktionen auf Seiten der Patienten, die bei diesen auch Krisen bewirken können. Wie bereits oben beschrieben, ist bei Therapien mit elektronischen Medien auch eine Verabredung notwendig, wie mit Krisen zwischen dem Therapeuten und dem Patienten umgegangen wird!

Eichenberg und Hübner (2018) beschreiben ausgewählte Sichtweisen bzw. Interpretationen von Psychoanalytikern bezüglich der elektronischen Medien bzw. des Internets. Diese umfassen z. B. Überlegungen, welche Bedeutung dem Smartphone und dem „Onlinesein" in der jüngeren Generation zukommt. Gaetje (2020) hat dieses Phänomen als neues kollektives Ritual bezeichnet, das mit Wünschen, Ängsten und Fantasien beladen sei, und deshalb gehe es in der Behandlung von dieser Generation auch darum, zu verstehen, welche Art von Objektbeziehung sich *zum Smartphone* entfalte. Betont, es sei bedeutsam, die Rolle des elektronischen Mediums als „drittes Objekt" zu verstehen, dass sowohl die Patienten und die Therapeuten in ihrer Subjektivität und Interaktion beeinflusse. Dieses dritte Objekt bezeichnet er als „e-third", dem wichtige Erfahrungen und Gefühle zugeordnet würden. Weiter argumentieren Eichenberg und Hübner (2018), dass dem Smartphone die Rolle eines Übergangsobjektes im Sinne Winnicotts (1969) zugeschrieben werden könne. Nachdem unterschiedliche Aspekte aus psychoanalytischer Sicht über die Rolle der elektronischen Medien von den Autorinnen angeführt worden sind, beschreiben diese einige der wenigen psychodynamisch orientierten Onlineprogramme. Diese umfassten z. B. angeleitete Selbsthilfeprogramme bei generalisierten Angststörungen und auch Depressionen, die sich als genau so effektiv wie die kognitiv-behavioralen Ansätze gezeigt hätten. Weiter zitieren sie eine Arbeit von Johannsen et al. (2013), die gezeigt hätten, dass bestimmte psychodynamische Konzepte sich über Onlineselbsthilfematerial gut erfassen oder wahrnehmen ließen. Dazu gehörten z. B. die Wahrnehmung und Umstrukturierung von Abwehrprozessen sowie die Förderung der Wahrnehmung und des Ausdrucks von Affekten.

Auf der Basis von Fallberichten – so Eichenberg und Hübner (2018) – seien jedoch Skype-Analysen vor allem bei dissoziativen Zuständen von Patienten sinnvoll, weil die Analysanden unter diesen Bedingungen weniger beschämt seien, abgespaltene Anteile von sich zu zeigen. Entsprechend könnten sich initiale Onlinetherapien als günstig vor der Aufnahme einer realen Patient-Therapeut-Behandlung erweisen. Jedoch sei zu bedenken, dass die Patienten u. U. aufgrund einer starken emotionalen Destabilisierung mit diesem Medium nur eingeschränkt aufzufangen seien.

15.5 Persönliches Resümee zur Digitalisierung in der Psychotherapie

Nachdem ich bislang eher theoretische, empirische und organisatorische Erwägungen ausgeführt habe, möchte ich noch meine eigene Position und Erfahrungen mit dieser Thematik ausführen.

Auch bei den „älteren" Psychotherapeuten wird es eine ausgesprochen große Heterogenität an Einstellungen gegenüber dem Einsatz der neuen Medien im psychotherapeutischen Handeln geben. Dies hängt sicherlich mit unterschiedlichen Faktoren zusammen: Dazu gehören die Art der psychotherapeutischen Ansätze, das therapeutische Setting und die Region, in der diese behandeln, und den zu therapierenden Patienten. Psychoanalytiker und psychodynamisch oder humanistisch orientierte Psychotherapeuten, die einen verstärkten Wert auf die Gestaltung der Beziehung im psychotherapeutischen Prozess legen, werden eher eine gewisse Zurückhaltung gegenüber der internetbasierten Psychotherapie aufweisen, dies sowohl in der Einzel- als auch in der Gruppenpsychotherapie. Ich habe im Einzelsetting eigentlich erst während der Pandemie persönliche Erfahrungen mit der Videobehandlung gemacht. Dies waren jeweils Patienten, mit denen ich bereits längere Behandlungen laufen hatte. Diese Modi einer Blended Therapy in der Form, wie ich sie ausgeübt habe, sind meines Erachtens gut machbar. Die bestehende gemeinsame Erfahrung in der direkten Face-to-Face-Therapie ermöglicht einige Termine einer Videobehandlung, ohne dass die Beziehung zu stark affiziert wird.

Mir sind jedoch auch ebenfalls ältere Kolleginnen und Kollegen bekannt, die sowohl Gruppenpsychotherapien als auch Einzeltherapien mit subjektiv guten Erfahrungen und Engagement durchführen. Im Rahmen der Psychotherapieaus- und -weiterbildung eines Ausbildungsinstitutes bin ich zurzeit sowohl als Dozent als auch als Leiter von Selbsterfahrung in Gruppen- und Einzelform tätig. In den Einzelselbsterfahrungen wie in Supervisionen habe ich durchaus mit Videomodi gearbeitet. Allerdings habe ich mich – im Gegensatz zu einigen anderen Ausbildern – bislang nicht auf die Durchführung von Gruppen per Video einlassen wollen. Die Gründe dafür lagen in meinen Erfahrungen in Seminaren per Videokonferenzdienste, bei denen ich immer wieder festgestellt habe, dass die Interaktionen stark eingeschränkt oder parzelliert sind. Blickkontakt und Atmosphärisches stellt sich über die Kacheltechnik so rudimentär dar, dass zentrale Aspekte der Gruppenerfahrung nicht zustande kommen. Dazu gehören z. B. die basalen Gefühle der Nähe, das Spüren und Riechen des oder der anderen. Alle diese Dimensionen vermitteln uns doch ein Gespür für die in der Gruppe aufkommenden Gefühle und Stimmungen. Interaktionen der Solidarisierung oder der Konkurrenz sowohl innerhalb der Gruppe als auch die Übertragungen Einzelner oder der Gruppe auf den Therapeuten werden weniger deutlich abgebildet und wahrnehmbar.

Sicherlich spielen Aspekte wie die Offenheit, Neugier und das Interesse für technologische Neuheiten eine wichtige Rolle bei der Einstellung, den Haltungen und den Erfahrungen gegenüber den neuen Medien in der Psychotherapie.

Bedeutsam ist für mich, dass die Arbeit mit unterschiedlichen neuen Medien eine Vielzahl von Aspekten mit sich bringt, mit denen Therapeuten erst einmal eine gewisse Vertrautheit und Erfahrung aufweisen müssen, um die Inhalte, Vorgehensweisen und Interpretationen, die mit den jeweiligen Medien im Kontext der spezifischen Therapien möglich sind, vollständig ausnutzen bzw. umsetzen zu können. Es wäre dafür sicherlich sinnvoll, für die jeweiligen therapeutischen Ansätze unter Anwendung moderner Medien eine qualifizierte Weiterbildung anzubieten. Diese sollte neben den Essentials der unterschiedlichen therapeutischen Ansätze auch insbesondere die technischen Voraussetzungen und deren angemessene Anwendung umfassen.

Jedenfalls wird sich durch den Einsatz der neuen Medien der Charakter der Psychotherapie und der therapeutischen Beziehung grundlegend ändern und ich befürchte, dass die aus meiner Sicht besonders wertvolle Seite der Psychotherapie, die menschliche Begegnung, darüber verloren geht.

Literatur

Beutel ME, Böhme K, Banerjee M, Zwerenz R (2018) Psychodynamic online treatment following supportive expressive therapy (SET): therapeutic rationale, interventions and treatment process. Z Psychosom Med Psychother 64(2):186–197. https://www.vr-elibrary.de/doi/abs/10.13109/zptm.2018.64.2.186. Zugegriffen am 12.01.2022

Eichenberg C (2021) Onlinepsychotherapie in Zeiten der Coronapandemie. Psychotherapeut 66(3):195–202

Eichenberg C, Hübner L (2018) Psychoanalyse via Internet. Psychotherapeut 63(4):283–290

Fichtner G (1992) Sigmund Freud Ludwig Binswanger: Briefwechsel 1908–1938. S. Fischer, Frankfurt am Main

Fydrich T, Schneider W (2018) Digitalisierung und Psychotherapie. Heil und Weh der Nutzung moderner Kommunikationsmittel. Psychotherapeut 63(4):269–270

Gaetje A (2020) Immer online? Das Smartphone zwischen Begrenzung und Begehren in der psychoanalytischen Behandlung Adoleszenter. Brandes und Apsel, Frankfurt am Main

Gill MM (1983) Analysis of transference: II. Studies of nine audio-recorded psychoanalytic sessions. https://psycnet.apa.org/record/1983-10829-001. Zugegriffen am 10.01.2022

Hennemann S, Beutel ME, Zwerenz R (2017a) „Morbus Google" vs. e-Health: Qualitative Untersuchung zur Akzeptanz und Implementierung von Online-Nachsorge in der stationären Rehabilitation. Die Rehabilitation 56:1–10. https://doi.org/10.1055/s-0043-102150

Hennemann S, Witthöft M, Bethge M, Spanier K, Beutel ME, Zwerenz R (2017b) Acceptance and barriers to access of occupational e-mental health: cross-sectional findings from a health-risk population of employees. Int Arch Occup Environ Health. https://doi.org/10.1007/s00420-017-1280-5. https://link.springer.com/article/10.1007%2Fs00420-017-1280-5. Zugegriffen am 12.01.2022

Johansson R, Andersson G (2012) Internet-based psychological treatments for depression. Expert Rev Neurother 12(7):861–869. https://doi.org/10.1586/ern.12.63. quiz 870. PMID: 22853793

Johansson R, Frederick RJ, Andersson G (2013) Using the Internet to Provide Psychodynamic Psychotherapy. Psychodyn Psychiat 41:513–540

Landespsychotherapeutenkammer Rheinland-Pfalz (2020) Diskurs Digitalisierung in der Psychotherapie. https://www.lpk-rlp.de/info-portal/diskurs-digitalisierung-psychotherapie.html. Zugegriffen am 30.12.2021

Linden M et al (2021) Negatives Altersstereotyp und Ageism in der Gesellschaft und Arbeitswelt. Arbeitsmed Sozialmed Umweltmed 10. https://www.asu-arbeitsmedizin.com/node/180290/print. Zugegriffen am 12.01.2022

Perez CD (1992) Soledades: fredu escitor de cartas. Rev Psicoanal 49:35–48. Zitiert nach Eichenberg und Hübner

Schuster R, Berger T, Laireiter A-R (2018) Computer und Psychotherapie – geht das zusammen? Psychotherapeut 63(4):272–282

Stadler C. Digitalisierung in der Psychotherapie. Video-Sprechstunde als Begegnung. https://link.springer.com/content/pdf/10.1007/s11-021-00597-x.pdf. Zugegriffen am 29.12.2021

Suler J (2004) The online disinhibition effect. CyberPsychol Behav 7:321–326. https://www.rese-archgate.net/publication/8451443_The_Online_Disinhibition_Effect.   Zugegriffen   am
10.01.2022

Tolks D, Lampert C, Dadaczynski K, Maslon E, Paulus P, Sailer M (2020) Spielerische Ansätze in Prävention und Gesundheitsförderung: Serious Games und Gamification. Bundesgesundheits-blatt 63:698–707

Wampold BE, Imel ZE, Flückiger C (2017) Die Psychotherapie-Debatte. Was Psychotherapie wirksam macht. Hogrefe, Göttingen

Wang Q, Myers MD, Sundaram D (2013) Digital Natives und Digital Immigrants. Wirtschaftsin-formatik 55:409–420. https://doi.org/10.1007/s11576-013-0390-2

Weinberg H (2019) The paradox of internet groups. Routledge, London

Winnicott DW (1969) Übergangsobjekte und Übergangsphänomene. Psyche 23(9):666–682

Zwerenz R, Baumgarten C, Becker J, Tibubos AN, Siepmann M, Knickenberg RJ, Beutel ME (2019) Improving the course of depressive symptoms after inpatient psychotherapy using ad-junct web-based self-help: follow-up results of a randomized controlled trial. J Med Internet Res 21(10):e13655. https://doi.org/10.2196/13655. https://www.jmir.org/2019/10/e13655/

Psychoanalytiker im Alter

16

Michael Ermann

Zusammenfassung

Altern bedeutet Rückblick und Abschiednehmen. Die Begegnung mit Einschränkungen und evtl. mit Krankheit und Verfall ist eine Herausforderung, die das narzisstische Gleichgewicht angreift. In dieser Lebensphase geht es um die Anerkennung der Endlichkeit – oder um Resignation.

Die Berufswahl als Psychoanalytiker ist bei vielen mit der Vorstellung von Alterslosigkeit verknüpft. Umso härter kann die Realität der Endlichkeit sie treffen, wenn sie mit dem Älterwerden erfahren, dass sie weniger gesucht und gefragt werden. Altersbedingte Einschränkungen mentaler, für den Beruf unabdingbarer Funktionen werden zu Herausforderungen, die leicht in Resignation münden oder der Verleugnung anheimfallen. Diese Herausforderung erfordert eine Art von Trauerarbeit, die zur Anerkennung der Realität des Alterns führen kann und eine veränderte Identität, die Altersweisheit, ermöglicht. Wenn misslingt, droht die Gefahr, aus eigenen Interessen an Patienten festzuhalten und ihre zu vernachlässigen. Interkollegiale Gespräche und Prozessbegleitung oder auch eine Alterspsychotherapie können den Übergang und den Ruhestand erleichtern und neue Perspektiven auf das Altern eröffnen.

Dieser Beitrag beruht auf Vorträgen unter dem Titel „Abschied von der Couch – Wenn Psychoanalytiker altern" in der PUK Burghölzli in Zürich, auf den Lübecker Psychotherapietagen und bei der DPG-Arbeitsgruppe München in den Jahren 2015/16. Erstpublikation im *Forum der Psychoanalyse* 35 (2019) 163–174

M. Ermann (✉)
Berlin, Deutschland

Es muss das Herz bei jedem Lebensrufe
Bereit zum Abschied sein und Neubeginne
Hermann Hesse

16.1 Älterwerden in unserer Gesellschaft

Es ist schwer, alt zu werden. Das erfährt jeder, der ein gewisses Alter überschreitet. Dann wird die Begegnung mit der Begrenztheit und Endlichkeit des Lebens zur Herausforderung. Sie bleibt niemandem erspart. Sie ist eine Grundgegebenheit unseres Lebens. Das bedeutet: Wir leben mit der existenziellen Tatsache, dass unser Leben nicht endlos ist, dass wir die Zeit nicht anhalten und das Vergangene nicht zurückholen können. Aber wir wollen diese Gewissheit doch nicht wahrhaben und könnten das Leben wahrscheinlich kaum ertragen, wenn wir nicht über die Fähigkeit verfügen würden, sie zu verdrängen.

So können wir uns unser Altern und Sterben nicht wirklich vorstellen. Stattdessen erleben wir uns in unserer Vorstellung von uns selbst meistens deutlich jünger, als wir wirklich sind. Zwischen dem biologischen und dem gefühlten Alter besteht eine bedeutende Diskrepanz. In ihr äußert sich der Zeitgeist mit einer kollektiven manischen Abwehr durch Leistung, Erfolg und Idealisierung des Wachstums. Sie kommt der Neigung entgegen, die Vorgänge in unserem Innern zeitlos zu erleben. So erscheint uns insbesondere unser unbewusstes Selbst ohne Alter. Freud befand, dass das Unbewusste nicht chronologisch geordnet ist und dass die Zeit nichts daran verändert, und sprach 1920 (S. 28) von der Zeitlosigkeit des Unbewussten.

Das mag allzu apodiktisch klingen. Aber die relative Stabilität und Beharrlichkeit der inneren Vorstellungswelt ist einer der Gründe dafür, dass wir selten ein realistisches Empfinden für den eigenen Alterungsprozess haben. So erschrecken wir, wenn uns „die Zeit einholt", das heißt wenn wir beginnen, Einschränkungen an uns wahrzunehmen, und spüren, dass die Zeit nicht an uns vorbeigegangen ist. Überrascht stellen wir irgendwann fest, dass junge Leute uns als alt behandeln, uns einen Sitz in der Bahn anbieten oder uns die Tür aufhalten. Auch Fantasien von Unverletzlichkeit, die Angst vor dem Ende und die Sehnsucht nach Unsterblichkeit kommen in der Diskrepanz zwischen dem realen und dem gefühlten Alter zum Ausdruck. Wir weigern uns, die eigene Vergänglichkeit anzuerkennen und die Grundtatsache der Begrenzung unseres Lebens anzunehmen. Diese Verleugnung hilft uns, das Wissen um unsere Sterblichkeit zu ertragen.

Dem entspricht die Tendenz in unserer Gesellschaft, die faktisch immer älter wird, das Altern und das Alter zu verleugnen. Radebold (2002) nennt drei Tatsachen: Die Zahl der Alten in Deutschland steigt stetig an; die Menschen werden immer älter; es hat in unseren Breiten noch nie so viele Alte im Vergleich zu den Jungen gegeben wie heute. – Fraglos hat sich die demografische Pyramide umgekehrt: Die Generationen der Jungen, die die Alten tragen und ertragen, schrumpfen, und die Alten werden ihnen zur Last. Dieser Entwicklung setzt unsere Gesellschaft die Idealisierung des Jungseins entgegen. Aber der Jugendkult macht das Altwerden nur umso schwerer und fordert zur Verleugnung des Altseins heraus. Mühsam versuchen die Alten, Kontakt zum Jungsein zu behalten durch Teilnahme an einer Jugendkultur, die nicht für sie geschaffen wurde. Selbst die Erfindung einer Generation der „jungen Alten" am Übergang zum Ruhestand erschafft nur eine Illusion. Sie bestärkt die Vorstellung, jung zu bleiben, jedenfalls jünger, als man ist. Tatsächlich wird die Diskrepanz zwischen dem gefühlten und gelebten Alter einerseits und dem biografischen und biologischen Alter andererseits dadurch nur verleugnet.

Unsere Gesellschaft gibt wenig Halt und Orientierung für ein erfülltes Leben im Älterwerden, geschweige denn im Alter. Sie hilft wenig, dem Alter gelassen entgegenzuschauen und die Angst davor zu bewältigen. Es ist die Angst vor Trennungen und Vereinsamung, vor Demenz, Krankheit und Behinderung, die Angst, ganz auf sich gestellt zu sein, in Abhängigkeit zu geraten und auf die Pflege durch andere angewiesen zu sein. Letztlich ist es die Angst vor dem Sterben und dem Nicht-mehr-Sein. Dadurch werden archaische Ängste wiederbelebt: letztlich die Angst vor Verlorenheit und Auslöschung, wenn die Verbundenheit mit anderen verblasst. So werden die Spuren des Alterungsprozesses schamvoll verborgen durch Kleidung und Habitus, durch Hormone und Operationen. Als könnten wir den Lauf des Lebens aufhalten – eine Größenfantasie, in der die Sehnsucht nach Unverletzlichkeit und Endlosigkeit zum Ausdruck kommt.

Der Prozess des Altwerdens ist daher für viele mehr und mehr ein Prozess in der Einsamkeit. Es ist ein Prozess, in dem jeder in irgendeiner Weise auf sich selbst zurückgeworfen ist. Selbst ausgedehnte Reisen, exzessiver Sport, Wellnesskuren und ausgeprägte Hobbys können nicht darüber hinwegtäuschen: Spätestens im Ruhestand stehen wir vor der Frage, was wir mit dem verbleibenden, begrenzten Leben anfangen wollen. Wenn der Beruf wegfällt, fehlt das – neben Partnerschaft, Familie und Freundeskreis – bedeutendste Element im Leben, das dem Alltag Sinn, Ziel und Struktur gegeben hat. Um die Herausforderung des Wandels zu bewältigen, brauchen wir den Blick nach vorn und den Entwurf eines neuen Selbst-Verständnisses.

Eine positive Altersidentität setzt voraus, dass der älter werdende Mensch die Veränderungen anerkennt, die das Alter mit sich bringt: die Einschränkungen der geistigen und körperlichen Gesundheit, Kraft und Schönheit, der Vitalität und Potenz, der sozialen Geltung und des beruflichen Erfolgs. Er muss die Perspektive auf eine Zukunft aufgeben, in der alles unbegrenzt möglich scheint, und sich mit den begrenzten Möglichkeiten arrangieren. Er muss sich von der Illusion lösen, jung geblieben zu sein, um zu einem altersgemäßen neuen Selbst-Verständnis zu gelangen. Das erfordert Loslassen, Bedauern, Betrauern und schließlich das Anerkennen der neuen Realität.

Aber eine positive Altersidentität hat auch eine andere Seite. Sie baut auf Lebenserfahrung auf und auf der Fähigkeit zur Dankbarkeit für die Erfahrungen, die man in seinem Leben gemacht hat. Alter ist ja nicht nur Mangel. Es birgt ja auch Lebenserfahrung und Wissen. Positive Altersidentität beruht auf der Fähigkeit, im Bewusstsein seiner Erfahrungen und seines Wissens zu leben, andere daran teilhaben zu lassen und das eigene Leben nach den verbleibenden Möglichkeiten zu gestalten. Das wiederum erfordert einen realistischen Blick auf die Möglichkeiten, die im Alter bestehen.

Wenn man sich den narzisstischen Problemen stellt, die mit dem Älter- und Altwerden auf einen zukommen, dann wird es auch gelingen, die Tatsache des Alterns in sein Selbst-Verständnis zu integrieren. Dann gelangt man zu einer neuen Identität als Mensch, der *so alt ist, wie er ist.* Money Kyrle (1968) nennt das die Endlichkeit als *basic fact of life* anerkennen. Das ist die Herausforderung dieser Lebensphase – aber auch ihre Chance.

16.2   Herausforderungen des Alterns für Analytiker

All das gilt natürlich auch für analytische Psychotherapeuten. Dabei liegt die Frage, wann es Zeit ist, mit der psychoanalytischen Arbeit aufzuhören, im Bereich der höchstpersönlichen Entscheidungen. Denn eine formale Altersgrenze für die Berufstätigkeit als Psychoanalytikerin oder Psychoanalytiker gibt es nicht. Lediglich für den Beginn von Lehranalysen, die ja im Allgemeinen über viele Jahre laufen, wird eine Altersgrenze bei 70 Jahren empfohlen.

Ullrich (2011) hat in einer empirischen Studie gezeigt, dass mehr als zwei Drittel der Psychoanalytiker/-innen im Alter über 69 Jahre weiterhin berufstätig sind, wenngleich der Umfang ihrer Arbeit mit dem Alter abnimmt. Die meisten sind in der Praxis und als Lehranalytiker tätig. Mit dem Alter verlagert der Schwerpunkt sich auf die Ausbildung. Der häufigste Grund für die Berufstätigkeit ist das Einkommen, danach der Wunsch nach Kontakten und fachlicher Anerkennung im Kollegenkreis. Den Ausstieg aus der Berufstätigkeit gestalten die meisten als „weichen Übergang" mit schrittweiser Beendigung langer Analysen und Hinwendung zu anderen Tätigkeiten und Interessen. Selten ist der „harte" Übergang mit abrupter Beendigung aller psychoanalytischer Tätigkeit und zumeist auch mit Entfernung von der Psychoanalyse und ihren Institutionen.

Diesen Befunden entsprechen auch meine Erfahrungen. Danach scheint es schwer, sich mit dem Älterwerden einzugestehen, dass seine Zeit vorbei ist und Jüngere den Stab übernommen haben. Wer mag sich schon zugestehen, dass mit dem Altern auch seine Instrumente der analytischen Arbeit stumpf geworden sind – Intuition, Empathie, Erinnerung und Gedächtnis, ja: selbst das Hören und Sehen? Dass er womöglich die Sprache und Kommunikationswege seiner jungen Patienten, die moderne Welt der Chatrooms und I-Pads und die neuen Lebensformen nicht mehr wirklich versteht? Dass die eigenen Belange des immer begrenzteren Lebens und die Behinderungen, die mit dem Älterwerden auftreten, ihn immer mehr vereinnahmen? Dass er womöglich dünnhäutiger und bedürftiger wird und sein lebendiges Interesse an anderen womöglich erlahmt? Und dass Neid und Trauer angesichts der Jugendlichkeit seiner Patienten seine Empathie begrenzen?

Es scheint so zu sein, dass gerade Psychoanalytiker große Probleme haben, eine realistische Einstellung dafür zu entwickeln, wann es Zeit ist, aufzuhören. Aber es gibt für Psychoanalytiker im Alter auch Chancen. Ich werde sie im Folgenden gegen die Risiken abwägen, die sich aus dem Älterwerden für Psychoanalytiker ergeben.

Viele von uns haben den Beruf gewählt, weil er ein „ewiger Beruf" zu sein scheint, den man bis ins hohe Alter hinein ausüben kann. Viele wählten ihn früher auch erst in einem fortgeschrittenen Alter nach ausführlicher Erfahrung in einem anderen Beruf als Option auf ein erfüllendes Alter. Das hat sich heute geändert. Die „Kandidaten" werden immer jünger. Es bleibt aber für die meisten attraktiv, dass man sich die Arbeitszeit und den Umfang der Arbeit ganz nach den eigenen Wünschen und Möglichkeiten einrichten kann und daher der Dauer der Berufstätigkeit kein Ende gesetzt zu sein scheint. Dass irgendwann auch Begrenzungen ins Spiel kommen können, die durch die geistige Verfassung und den körperlichen Zustand bedingt sind, spielt bei solchen Überlegungen keine Rolle. Die Vision ist die des oder der „alten Weisen", die ihre Bedürfnisse an das Leben sublimiert haben und über einen Schatz an Erfahrung und Wissen verfügen, den sie selbstlos ihren Patienten zur Verfügung stellen. Bedürftigkeit und Verfall werden dabei nicht mitgedacht.

Vergänglichkeit und Begrenzung erleben wir als Psychoanalytiker hingegen vor allem bei unseren Patienten, das heißt vor allem *bei anderen*. Der Umgang mit Lebensangst und Todessehnsucht, mit Begrenzung und ihrer Verleugnung bei anderen gehört zu unserer alltäglichen Berufsarbeit. Darin liegt die Gefahr einer professionellen Deformation: Es entsteht nämlich die Gefahr, unsere *eigene* Vergänglichkeit darüber zu vergessen. Indem wir durch unsere Orientierung am Unbewussten beständig unseren Blick auf die Prozesse hinter den Phänomenen bei anderen richten, kann ein Allmachtsgefühl entstehen, als würden wir über den Kontakt zum Unbewussten allmächtig Begrenzungen der Existenz beherrschen. Daraus kann sich die Illusion der Überlegenheit und Unverletzlichkeit auch der eigenen Existenz nähren. Diese Selbst-Idealisierung und die Idealisierung des Berufes können sich später als Hindernis erweisen, wenn der Abschied von der Berufstätigkeit sich ankündigt und irgendwann unausweichlich wird. So kann das Älterwerden mit der unbewussten Fantasie verleugnet werden, durch die eigene Analyse und die Teilhabe an einem omnipotenten Beruf gegen das Altern immun zu sein.

Eine besondere Bedeutung hat in diesem Zusammenhang der eigentümliche Bezug zu Zeit und Zeitlosigkeit, der einer psychoanalytischen Sichtweise innewohnt. Wir betrachten in unseren Patienten neben der erwachsenen Persönlichkeit immer auch die verbliebene Kindlichkeit. Wir fühlen uns in der Übertragung überkommener Beziehungsmuster, mit denen wir uns zunächst identifizieren, damit die Behandlung gelingen kann, immer auch im Kindheitsszenario unserer Patienten. Man kann sagen, in der Behandlung sind wir in gewisser Weise zeitlos und pendeln zwischen dem Heute und dem Damals. Das gibt uns ein besonderes Verhältnis (oder Missverhältnis?) zum Zeitempfinden. Wir pendeln zwischen der imaginären analytischen Zeitlosigkeit und der zwingenden Zeitlichkeit der äußeren Realität.

Als psychoanalytisch geschulte Psychotherapeuten pflegen wir zudem einen sonderbaren Umgang mit der Zeit. Einerseits laden wir unsere Patienten zur Regression in einen zeitlosen Zustand ein, symbolisiert durch das Liegen auf der Couch, den freien Einfall und die Grenzenlosigkeit der Fantasie. Andererseits achten wir strikt auf die Einhaltung des Zeitrahmens, der den Übergang zwischen dem analytischen Raum – der Zeitlosigkeit – und der Welt außerhalb des Behandlungszimmers – der Vergänglichkeit – markiert. An dieser Grenze entwickelt sich der analytische Prozess. Er ist ein ständiger Wechsel zwischen der Illusion von paradiesischer Ewigkeit und der Enttäuschung durch die schnöde Begrenztheit des realen Lebens. Innerhalb entsteht die Illusion der unendlichen Dauer der Beziehung, für die der analytische Dialog steht, personifiziert durch den Analytiker. Außerhalb herrscht das Realitätsprinzip und das Gesetz des *Tempus fugit*.

Dieser Wechsel konfrontiert unsere Patienten mit ihren omnipotenten Sehnsüchten und Fantasien – mit der Sehnsucht nach einer paradiesischen Kindheit vor der Entdeckung der Zeit. Der Wechsel zwischen dem analytischen Raum und dem Alltag ist eine Enttäuschung, die sich an jedem Stundenende neu einstellt. Auf Dauer zwingt er dazu, omnipotente Fantasien aufzugeben und die Realität, die Zeit und letztlich die Vergänglichkeit als Bedingung des Lebens anzuerkennen. Immer wieder erleben wir es, dass eine Therapieunterbrechung, der Abschluss der Behandlung oder auch nur eine Trennung vom Therapeuten letztlich als Sterben erlebt und bekämpft werden. Dieser Kampf kann unendlich zäh sein. Die alte Symptomatik, die längst überwunden wurde, lebt wieder auf. Der Analytiker wird zum Ziel von Entwertung, Hass und Verweigerung. Erst wenn die Realität der Begrenzung hingenommen und angenommen werden kann, kann das Aufgegebene betrauert und die Erfahrung integriert werden. Erst dann kann eine Psychotherapie als gelungen gelten.

Prozesse des Abschieds und der Beendigung betreffen natürlich auch uns Analytiker. Man könnte meinen, wir müssten ihnen daher auch in Bezug auf unser eigenes Leben besonders offen gegenüberstehen, als Experten für Begrenzung, Beendigung und Abschied auch im eigenen Leben. Viele Erfahrungen zeigen aber, dass das nicht so ist. Danach geschieht es häufig, dass der Psychoanalytiker mit dem Prinzip der Zeitlosigkeit identifiziert ist, das er in der alltäglichen analytischen Arbeit vertritt. Dabei nimmt er eine Rolle an, welche die Methode und die Patienten ihm zuschreiben. In der Abgeschiedenheit der analytischen Situation entwickelt er selbst seine regressiven Hoffnungen als Gegengewicht zur Einsamkeit hinter der Couch. Zudem verführt dieses Klima dazu, sich illusionäre Ewigkeitshoffnungen der Patienten zu eigen zu machen und den Kontakt zur Vergänglichkeit zu verlieren. Dann wird er Ziel seiner eigenen Unvergänglichkeitsfantasien, hinter denen sich der Anspruch verbirgt, niemals zu ermüden und nicht zu erschlaffen. Der Beruf wird dann zum Ideal, an dem die Identität hängt und sich beweist. Ein Verzicht würde bedeuten, in seiner Existenz vernichtet zu werden.

Was ich hier geschildert habe, ist der vielleicht bedeutungsvollste Hintergrund dafür, weshalb gerade Analytiker es oft so schwer mit dem Abschied aus der aktiven Berufstätigkeit haben. Sie fühlen die Möglichkeit eines Rückzugs aus dem Beruf als Angriff auf eine Identität, die eng mit der gefühlten Überwindung von Zeit und mit Arbeit in der Zeitlosigkeit verbunden ist.

16.3 Auf dem Weg zur Altersidentität

Unsere Psyche ist so angelegt, dass wir ein Leben lang die Unterstützung durch die Wertschätzung und Anerkennung von anderen brauchen, um unser Selbst stabil und unser Selbstwertgefühl aufrechtzuerhalten. Die psychoanalytische Situation mit der besonderen Art von Verbundenheit und intensiven Begegnungen, mit der Projektion von Idealen und Übertragung von Allmachtsfantasien bietet dafür ein spezielles Klima, das es schwermacht, darauf zu verzichten und Abstand zu nehmen.

Der Rückzug aus der aktiven psychoanalytischen Tätigkeit bedeutet daher, eine wichtige Stütze unseres Selbst aufzugeben. Damit stellt sich die Erfahrung ein, Ansehen, Macht und Einfluss zu verlieren und nicht mehr in der gewohnten Weise gebraucht zu werden. Die Jungen sind bald angesehener, tüchtiger und überflügeln die Älteren. Deren Fähigkeiten werden weniger geschätzt, bisweilen als anachronistisch belächelt. Ihre Erfahrungen werden lästig, ihr Rat wirkt belehrend. Die Alten werden respektiert, aber ihre Meinung wird immer weniger gefragt. Wenn sie sich nicht zu Wort melden, werden sie vergessen.

Wer den Abschied vom Beruf nicht betrauern kann, sondern für sein Selbstwertgefühl auf die Anerkennung und Bestätigung angewiesen bleibt, die er mit sich bringt, wird Mühe haben, sich dieser Dynamik zu entziehen. Das gilt vor allem für diejenigen, die ganz für und auf ihren Beruf hingelebt haben und leben und sonst wenig Ressourcen haben. Für sie ist der Beruf eine Lebensweise. Bei ihnen verschmilzt die persönliche mit der beruflichen Identität. Für sie ist der Abschied von der Couch – als Metapher gemeint – eine tiefgehende Entwertung und Verletzung ihrer Identität. Ihnen droht mit dem Abschied vom Beruf vernichtende Angst, zu vereinsamen. Sie werden sich leicht selbst verlieren, wenn sie nicht mehr arbeiten. Sie werden sich mit Missgunst gegenüber den Jüngeren herumquälen und nicht frei sein, deren Entwicklung mit Wohlwollen zu begleiten. Eine wichtige Quelle der Alterszufriedenheit wird ihnen dann versperrt. Diese Dynamik ist von Freud (1900) als „Neid gegen die Jugend" beschrieben worden und hat überraschend wenig Beachtung gefunden, zuletzt bei Morbitzer (2017).

Der Abschied vom Beruf erfordert demnach eine aktive psychische Arbeit. Gabriele Junkers (2007) nennt diese notwendige psychische Arbeit die „Arbeit am Alternsprozess". Freud (1916) hat in „Trauer und Melancholie" solche Prozesse als Trauerarbeit beschrieben. Für unseren Zusammenhang bedeutet sie: die schmerzhafte Abwendung von einem hoch besetzten psychoanalytischen Introjekt und den Aufbau einer neuen Identität, die das Berufliche vom Persönlichen scheidet. Das heißt nicht, der Psychoanalyse nun endgültig den Rücken zu kehren. Es bedeutet aber, sich jenseits des bisherigen Berufs neue Werte und Ziele – auch als Psychoanalytiker – zu schaffen.

Die Schweizer Analytikerin Danielle Quinodoz (2008) hat dargestellt, dass die Werte des Alters vor allem das Sein betonen, also ein Gewahrsein der eigenen Identität aus dem Wissen um die Erfahrungen, die man im Leben und insbesondere auch im Beruf gemacht hat. Dem stellt sie die Werte des mittleren Erwachsenenalters gegenüber, die vor allem auf Aktivität, Streben und Erfolg beruhen.

Eine *psychoanalytische Altersidentität*, wie ich es nennen möchte, wäre danach das Ergebnis einer Bilanz, in der wir uns vergegenwärtigen, was wir mithilfe unserer Arbeit ermöglichen konnten, aber auch was nicht möglich war. Hier geht es um die Anerkennung der Grenzen, die in unserer Persönlichkeit liegen, aber auch um die Grenzen der Methode und der Art und Weise, wie wir sie gehandhabt haben. Damit ist meistens eine gewisse Ernüchterung verbunden. Anders gesagt: Wir müssen unsere Ideale und Idealisierungen überprüfen und die Grenzen unserer persönlichen Möglichkeiten und des Berufs betrauern, dem wir so innig verbunden sind.

Heute, wo sich die Psychoanalyse in einer schwierigen gesellschaftlichen Situation befindet und an Bedeutung einbüßt, kommt als besondere Belastung die Sorge um die Zukunft des Berufes hinzu. Sie macht es uns besonders schwer, auf die eigene Generativität und Einfluss zu verzichten und die Entwicklung Jüngeren zu überlassen. Eine besondere Herausforderung ist es dabei, den Neid auf die Jüngeren zu integrieren, die es womöglich besser machen werden als wir, und sie nicht zu entwerten.

Wenn diese Prozesse gelingen, können wir uns aus dem aktiven Berufsleben zurückziehen, ohne zu resignieren. Wir können Ämter aufgeben, Abstand zu den beruflichen Organisationen finden und dennoch aktiv daran arbeiten, unser Wissen und unsere Erfahrungen an die Jüngeren weiterzugeben und ihre Entwicklung mit Wohlwollen begleiten. Wenn das gelingt, können wir vielleicht von einer gewissen Altersweisheit als Psychoanalytiker sprechen. Altersweisheit bedeutet dann: die Realität des Alterns im psychischen, körperlichen und sozialen Bereich anzuerkennen und das Älterwerden als Teil unseres Entwicklungsprozesses zu betrachten, der mit dem Tod enden wird. Altersweisheit beinhaltet die Anerkennung der äußeren Realität und unserer inhärenten Tendenz, uns dagegen zu wehren. Sie ermöglicht uns eine gewisse Gelassenheit in Hinblick auf die Realität unseres Lebens und der Welt.

16.4   Die Angst vor der leeren Couch

Jeder Mensch altert in seinem Tempo und auf seine Weise. Aber irgendwann wird doch jeder gewahr, dass seine berufliche Tätigkeit ein Ende findet, wenn Geist und Körper nicht mehr in der gewohnten Weise für die Arbeit zur Verfügung stehen: Für Analytiker bedeutet das, wenn das Gedächtnis nachlässt, wenn Termine nicht mehr zuverlässig eingehalten werden können oder wenn Krankheiten längere Unterbrechungen erzwingen. Dann entsteht die Angst vor der leeren Couch – der Titel eines bedeutenden Sammelbandes, den Gabriele Junkers (2013) zu meinem Thema herausgegeben hat.

Diese Angst erscheint mir zentral beim Übergang des Analytikers in den Ruhestand: die Angst, verlassen zu werden und zu vereinsamen, zumal wenn die Analysanden ein Ersatz für eine Familie sind. Für manche geht es mehr um die Angst, nicht mehr gebraucht, nicht mehr gefragt, nicht mehr gesehen und vergessen zu werden. Sie ist eine Wiederbelebung der Vernichtungsangst unserer frühesten Entwicklung. Und natürlich ist sie ein Wirkfaktor in der Behandlung, denn sie vermittelt sich unweigerlich im intersubjektiven Feld: vor allem als Eigenübertragung des Analytikers auf den Prozess, auf die der Analysand mit Schuldgefühlen, Verleugnung und Anpassung reagiert. Aber auch als Übertragung der Patienten, mit der sie alte Beziehungsmuster auf den Analytiker projizieren, z. B. der Auftrag, die geliebte Person durch Anwesenheit beleben und am Leben halten zu müssen.

Solche Übertragungskollusionen werden zumeist einer gemeinsamen Abwehr verfallen. Grundsätzlich muss sich daraus kein Problem ergeben, solange der Analytiker diese Dynamik überblickt und die dahinterstehenden Affekte und Fantasien aufgreifen und bearbeiten kann. Die Analyse muss hier aber bei ihm selbst beginnen, um die Eigenübertragung als Wirkfaktor des Prozesses zu begreifen und für den Prozess nutzbar zu machen.

Als Analytiker machen wir uns wenig Gedanken darüber, dass unsere geistigen Funktionen von intakten Körperfunktionen getragen werden. Dabei hängt die Fähigkeit zu analysieren entscheidend von unserem körperlichen Zustand und vor allem von unseren Hirnfunktionen ab. Selbst wenn wir altersgemäß gesund sind, werden

Aufmerksamkeit und Konzentration mit dem Älterwerden eingeschränkt. In vertraulichen Gesprächen erfährt man von Älteren, dass nicht nur die Sinnesfunktionen Einschränkungen erfahren – darunter für uns Analytiker besonders bedeutungsvoll das Hören. Auch das Fühlen und die Wahrnehmung eigener Binnenprozesse verflacht bei manchen. Bei anderen wird das Denken träge und damit die Fähigkeit, zwischen Beobachtung, Beteiligung und Reflexion zu wechseln. Wieder andere berichten, dass das Gedächtnis und die Selbstkontrolle nachlassen. Manche Therapeuten erleben mit dem Älterwerden auch eine stärkere Durchlässigkeit mit der Neigung, sich mitzuteilen und dem Druck zum Handeln nachzugeben. Diese Veränderungen bewirken eine Einschränkung der Fähigkeit zur psychoanalytischen Arbeit.

Aber es gibt auch positive Veränderungen: An die Stelle des spontanen tritt zunehmend der besonnene Geist. Das hohe Engagement als Wirkfaktor der Psychotherapie gibt nach und nach der Gelassenheit Raum. Die theoretischen Konzepte sind durch jahrelange Erfahrungen in persönliche Einstellungen transformiert und werden mit großer Souveränität gehandhabt. Alte Analytiker können dadurch eine Sicherheit vermitteln, die man sich als junger nur wünschen kann.

Diese Veränderungen sprechen für die Qualität und Wirksamkeit der Behandlung. Es gibt auch weitere Gründe, den Beruf nicht vorschnell aufzugeben: Gerade die zunehmende Zahl älterer Patienten schätzt und sucht Therapeuten, die ihnen mit ihrer Erfahrung begegnen, selbst wenn diese nicht explizit formuliert wird. Gerade bei Altersthemen ist die Behandlung durch selbst Betroffene ein Vorteil.

Krankheiten im höheren Lebensalter führen uns allerdings vor Augen, wie stark unsere Leistungsfähigkeit von unserer geistigen und körperlichen Verfassung abhängig ist und unsere psychotherapeutische Tätigkeit beeinträchtigen können. Zwar ist jede Erkrankung eine Bedrohung der Arbeitsfähigkeit. Besonders tragisch sind aber Erkrankungen des Gehirns, die gleichsam einen Angriff auf unser „berufliches Zentralorgan" darstellen. Unter diesen nimmt die Demenz eine hervorragende Stellung ein. Mit dem Angriff auf das Gedächtnis und die Orientierung beeinträchtigt sie die Selbstkritik.

Es gibt genügend unsägliche Beispiele dafür, wie die Unfähigkeit, die eigene Arbeit und Berufsfähigkeit kritisch zu betrachten, zu tragischen Entwicklungen geführt hat – bis hin zu Begegnungen, in denen Behandler kritiklos ihre Patienten in einem verwahrlosten oder deutlich dementen Zustand empfangen haben. Solche Extreme sind sicherlich Ausnahmen. Sie zeigen allerdings, wie schwierig es von Seiten der Patienten und der analytischen Community ist, solche Entwicklungen rechtzeitig zu beenden. Hier kommen Scham- und Schuldgefühle zum Tragen, die zum einen auf Übertragungen, zum anderen auf eigenen unreflektierten Altersängsten beruhen.

16.5 Altersvorsorge für Analytiker

Als ich das Thema dieses Beitrages kürzlich in einem Vortrag behandelt habe, fragte mich einer der Zuhörer in der Diskussion, ob ich denn eine Idee hätte, wie man bereits als *junger* Analytiker eine Art Vorsorge treffen kann, den professionellen

Gefahren des Älterwerdens zu begegnen, die ich für ihn so eindrücklich beschrieben hatte. Ich war zunächst verdutzt und ratlos. Dann besann ich mich. Ich glaube heute, dass der junge Kollege mit seiner Frage den zentralen Punkt der Problematik getroffen hatte.

Alternsvorsorge ist nämlich nicht erst eine Aufgabe bevorstehenden Ruhestands, sondern eine berufslebenslange Frage der Lebensweise. Sie besteht im Gewahrsein und Bewusstsein der Endlichkeit des Berufes und unseres Lebens. Das heißt, dass wir bei aller Liebe zu unserem Beruf, bei aller Hingabe und Idealisierung unser ganzes Berufsleben lang ein Gleichgewicht zwischen unserer persönlichen und unserer professionellen Identität im Auge behalten und wahren müssen.

Geistige Interessen und sportliche Hobbys, stabile Beziehungen und Partnerschaften, befriedigende Sexualität und ein lebendiges soziales Leben jenseits des Berufs sind sicherlich eine wirksame Vorkehr gegen die Einseitigkeit eines Lebens „nur für unseren Beruf". Sie können uns helfen, die therapeutische Arbeit beizeiten einzuschränken. Sie bieten die Grundlage dafür, zu gegebener Zeit der notwendigen Arbeit am Alternsprozess nicht auszuweichen und schützen uns gegen omnipotentes Denken als Psychoanalytiker. Sie schützen auch davor, an Unendlichkeitsfantasien festzuhalten, wenn wir älter werden. Sie verhelfen uns zu einer Selbstsicht, in der unser Beruf ein *Beruf* ist und nicht eine Lebensweise. Der Übergang in den Ruhestand ist dann ein Abschied von der Couch und nicht die schmerzhafte Aufgabe von Illusionen oder gar die Zerstörung unserer Identität.

Aber welche Möglichkeiten können uns helfen, den Übergang in den Ruhestand zu bewältigen, wenn dieser bevorsteht oder vollzogen worden ist? Neben der Selbstreflexion der Themen, die ich in diesem Beitrag angesprochen habe, kann uns der Austausch mit Kolleginnen und Kollegen helfen, die ebenfalls älter werden, die Gefühle und Fantasien zu integrieren, die mit dem Übergang verbunden sind. Mancher wird das Bedürfnis verspüren, sich in einer psychoanalytisch begleiteten Selbstreflexion den Themen des Übergangs und des Lebensendes zuzuwenden und dabei sein Leben zu bilanzieren.

Persönlich habe ich als Klient und als Leiter gute Erfahrungen mit einer Methode gemacht, die ich *Mentoring* nenne. Es handelt sich um eine Verknüpfung von Supervision mit Selbsterfahrung. Dabei reflektiert mein Klient mit mir seine persönliche Geschichte und die Prozesse mit seinen Patienten vor dem Hintergrund seiner aktuellen Erfahrungen mit dem Ruhestand. Anders als in einer Super- oder Intervision wird dabei ausdrücklich ein analytisches Setting vereinbart, das heißt, es besteht der ausdrückliche Wunsch, die Erfahrungen und Beziehungen aus psychoanalytischer Sicht zu betrachten und dabei unbewusste Prozesse anzusprechen. Dabei kommen belastende Themen ins Gespräch: Einschränkungen von Fertigkeiten und der beruflichen Leistungsfähigkeit, eigene Bedürftigkeit im Spiegel der Patienten, Rivalität mit Jüngeren, Neid auf ihre Jugendlichkeit, Abschiednehmen, Loslassen, Depression und Trauer, Omnipotenz und die Verleugnung der Endlichkeit. Aber auch der Gewinn des Alters hat seinen Platz: Freude und Dankbarkeit für die Erfahrung, die man sich in seinem Beruf erarbeitet hat, die Sicherheit, latente Phänomene erfassen zu können, die Leichtigkeit und Souveränität im Umgang mit Konzepten, der geschulte Blick für Zwischenräume und Hintergründe, die Gelassenheit und der Weitblick, welche die psychoanalytische Arbeit im Alter tragen. Die Bearbeitung solcher Themen eröffnet oft neue Perspektiven in Hinblick auf den Alterungsprozess und fördert die Entwicklung einer erweiterten Identität als alternde Analytikerin oder alternder Analytiker.

Altern ist gerade auch für Psychoanalytiker eine Chance zum persönlichen Wachstum. Wir müssen die Chance allerdings erkennen und die Herausforderung annehmen. Denn – um Hermann Hesse ein wenig zu modifizieren – jedem Abschied wohnt ein Anfang inne, der uns beschützt und der uns hilft *zu leben*.

Literatur

Freud S (1900) Die Traumdeutung. GW 2/3

Freud S (1916) Trauer und Melancholie. GW 10:427–446

Junkers G (2007) Der Abschied vom Leben als Analytiker. In: Zwettler-Otte S (Hrsg) Entgleisungen in der Psychoanalyse. Vandenhoeck u. Ruprecht, Göttingen, S 150–165

Junkers G (Hrsg) (2013) Die leere Couch. Psychosozial, Gießen

Money Kyrle R (1968) The aim of psychoanalysis. Int J Psychoanal 52:103–106

Morbitzer L (2017) Der Laios-Komplex. In: Albert K et al (Hrsg) Brüche und Brücken. Psychosozial, Gießen, S 340–363

Quinodoz D (2008) Älterwerden – Eine Entdeckungsreise. Erfahrungen einer Psychoanalytikerin. Psychosozial, Gießen

Radebold H (2002) Psychoanalyse und Altern. Psyche Z Psychoanal 56:1031–1060

Ullrich P (2011) Alte Psychoanalytiker/-innen. Berufstätigkeit und Berufsausstieg von Therapeut/-innen im Alter. Diss Univ Leipzig, Med Fak

Kranke und sterbende Psychotherapeuten

17

Timo Storck

Zusammenfassung

Lange Zeit ist das Thema schwer erkrankter und sterbender Psychotherapeuten in der Fachliteratur und damit in der Selbstreflexion der Profession stark vernachlässigt worden. Es spricht sowohl rechtlich wie auch fachlich-therapeutisch vieles dafür, einem Patienten eine eigene schwere Erkrankung mitzuteilen und die Folgen für die Fortsetzung der Behandlung zu besprechen. Hier sind Fragen des Arbeitsbündnisses, der Abstinenz und der therapeutischen Selbstenthüllung berührt. Ferner stellt sich die Aufgabe, die Bedeutung der Erkrankung in ihrer Wirkung auf die therapeutische Beziehungsarbeit zu reflektieren. Im Beitrag werden verschiedene „Kollusionen" des therapeutischen Paars beschrieben, die sich ergeben können. Ferner werden Hinweise zum geeigneten Umgang mit schwerer Krankheit von Therapeuten gegeben.

17.1 Einleitung

Im Dezember 2021 widmete sich ein Beitrag in der *Psychiatric Times* (Avi-Yonah und Woolley 2021) sterbenden Therapeuten und der Frage der Selbstenthüllung. Diese Art der Aufmerksamkeit für das Thema ist ungewöhnlich, es tritt nur langsam in den Fokus professioneller Selbstreflexion.

In seiner Matura hatte sich der junge Sigmund Freud u. a. mit dem Drama *Ödipus Rex* von Sophokles auseinanderzusetzen. Wenige Jahre später wurde die Deutung des Dramas und die sich darin äußernden Struktur der menschlichen Psyche zu Freuds Weg, die „Unterwelt zu bewegen" (so der Geleitspruch zur *Traumdeutung*

T. Storck (✉)
Klinische Psychologie und Psychotherapie, Psychologische Hochschule Berlin,
Berlin, Deutschland
e-mail: t.storck@psychologische-hochschule.de

im Jahr 1900). *Ödipus Rex* ist nun nicht das einzige von Sophokles verfasste Drama, das sich mit dem „Helden" Ödipus beschäftigt, ihm stehen in der Thebanischen Trilogie *Antigone* und *Ödipus auf Kolonos* zur Seite. Im Blick auf Ödipus können wir also nicht nur Überlegungen über menschliche Sexualität und Aggression im Licht familiärer und generativer Beziehungen anstellen, sondern auch über den Tod. In *Ödipus auf Kolonos*, geschrieben vom 89-jährigen Sophokles, geht es um den greisen, sterbenden Ödipus. Dieser Aspekt ist psychoanalytisch sehr viel weniger beachtet worden (Überblick bei Zepf et al. 2014, S. 103 ff.).

Freud hat sich einerseits beständig mit dem eigenen Tod auseinandergesetzt (und war überzeugt, in seinem 62. Lebensjahr zu sterben) und das Thema immer wieder gestreift (vgl. zu Freuds „Thanatologie" Eissler 1955), die Verbindung der Theorie ödipaler Konflikte zu Sophokles' spätem Drama hat er allerdings nicht gezogen.

So verwundert es auch kaum, dass sich bei Freud nur sehr wenige Verbindungen erkennen lassen, die er zwischen seiner eigenen Krebserkrankung (deren Diagnose er bereits 1923 erhielt, 16 Jahre vor seinem Tod) und seinen Patientenbehandlungen gezogen hat. Es scheint nichts darüber bekannt, wie Freud seinen Patienten seine eigene Krankheit kommunizierte – deutlich erkennbar sollte sie gewesen sein (u. a. stellte er bereits 1923 seine Couch um, weil sein Hörvermögen im Anschluss an eine erste Operation eingeschränkt war; auch seine Stimme veränderte sich; Schur 1972, S. 413 ff.; Dott 2014, S. 489 f.), erst recht gegen Ende seines Lebens, als Freud Patienten sah und nachts unter einem Fliegennetz schlafen musste, weil der Wundfäulnisgeruch diese anlockte, oder ein Loch in seiner Wange zu sehen war! Bereits im April 1923 fiel dem sogenannten Wolfsmann Freuds Zustand auf (Mack-Brunswick 1928, S. 442); im Übrigen hoffte der Wolfsmann auf einen Erbanteil! (a.a.O., S. 459; vgl. Halpert 1982, S. 375 ff.). Seine Praxis löste Freud erst am 1.8.1939 auf, rund anderthalb Monate vor seinem Tod.

Wie sieht es aus, wenn es um das eigene Kranksein und Sterben von Psychotherapeuten geht? Bleibt vielleicht auch hier Freud für die Vorgehensweise seiner Nachfolger maßgeblich?

Einen allgemeinen Überblick zum Thema auf verschiedenen Ebenen legen u. a. Schwartz und Silver (1990); Rendely (1999) oder Dott (2014) vor. Aus der Sicht von betroffenen Patienten oder Ausbildungskandidaten schreiben Rendely (1999); Pinsky (2002, 2014), Traesdal (2005) oder Deutsch (2011). Diese Perspektive wird auch systematisch erfragt und zusammengetragen von Galatzer-Levy (2004). Garcia-Lawson et al. (2000) belegen in einer qualitativen Studie die höhere Intensität von Trauerreaktionen bei „sudden termination" gegenüber einer geplanten Beendigung. Besonders eindrückliche Selbstberichte von Behandelnden legen Fajardo (2001) oder Dott (2014) vor, mit anderem Fokus zuletzt auch Goisis (2020) zu einer schweren Covid-19-Erkrankung des Therapeuten. Eine Monografie zum Thema legt Parkinson (2013) vor. Rechtliche Fragen im Umfeld des Themas werden vertieft von Bram (1995), Hackett (2019) oder Lustgarten et al. (2020) diskutiert.

Die überwältigende Mehrheit der Literatur zum Thema schwer kranker oder sterbender Therapeuten stammt aus der psychoanalytischen Richtung. Ich werde im vorliegenden Rahmen versuchen, die in diesen Arbeiten vertretenen Positionen als

Aspekte der Bedeutung von Krankheit und Sterben von Psychotherapeuten in allgemeiner Hinsicht zu betrachten.

Dabei schränke ich das Thema auf einige Aspekte ein, nämlich auf das Auftreten lebensbedrohlicher Krankheiten auf Seiten von Psychotherapeuten, die in manchen Fällen zum Ableben führen. Ich lasse dabei „leichtere" Erkrankungen, die „nur" zu einer vorübergehenden Unterbrechung der Praxistätigkeit führen, außen vor, und konzentriere die Darstellung auf die Frage des potenziell tödlichen Verlaufs und wie sich dieser auf unterschiedlichen Ebenen in der Behandlung auswirkt. Dabei wird der Fall weniger Beachtung finden, dass der Therapeut plötzlich aus dem Leben scheidet. Auch lasse ich dabei psychische Erkrankungen von Psychotherapeuten außen vor, auch wenn man sagen kann, dass diese Frage ein noch stärker vernachlässigtes Feld ist (Elliott und Ragsdale 2020).

Ich werde in einem ersten Teil auf relevante Aspekte im Zusammenhang der therapeutischen Arbeitsbeziehung eingehen, bevor ich die symbolische Ebene des kranken oder sterbenden Therapeuten genauer betrachte. In einem dritten Teil werde ich einige Gefahren einer „Todes-Kollusion" ebenso benennen wie Vorschläge zu einer „Best Practice" im Umgang mit schweren Erkrankungen mit drohendem tödlichem Verlauf geben.

17.2 Therapeutische Versehrtheit und die Arbeitsbeziehung

Laut Berufsordnung (BPtK 2007) müssen Psychotherapeuten gewährleisten, dass eine Psychotherapie ordnungsgemäß fort- bzw. zu Ende geführt werden kann und auch nur unter dieser Bedingung darf eine Behandlung begonnen werden (vgl. § 5, Absatz 3: Umgang mit einer Behandlung, die nicht zu Ende geführt werden kann). Ferner besteht eine Aufklärungspflicht über die Rahmenbedingungen der Behandlung, die im Falle einer schweren Krankheit (und einem erhöhten Risiko für das Versterben) offensichtlich besondere sind, durch krankheitsbedingte Unterbrechungen oder ein vorzeitiges Ende (vgl. § 7, Absatz 2: Aufklärungspflicht über die Rahmenbedingungen).

Eine psychotherapeutische Behandlung muss erfolgreich sein, das heißt bis zum Erreichen realistischer Behandlungsziele durchgeführt werden können, und eine psychotherapeutische Behandlung *sein*, der Therapeut also dazu in der Lage sein, innerhalb eines Verfahrens, unter Einsatz geeigneter Methoden und Techniken, mit seinem Patienten zu arbeiten. Der Therapeut muss ein Therapeut sein können: also psychotherapeutische Behandlungsstunden anbieten können, in denen er seine professionelle Qualifikation einsetzt, um ein helfendes Angebot zu machen.

> Der Therapeut muss in seinem Behandlungsangebot gewährleisten, dass eine Behandlung erfolgreich und vollständig durchgeführt werden kann. Bei zu erwartenden Abweichungen vom vorgesehenen Rahmen besteht eine Aufklärungspflicht.

Das helfende therapeutische Angebot betrifft zum einen die Frage des Einflusses der Krankheit des Therapeuten auf das Arbeitsbündnis.

Exkurs: Das Konzept des therapeutischen Arbeitsbündnisses
Beim Arbeitsbündnis sind in Ergänzung zur „realen" Beziehung und der Beziehung, wie sie sich in Übertragung und Gegenübertragung darstellt, Fragen der professionellen therapeutischen Beziehung zwischen Therapeut und Patient betroffen. Das umfasst eine Verständigung und Einigung über die Form der gemeinsamen Arbeit (also z. B. über das psychotherapeutische Verfahren), besondere Wichtigkeit haben hier der Rahmen und das Setting der Arbeit, etwa Regelmäßigkeit, Dauer und Umfang der Stunden, Ausfall- und Ferienregelungen – aber auch die Verständigung darüber, wie das therapeutische Arbeiten aussieht. Wie kann man sich die Aufgaben für beide Beteiligten vorstellen? Welche Bereiche des psychischen Lebens sollen adressiert werden, was soll sich verändern, welches sind gemeinsam anvisierte Behandlungsziele? Anders ausgedrückt: Es gibt auf der Ebene des Arbeitsbündnisses eine Verständigung über Rollen in der therapeutischen Arbeit und damit verbundenes kommunikatives Handeln. Nur insofern ein basales Arbeitsbündnis geschlossen wird und der therapeutische Rahmen verbindlich und verlässlich ist, kann die Arbeit mit anderen Ebenen der Beziehung und des Beziehungserlebens auf professionelle Weise stattfinden.

Die Möglichkeit, ein Arbeitsbündnis einzugehen, ist also eine Grundvoraussetzung für erfolgreiches therapeutisches Arbeiten. Was kann darüber hinaus als Element einer Behandlung gelten, die ein Therapeut anbieten können muss?

Neben den erforderlichen Rahmenbedingungen dürfte zum anderen entscheidend sein, ob es ihm möglich ist, sich seinem Patienten professionell und persönlich zuzuwenden, ihm ein Angebot der verstehenden Arbeit in der Beziehung zu machen und die Behandlung auch in dieser Hinsicht „ordnungsgemäß" durchzuführen.

Das berührt die Frage nach eingeschränkten „Funktionen" des kranken Therapeuten. Neben konkreten Funktionen im Bereich Wahrnehmung oder Kognition geht es auch darum, ob er sich „auf den Patienten einschwingen" kann. Neben der kognitiven oder perzeptiven Seite ist die emotionale betroffen. Eigene schwere Erkrankung und ein schlechter Krankheitsverlauf nimmt im Therapeuten einen großen inneren Raum ein, unter den Belastungen ist die schlichte „narzisstische" Krise, krank geworden zu sein (Teising 2013), zu nennen, aber auch die Angst vor dem Tod. Wie in anderen persönlichen Krisen, wenngleich diese nicht oft derart existenziell sind, geht es hier darum, ob der Therapeut in der Zuwendung an einen Patienten sich genügend von sich selbst und der „Eigenübertragung" lösen kann. Für den Fall des bevorstehenden eigenen Sterbens ist etwa in Betracht zu ziehen, was de M'Uzan (1996) die „Arbeit am Übergang" nennt, eine von ihm postulierte „Libidoexpansion" angesichts des eigenen Todes, das heißt ein erhöhtes Bedürfnis nach engen Beziehungen.

Damit soll darauf hingewiesen werden, dass eigene schwere Krankheit und der bevorstehende Tod eine besondere Gefahr eines narzisstischen Missbrauchs von Patienten mit sich bringt. Die Behandlung sollte (zumindest unmittelbar) nicht dazu da sein, dass es dem Therapeuten, sondern dass es dem Patienten besser geht.

> Eine psychotherapeutische Behandlung darf nicht in missbräuchlicher Weise durchgeführt werden, das heißt, sie dient nicht den Bedürfnissen des Therapeuten.

Mit dem Hinweis darauf, dass die Behandlung nicht dahingehend „missbraucht" werden darf, dass es dem Therapeuten auf Kosten des Patienten besser geht (Trost, Verleugnung, emotionales und finanzielles „Überleben" angesichts somatischer Bedrohung), ist das Konzept der Abstinenz berührt (siehe auch Berufsordnung, § 6, vor allem Absatz 2; BPtK 2007).

Exkurs: Das Konzept der Abstinenz

Unter dem Abstinenzgebot versteht man das Anbieten und Gestalten einer nichtmissbräuchlichen Beziehung in der Therapie. Geschichtlich ist das sehr konkret im Hinblick darauf bezogen gewesen, zu Patienten keine sexuelle bzw. Liebesbeziehung einzugehen. Das kann erweitert werden: Weder sexueller noch narzisstischer Missbrauch ist tolerabel und so wird das Anbieten einer persönlichen und emotionalen, aber professionellen Beziehung zu einem schmalen Grat, der einiges an professioneller, ethischer Kompetenz auf Therapeutenseite erfordert. Eine bestimmte, heute weitgehend in den Hintergrund getretene Auffassung von Wahrung der Abstinenz hat in der Vergangenheit dazu geführt, dem Patienten mit allzu großer Kühle und Versagung zu begegnen. Abstinenz ist heute dynamisch und regulativ zu verstehen: Maßgeblich ist, was unter Wahrung der professionellen Grenzen dem Verstehen dient und wie die professionelle therapeutische Beziehung dafür genutzt wird, in verinnerlichte Beziehungsmuster Einsicht zu erlangen.

Abstinenz zu wahren, bedeutet also, dass der Therapeut sich seinem Patienten persönlich, aber nicht privat zuwendet, und dies im Dienst von Verstehen und Veränderung hinsichtlich der therapeutischen Ziele des Patienten. Was heißt das für das Mitteilen einer schweren, möglicherweise letalen Erkrankung des Therapeuten? Diese Frage ist in der Literatur über die Zeit unterschiedlich beantwortet worden. In älteren Arbeiten (Abend 1982) wird vereinzelt die Auffassung vertreten, Patienten nicht zu informieren und auch in manchen Schilderungen von Betroffenen (hier oft von Lehranalysanden) wird deutlich, dass oft eine auch nur basale Information schlicht ausbleibt (Galatzer-Levy 2004).

Sowohl aus rechtlicher als auch aus psychologischer Perspektive ist es Bestandteil der psychotherapeutischen Arbeit, den Patienten über das zu informieren, was die Behandlung beeinflusst und was in aller Regel Patienten auch spüren oder erahnen. Es geht also um einen besonderen Bereich therapeutischer „Selbstenthüllung" oder „Selbstoffenbarung".

Exkurs: Selbstenthüllungen in therapeutischen Prozessen
Seit längerer Zeit wird diskutiert, welche Art und welches Maß an Selbstenthüllung auf Therapeutenseite sich mit Behandlungstechnik vereinbaren lässt. Renik (1999) etwa plädiert für ein „Spielen mit offenen Karten", während von anderer Seite die Auffassung vertreten wird, Selbstenthüllungen und „Enactments" seien Ausdruck einer zusammenbrechenden therapeutischen Funktion des (analytischen) Behandlers, dessen Aufgabe es vielmehr wäre, den Beziehungsvorstellungen und Fantasien des Patienten Raum zu geben (Ivey 2008, zur Zusammenfassung der Diskussion). Meist wird mittlerweile der Charakter entscheidender Wendepunkte in Behandlungen herausgestellt, die durch Selbstenthüllungen möglich werden. Einen schulenübergreifenden Überblick über den Umgang mit „self-disclosure" und „immediacy" geben Hill et al. (2019) und zeigen, unter welchen Bedingungen beide ein wertvolles therapeutisches Mittel sind.

Bezogen auf die Frage, ob bei schwerer Erkrankung das Abstinenzgebot im Sinne der Nicht-Mitteilung privater Dinge greift, dürfte in der Nachfolge Freuds allzu lange das Missverständnis leitend gewesen sein, durch eine besonders zurückhaltende oder nüchterne Haltung und Gesprächsgestaltung sowie den Verzicht auf Selbstenthüllungen keinen Einfluss auf den Patienten auszuüben (Fajardo 2001, zur Anwendung der Unterscheidung zwischen einer Ein- und einer Zwei-Personen-Psychologie auf die Frage der Mitteilung einer Erkrankung). Patienten merken, „dass etwas nicht stimmt", und die Abwägung, den Fantasien dazu Raum zu lassen oder eine konkrete Realität der Beziehung (die diese noch dazu bedroht) zu benennen, sollte aus ethischer, aber auch aus behandlungstechnischer Perspektive in die Mitteilung über die Erkrankung münden (Rosner 1986; Pizer 1997, und der überwiegende Teil der Arbeiten zum Thema seitdem).

Die Mitteilung einer schweren eigenen Krankheit, die Einfluss auf die Rahmenbedingungen der Therapie haben wird, an Patienten ist eine Art der „Selbstenthüllung", welche das Abstinenzgebot nicht verletzt.

Denn es ist zu beachten, dass insgesamt eine andere Bewertung von Fragen der Abstinenz zutage tritt, wenn Therapeuten lebensbedrohlich erkranken. Andere private Lebensereignisse würden nicht oder weniger explizit offengelegt (ein Trauerfall etwa würde vielleicht benannt, aber nicht weiter ausgeführt werden, in erster

Linie, weil dadurch der Rahmen der Behandlung nicht verändert würde). Verschiedene Autoren weisen darauf hin, dass durch die Abstinenz der professionellen Beziehung auch der Trauerprozess um einen sterbenden oder verstorbenen Therapeuten auf Patientenseite verändert wird: Nimmt ein Patient an einer Trauerfeier statt? Wird er durch Familienangehörige über das Ableben informiert?

Hier ist ein nächster Bereich berührt, nämlich die zu treffende Vorsorge auf Therapeutenseite (und zwar nicht erst während eines letalen Verlaufs, sondern als ein allgemeiner Teil professioneller Praxis). Hier herrscht in der Literatur mittlerweile einhellig die Meinung, dass das Verfassen eines „professional will" unerlässlich ist (Hackett 2019; Pope et al. 2021). Ein solcher sollte etwa die Berücksichtigung der folgenden Fragen umfassen: Welche Art der Beendigung wird gewählt? Wer informiert Patienten über das Ableben? An wen können sich Patienten wenden, um das vorzeitige Ende professionell aufzuarbeiten? Wer könnte möglicherweise die Therapie fortführen und welche Informationen soll jemand dazu erhalten? Welche Aufzeichnungen werden aufbewahrt und u. U. an Folge-Behandler weitergegeben, welche werden vernichtet (Lustgarten et al. 2020)? Welche Hinweise werden Angehörigen oder Kollegen für die Kommunikation mit Patienten gegeben?

> Therapeuten sollten als Teil ihrer Praxistätigkeit einen „professional will" verfassen.

Hier gibt es zum Teil haarsträubende Berichte über die Deckung ernstlicher Probleme in der Durchführung von Behandlungen im Krankheitsverlauf durch Kollegen oder Institute oder den unangemessenen Umgang mit Patienten durch hinterbliebene Angehörige bis hin zu deren Angebot an jene, Devotionalien aus der Praxis käuflich zu erwerben (Galatzer-Levy 2004).

Eine gesonderte Beachtung kommt den von Ziman-Tobin (1989) so bezeichneten „bridging therapists" zu (Beder 2003, spricht von einem „inherited therapist"). Damit sind Therapeuten gemeint, mit deren Hilfe der Verlust des vorangegangenen Therapeuten besprochen werden kann; gelegentlich wird empfohlen, dass das jemand sein sollte, der den Verstorbenen gekannt hat.

17.3 Therapeutische Versehrtheit und die symbolische Ebene der therapeutischen Beziehung

Die im vorangegangenen Abschnitt aufgeführten Aspekte der Arbeitsbeziehung und der Behandlungsdurchführung lassen sich nie losgelöst von biografischen und damit therapeutischen Themen trennen oder losgelöst von therapeutischen Wirkungen betrachten (Fajardo 2001; Dott 2014).

Dazu wird in der Literatur vor allem diskutiert, was Pinsky (2002) die „Olympian delusion" des Therapeuten nennt, also die Täuschung darüber, unsterblich zu sein (Denis 2013; oder Bemerkungen von Junkers 2013, zu einer – vermeintlich –

„alterslosen" Lebensphase). Gängig ist eine Fantasie des „untroubled therapist"
(Adams 2013), die Figur des „wounded healers" (hier: Parkinson 2013) betrifft ja
üblicherweise einen „krisenerprobten" Therapeuten, der Krisenzustände kennt und
mit diesen einen Umgang gefunden hat, statt dass er selbst konkret und augenblick-
lich „versehrt" ist. Freud (Freud 1915, S. 341) hatte die Annahme geäußert, dass es
im Unbewussten keine Repräsentanz des eigenen Todes und der eigenen Sterblichkeit gebe. Davor scheinen auch Therapeuten nicht gefeit zu sein.

> Oft gibt es die (versteckte) Vorstellung therapeutischer „Unverwundbarkeit".

Eigene schwere Krankheit ist *kränkend* und die begleitende Angst samt der Er-
schütterung, dass das Leben (wie bisher) nicht weitergehen wird, mobilisiert Abwehr und Vermeidung. Davon kann die Entscheidung, einen Patienten über die eigene Krankheit in Kenntnis zu setzen, betroffen sein; in der Literatur finden sich
einige Fälle, bei denen von einer schlichten Verleugnung die Rede sein kann (Halpert 1982; Galatzer-Levy 2004), die in manchen Fällen (bei Ausbildungstherapien)
von Instituten mitgetragen wird (Galatzer-Levy 2004; Carlisle 2013).

Es ist nicht nur für den Therapeuten erforderlich, die Erkenntnis der eigenen
Sterblichkeit, Versehrtheit und eines möglicherweise konkret bevorstehenden Able-
bens anzuerkennen (und sinnvollerweise in kollegialer Intervision oder therapeutischen Konsultationen zu bearbeiten), sondern die Krankheit und was sie für das
Bild des Therapeuten bedeutet, sind unweigerlich Teil der Dynamik des Bezie-
hungsgeschehens in der Therapie. Hier sind unterschiedliche Ausgangspunkte, gemessen an den verinnerlichten Beziehungsmustern der Patienten, denkbar – häufig
dürfte der Fall sein, dass angesichts der Krankheit des Therapeuten das Bild einer
hilfreichen, mit Sehnsüchten und Hoffnungen verbundenen Figur erschüttert wird,
oder auch Wut mobilisiert wird, die aus dem Eindruck entsteht, verlassen zu werden.

Den Therapeuten als konkrete Person und als Übertragungsobjekt zu verlieren,
kann verschiedene Bedeutungen umfassen: Es könnte um Schuldgefühle gehen
oder um die Frage, wie viel Aggression in der Beziehung Platz haben darf (Hat
diese den Therapeuten beeinträchtigt und „krank gemacht"? Kann man sie einem
kranken Therapeuten weiter zumuten?). Wie kann jemand im Sinne des Erreichens
persönlicher Autonomie und Ablösung symbolisch „ermordet" werden, dessen Leben konkret bedroht ist bzw. es im Verlauf der Arbeit geworden ist? Fragen der
Generativität und mit welchen Enttäuschungen, Triumphen oder Schuldgefühlen sie
einhergehen, können eine Rolle spielen ebenso wie Fragen der Identifizierung und
dazu, was sich verändert, wenn jemand „abtritt". Sieht sich ein Patient in der „Antigone'schen" Verantwortung, für den sterbenden, spätödipalen Therapeuten emotional (und finanziell!) zu sorgen, das heißt, wird er davon geleitet, seinen Therapeuten nicht verlassen zu dürfen, weil dieser andernfalls emotional oder finanziell in
Not gerät? (Dott 2014). Schließlich wird die Frage der Fähigkeit zu trauern zentral.

Die Erfahrungen von Patienten (oder Ausbildungskandidaten), mit einem sterbenden Therapeuten zu tun zu haben, werden i. d. R. durch Folge-Therapien zu-

gänglich (siehe aber auch die Befragungen bei Galatzer-Levy 2004), in denen jemand beschreibt, wie die Arbeit mit einem schwer kranken oder sterbenden Therapeuten erlebt wird, oder durch Berichte in Fachbeiträgen (dann meist durch ehemalige Kandidaten).

Die Krankheit des Therapeuten lässt wichtige therapeutische Themen prägnanter zutage treten. Umso mehr wird die Frage bedeutsam, ob die therapeutischen Funktionen bereitgestellt werden können. Neben den oben diskutierten Aspekten der therapeutischen Arbeitsbeziehung sind dies also auch solche, welche die Fähigkeit zur Bearbeitung intensiver emotionaler Themen in Beziehungen betreffen. Dem Therapeuten sollte es also möglich sein, die Gefühle und Fantasien, die für einen Patienten mit seiner Krankheit verbunden sind, zum Gegenstand des therapeutischen Dialogs zu machen. Darunter wäre es auch zu fassen, die eigene Gegenübertragung zu „beobachten", also wie man sich in der Beziehung zum Patienten erlebt. Es kommt, und zwar verfahrensübergreifend, etwas ins Spiel, das in der Forschung zu therapeutischer Kompetenz als „Introjekt-Affiliation" bezeichnet wird (Taubner et al. 2013). Hier wird relevant, auf welche inneren „Objekte", also verinnerlichten Beziehungsmuster, ein Therapeut zurückgreifen kann, etwa: Verfügt jemand grundlegend über eine freundliche, vertrauensvolle innere Welt? Wie erlebt jemand die eigene Krankheit und wie ist diese psychisch repräsentiert?

Und weiter vor diesem Hintergrund gefragt: Kann der Therapeut seine Hilfs-Ich-Funktionen dem Patienten zur Verfügung stellen? Kann er das Angebot machen und aufrechterhalten, Beziehungsmuster zu verstehen? Sind seine Interventionen „invalide"? Kann er als das „Objekt", das es zu betrauern gilt und das selbst mit Angst und Trauer ringt, einen Raum für Trauerarbeit bereitstellen? Gelingt es, dahingehend abstinent zu sein, die Behandlung nicht zu eigenen Stabilisierung zu missbrauchen?

17.4 Gefahren und Vorschläge zum geeigneten Umgang

Es können bestimmte Herausforderungen und Gefahren benannt werden, die auftreten, wenn ein Therapeut schwer erkrankt und sich mit dem eigenen baldigen Ableben konfrontiert sieht (sowie, als ein Sonderfall, wenn er plötzlich verstirbt).

Nicht nur für Partnerbeziehungen (Willi 2012), sondern auch für das therapeutische „Paar" sind für den Fall eines schwer erkrankten Behandlers interpersonelle Konstellationen (= Kollusionen) beschreibbar, die vom geteilten bewussten oder unbewussten Motiv einer Reduktion von Verunsicherung oder Angst ihren Ausgangspunkt nehmen und in starre Strukturen führen, welche die therapeutische Arbeit hemmen oder verhindern.

> Man kann von Kollusionen sprechen, wenn Therapeut und Patient bestimmte Vermeidungsstrategien in der Auseinandersetzung mit der Krankheit des Behandlers teilen.

Solche Kollusionen könnten u. a. sein:

1. Kollusion der Illusion von Unversehrtheit

    Hier geht es um die geteilte Illusion, der Therapeut sei (weiterhin) frei von Verletzlichkeit oder Endlichkeit, welche beide Beteiligten vor Ängsten schützt.
2. Kollusion der umgedrehten Gesundheitsfürsorge

    Gemeint ist eine Beziehungsfigur, in welcher der Patient in starrer Weise eine fürsorgliche Rolle einnimmt und sich so auf Kosten der therapeutischen Arbeit und Behandlungsziele eine gemeinsam gestaltete (vermeintliche) Stabilität ergibt.
3. Kollusion der Grenz-Zersetzung

    Es ist der Fall denkbar, dass beide Beteiligte die (professionelle) Rolle verlassen, um so der Verunsicherung zu entgehen, die für beide durch den im Zuge der Krankheit des Therapeuten fragil gewordenen Therapierahmen sowie die in Frage stehenden Behandlungsziele entstanden ist.
4. Kollusion der „posthumen" Abstinenzverletzung

    Auch ist denkbar, dass sich nach Ableben des Therapeuten eine Beziehungskonstellation zwischen Angehörigen und Patient ergibt, in der Trauerschmerz für die Beteiligten vermeintlich erträglicher gemacht wird, indem verlorene Nähe „nachgeholt" wird.

Nun lassen sich nicht nur Gefahren benennen und beschreiben, sondern auch Umgangsweisen im Sinne einer „Best Practice". Folgende Aspekte (ähnlich auch bei Garcia-Lawson et al. 2000 oder Galatzer-Levy 2004) lassen sich als wichtige Empfehlungen nennen:

1. Therapeuten sollten Patienten über ihre Krankheit informieren, sofern
   - Unterbrechungen bevorstehen und/oder ein verfrühtes Ende der Behandlung zu erwarten ist (da dies den grundlegenden Rahmen der Behandlung betrifft);
   - Krankheitszeichen deutlich zu erkennen sind.
2. Die Behandlung sollte nur dann überhaupt fortgeführt werden, wenn der Therapeut in der Lage ist, seine therapeutischen Fähigkeiten einzusetzen.
3. Einem Patienten sollte die Möglichkeit eröffnet werden, sich gegen eine Fortführung der Behandlung unter den Bedingungen eines schwer kranken Therapeuten zu entscheiden.
4. Der Umstand der Krankheit des Therapeuten sollte Teil der therapeutischen Themen werden können (in Abhängigkeit von Behandlungszielen und Einfällen des Patienten); zumindest sollte einem diesbezüglichen Vermeidungsverhalten nicht Vorschub geleistet werden. Eine besondere Bedeutung erhält dabei die Frage der Trauerarbeit und des Umgangs mit Verlusten.
5. Der Therapeut sollte eine Haltung der Abstinenz beibehalten. Das betrifft explizit nicht ein Verschweigen der Krankheit und eines möglicherweise zu erwartenden Verlaufs, sondern die therapeutische Haltung: Die Behandlung sollte nicht zu dem Zweck durchgeführt werden, den Therapeuten mental zu stabilisieren.
6. Neben einer grundlegenden Empfehlung, als Teil jeder psychotherapeutischen Praxis auch ein „professionelles Testament" zu verfassen bzw. Vorrichtungen zu

treffen, sollten spätestens nach Bekanntwerden der Krankheit Schritte eingeleitet werden, um

- den Umgang mit bzw. die Vernichtung von persönlichen Daten von Patienten zu regeln,
- eine mögliche Weiterbehandlung durch einen anderen Therapeuten zu besprechen und zu planen,
- eigene Angehörige auf eine angemessene Kommunikation mit Patienten einzustellen.

17.5 Fazit

Schwer kranke und sterbende Psychotherapeuten sind ein lange Zeit wenig beachtetes Thema, das langsam in den Fokus der fachlichen Auseinandersetzung gerät. Ergänzend zu einer Reihe von differenzierten Einzelfallbetrachtungen (Ausnahmen zudem z. B. in den Untersuchungen von Galatzer-Levy 2004 oder Garcia-Lawson et al. 2000) sollte hier weitere Forschung unternommen werden, um zu allgemeinen Richtlinien und Empfehlungen zu gelangen, welche die Profession für entsprechendes Handeln sensibilisieren.

Literatur

Abend SM (1982) Serious illness in the analyst: countertransference considerations. J Am Psychoanal Assoc 30:365–379

Adams M (2013) The myth of the untroubled therapist. Routledge, London/New York

Avi-Yonah O, Woolley ST (2021) The dying therapist and the issue of disclosure to patients. *Psychiatric Times*. https://www.psychiatrictimes.com/view/the-dying-therapist-and-the-issue-of-disclosure-to-patients. Zugegriffen am 16.06.2022

Reder J (2003) Picking up the pieces after the sudden death of a therapist: issues for the client and the "inheriting therapist". Clin Soc 31(1):12–20

BPtK (2007) Muster-Berufsordnung für die Psychologischen Psychotherapeutinnen und Psychotherapeuten und Kinder- und Jugendlichenpsychotherapeutinnen und Kinder- und Jugendlichenpsychotherapeuten. https://www.bptk.de/wp-content/uploads/2019/01/20060113_muster-berufsordnung.pdf. Zugegriffen am 12.02.2022

Bram AD (1995) The physically ill or dying psychotherapist: a review of ethical and clinical considerations. Psychother Theory Res Pract Train 32(4):568–580

Carlisle E (2013) Analyse auf Lebenszeit? In: Junkers G (Hrsg) Die leere Couch. Psychosozial, Gießen, S 151–155

De M'Uzan M (1996) Der Tod gesteht nie. In: de M'Uzan M (2014) Identität und Tod. Psychosozial, Gießen, S 223–239

Denis P (2013) Psychoanalytiker. Ein Beruf für Unsterbliche? In: Junkers G (Hrsg) Die leere Couch. Psychosozial, Gießen, S 79–92

Deutsch RA (2011) A voice lost, a voice found: after the death of the analyst. Psychoanal Inq 31:526–535

Dott P (2014) Ernsthafte Erkrankung des Psychotherapeuten – eine explorative Studie. Psyche Z Psychoanal 68:489–516

Eissler KR (1955) Der sterbende Patient. frommann-holzboog, Stuttgart 1978

Elliott M, Ragsdale JM (2020) Mental health professionals with mental illnesses: a qualitative interview study. Am J Orthopsychiatry 90(6):677–686

Fajardo B (2001) Life-threatening illness in the analyst. J Am Psychoanal Assoc 49:569–586

Freud S (1915) Zeitgemäßes über Krieg und Tod. GW X:323–355

Galatzer-Levy RM (2004) The death of the analyst: patients whose previous analyst died while they were in treatment. J Am Psychoanal Assoc 52:999–1024

Garcia-Lawson KA, Lane RC, Koetting MG (2000) Sudden death of the therapist: the effects on the patient. J Contemp Psychother 30:85–103

Goisis PR (2020) Letter from a Covid-19 survivor. Int J Psychoanal 101:1073–1084

Hackett M (2019) Planning for our death/incapacitation as therapists. Irish J Counsel Psychother 19(3):23–28

Halpert E (1982) When the analyst is chronically ill or dying. Psychoanal Q 51:372–389

Hill CE, Knox S, Pinto-Coelho KG (2019) Self-disclosure and immediacy. In: Norcross JC, Lambert MJ (Hrsg) Psychotherapy relationships that work, Bd 1. OUP, Oxford, S 379–420

Ivey G (2008) Enactment controversies: a critical review of current debates. Int J Psychoanal 89:19–38

Junkers G (2013) Einleitung. Wenn der Körper spricht und der Psychoanalytiker krank wird. In: Junkers G (Hrsg) Die leere Couch. Psychosozial, Gießen, S 119–127

Lustgarten SD, Sinnard MT, Elchert DM (2020) Data after death: record keeping considerations for unexpected departures of mental health providers. Prof Psychol Res Pract 51(4):362–370

Mack-Brunswick R (1928) A supplement to Freud's "history of an infantile neurosis". Int J Psychoanal 9:439–476

Parkinson J (2013) The ill psychotherapist: a wounded healer. Routledge, London/New York

Pinsky E (2002) Mortal gifts: a two-part essay on the therapist's mortality part I: untimely loss. J Am Acad Psychoanal 30:173–204

Pinsky E (2014) Mortality, integrity, and psychoanalysis. Psychoanal Q 83:1–22

Pizer B (1997) When the analyst is ill: dimensions of self-disclosure. Psychoanal Q 66:450–469

Pope KS, MJT V, Chavez-Dueñas NY, Adames HY (Hrsg) (2021) Ethics in psychotherapy and counselling, 6. Aufl. Wiley, New York

Rendely J (1999) The death of an analyst: the loss of a real relationship. Contemp Psychoanal 35:131–152

Renik O (1999) Playing one's cards face up in analysis: an approach to the problem of self-disclosure. Psychoanal Q 68:521–539

Rosner S (1986) The seriously ill or dying analyst and the limits of neutrality. Psychoanal Psychol 3:357–371

Schur M (1972) Sigmund Freud. Suhrkamp, Frankfurt am Main 1973

Schwartz HJ, Silver AL (Hrsg) (1990) Illness in the analyst: implications for the treatment relationship. International Universities Press, Madison

Taubner S, Zimmermann J, Kächele H, Möller H, Sell C (2013) The relationship of introject affiliation and personal therapy to trainee self-efficacy: a longitudinal study among psychotherapy trainees. Psychotherapy 50(2):167–177

Teising M (2013) Narzisstische Herausforderungen an alternde Psychoanalytiker. In: Junkers G (Hrsg) Die leere Couch. Psychosozial, Gießen, S 101–110

Traesdal T (2005) When the analyst dies: dealing with the aftermath. J Am Psychoanal Assoc 53:1235–1255

Willi J (2012) Die Zweierbeziehung. Rowohlt, Reinbek bei Hamburg

Zepf S, Zepf FD, Ullrich B, Seel D (2014) Ödipus und der Ödipuskomplex. Psychosozial, Gießen

Ziman-Tobin P (1989) Consultation as a bridging function. Contemp Psychoanal 25:432–438

Teil III

Altern ist nichts für Feiglinge

Editorische Vorbemerkung

Für den folgenden dritten Teil dieses Buches, den wir mit dem berühmten Zitat von Bette Davis (im Original „Old age ain't no place for sissies") überschrieben haben, wurden von den Herausgebern eine ganze Reihe von Autorinnen und Autoren dazu eingeladen, ihre Gedanken zum Alter preiszugeben. Dies war von vornherein als ein „Experiment" konzipiert und lediglich mit der Bitte verbunden, „einen Text zu formulieren, der sich mit der Altersthematik ganz individuell befasst". Wir wollten den Autor:innen keinerlei Detailfragen vorgeben, sondern uns überraschen lassen, was sicher auch erklärt, dass Fokussierung und Länge der nachfolgenden Beiträge sehr unterschiedlich und vielfältig sind.

Wir haben viele sehr persönliche und offene Beiträge zum Thema dieses Buches erhalten, für die wir uns ganz herzlich bedanken wollen.

Wir möchten uns besonders bedanken bei Linda Kidd, die ihre Mutter, Lorna Smith Benjamin, die altersbedingt auch kognitiv schon sehr beeinträchtigt war, besuchte und in einem Gespräch dazu brachte, noch einige wichtige Gedanken zu ihrem Abschied aus dem Berufsleben zu formulieren.

Wir wollen uns des Weiteren herzlich bedanken bei den Kindern von Hildegard und Hartmut Radebold, Sabine und Tobias Radebold, die uns nach dem Ableben ihrer Eltern im September 2021 den Text des Ehepaars Radebold überließen, der wirklich in den letzten Lebenstagen von Hildegard und Hartmut Radebold vollendet wurde. Beiden, die sich zeitlebens sowohl für die Psychotherapie und den Respekt für deren Erfahrungen wie auch reflektierendem Umgang mit dem eigenen Älterwerden eingesetzt haben, war es wirklich wichtig, dass Kolleginnen und Kollegen an ihren eigenen Erfahrungen mit dem Altern – mit allen Facetten – teilhaben können.

Die Realität der Endlichkeit von Arbeit

18

Lorna Smith Benjamin

Zusammenfassung

Lorna Smith Benjamin, geb. 1934, erlebte nach ihrer Zusage, einen Text für dieses Buch zu schreiben, eine Verschlechterung ihres kognitiven Zustandes und musste ihr Haus in Utah verlassen, um in ein betreutes Wohnen im Staat Kalifornien in der Nähe ihrer Tochter Linda Kidd untergebracht zu werden. Dort führte sie ein Gespräch mit ihrer Tochter, welches von dieser wie folgt zusammengefasst wurde.

Ich sitze auf der wunderbaren Veranda meiner Mutter in einer Seniorenresidenz in Carlsbad, Kalifornien. Von der Veranda überblickt man einen großen Canyon. Der Blick ähnelt jenem, den sie von ihrem über alles geliebten Haus in Park City, Utah hatte. Die nachfolgenden Worte stammen von meiner Mutter. Sie hat sie kundgetan, nachdem ich sie nach der Endlichkeit ihrer Arbeit befragte, um einen Beitrag für dieses Buch zu leisten.

Wenn man in den Ruhestand geht, ist man nicht länger ein Helfer, auch wenn dies bis dahin die lebenslange Hauptbeschäftigung war. Ruhestand bedeutet, dass man nicht mehr weiter unterrichten kann und nie mehr Psychotherapie praktiziert. Das Ganze muss aber nicht wirklich ein Ende sein, wenn nämlich die Menschen, mit denen ich zusammengearbeitet habe, meine Prinzipien, Handlungsweisen und Ideen weiterverfolgen. Mir war das Glück vergönnt, einige talentierte, sehr energische Menschen an meiner Seite gehabt zu haben, die an meiner Arbeit wirklich in-

Untersützt von ihrer Tochter Linda Kidd.
Aus dem Amerikanischen übersetzt von B. Strauß.

L. S. Benjamin (✉)
Carlsbad, USA

235

B. Strauß, C. Spitzer (Hrsg.), *Psychotherapeuten und das Altern*, Psychotherapie: Praxis, https://doi.org/10.1007/978-3-662-65228-2_18

teressiert waren. Ich denke, dass der Grund für ihr Interesse darin liegt, dass sie meine Ideen und meine Vorgehensweisen erprobt haben und letztendlich gut fanden, was dabei herauskam. Mir fällt die Analogie ein zwischen dem Lehren und dem Umstand, Kinder zu haben: In beiden Fällen kann das Gute, was mit einer Person assoziiert ist, Bewahrung finden. Ich bin sehr zufrieden und stolz auf meine Töchter und darauf, was sie tun. Ich bin aber auch zufrieden und erfreut über die Arbeit, die ich selbst getan habe, und die Tatsache, dass diese Arbeit nun von Schülern und anderen fortgesetzt wird.

Altern und der Rückzug von der Arbeit ist ein natürlicher Prozess, den wir eigentlich vom ersten Tag an vorhersehen könnten. Es gibt für alles seine Zeit, einschließlich des Ruhestands (Anmerkung der Tochter: im Alter von 87!). Nicht länger Helfer sein zu können, ist der schwierigste Teil von jeglichem Abschied. Es ist vielleicht trivial, aber die Realität einer gewissen Müdigkeit und der Schwierigkeit, komplexe Dinge wirklich zu erfassen, ist einfach sehr bestechend.

Ich kann nicht sagen, dass dies für mich und für meine Familie leicht war. Für eine ganze Weile habe ich den Abwehrmechanismus der Verleugnung benutzt, letztendlich findet die Wirklichkeit aber einen Weg, die Dinge zu kontrollieren. Ich habe früher immer gesagt, „die Realität ist mein bester Freund", was man sich heute schwer vorstellen kann, aber ich werde immer wieder von meinen klugen Töchtern daran erinnert. Ich bin sicher nicht gut darin, die Folgen einer Demenz zu bewerten, meine Töchter konnten dies aber sehr gut. Ich kann schwer ausdrücken, wie sich dies wirklich anfühlt, insbesondere, wenn der Einsatz hoch ist und ich selbst ihre Präsenz verleugne. Es ist natürlich für die Wirklichkeit schwierig, ein bester Freund zu sein, wenn die Demenz manchmal verhindert, dass sich die Wirklichkeit akkurat darstellt.

Ich denke, dass mich am Anfang alleine die Vorstellung aus der Fassung brachte, dass ich mein Haus verlassen müsste und in einem betreuten Wohnen für Senioren unterkommen muss, auch wenn alles dort friedvoll, neu und sehr schön ist. Mit fortschreitender Zeit wurde die Wirklichkeit aber wieder mein bester Freund. Ich bin sehr dankbar für die vielen unaufgeforderten Anerkennungen, die ich von Patienten und Schülern bekommen habe, die mir dafür dankten, dass ich ihnen helfen konnte, und für die Arbeit, die wir zusammen geschafft haben. Eine dieser Zuschriften brachte zum Ausdruck: „Danke, dass Sie mein Leben gerettet haben." Solche Mitteilungen zu bekommen, bestätigt jene Realität, dass meine Arbeit und mein Vermächtnis sowohl auf Seiten der Schüler als auch auf Seiten der Patienten weiterleben.

Im Gegensatz zu jenen Problemen, die man in der Psychotherapie durchaus durcharbeiten und auch verändern kann, werden die mit dem Alter verbundenen Probleme ausschließlich durch die Realität des Alterns geschaffen. Viele Probleme, mit denen wir es in der Psychotherapie zu tun haben, können verändert werden, indem wir die Wahrnehmungen und/oder die Situationen verändern. Väterchen Lebenszeit ist dagegen leider ein nicht sehr responsiver Patient.

Diesen kleinen Text übersandte Linda Kidd mit folgendem Begleitschreiben:

„Hallo Dr. Strauß,

nachstehend finden Sie das Minikapitel, das ich zusammengestellt habe, nachdem ich mit meiner Mutter auf der Veranda saß und gestern über die Endlichkeit ihrer Arbeit sprechen konnte. Ich glaube ihre Situation wird ganz gut deutlich. Ich habe den Text ein bisschen umarrangiert, ihn aber inhaltlich nicht verändert. Für meine Mutter war es wirklich extrem schwer, ihr professionelles Selbst aufzugeben und sie ist immer noch am Hadern mit diesem Umstand. Gleichermaßen ist es für viele Kollegen und Patienten meiner Mutter schwer zu akzeptieren, dass sie nicht länger arbeiten kann, dies ist eine Reaktion, die ich bekam, immer noch bekomme, und zwar auch von sehr professionellen Psychologen und Psychologinnen. Ich selbst habe gerade einen Artikel gelesen, der sich mit der Belastung auseinandersetzt, ein erwachsenes Kind eines Elternteils zu sein, das eine Demenz entwickelt https://www.ncbi.nlm.nih.gov/pmc/articles/PMC3807013/.[1] Ich glaube, dass es für etliche Kollegen meiner Mutter gilt, einen Prozess zu durchlaufen, der sehr ähnlich den Prozessen von Kindern ist, die mit der Demenz ihrer Eltern umgehen müssen. Dazu gehört ‚für den erkrankten Elternteil eine Verantwortung zu übernehmen trotz eines tiefen Gefühls der Trauer und des Verlustes‘. Dazu kommt auch, dass die aktuelle Situation von einem professionellen Standpunkt aus gesehen tatsächlich eine große Störung in einem langen funktionierenden System darstellt, weil meine Mutter ja tatsächlich eine sehr engagierte Mentorin war und von vielen als sehr visionär erlebt wurde. Wie auch immer, bitte lassen Sie mich wissen, wenn Sie noch weitere Informationen brauchen. Ich danke jedenfalls für die Gelegenheit, meiner Mutter bei diesem Projekt zu helfen, und werde die Erinnerung an den Nachmittag, an dem dieser Text entstand, mit Sicherheit nie vergessen."

Zur Person

Lorna Smith Benjamin ist Psychologin und war die meiste Zeit ihrer beruflichen Karriere (1988–2012) als Professorin an der University of Utah in Salt Lake City tätig. Sie entwickelte die Structural Analysis of Social Behavior (SASB) zur Beschreibung von Interaktionen mit sich und anderen (Benjamin 2001) und auf der Basis langjähriger Forschung und klinischer Praxis mit SASB die Interpersonal Reconstructive Therapy (IRT, zu Deutsch: Interpersonale Wiederherstellungstherapie, Benjamin 2006), die speziell für „behandlungsresistente" psychiatrische Patienten mit Persönlichkeitspathologie geeignet ist.

Literatur

Benjamin LS (2001) Die Interpersonelle Diagnose und Behandlung von Persönlichkeitsstörungen. CIP Medien, München

Benjamin LS (2006) Interpersonal reconstructive therapy: an integrative, personality-based treatment for complex cases. Guilford Press, New York

---

[1] Kjällman-Alm A, Norbergh KG, Hellzen O. What it means to be an adult child of a person with dementia. *Int J Qual Stud Health Well-being*. 2013;8:21676. Published 2013 Oct 22. doi:10.3402/qhw.v8i0.21676.

Schilf im Wind: Persönliche Bemerkungen

Heinz Böker

Zusammenfassung

Die Bedeutung des Alterns ist nicht losgelöst von lebenslangen Erfahrungen in Beziehungen, u. a. auch in den Begegnungen mit Menschen in der Psychotherapie und in der psychotherapeutischen Weiterbildung. Im Rückblick wird die Lebendigkeit und Nachhaltigkeit dieser bedeutsamen Erlebnisse erneut spürbar. Vor dem Hintergrund der eigenen Biografie, dem Klima des politischen Aufbruchs der 68er-Generation, den Begegnungen mit psychiatrischen Patienten während des Zivilen Ersatzdienstes, individuellen Trennungs- und Krankheitserfahrungen, der intensiven psychoanalytischen Selbsterfahrung und der psychiatrisch-psychotherapeutischen Weiterbildung wird die Entwicklung einer psychotherapeutischen Grundhaltung beschrieben. Die nachhaltige und prägende Bedeutung der Auseinandersetzung mit erfahrenen Psychiatern, Psychoanalytikern, Psychologen und Philosophen wurde auch für den alternden Psychotherapeuten erneut spürbar und bewusst. Essenziell ist dabei der Stellenwert der therapeutischen Beziehung, die das Wahrgenommen-Werden und das Sich-Entwickeln-Können ermöglicht. Die altersbedingten Anpassungen der Arbeitsweise (z. B. hinsichtlich Pensum, Stundenfrequenz, technischen Regeln und professionellen Ritualen) gehen günstigenfalls einher mit einem neu und wieder entdeckten Raum therapeutischer Freiheit und der Fokussierung auf das Wesentliche.

H. Böker (✉)
Praxis für Psychiatrie, Psychotherapie und Psychoanalyse, Zürich, Schweiz
e-mail: heinz.boeker@bli.uzh.ch

© Der/die Autor(en), exklusiv lizenziert an Springer-Verlag GmbH, DE, ein Teil von Springer Nature 2023
B. Strauß, C. Spitzer (Hrsg.), *Psychotherapeuten und das Altern*, Psychotherapie: Praxis, https://doi.org/10.1007/978-3-662-65228-2_19

Zur Einstimmung

Beim Nachdenken über das Thema dieses Beitrags nehme ich – an einer Bucht auf Sardinien – die Brandung des Meeres und das Rauschen des Schilfs in den Dünen wahr. Dabei denke ich an den Roman der sardischen Literatur-Nobelpreisträgerin Grazia Deledda (1992) *Schilf im Wind*. Darin beschreibt sie – dem Schilf im Wind vergleichbar – die Menschen auf dieser Insel: „Geduldig, vom Schicksal erfasst, niedergedrückt und schließlich von der Liebe wieder emporgerichtet". Dieser Buchtitel möge das Motto meines Beitrages sein.

Prägende Erfahrungen

Die Bedeutung des Alterns ist nicht losgelöst von lebenslangen Erfahrungen in Beziehungen, u. a. auch in den Begegnungen mit Menschen in der Psychotherapie und in der psychotherapeutischen Weiterbildung. Jetzt, gerade auch im Rückblick, wird die Lebendigkeit und Nachhaltigkeit dieser bedeutsamen Erlebnisse erneut spürbar. Ich erkenne umso deutlicher, wie sehr ich dadurch, gerade auch in meiner therapeutischen Haltung, geprägt wurde (Böker 2015).

In meiner Jugend, auf dem Gymnasium, wollte ich nicht Psychiater werden, sondern – als Mitglied der 68er-Generation, inspiriert durch das Klima politischen Aufbruchs – Politik- und Sozialwissenschaftler. Es waren dann die Begegnungen mit psychiatrischen Patienten während des Zivilen Ersatzdienstes, die mich motivierten, Medizin zu studieren und mich bereits während des Studiums zunehmend mit Psychiatrie und Psychoanalyse auseinanderzusetzen.

Zudem erlebte ich die Bedeutung psychosomatischer Zusammenhänge in einer außerordentlichen Belastungssituation am eigenen Leib beim komplikationsreichen Verlauf einer Erkrankung (Pfeiffersches Drüsenfieber).

Wenig später markierte das Auftreten einer konversionsneurotischen Symptomatik (mit Schmerzen und Lähmungen) nach Trennung von meiner langjährigen Jugendliebe einen weiteren tiefen Einschnitt. Ich erlebte, was Stavros Mentzos später als „Autonomie-Abhängigkeits-Dilemma" bezeichnete: Der Schmerz verstärkte sich, wenn ich in Richtung des Elternhauses fahren wollte, er nahm ab in der Gegenrichtung.

In Freiburg suchte ich die studentische Beratungsstelle auf und begann eine psychodynamisch orientierte Kurzzeitpsychotherapie bei der später bekannt gewordenen Lehranalytikerin Frau Dr. Erika Krecji. Noch heute berührt es mich sehr, wenn ich daran denke, wie ich am Ende der Psychotherapie das erste Mal wieder die Schönheit Freiburgs, das Glitzern und Plätschern der vielfach beschriebenen „Bächle" wahrnahm.

Die damals erlebte Konversionsneurose wies mich frühzeitig auf die Intensität, Wirkmächtigkeit und Nachhaltigkeit unbewusster Prozesse hin. Die Mehrschichtigkeit und Komplexität der zugrunde liegenden Psychodynamik wurde mir schließlich erst in meiner späteren Lehranalyse (bei Prof. Hans Müller-Braunschweig, Gießen) schrittweise bewusst.

Während des Medizinstudiums wurde ich sehr geprägt durch das Wirken von Professor Horst-Eberhard Richter: Er hatte den neu gegründeten Lehrstuhl für Psychosomatische Medizin an der Justus-Liebig-Universität Gießen inne und wirkte als äußerst engagierter Arzt, Psychoanalytiker, Familientherapeut und nicht zuletzt auch politisch engagierter Bürger.

Nach vorübergehender Tätigkeit in der Kinderchirurgie, bei der mich das operative Vorgehen im Übrigen sehr beeindruckte, trat ich schließlich eine erste psychiatrische Stelle in der Kinder- und Jugendpsychiatrie in Hamburg an. Dort baute Kai-Uwe Nöhring, ein ehemaliger Oberarzt aus der Kinder- und Jugendpsychiatrischen Universitätsklinik in Basel, die damals von Professor Bürgin geleitet wurde, eine psychodynamisch orientierte Klinik für Kinder- und Jugendpsychiatrie auf. Von ihm lernte ich, dass eine gute Behandlung weit mehr ist als die kluge beschreibende Diagnostik und das sorgfältige Abstimmen unterschiedlicher therapeutischer Vorgehensweisen, sondern insbesondere auch auf einer therapeutischen Beziehung basiert, die das Wahrgenommen-Werden und das Sich-Entwickeln-Können ermöglicht. Dazu gehört selbstverständlich sehr viel Empathie, zugleich auch sehr viel Kreativität, um eine für das jeweilige Kind oder den jeweiligen Jugendlichen fördernde Begegnung zu ermöglichen.

Es war Kai-Uwe Nöhring wichtig, dass wir die Kinder und Jugendlichen nicht nur aus medizinisch-psychiatrischer Sicht wahrnahmen, sondern die familiäre und soziale Umwelt einbezogen und ihre individuelle Situation verstehen lernten.

Eine nächste Station auf meinem psychiatrischen Weg war die Psychiatrische Universitätsklinik in Gießen. Ich habe diese Zeit als einen sehr lebendigen Austausch zwischen Vertretern unterschiedlicher psychiatrischer Modelle in Erinnerung.

Es war eine Zeit des Experimentierens: In den täglich stattfindenden gruppentherapeutischen Sitzungen lernte ich sehr viel über den psychodynamischen Hintergrund mancher psychotischen Symptome, über die Regulation von Nähe und Distanz und die mögliche Überwindung von depressiver Erstarrung im interpersonellen Austausch. Klinisch sehr erfahrene Kollegen, Psychiater und zugleich Psychoanalytiker, wie Fritz Linnemann und Tristan Rohlfs, vermittelten eine sichernde und klärende Orientierung.

Einmal pro Woche trafen sich die Interessierten im sogenannten „Salon" in ironischer Anspielung auf vergangene bürgerliche Begegnungsformen und nicht zuletzt auch den Mittwoch-Salon Freuds. Eigene Fälle und Therapieverläufe wurden kontrovers diskutiert. Es durfte aber auch einmal ein gerade gelesenes interessantes Buch sein oder ein Film.

Diese inspirierende Form des Austausches und der Begegnung unter Kollegen habe ich in Zürich wiederbelebt: Auch hier traf sich ein Kreis interessierter Oberärzte noch bis etwa 2003, bevor dann die zunehmende zeitintensive Dynamisierung der institutionellen Abläufe diesen offenen Salon schließlich unmöglich machte.

Noch eine andere Erinnerung an eine damals mögliche Form der therapeutischen Begegnung: In die offene Freitagnachmittags-Kaffeerunde (auch ironisch als „Wochenend-Gottesdienst" tituliert) kamen überwiegend psychotische Patienten mit ihren aktuellen Anliegen, manchmal auch einfach so, vielleicht um sich zu vergewissern, dass die Therapeuten noch am Leben waren. Wie nebenbei ging es auch um die Anpassung der durchgeführten medikamentösen Behandlung.

Während meiner Zeit an der Gießener Psychiatrischen Universitätsklinik fand regelmäßig ein gemeinsam mit dem Philosophen Odo Marquard durchgeführtes philosophisch-psychiatrisches Seminar statt. Odo Marquard, der 2015 starb, gilt als „skeptischer Optimist". Auch in unserem gemeinsamen Seminar griff er die von Kant gestellten Fragen auf: Was können wir wissen? Was sollten wir tun? Was dürfen wir hoffen? Und: Was ist der Mensch?

Marquard hegte einen Argwohn gegenüber der Geschichte und ihren Heilsbotschaften und plädierte angesichts der schwierig zu beantwortenden Fragen für Bescheidenheit! Und ferner für Demut (ein Begriff, der teilweise in Vergessenheit zu geraten scheint) im Umgang mit Politik, Moral und Vernunft. Marquard setzte sich mit dem Prozess der Dynamisierung in der modernen Gesellschaft auseinander. Er sprach von den „Gefangenen auf dem Fluss der Beschleunigung, die auf Kompensationen angewiesen sind" und plädierte für eine ausgleichend heilsame Lebenspraxis der Enttäuschungsfestigkeit. Und er meinte, dass Zukunft Herkunft braucht.

In Übrigen wurden immer wieder Patienten einbezogen: Ich erinnere mich an einen meiner Patienten, der an einer Borderline-Persönlichkeitsstörung und ausgeprägten Zwangsgedanken litt. Herr P. litt den ganzen Tag unter dem Gedanken: „Es denkt mich". Ich will nicht verhehlen, dass ich ein wenig listig auf die Stellungnahme Odo Marquards wartete, nachdem dieser Patient uns über Wochen fast zur Verzweiflung getrieben hatte. „Völlig klar, dass ist die zweite Schelling'sche Position", meinte Marquard und eröffnete damit eine Auseinandersetzung mit dem Patienten, die sich auch in den folgenden Wochen fortsetzte und innerhalb derer sich der Patient sehr ernst genommen fühlte.

Rückblickend stelle ich fest, dass ich während meiner psychiatrischen Weiterbildung sehr viel „Glück" hatte. Ein großer Glücksfall bestand insbesondere auch darin, acht Jahre lang (in der Zeit von 1988 bis 1996) mit Professor Stavros Mentzos in einem – durch große Offenheit gegenüber den unterschiedlichsten theoretischen Modellvorstellungen und einen intensiven Austausch gekennzeichneten Klima – an der Abteilung für Psychotherapie und Psychosomatik der Psychiatrischen Universitätsklinik Frankfurt am Main zusammenarbeiten zu können. Mentzos' dreidimensionales psychodynamisches Modell psychischer Krankheit und das Modell der „Psychose als Psychosomatose des Gehirns" haben meine wissenschaftliche und therapeutische Arbeit bis heute maßgeblich inspiriert. Wer hätte schon den Mut gehabt, einem „Lehrbuch der Psychodynamik" den Untertitel „Die Funktion der Dysfunktionalität psychischer Störungen" zu geben. Damit wird unterstrichen, dass psychische Störungen nicht nur Defizite und Dysfunktionalitäten sind, sondern „in gewissem Sinne auch aktiv, wenn auch unbewusst mobilisierte Prozesse mit eigenen defensiven und/oder kompensatorischen Funktionen" (Mentzos 2008, S. 279).

Die nächste und letzte klinische Station meiner psychiatrisch-psychotherapeutischen Laufbahn stellte für mich die Psychiatrische Universitätsklinik Zürich, früher eher als „Burghölzli" bekannt, dar.

Das „Burghölzli" war für mich schon sehr früh, während meines Medizinstudiums, ein Begriff: Es stand für eine „menschliche" Psychiatrie, geleitet von den Ideen und Vorbildern Eugen und Manfred Bleulers. Es ist wahrscheinlich nicht übertrieben, dass ich ohne die Auseinandersetzung mit dem „Burghölzli" und der damit verknüpften Geschichte der „psychodynamischen Psychiatrie" nicht den beruflichen Weg gegangen wäre und Psychiater geworden wäre.

Es gelang den beiden Bleulers, Vater und Sohn, die Psychopathologie in einer neuen Art darzustellen. Diese erschöpfte sich nicht mehr in der Beschreibung von Einzelsymptomen, sondern sie strebte danach, wie auch Manfred Bleuler hervorhebt, „die Zusammenhänge, die gemeinsame Bedeutung, kurz den Menschen mit seinen Sorgen und Hoffnungen zu erkennen". Diese therapeutische Grundhaltung kennzeichnete auch das Wirken von Professor Daniel Hell, unter dessen Direktorat ich ab 1996 (bis 2015) am Burghölzli tätig war. Daniel Hell verglich die therapeutische Begegnung mit depressiv Erkankten mit einer „Oasenerfahrung in der Wüste der Depression" (Hell 2006).

Zur Psychologie und Psychopathologie des alternden Psychiaters

Ich bin durchaus überrascht, wie sehr das Nachdenken über das Altern in mir Erinnerungen an Früheres lebendig werden lässt.

Dies schließt nicht aus, das Älterwerden selbst in den Blick zu nehmen. In meiner Tätigkeit als Dozent für angehende Fachärzte für Psychiatrie und Psychotherapie konfrontierte ich wiederholt die Teilnehmenden in einem Seminar über die „Technik der Therapie" mit den Erfahrungen älterer Kollegen. Dazu zog ich eine Untersuchung heran, die der Kollege Florian Langegger bei älteren, noch berufstätigen Psychiatern und Psychotherapeuten in Deutschland, Österreich und der Schweiz durchgeführt hat. Darin wurde der Frage nachgegangen, mit welchen Veränderungen das Altern von Psychiatern einhergeht, insbesondere auch nach den möglichen Veränderungen der Arbeitsweise.

Neben den wiederkehrenden Antworten in Bezug auf Nachlassen von Ausdauer, Energie (mehr Pausen und Ferien) und Konzentrationsfähigkeit ergab sich ein heterogenes Bild: Betont wurde die zunehmende Auseinandersetzung mit dem Tod, die Veränderung der therapeutischen Interessen und Schwerpunkte, die Betonung eigener Grenzen (Zurücktreten sozialpsychiatrischer Aspekte, geringere Bereitschaft, schwierige Patienten in Therapie zu nehmen, z. B. Sucht, Zwang, Psychose, aber auch die „chronischen Vermeider, …, die ihre gesamte Dynamik in Agieren oder psychosomatische Symptome packen") und die Fokussierung auf individuell bedeutsame Verarbeitungsmechanismen (Zeit zum Lesen, Kunst, Musikhören).

Ferner findet eine Hinwendung zu älteren Patienten statt und eine gewisse Skepsis besteht im Hinblick auf sehr junge Patienten und das Verstehen deren veränderter Wertewelt.

Die Aussagen spiegelten ein großes Ausmaß an Bewusstheit eigener Ambivalenzen und die Einsicht in die Begrenzungen der therapeutischen Möglichkeiten: „Einerseits sind ältere Kollegen davon überzeugt, dass sie mit dem Alter 'besser' werden, im Einzelnen heißt das: gelassener, freier, lockerer, offener für das, was einem vom Gegenüber entgegengebracht wird, angstfreier und mutiger, im Alter sogar risikobereiter und sowohl aktiver wie geduldiger. Man fokussiert gezielter und konzentriert sich eher auf das Wesentliche. Wichtiges wird rascher und klarer erkannt als in jüngeren Jahren und kann auch formuliert werden. Andererseits: Das Misstrauen gegenüber schnellen Antworten und eindeutigen Aussagen wächst".

Von veränderter Zielsetzung wird berichtet: „… grandiose Therapierfolge sind nicht mehr das unbedingte Ziel, vielmehr die Patienten zu lehren, leben zu lernen, mit den je eigenen Möglichkeiten und Beschwernissen besser umgehen zu lernen, das Eigene ohne Hader anzunehmen, nicht nach anderen und deren vermeintlich leichteren Leben zu schielen, vielmehr den je eigenen Weg zu suchen und ihn in Geduld und Demut auch zu gehen".

Paradoxerweise steige damit auch die „Akzeptanz für schwer beeinflussbare … Krankheitsverläufe": Sich mit seinem eigenen Schicksal auszusöhnen wird zum zentralen Thema. „Solche Bereitschaft zu unvoreingenommenen (theoretisch nicht festgelegtem) elementarem bescheidenem Begleiten und Behüten" evoziere Bilder eines „Bergführers, Lotsen, Scouts, einer Herberge zu Rast und Besinnung".

Es wird erörtert, dass diese allgemein offenere Haltung kollidiert mit gesundheitspolitischen Zielvorgaben mit ihrer Fokussierung auf zeitnahe Symptomreduktion anstelle Persönlichkeitsentwicklung und Nachhaltigkeit.

Mit einer größeren Gelassenheit entfallen einzelne professionelle Rituale, die u. a. die Länge und den Rhythmus der Konsultationen betreffen, und in der Tendenz mit größeren zeitlichen Abständen verbunden sind und je nach Bedarf von den Patienten selber bestimmt werden.

Die meisten der hier getroffenen Aussagen sind auch mir sehr vertraut und haben meine Arbeitsweise mitbestimmt. Dies gilt nicht zuletzt auch für meinen klinischen Schwerpunkt in der Behandlung depressiv Erkrankter und deren „Leiden unter Schwere und Dauer" (Hartwich und Barocka 2009). Die damit einhergehende therapeutische Herausforderung mündet ein in eine grundlegende, bereichernde existenzielle Erfahrung.

Ausklang

Die in langjährigen Psychotherapien mit depressiv Erkrankten gesammelten Erfahrungen lassen sich in dem therapeutischen Credo zusammenfassen: „Psychotherapie mit chronisch Depressiven ist Langzeittherapie und wird sich am Einzelfall, der Persönlichkeit und deren Lebenssituation orientieren müssen. Die innere Einstellung dazu muss auf therapeutischer wie auf Patienten-Seite verarbeitet und positiv als Entwicklungsmöglichkeit formuliert werden. Alles andere ist erlernbare Methodik und Anwendung jeweils passender Therapieansätze – schulenübergreifend, manchmal auch unorthodox – und Erfahrung" (Wolfersdorf und Heindl 2003, S. 161).

Berthold Rothschild (zitiert in Langegger 2010) charakterisierte die Erfahrungen des alternden Psychotherapeuten mit dem „Rondo Finale" einer Symphonie, in der sich das Orchester mit Verve noch einmal ins Zeug legt. So legt das sich ankündigende Ende Kräfte und Schwung frei, „von denen man glaubte, sie seien bereits erlahmt, in einer Routine, genannt 'Erfahrung'. Das Aufhören wird so zu einem 'neuen Anfangen von hinten', verbunden mit einer neuen Freude, Mut und Zuversicht bei der Arbeit".

Zur Person

Nach dem Studium der Humanmedizin absolvierte Prof. Dr. Heinz Böker seine ärztlichen Weiterbildungen zum Facharzt für Psychiatrie und Psychotherapie, Kinder- und Jugendpsychiatrie und Psychosomatische Medizin sowie eine psychoanalytische Ausbildung. Er habilitierte an der Universität Zürich zu „Selbstbild und Objektbeziehungen bei Depressionen" und war von 1996 bis 2015 an der Psychiatrischen Universitätsklinik Zürich als Chefarzt des Zentrums für Depressionen, Angststörungen und Psychotherapie sowie Leiter der Forschungsgruppe „Verlaufs- und Therapieforschung" tätig. Seit 2016 arbeitet er in seiner Praxis für Psychiatrie, Psychotherapie und Psychoanalyse. Seine Forschung beschäftigt sich mit den Affekten als Schnittstelle neurobiologischer und psychosozialer Dimensionen der Depression und der Evaluierung des Behandlungsverlaufs bei depressiv Erkrankten. Für den integrativen Behandlungsansatz und seine Depressionsforschung, die psychoanalytische, psychosoziale und neurowissenschaftliche Ansätze integriert und internationale Anerkennung gefunden hat, erhielt er 2015 den Inger Salling Preis für Psychiatrie.

Literatur

Böker H (2015) Warum neuropsychodynamische Psychiatrie? Geschichte(n) eines Psychiaters. Vortrag anlässlich des Abschiedssymposiums „Depressionen – Herausforderungen in Klinik und Forschung". Psychiatrische Universitätsklinik Zürich. https://www.heinzboeker.com. Zugegriffen am 18.12.2015

Deledda G Schilf im Wind (1992) Aus dem Italienischen übersetzt von Bruno Götz. Manesse Bibliothek der Weltliteratur. Manesse, Zürich

Hartwich P, Barocka A (Hrsg) (2009) Psychisch krank. Das Leiden unter Schwere und Dauer. Wissenschaft & Praxis, Sternenfels

Hell D (2006) Welchen Sinn macht Depression? Ein integrativer Ansatz. Rowohlt Taschenbuch, Reinbeck bei Hamburg

Langegger F (2010) Psychologie und Psychopathologie des alternden Psychiaters. Schweizer Archiv für Neurologie und Psychiatrie 2010 161(3):104–108

Mentzos S (2008) Lehrbuch der Psychodynamik. Die Funktion der Dysfunktionalität psychischer Störungen. Vandenhoeck & Ruprecht, Göttingen

Wolfersdorf M, Heindl A (2003) Chronische Depression. Grundlagen, Erfahrungen und Empfehlungen. Pabst Science Publishers, Lengerich

Jetzt kommen die geschenkten Jahre … (?)

20

Franz Caspar und Martina Belz

Zusammenfassung

Martina Belz (MB) und Franz Caspar (FC) sind beide nicht Repräsentant:innen der vollzeitlich psychotherapeutisch Tätigen, sondern Beispiele für Psycholog: innen mit reichlich psychotherapeutischer Erfahrung, denen die Praxis wirklich am Herzen liegt, die aber (fast) immer auch in der einen oder anderen Weise in Forschung, Gremien und Lehre mit starkem Gewicht auf Weiterbildung aktiv waren. Das prägt sicher auch den Umgang mit dem Älterwerden als Psychotherapeut:innen. Sie haben sich erst relativ spät im Leben, privat wie beruflich bereits recht gesettled, am Institut für Psychologie in Freiburg über Aktivitäten in Sachen Psychotherapie, vor allem durch Aufbau und Führung von Psychotherapie-Weiterbildung, näher kennen und auch lieben gelernt. Psychotherapie und Psychotherapie-Weiterbildung und Forschung hat in ihrem gemeinsamen Leben von Anfang an eine starke Rolle gespielt. Sie planen, erleben und verarbeiten auch das Älterwerden als Psychotherapeut:innen gemeinsam, aber keineswegs gleich, wie im Folgenden deutlich wird. Dabei spielen sicherlich Persönlichkeitsunterschiede eine Rolle, aber auch Unterschiede darin, wie das Interesse an Psychotherapie entstanden ist und wie sich Schwerpunkte der beruflichen Tätigkeiten und der inhaltlichen Interessen entwickelt haben. Sie versuchen im Folgenden an ihrem „Fallbeispiel" zu illustrieren, wie Unterschiede und Ähnlichkeiten im Laufe der beruflichen Entwicklung innerhalb eines in psychotherapeutischen Belangen eng verbundenen Paares auch zu Unterschieden und Gemeinsamem im Älterwerden als Psychotherapeut:innen führen können.

F. Caspar (✉) · M. Belz
Klinische Psychologie und Psychotherapie, Universität Bern, Bern, Schweiz
e-mail: franz.caspar@unibe.ch; martina.belz@gmx.net

© Der/die Autor(en), exklusiv lizenziert an Springer-Verlag GmbH, DE, ein Teil von Springer Nature 2023
B. Strauß, C. Spitzer (Hrsg.), *Psychotherapeuten und das Altern*, Psychotherapie: Praxis, https://doi.org/10.1007/978-3-662-65228-2_20

Der Stellenwert von Psychotherapie

MB: Begeistert las ich in meinen Jugendjahren die Bücher der Kulturanthropologin Margaret Mead, die 1925 nach Samoa reiste, um dort als 23-Jährige stationäre Feldforschung zu betreiben. Sie lieferte dabei nicht nur wichtige Beiträge zur Nature-vs.-Nurture-Debatte, sondern zeigte auch, wie ein selbstbestimmtes und freies Leben als Frau aussehen könnte. Wäre es nicht wunderbar, so wie sie mit Neugier und Offenheit für das Andere „etwas Nützliches zum Wissen der Welt" (Mead 1978, S. 110) beisteuern zu können? Entgegen dem Wunsch meines Vaters, ich möge der Familientradition folgend Architektur studieren, entschied ich mich für ein Psychologiestudium. Das schien mir eine Welt zu eröffnen, in der all die Fragen zum Verhalten und Zusammenleben der Menschen Platz hatten, die mich so brennend interessierten.

Mein erstes Semester Psychologie in Tübingen liegt inzwischen mehr als ein halbes Jahrhundert zurück. Die romantisierenden Vorstellungen von einem Forscherinnenleben in der Südsee habe ich nie realisiert, stattdessen bin ich Psychotherapeutin geworden und habe mich auf viele abenteuerliche Reisen in die menschliche Psyche begeben.

Erste Anstellungen nach dem Diplom in einer großen Klinik und einer Familienberatungsstelle zeigten mir jedoch, dass es nach wie vor auf viele Fragen, die sich im klinischen Alltag ergaben, kaum brauchbare und mich zufriedenstellende Antworten und Konzepte in der Literatur gab. War ich mit der Psychotherapie vielleicht doch nicht am richtigen Platz?

FC: Mein Interesse an Menschen, an Andersartigkeit, wurde sicher stark von meinem Ethnologen-Vater vermittelt. Ein einflussreiches Erlebnis war die Hilflosigkeit gegenüber Problemen von Mitpatient:innen während Monaten im Tuberkulose-Sanatorium mit 17 Jahren. Psychotherapie und überhaupt der praktische Teil von Psychotherapie haben mich als Psychologiestudent und dann als Psychologe immer besonders interessiert. Nach Abschluss des Studiums in Hamburg und einiger psychotherapeutischer Weiterbildung war das Interesse an Psychotherapiepraxis und Forschung/Konzeptentwicklung gleichwertig. Es schien notwendig, sich für das eine oder andere zu entscheiden. Mit der Assistentenstelle in Bern, mit einem starken Gewicht auf dem Aufbau der Ambulanz und Psychotherapie-Weiterbildung, zeigte sich dann eine Möglichkeit, beides zu verbinden. Klare akademische Karrierepläne hatte ich nicht, aber die universitäre Tätigkeit war interessant und machte auch Spaß. Später gehörten zur Praxis auch Nächte in der Notfallaufnahme als Postdoc am Clarke Institute of Psychiatry in Toronto, wo ein guter Teil der Patient:innen von der Polizei gebracht wurde, aber auch die mehrjährige Tätigkeit als leitender Psychologe in einer psychiatrischen Klinik bei Zürich, mit intensivem Kontakt mit Patient:innen, Psychotherapeut:innen und Ärzt:innen in Sackgassen, letztlich auch die Beschäftigung mit den Patient:innen von Weiterbildungskandidat:innen in der Supervision. Auch als Professor habe ich immer und meist erfolgreich versucht, über meine sehr ernsthaft wahrgenommene Leitung von psychotherapeutischen Ambulanzen hinaus auch parallel mindestens zwei konkrete Therapien zu führen.

Dass dabei ein großer Unterschied zu Full-time-Praktiker:innen besteht, war mir immer sehr bewusst. Aber ein Minimum an laufender psychotherapeutischer Erfahrung zu haben, schien mir unerlässlich als Basis dafür, Lehre und Forschung nicht aus dem Elfenbeinturm zu machen und dazu beizutragen, die Kluft zwischen Wissenschaft und Praxis zu verkleinern. Es war mir wichtig, Konzepte nicht nur zu entwickeln und zu propagieren, sondern sie auch selber auszuprobieren.

Interessen neben Psychologie/Psychotherapie und deren Bedeutung fürs Altern als Psychotherapeut:in

MB: Neben der Psychologie blieb mein Interesse an der Welt der Kunst und unterschiedlichen Kulturen immer lebendig. Eine Familienpause in den 80er-Jahren bot mir dann auch neben den Familienaufgaben genügend Freiraum, meine alten Interessen wieder lebendig werden zu lassen. Ich begann Ethnologie, Archäologie und Kunstgeschichte zu studieren, machte die Zwischenprüfung. Da passte es hervorragend, dass sich die Möglichkeit bot, am Institut für Psychologie mit einer Wissenschaftlerinnenstelle in ein Forschungsprojekt einzusteigen und so die verschiedenen fachlichen Interessen teilweise zusammenzuführen. Die Datenerhebung zum Thema HIV-Risikowahrnehmung bei jungen Erwachsenen und Partyreisenden sollte auf Ibiza stattfinden. Das war zwar nicht Feldforschung auf Samoa, aber angesichts meiner Lebenssituation doch eine unerwartet spannende und gleichzeitig machbare Perspektive. Es folgten lange Jahre an der Universität und in eigener Psychotherapiepraxis mit der Möglichkeit, klinische Lehre, Forschung und Versorgung miteinander zu verbinden. Meine Kunstinteressen gerieten in dieser Zeit in den Hintergrund, blieben aber in der Freizeit auf vielfältige Art und Weise immer lebendig.

FC: Ich habe im Leben vieles nebeneinander gemacht. Arbeit im kleinen Rebberg beim großenteils selbstumgebauten Rustico im Tessin, samt Vinifikation bis zu Abfüllen (gemeinsam mit MB), die Waldpflege, das Gärtnern, haben mich geerdet gehalten, Segeln und Bergsteigen haben mich gefordert, aber auch Ruhe vermittelt. Mein früherer Vorgesetzter Klaus Grawe hat sich oft gewundert, bis er einmal sagte: „Jetzt habe ich verstanden: andere erholen sich, indem sie mal nichts tun – du erholst dich, indem du *etwas anderes* tust." Tatsächlich habe ich das immer so empfunden. Aber schon als Student in der Selbsterfahrungsgruppe bekam ich zu hören, dieses (fast) pausenlose Aktivsein diene doch klar der Depressionsabwehr. Meine Antwort darauf war: „Wenn das so ist, scheint es gut zu funktionieren."

Vieles von dem, was ich mache, erfordert aber körperliche Fitness. Das gilt für das Erklettern anspruchsvoller Viertausender ebenso wie das Gärtnern und Basteln, das mit Arthrose in den Fingern nicht mehr sehr erbaulich wäre, und überhaupt alles, wozu man sehen können muss. Es wäre naiv, zu glauben, dass der Körper einschließlich Augen und Gehirn mitmachen, bis ich friedlich einschlafe. Ich bin schon etwas ruhiger geworden, aber wie würde es, wenn ich vieles von dem, was mich jetzt ausfüllt, nicht mehr könnte? Was würde ich mit einem Patienten besprechen, den solche Themen beschäftigen?

Soll ich meine Aktivitäten verlagern auf das, was ich auch in höherem Alter sicher machen kann? So viele solche Möglichkeiten gibt es, scheint mir, gar nicht. Ein 84-jähriger Kollege aus Los Angeles, der immer noch fast fulltime therapeutisch tätig ist, rät mir: „Mach weiter Psychotherapie, das hält jung." Tatsächlich würde ich einerseits gerne weiter und mehr Psychotherapie machen. Es hat mich aber immer mehr interessiert, mit Menschen Therapie zu machen, denen man nicht einfach sagen kann „ich bin dann mal zwei Monate weg". Gewonnene Freiheit zu wahren spricht gegen eine weitere Runde psychotherapeutischer Tätigkeit.

Private Erfahrungen: Bedeutung für Psychotherapie und Altern als Psychotherapeut:in

FC: Älterwerden bedeutet auch, als privater Mensch Erlebnisse gehabt zu haben, die ich als Jüngerer noch nicht hatte. Dazu gehört namentlich die letzte Phase des Lebens meiner Mutter. Solange sie überhaupt noch dazu fähig war, rief sie in ihren letzten Tagen in jeder Minute mehrfach „Hilfe, Hilfe". Was sie wollte, wie wir ihr hätten helfen können, konnte sie nicht mehr sagen. In ihren letzten Lebensjahren war sie ganz erblindet und hatte tragischerweise auch noch durch einen Schlaganfall die räumliche Orientierung verloren. Das führte zusammen mit zunehmender Demenz dazu, dass sie sich nicht einmal mehr in ihrem Zimmer im Altersheim orientieren konnte, worunter sie sehr litt. Den Tod ihres Mannes, meines Vaters, als sie gerade 50 war, und den dramatischen, viel zu frühen Hinschied von zweien ihrer vier Kinder, meiner älteren Schwester und meines jüngsten Bruders, hat sie wohl nie richtig verarbeitet, schien aber doch einigermaßen damit zurechtzukommen. Eine wichtige Coping-Strategie war wohl, für andere da zu sein, damit Sinn im Leben zu finden und sich auch von eigenen Problemen abzulenken.

Es war eindrücklich, wie diese Coping-Fähigkeiten zusammenklappten, mit dem Erblinden, zunehmender Demenz und Wegfall äußerlicher Ressourcen, die sie in der eigenen Wohnung noch hatte, bevor sie in ein Heim für Sehbehinderte zog, um sich mit ihrem Rest Sehvermögen noch einleben zu können. Damit kamen die Gespenster der Vergangenheit massiv zurück, bis hin zu visuellen Pseudohalluzinationen, einem bekannten Phänomen bei Blinden.

Mir war klar, was das für meine künftigen Therapien bedeuten würde: Ich würde mit Patient:innen, wenn es um die Beendigung der Therapie geht, weil sie ganz ordentlich zurechtkommen und mit dem Therapieerfolg zufrieden sind, im Rahmen der Rückfallprophylaxe eine Frage intensiver besprechen: Wie sieht es mit ihrem jetzt erfolgreichem Coping aus, wenn mal ein Teil desselben durch Krankheit, Demenz, Pensionierung, Wegsterben wichtiger Personen etc. wegbricht? Ich habe immer vertreten, dass Ablenkung auch eine gute Strategie sein kann. Außerdem, dass Therapien nicht länger sein sollen als nötig. Aber: Haben sie belastende Erlebnisse so weit verarbeitet, dass sie auch nach Wegfall von Coping-Möglichkeiten damit zurechtkommen? Und wenn nicht: Wäre es nicht sinnvoll, damit noch weiterzukommen, solange sie noch über geistige Präsenz, Energie, Unterstützung durch andere und weitere Ressourcen verfügen?

Was spricht dafür, möglichst lange psychotherapeutisch tätig zu sein?

MB: Als ich zum ersten Mal den Satz hörte „Psychotherapeut:in ist einer der wenigen Berufe, in denen man mit dem Alter immer besser wird", hat mir das sehr gefallen. Die Vorstellung, dass diese Aussage möglicherweise stimmen könnte, hatte etwas Ermutigendes und gleichzeitig Tröstliches. Suggerierte sie doch, es könne mit der psychotherapeutischen Tätigkeit immer so oder sogar besser weitergehen. Dieses positive Bild findet auch Bestätigung in Studienergebnissen aus den letzten Jahren, die die meisten von uns kennen dürften (Orlinsky und Rønnestad 2015). Was sollte mich davon abhalten, selbst über das Rentenalter hinaus als Psychotherapeutin tätig zu sein? Aber dann sollte im Frühjahr 2020 alles ganz anders kommen. Das Coronavirus hatte sich ausgebreitet und bestimmte plötzlich die Lebens- und Arbeitsbedingungen. Praxistermine wurden abgesagt oder fanden online statt, im Praxisraum selbst: Masken und Abstand. Wie lange sollten wir und wollte ich Therapie unter diesen Einschränkungen praktizieren? Wollte ich diese Herausforderung annehmen? Nach einer Übergangszeit auch mit Arbeiten via Video-Telefonie habe ich nicht ohne Bedauern Ende 2021 meine letzte Therapie abgeschlossen, die letzten Supervisionsstunden sind geplant.

FC: Ich habe die psychotherapeutische Tätigkeit immer geliebt: Am Leben anderer Menschen kann man sonst (außer einem ganz engen Kreis) nicht so intensiv teilnehmen; zu erleben, wie ich dazu beitragen kann, dass Menschen in Not zu einem deutlich erfreulicheren Leben kommen können. Oder wenigstens dank plananalytischer Fallkonzeptionen recht gut zu verstehen, warum Psychotherapie manchmal nicht angenommen werden oder nicht helfen kann, wenigstens nicht im Moment …

Die Berner „Motivorientierte Beziehungsgestaltung" (Caspar 2018) hat mir abgesehen von ihrem Nutzen für die Patient:innen geholfen, auch schwierige Patient:innen mit bisweilen recht unangenehmem Beziehungsverhalten in der Therapie zu akzeptieren, die meisten auch richtig gern zu mögen: Wenn man sich in der Fallkonzeption klar macht, welchen akzeptablen Motiven Problemverhalten dient, damit arbeitet und vor allem an diese Motive denkt, fühlt man sich ganz einfach wohler, als wenn man sich aufs Verhalten fixiert. Burnout-Prävention!

Und: Wenn man nicht gerade verhaltenstherapeutische Expositionen macht, könnte man beim Therapieren sogar im Rollstuhl sitzen und außerdem stellvertretend für das, was man selber nicht mehr kann, am Leben anderer teilnehmen. Ein verlockender Gedanke vielleicht, aber gute Therapeut:innen benutzen ja nicht Patient:innen für eigene Bedürfnisse …

Womit wir beim Thema Bedürfnisse sind. Etwas, was mich dabei besonders beschäftigt: Das Bindungsbedürfnis ist wohl unbestritten ein sehr zentrales. Mit dem Ausfall von Familienmitgliedern und Freunden ist es mit zunehmendem Alter ja ohnehin bedroht. Hinzu kommt noch, dass nach Ryan und Deci (2018) ein wesentliches Element von Bindungsbedürfnis der eigene Beitrag zu Beziehungen ist, also für andere wertvoll zu sein. Auch wenn man da nicht gleich an Schmidbauers (1977) „hilflosen Helfer" denkt (was ja zurückführen würde zur Frage des Copings mit eigenen Belastungen): Einer der Gründe, Psychotherapeut werden und sein zu wollen, ist für viele und wohl zu guten Teilen auch für mich das Bedürfnis, für andere einen wichtigen Beitrag zu einem guten Leben zu leisten. Kann man sich da sagen: „Ich habe in meinem Berufsleben so vielen Menschen geholfen, dass das genug ist für den Rest meines Lebens?" Oder fehlt einem dann diese Stütze des Bindungsbedürfnisses ganz aktuell (wenn man die Patient:innen nicht einfach durch Enkel:innen ersetzt)?

Was bleibt uns wichtig?

FC: Eine Devise ist für mich, Angefangenes, in das ich viel investiert habe, auch nach Kräften zu einem guten Ende zu führen. Das bedeutet für mich weitere Auswertungen zu zwei noch nicht abgeschlossenen Projekten und Schreiben zu zwei zentralen Themen, „Selbstregulation" und „Responsiveness". Während andere wohl ebenso gute Therapien machen, kann diese vier Anliegen niemand so gut weiterverfolgen wie ich, jedenfalls glaube ich das, und jedenfalls nicht so, wie ich meine, so müsste man es machen.

Aber ich möchte nicht ganz lange so weitermachen. Auch ohne dabei noch produktiv zu sein, wird Psychotherapie, Forschung und Konzeptentwicklung mich weiter interessieren, ebenso wie der freundschaftliche Kontakt zu Menschen, die ich ursprünglich über den Beruf kennengelernt habe und die MB inzwischen großenteils auch gut kennt.

Ich will auch mehr Zeit haben für Aktivitäten, die mich mit MB auch nach Einschränkung der Bedeutung von Psychotherapie weiter verbinden (abgesehen davon, dass psychische Probleme und Psychotherapie immer wieder Thema von Gesprächen im Alltag sind), wie Lesen, Kultur und Reisen (möglichst ohne lange Flüge). Gemeinsamkeit zu pflegen und zu genießen ist in sich ein wichtiges Anliegen. Das merke ich allein schon daran, dass es mich jeweils nach drei Tagen allein im Rustico im Tessin nach Wädenswil, wo wir wohnen, zurückzieht.

MB: Der Austausch über psychotherapeutische Themen bleibt interessant und wird uns weiterhin begleiten, hat nun aber eine andere Bedeutung bekommen. Nach all den Jahren, in denen wir mit unseren Wünschen, unserem Begehren, dem, was wir können und was wir für richtig halten, hinaus in die Welt gegangen sind, es mit anderen geteilt, es anderen vermittelt haben, erlauben wir uns jetzt, die Träume unserer frühen Jahre hervorzuholen und sie mit neuem Blick anzuschauen und dort, wo wir es wollen und können, zu realisieren.

FC und MB: Wenn Psychotherapie, die uns von Anfang an sehr verbunden hat, zurücktritt, werden wir darauf achten müssen, neben den je eigenen Interessen genügend andere gemeinsame Interessen zu pflegen oder zu entwickeln. Die Psychotherapie hat uns jedenfalls viele Mittel an die Hand gegeben, uns selber und andere Menschen zu verstehen, von der Nachbarschaft über (aktuell) den Umgang mit einer Pandemie, bis zur großen Politik. Wir wissen aber auch, dass es Grenzen des Verstehens gibt, dass es oft mit schnellen Interpretationen nicht getan ist, dass es harte Arbeit bedeutet, zu validen Schlüssen zu kommen, dass Menschen sich ändern können, dass der Veränderung aber auch Grenzen gesetzt sind.

Die persönlichen Zeilen von uns zeigen ein Stück des Spektrums auf, wie es Psychotherapeut:innen mit dem Älterwerden gehen kann, und Fragen, die man sich stellen kann. Auch bei einem gut funktionierenden Paar, das mit drei Uni-Weiterbildungsprogrammen, einem außeruniversitären, Publikationen und vor allem Informellem auch viel und gut zusammengearbeitet hat, gibt es deutliche Unterschiede. Wir beschäftigen uns fast täglich damit, mit Gesprächen, aber durchaus auch Auseinandersetzungen. These, Antithese und immer mal wieder auch Synthese. Das Älterwerden ist ein gemeinsames Projekt, das mit dem Tod des Zweitversterbenden enden wird. Das ist das Einzige, was sicher ist. Bis dahin bleibt es spannend.

Ein Fazit und Fragen, die uns beschäftigen

1. Bei aller Begeisterung alternder Psychotherapeut:innen für ihre Arbeit und die von ihnen berichteten Vorteile des Älterwerdens (Zugewinn an Weisheit, Reife, Empathie, [Lebens-]Erfahrung, Flexibilität im Umgang mit therapeutischen Regeln, Gelassenheit), wären empirische Ergebnisse interessant, die zeigen, inwieweit diese Selbsteinschätzung den Erfahrungen der Patient:innen entspricht. Ziel wäre eine möglichst realistische Sicht der Möglichkeiten und Grenzen nicht nur älterer Patient:innen, sondern auch älterer Therapeut:innen zu entwickeln. Vielleicht findet sich das in Teilen dieses Buches, die wir beim Schreiben noch nicht kennen.
2. Zu diesem Buch: „Wer (Therapeut:in, Patient:in, …)?" berichtet? Zudem „Wozu wird berichtet bzw. wem nützt das?" Dazu gehören auch ganz konkrete Fragen an uns selbst: „Wie sieht unser Leben außerhalb des sicheren, von den Problemen des Lebens draußen abgeschotteten Therapiezimmers aus? Was geben die Patient:innen uns, was genau können wir ihnen geben, um sich besser im Leben zurechtzufinden und ihre Probleme zu bewältigen?" Nicht zuletzt: „Setzen wir uns im Alter so sehr dafür ein, das Leben anderer in Ordnung zu bringen, weil wir es bei uns selbst nicht (mehr) hinbekommen?"
3. Auch wenn heute nicht mehr die Meinung vertreten wird, dass mit älteren Patient:innen eine Psychotherapie kaum mehr möglich sei, wird doch darauf hingewiesen, dass bei älteren Patient:innen die Sinnesorgane oft beeinträchtigt sind, Lernvorgänge langsamer vonstatten gehen und sich Gedächtnisprozesse verändern oder nachlassen. Warum sollte das nicht auch für ältere Therapeut:innen gelten? Wie können wir damit umgehen? Werden evtl. Probleme des Alterns übersehen, Krankheiten unterschätzt und Fähigkeiten älterer Menschen überschätzt, bei Patient:innen *und* Therapeut:innen?

Zu den Personen

Martina Belz und Franz Caspar sind verheiratet. Martina Belz studierte Psychologie, Ethnologie und Archäologie in Tübingen und Freiburg. Nach dem Diplom Tätigkeit in verschiedenen klinischen Einrichtungen. Danach wissenschaftliche Mitarbeiterin am Institut für Psychologie der Universität Freiburg i. Brsg. Forschung und Publikationen auf dem Gebiet der Klinischen und Gesundheitspsychologie und über Menschen mit außergewöhnlichen Erfahrungen. Geschäftsführerin des universitären Freiburger Ausbildungsinstituts für Verhaltenstherapie (FAVT). Danach Programmleitung im Psychotherapiemasterstudiengang der dgvt in Kooperation mit der Universität Bern. Langjährige Tätigkeit in eigener Praxis in Bern und Zürich, Schweiz. Seit 2019 pensioniert.

Franz Caspar studierte Psychologie und Politikwissenschaft in Hamburg und baute in Bern mit Klaus Grawe den ersten Lehrstuhl Klinische Psychologie mit Ambulanz und Weiterbildung auf. Es folgten Ordinariate in Freiburg/Brsg., Genf und Bern. Past President Society for Psychotherapy Research (SPR), International Federation for Psychotherapy (IFP), Steering Committee SEPI, Forschungsrat Schweiz. Nationalfonds. Interessen u. a.: Fallkonzeption, Therapiebeziehung, Expertise, Training, Psychotherapie-Integration. Seit 2018 emeritiert.

Literatur

Caspar F (2018) Beziehungen und Probleme verstehen. Eine Einführung in die psychotherapeutische Plananalyse. Bern, Hogrefe

Mead M (1978) Brombeerblüten im Winter. Ein befreites Leben. Reinbek, Rowohlt

Orlinsky D, Rønnestad MH (2015) Psychotherapists growing older. A study of senior practitioners. J Clin Psychol 71:1128–1138

Ryan RM, Deci EL (2018) Self-determination theory. Basic psychological needs in motivation, development, and wellness. New York, Guilford

Schmidbauer W (1977) Die hilflosen Helfer. Reinbek, Rowohlt

Reflexionen eines Senior-Psychotherapeuten

21

Héctor Fernández-Álvarez

Zusammenfassung

Der aus Argentinien stammende Autor (Jahrgang 1944) beschreibt verschiedene Phasen seiner beruflichen Entwicklungen über 55 Jahre und hebt die Bedeutung eines integrativen Ansatzes in der Psychotherapie und vielfältiger nationaler und internationaler Kontakte für seine Entwicklung als Psychotherapeut und Psychotherapieforscher hervor. In seinen ersten 15 Berufsjahren entwickelte er im Kontext der Bedingungen seines Landes sein Profil verbunden mit zunehmenden internationalen Kontakten. In der mittleren Phase seiner Entwicklung reifte er als Therapeut, Lehrer und Forscher und engagierte sich aktiv in regionalen nationalen und internationalen Organisationen, was zu professionellen Veränderungen beitrug. Nun blickt der Autor auf eine lange Karriere zurück und ist in vielen Felder noch aktiv.

Ich bin 77 Jahre alt und lebe in Buenos Aires, Argentinien, wo ich auch geboren bin. Meine Arbeit als Psychotherapeut habe ich vor 55 Jahren, im Alter von 23 begonnen. Seitdem habe ich kontinuierlich gearbeitet, allerdings – dies liegt nahe – hat sich die Art und Weise meiner Arbeit und auch die Bedeutung dieser Arbeit für mich selbst über die Jahre immens verändert. Als ich in meine professionelle Karriere einstieg, hatte ich einen durchaus starken theoretischen Hintergrund im Kontext zweier Perspektiven, nämlich der psychodynamischen Therapie, die damals in mei-

Aus dem Englischen übersetzt von B. Strauß.

H. Fernández-Álvarez (✉)
Fundación Aiglé, Buenos Aires, Argentina
e-mail: hfa@aigle.org.ar

255
B. Strauß, C. Spitzer (Hrsg.), *Psychotherapeuten und das Altern*, Psychotherapie: Praxis, https://doi.org/10.1007/978-3-662-65228-2_21

nem Land extrem populär war, und humanistisch-existenziellen Ansätzen. Von Anfang an war ich aber immer interessiert an flexiblen und integrativen theoretischen Ansätzen. In meinen ersten 15 Berufsjahren habe ich mich darauf konzentriert, einen interdisziplinären Ansatz in der psychosozialen Versorgung zu verfolgen. Ich habe mich dabei mit Philosophie und Literatur befasst und wurde in einem relativ jungen Alter schon Universitätsprofessor. Glücklicherweise fand ich in diesem Lebensabschnitt einige exzellente Mentoren, die mir Wissen, Rat und durchaus auch Enthusiasmus für den weiteren Weg vermittelten. Ich habe somit sehr schnell das Gefühl entwickelt, dass die Profession, die ich gewählt habe, sehr gut zu meinem Lebensskript und zu meinen persönlichen Entwicklungsplänen passt.

1976 begann in Argentinien die Militärdiktatur. Sie endete 1983 als traumatische Phase in der Geschichte des Landes, die ich glücklicherweise ganz gut bewältigen konnte. Paradoxerweise habe ich gerade in dieser Zeit Kontakt zu Experten außerhalb Argentiniens gefunden und dies hat mich sehr stark in meiner nachfolgenden Entwicklung beeinflusst und dazu beigetragen, dass ich selbst Teil der internationalen Mainstream-Psychologie wurde. Dies trug auch dazu bei, dass ich in eine reifere Phase meiner Psychotherapeutenkarriere kam, die sehr stark durch ein integratives Psychotherapiemodell geprägt war. Zu dieser Zeit habe ich auch begonnen, selbst Forschung zu machen und mich verschiedenen Organisationen anzugliedern, insbesondere der Society for Psychotherapy Research (SPR).

Die Hauptphase meines professionellen Lebens war aufgeteilt zwischen klinischer Praxis, Lehre und Forschung. Diese Kombination ist in Ländern wie dem meinen nicht unüblich und hat mit dazu beigetragen, dass während meiner ganzen Karriere mein Tun auch darauf ausgerichtet war, über viele, viele Stunden einer großen Zahl sehr unterschiedlicher Patienten zu helfen. Wenn ich nun zurückblicke, erkenne ich, dass sich in meiner Praxis im Laufe der Zeit doch sehr viel verändert hat.

Für besonders erwähnenswert in diesem Kontext halte ich

1. das therapeutische Modell bzw. meine Vorgehensweise, die zum einen durchaus mehr und mehr auch von der kognitiven Verhaltenstherapie beeinflusst wurde und auch zu einer wirklich überzeugten Anwendung von gruppenpsychotherapeutischen Techniken führte.
2. Ich habe mich mehr und mehr auf die Psychopathologie von Erwachsenen spezialisiert, insbesondere auf Persönlichkeitsstörungen, und
3. ich habe mich mehr und mehr für Patienten interessiert, die psychische Probleme mindestens moderaten bis schweren Ausmaßes hatten und letztendlich alle unter komplexen Störungen litten.

Nun bin ich schon fast in der Gegenwart angekommen, ich würde aber gerne noch etwas zur mittleren Phase meiner Karriere sagen, in der ich besonders als Therapeut gereift bin. Dies war ungefähr vor 25 Jahren. Zu dieser Zeit habe ich mich schon recht sicher mit meiner Arbeit gefühlt, ich tauschte mich mit anderen Therapeuten aus und war aktiv im Kontakt mit nationalen, regionalen und internationalen akademischen und berufspolitischen Organisationen. All das, befördert durch meine

Lehre und meine Schriften, trug dazu bei, dass ich ein zufriedenstellendes Niveau an sozialer und professioneller Anerkennung erreichen konnte.

In dieser Zeit waren folgende Erfahrungen für mich besonders bedeutsam:

1. Ich fühlte mich gegenüber der Profession durchaus ambivalent. Ich habe schon gesehen, dass Psychotherapie vielen Menschen sehr gut helfen kann, gleichzeitig sah ich aber auch die fragilen und negativen Aspekte. Ich gewann also einerseits Vertrauen in die Möglichkeiten, die wir unseren Patienten bereiten konnten, gleichzeitig habe ich aber auch die Schwächen unseres Tuns erkannt und dies wurde für mich selbst ein starker Impuls, meine und unsere Arbeit stetig zu verbessern.

2. Als Ergebnis dessen wurde ich mehr und mehr überzeugt davon, dass man sich als Psychotherapeut wirklich spezialisieren sollte. Ich habe sehr schnell erkannt, dass viele Menschen mit anderen Therapeuten besser zurechtkommen können als mit mir selbst. Entsprechend wurden meine Fertigkeiten doch fokussierter und dies wiederum führte dazu, dass ich eine beträchtliche Zahl von Patienten, die sich an mich wandten, an andere Kollegen überwies. Ich wurde mir meines Tuns immer sicherer, dies war auch mit einer doch spezifischeren Auswahl an Fertigkeiten verknüpft. Jeden Tag treffe ich Therapeuten, die in der Regel jünger sind als ich, die unterschiedliche Persönlichkeiten, Interessen und Motivationen haben, von denen ich denke, dass sie bestimmte Behandlungen sehr viel besser durchführen können, als ich selbst dies tun kann.

3. Die professionelle Reife, die ich erfuhr, hat mich mit einem anderen verbreiteten Phänomen in Kontakt gebracht. Die Psychotherapie hat sich im Laufe der Zeit weiterentwickelt und steht nun einem sehr viel breiteren und komplexeren Spektrum an klinischen Problemstellungen zur Verfügung. Entsprechend sind Therapeuten mit Patienten beschäftigt, die oft sehr schmerzhafte Situationen erlebt haben. Viele haben sehr traumatische Erfahrungen erlebt, die ihr Leben geradezu zerstört haben. Dies bedeutet, dass wir als Psychotherapeuten auch einem hohen Maß an emotionaler Toxizität ausgesetzt sind, was uns zweifelsohne vulnerabel macht für so etwas wie ein Burnout und andere Beeinträchtigungen.

Ich will dazu einige Beobachtungen beitragen: Ich meine, dass wir eher erfahrenen Therapeuten dazu neigen, Patienten an jüngere Therapeuten zu überweisen, sobald wir bemerken, dass es sich hier um „eher schwierige" Fälle handelt. Jüngere Kollegen dagegen präferieren geradezu solche Patienten, weil sie noch nach Herausforderungen und Schwierigkeiten suchen. Sie haben natürlich auch sehr viel weniger Alltagsverpflichtungen und Verantwortungen. Entsprechend denke ich, dass wir „Senioren" den „Junioren" hier auch durchaus mehr zutrauen sollten.

Eine andere Lektion, die ich aus der toxischen Natur unserer Arbeit gelernt habe, ist das Bedürfnis, die Arbeit möglichst in einem Team zu organisieren und nicht als Einzelkämpfer. Der Austausch mit anderen wirkt sicherlich als Puffer gegen emotionale und psychologische Belastungen, die aus der Behandlung unserer Patienten entstehen, insbesondere wenn wir mit sehr problematischen Situationen, traumatischen Erfahrungen und sehr ausgeprägter Trauer konfrontiert werden.

Nun will ich aber doch das Fenster in die Gegenwart öffnen und mitteilen, was ich am Ende einer langen Karriere sehe. Ich sollte anmerken, dass ich immer noch aktiv bin in verschiedenen Bereichen unserer Profession, wie ich dies eingangs schon erwähnt habe. Meine Überlegungen sind natürlich auch sehr subjektiv und können keineswegs generalisiert werden, weil ich denke, dass jeder Therapeut und jede Therapeutin ganz einzigartige Entwicklungen durchläuft und sehr unterschiedliche Erfahrungen machen dürfte. In meinem Fall kann ich sagen, dass ich gerade in den letzten Jahren merke, verbunden mit dem Gefühl, dass ich die alltägliche Praxis doch besser beherrsche, dass sich ein zunehmendes Bedürfnis nach neuen Herausforderungen entwickelt hat, womit ich meine Motivation überhaupt aufrechterhalten kann. Dies nimmt Bezug auf eine wichtige Voraussetzung für unsere Arbeit: Wir brauchen ein hohes Maß an Interesse und Motivation, um eine Einstellung von Hoffnung und Erneuerung aufrechtzuerhalten und zu verhindern, dass sich die sich wiederholenden Arbeitsroutinen in einer Art Erosion unseres Tuns auswirken. In den letzten Jahren hat sich dieses Bedürfnis auch besser erfüllen lassen durch die technischen Fortschritte, die wir gemacht haben und die uns neue Herausforderungen und Unterstützungsmöglichkeiten bieten, die wir uns vielleicht vorher gar nicht vorstellen konnten. Ich sehe hier viele Möglichkeiten für Innovation und denke auch, dass diese Möglichkeiten durch die Pandemie noch einmal sehr befördert wurden.

Gleichzeitig glaube ich, dass wir im Laufe der Jahre doch ein großes Wissen und eine große Erfahrung angesammelt haben, die uns auch in dem Sinne in eine gute Position bringt, dass wir zu der Überzeugung geraten können, dass die Menschen, die zu uns kommen, auch tatsächlich von uns Hilfe erhalten. Wir müssen uns dabei aber gleichzeitig hüten vor der Entwicklung von zu einfachen Voreinnahmen und Vorurteilen gegenüber unseren Patienten und uns unserer eigenen Entwicklungserfahrungen bewusst sein. Jeder Mensch, der uns konsultiert, stellt ein einzigartiges und nicht replizierbares Universum dar, entsprechend sollten wir unsere eigenen Möglichkeiten nicht überbewerten und bescheiden bleiben. Mit anderen Worten müssen wir mit zunehmender professioneller Entwicklung immer mehr darauf achten, dass wir bescheiden und demütig bleiben.

Es gibt aber noch mehr. Mit zunehmender Zeit finden wir uns natürlich auch durch Altersprozesse beeinflusst, die schon vor Jahren begonnen haben und die mehr und mehr bemerkbar werden, wenn sie mit unserer Fähigkeit zu arbeiten interferieren. Sicher variiert die Vitalität von Mensch zu Mensch ganz gewaltig, dies gilt natürlich auch für Therapeuten. Es ist aber auch klar, dass körperliche Schwächen ihren Tribut fordern und wir diesbezüglich sehr aufmerksam sein müssen und Entscheidungen treffen, die sowohl uns selbst wie auch unsere Patienten schützen. Auch hier denke ich, dass der Kontakt zu einem Team besonders wichtig ist, weil wir uns dann auf andere verlassen können, die diese Veränderungen wahrnehmen und zurückmelden und die uns darauf aufmerksam machen, wenn wir in einen Zustand geraten, der die Arbeit vielleicht nicht mehr möglich macht.

Im Angesicht unvermeidbarer Beeinträchtigungen und Begrenzungen habe ich das Gefühl, dass es am besten ist, Entscheidungen zu treffen und ein Lebenskapitel abzuschließen, bevor sich die Dinge verschlechtern und sich verselbstständigen. Ich bin sehr dankbar, dass ich selbst noch einen ganz guten Blick für meinen körperlichen Zustand habe, dass ich vor allem Unterstützung durch sensitive Kollegen habe, die mich darin beraten, was ich professionell noch tun kann und soll. Ich denke, dass mir dies ermöglichen wird, auf eine gesunde Art und Weise mit meinen Patienten zu kommunizieren und damit auch Bemühungen fortzusetzen, ein gewisses Vermächtnis für die nächsten Generationen zu hinterlassen.

Zur Person
Héctor Fernández-Álvarez ist Psychologe, emeritierter Professor, Gründer, langjähriger Präsident und nunmehr Ehrenpräsident der Fundación AIGLÉ. Neben zahlreichen anderen Ehrungen erhielt er 2002 den Sigmund-Freud-Preis der Stadt Wien. 2021 wurde er Ehrendoktor der Universidad National de San Luis, 2003–2004 war er Chair des Lateinamerikanischen Chapters der Society for Psychotherapy Reearch (SPR). Er hat mehrere Bücher u. a. zur Psychotherapieintegration und zur Behandlung von Persönlichkeitsstörungen publiziert.

Psychotherapeuten und das Altern

22

Erdmuthe Fikentscher

Zusammenfassung

Erdmuthe Fikentscher, soeben 80 Jahre alt geworden, wurde in der DDR soziali-siert. Sie reflektiert in ihrem Beitrag über Probleme und Einschränkungen, die mit dem Altern einhergehen, und lässt die Leserinnen teilhaben an ihren eigenen Erkenntnissen bezüglich der Haltung und des Verhaltens im höheren Lebensal-ter, um trotz immer wieder erlebter Rückschläge mit Neugierde, Aktivität, Mut, Muße und guten Beziehungen zu einer zufriedenen Haltung zu gelangen.

Wenn wir uns als Therapeuten mit dem Wort „Alter" und dem Prozess des „Alterns" beschäftigen, um die dabei stattfindenden Vorgänge bei Einzelpersonen in der Psychotherapie zu erkunden und eventuell notwendige Veränderungen zu bewirken, ist es wichtig herauszufinden, in welchen sozialen und biologischen Verhältnissen, geografischer Lage und Staatsform Patienten mit steigender Lebenserwartung leben und welche Persönlichkeitsstruktur und Adaptationsfähigkeit sich aus ihnen heraus zeigt. Die ökonomische Situation des betreffenden Menschen ist nur ein Teil davon. Die individuellen intellektuellen und praktischen Fähigkeiten können ganz anders sein als das, was man üblicherweise einem bestimmten Alter zuspricht, denn sie werden besonders von der persönlichen Denkfähigkeit, Gefühlswelt und Kreativität sowie dem Verlauf der körperlichen Gesundheit bestimmt. Es ist bekannt, dass viele Menschen erst im fortgeschrittenen Alter ihre besten geistigen Leistungen, besonders neue Erfindungen und künstlerische Werke, vollbracht haben. Deshalb hat z. B. Hirche (Hirche 1984) Alter immer wieder als die „Zeit der Reife und geistigen Ernte" bezeichnet, also den positiven Eigenwert gesehen. Im Alter können sich aber auch die Körperstürze vermehren mit der Folge von Verletzungen, z. B. am Kopf, der Wirbelsäule, Arm- und Bein- oder Oberschenkelhalsbruch, besonders wenn derjenige noch sehr aktiv und dabei unaufmerksam ist. Entscheidend ist dabei, dass derjenige nicht desorganisiert reagiert. Sachgerechte Therapien unter ärztlichem

E. Fikentscher (✉)
Halle/Saale, Deutschland
e-mail: erdmuthe.fikentscher@medizin.uni-halle.de

261

B. Strauß, C. Spitzer (Hrsg.), *Psychotherapeuten und das Altern*, Psychotherapie: Praxis, https://doi.org/10.1007/978-3-662-65228-2_22

Einsatz sind für die Bewältigung der aktuellen Situation und der Zukunft sehr wichtig. Dabei hoffen wir, dass Betroffene die Verantwortung für sich nicht völlig abgeben, sondern auch die Verhaltensvielfalt planen. Das wollen wir als Psychotherapeuten ebenfalls im Blick haben. Gerade ältere Patienten sollten während und nach der psychosomatischen Therapie wieder aktiv Entscheidungen für die weiteren Gestaltungsmöglichkeiten treffen, um der möglichen Produktivität in der eigenen Lebenswelt zu dienen.

Es wird immer mehr deutlich, dass Altern ein vielschichtiger und individueller Vorgang ist, der von uns eine selbstbewusste und differenzierte Wahrnehmung und Einschätzung der eigenen Person und der Umgebungswelt erfordert. Innere Ruhe, erholsamer Schlaf, erlebte Würde und Bestätigung in den gestalteten Beziehungen, also auch in der begonnenen Psychotherapie, gezeigtes Engagement und daraus sich ergebende Zufriedenheit spielen eine wesentliche Rolle in der Alters-Weiterentwicklung. Unsere Frage kann sein: Wird das Leben mit dem Älterwerden besser? Man wird häufig nachsichtiger mit sich selbst, kann über sich leichter lachen, aber auch über andere. Die gesellschaftliche Umgebung schätzt bei älteren Menschen vor allem die interessierte Aufgeschlossenheit für Neues, erkennbare Tüchtigkeit und Kreativität, angemessene Leistung und Erfolg, alles auf Grundlage einer guten Gesundheit. Nicht jeder alternde Mensch, besonders mit ernsteren und längeren Krankheiten, schafft es, in dieser Weise auf gesellschaftlicher Ebene, aber auch in der erweiterten Familie und in Freundschaften, richtig wahrgenommen und geschätzt zu werden. Das ist auch in der Therapieplanung für solche Menschen zu berücksichtigen. Deshalb ist das experimentelle Vorgehen im von mir sehr geschätzten und vielfältig ausgeführten Katathymen Bilderleben begründet von Hanscarl Leuner (Leuner 2004; Leuner et al. 1993) so wichtig, vor allem sollte man sich den phänomenologischen Unterschied zwischen „Vorstellungsbildern" (willensabhängig und stets neu erzeugt) und „katathymen Bildern" (unter hohem Affektdruck und willensunabhängig entstehend) vergegenwärtigen.

Älter- und Altwerden mit seinen Problemen ist ein Lebensthema, das aber nicht täglich unser Bewusstsein bestimmen muss. Wir sollten uns nicht an diesem Thema langweilen und die Welt deshalb auch nicht öde empfinden. Eine Torschlusspanik in der altersgerechten Psychotherapie, die mit entsprechend negativen Fantasien und Befürchtungen verbunden ist, sollte vermieden werden. Wichtig sind für mich immer interessante Themen auch in wissenschaftlicher Literatur für eine sinnvolle Tagesgestaltung, auch um Belastungsstörungen zu vermeiden (Fikentscher und Bahrke 1997). Dadurch wird ein erfüllender Lebensabend mit Bewältigungsfähigkeit und Genuss ermöglicht. Das heißt auch, Älterwerden bringt neue Sinnerfahrung und -erfüllung, wobei frühere Eindrücke und neue Erkenntnisse sowie daraus sich ergebende Aufgaben wechselseitig eine Rolle spielen. Mir wurde immer wieder erkennbar, dass Imaginationstherapie eine Möglichkeit darstellt, gerade mit dem Älterwerden körperliches und seelisches Erleben als wechselseitigen, sich gegenseitig unterstützenden Prozess wahrzunehmen. Die teilweise durch Spüren des Verlustes von Lebenskraft und Gestaltungsmöglichkeiten erlebte diffuse Bedrohung kann fokussiert und abgebaut werden.

Dazu fällt mir ein früheres Konsultationsereignis an einer älteren Patientin ein. Nach einer orthopädischen Operation eines Bandscheibenprolapses fühlte sie sich tagelang unfähig, aufzustehen und Laufversuche zu machen. Nach Ausschluss einer neurologischen Erkrankung wurde ich als psychosomatische Konsiliarärztin gerufen mit der Erwartung, dass ich die Patientin zum Heimgang befähige. Nach Ablehnung einer umfangreichen Befragung der Patientin durch mich und der Erwähnung, dass sie auch tagsüber vor sich hinträumen muss, kam mir der Gedanke, über imaginierte Bilder therapeutischen Kontakt zu finden, was auch gelang. Ohne weitere Erläuterung erlebte die Patientin in Bildern eine Landschaft, in der viel los war, unter anderem (was ich hier verkürze) Fluchterlebnisse mit eigener Körperbehinderung nach dem Krieg, wo Mutter und Schwester sie retteten, anschließend das Leben mit ihrem späteren Mann, der inzwischen verstorben war, in einem Einfamilienhaus, das jetzt von seinem früheren Besitzer angefordert wurde, unmittelbar vor ihrer stationären Aufnahme. Diese schwere Belastung ihrer Lebenssituation, die ihr in der Klinik nicht bewusst war, hatte ihre Regeneration nach der Operation behindert und damit die Gehunfähigkeit bewirkt, was sie vor einer Konfliktauseinandersetzung bewahrte. Durch die Imagination und deren kurze Besprechung löste sich die Patientin in ihrem Konflikt und verlor ihre Gehbehinderung, was die dortigen Fachkräfte erstaunte.

In der Imaginationstherapie versuchen wir, die Patientin zwischen Ebenen ihrer Fantasie spielen zu lassen bis hin zur Klärung der wichtigen, sie beeinträchtigenden Lebensszene, die gerade ältere Menschen dann besser verstehen. Es gilt in der Psychotherapie aber auch, die eigenen Erfahrungen der Berufstätigkeit in konstruktiver Weise weiter umzusetzen. Für mich bildete das die Grundlage für meine weitergeführte fachspezifische Fort- und Weiterbildungstätigkeit, die im Älterwerden nicht abbrechen muss, nur zeitweise, wenn eine Krankheitseinschränkung vorliegt. Ich habe diesen Prozess in den letzten eineinhalb Jahren nach schwerem, durch einen großen Hund hervorgerufenen Fahrradunfall erlebt und langfristig gestalten können. Der persönliche Kontakt im Einzel- und Gruppenvorgehen mit Aus- und Weiterzubildenden ist für mich jetzt intensiver im Nachdenken und Kontaktverhalten geworden und füllt so den Alltag gut aus, wie wir (Hennig und weitere Kollegen 2007) in einem Buch 2007 erläutern.

Im Leben vor der Rentenzeit gab es für mich als Frau nie ein Leeregefühl, z. B. bei beruflichen Einschränkungen in der DDR oder als die Kinder aus dem Haus gingen, weil ich jeweils mehr Zeit für meine nebenberuflichen Betätigungen hatte, die mich nicht nur in oben genannten Aufgaben erfüllten. Dadurch musste ich mich nie aufs Abstellgleis geschoben fühlen, auch nicht in einer vor 20 Jahren erlittenen Krebserkrankung, die ich mit guter Therapie und zeitweise geringerer Arbeitserfüllung bewältigen konnte.

Das in der Vergangenheit gewonnene Wissen und die erworbenen Fähigkeiten können unsere im Alterungsprozess zu findenden und ausgeführten Gestaltungsmöglichkeiten bereichern und auch entspannen, da in der Regel kein strenger umfassender Zeitdruck existiert und sich ein offeneres Ziel gebildet hat. Das habe ich besonders in meinem erweiterten Fachgebiet der Psychotherapie mit Weiterentwicklung von tiefenpsychologisch fundiertem Vorgehen und analytischer Psychotherapie durch Ausbau des Katathymen Bilderlebens (über 50 Jahre, die wir im Oktober 2021 als Begründer und mit Ausgebildeten aus ganz Deutschland gefeiert haben) erlebt.

Die aktuellen Aufgaben sind in der Regel nicht stressig, sondern inhaltlich und zeitlich offener. Dabei gilt es zu lernen, Altersbeschwerden und -einschränkungen nicht allein als belastend zu erleben, sondern auch als zu bewältigen und in gewisser Weise bereichernd. Dass die Kontakte zu anderen und damit neuen Menschen – nach Wegfall der mit mir tätigen Berufskollegen – geringer sind, sollte nicht zu Unzufriedenheit und zurückgehender Energie führen. Wichtige fördernde Erfahrungen im Älterwerden können für jeden von uns sein: neue Erkenntnisse und Bildung erweiterter anregender Zusammenhänge sind für die mehr frei verfügbaren Tageszeiten und -orte förderlich, wenn ich aufgeschlossen bin in neuen veränderten Situationen ohne vorgegebene Arbeitszeit und feste Tätigkeitsbedingungen.

Ich habe mit fortschreitendem Lebensalter nie versucht, meine aktuelle Lage zu verharmlosen oder in der Auswirkung herabzusetzen, aber auch nicht, die Möglichkeiten herabzusetzen. Meine meistens gute und interessierte Stimmungslage ermöglicht die Annahme von neuen Aufgaben und die Fortsetzung erwarteter und eingeübter Leistungen, aber auch umfassenderen Genuss von Kunst und Kultur durch offene tägliche Zeit, ohne sich extrem durch Befürchtung übersteigerter Erwartungen zu verspannen. Häufig können wir spüren, dass unsere offene Haltung vom Gegenüber wahrgenommen wird, was unser Engagement weiter steigern kann. Dies führte mich zu dem bekannten Christusspruch: „Kommt her zu mir alle, die ihr niedergedrückt und belastet seid, ich will euch Ruhe schaffen" (Matth. 11, 28 M).

Ein erweitertes Verstehen der eigenen Entwicklung ermöglichte mir, das in offiziellen Angeboten in der DDR fehlende Verfahren Katahym Imaginative Psychotherapie (KIP) zu erlernen und zunehmend umfangreich Katathymes Bilderleben in Weiterbildungen und Therapien zu praktizieren (erwähnt wurde das 50-jährige Jubiläum der Bildung der Mitteldeutschen Gesellschaft für Katathymes Bilderleben und imaginative Verfahren in der Psychotherapie und Psychologie [MGKB] und der Zusammenschließung mit der westdeutschen, auf Leuner zurückgehenden AGKB zur Deutschen Gesellschaft für Katathymes Bilderleben [DGKB] als gesamtdeutscher Gesellschaft). Die KIP bildet durch die dabei angeregte Symbolisierung der eigenen Familienbeziehungen und Berufserfahrungen ein vielfältiges inneres Bewusstsein und eine gute Stimmungslage mit häufigen Heiterkeitsgefühlen.

Mir gefällt die Ausführung von Ivan Illich in seinem Buch *Selbstbegrenzung* (Illich 1980) zu menschengerechten Arbeits- und Lebensformen, in dem er ausführt, dass der moderne Mensch sich nicht allein dem Experten unterwerfen soll mit der Vorschreibung, „wie, wovon und wofür" er zu leben habe, weil es dadurch zu Entmündigung und Gestaltungsbegrenzung komme. Er erfordert durch „Selbstbegrenzung" eine sinnhafte Begrenzung des Wachstums von Wissen, geistiger Begegnung und beruflicher Spezialisierung bei Einhaltung elementarer Bedürfnisse. Das Konzept eines multidimensionalen Gleichgewichtes mit vielfachen, aber auch empfindsamen Dimensionen, die nicht über gewisse persönliche Schranken hinausgehen, ist gerade im Älterwerden zu beachten.

Die Definition von Krankheiten und die Wirksamkeit der erkennbaren Behandlungsmethoden ist im 20. Jahrhundert verfeinert worden, wodurch sich die Tätigkeitsansprüche in der zweiten Hälfte des 20. Jahrhunderts verändert haben. Nicht wenige Menschen erleben aber die Welt als bedrohlich geworden, gerade durch die moderne Technik, und spüren Angst vor einer angeblich besseren Gesundheit. Das ist auch in der Psychotherapieplanung zu beachten. Es ist wichtig, dass nicht allein die Jugend als Reichtum des Lebens angesehen wird und Altern als Armwerden im Sinne einer Rückentwicklung in gesundheitlicher, geistiger und sozialer Richtung. Das Erlernen von richtigem Umgehen mit erlebten Einschränkungen ist empfehlenswert und kann vielfältig verlaufen, auch im Therapieangebot. Die oben schon genannten Therapieformen sind natürlich in ihrer Gesamtheit wesentlich zu erweitern. Durch neue Konstellationen und Anforderungen dürfen keine Versäumnisse stattfinden, sondern die Entwicklung geeigneter Bewältigungsmöglichkeiten und die Wahrnehmung bisher unbekannter Konstellationen. Die zunehmend industrielle Gesellschaft erfordert auch von mir sinnvolle Gegenreaktionen mit persönlicher Organisationsweise, auch im therapeutischen Vorgehen mit Entsagen von zu stark technischen und antisozialen Reaktionsmustern. Gerade die symbolische Bedeutung von Bildanteilen im KIP stärkt oder schützt und gibt Anregungen zu bestimmtem Verhalten, auch im Essen und Trinken mit Beachten individueller Besonderheiten, die durch das lebendige Austauschen wirksamer und geschätzt werden.

Es kommt im Alterungsprozess darauf an, sich weiter und vielfältig mit seiner Umgebungswelt zu beschäftigen. Dabei sollte man sich neugierig und hilfsbereit für seine Mitmenschen verhalten, dabei eigene Hobbys und Erfassung der entsprechenden Wissenschaft und Erweiterung durch Reisen nicht vernachlässigen. Die jeweilige Umsetzung erfüllt denjenigen täglich sinnvoll mit befriedigenderer Zeit, vor allem in psychischer Hinsicht. Man langweilt sich nicht und empfindet die Welt nicht als weitgehend öde. Zwar erledigen sich die meisten Aufgaben nicht mehr so leicht und traumwandlerisch und sie kosten mehr eigene Kraft. Es kommt darauf an, dass ich auf meine in der längeren Lebenszeit gewonnenen Erkenntnisse und praktischen Fähigkeiten baue und nicht ständig am Geschehen zweifele, sondern mich über Geschafftes tiefergehend freuen kann. Wichtig ist die innere Offenheit und eine gewisse Leichtigkeit für das Erinnern an die katathymen Bilder. Dabei werden in der Regel auch die damit verbundenen früheren Gefühle gespürt, was diese für den eigenen Zustand verständlich macht. Mich hat tief beeindruckt, dass in unserem Fachgebiet gerade alte, berühmte und einflussreiche Psychotherapeuten, insbesondere über 90 Jahre alte Psychoanalytiker wie Irvin Yalom und Otto Kernberg (den ich in den jährlichen psychotherapeutischen Ausbildungstagungen in Lindau wiederholt erlebt habe), die in den USA leben, aber vielfältig auch in Europa aufgetreten sind und deren zahlreiche Bücher veröffentlicht wurden, weiter sehr interessante Therapien durchführen und gute Bewältigung von ausgesprochen belastenden Ereignissen (wie dem Verlust der Ehefrau) schaffen (Yalom 2016, 2021; Lutz 2020). Zwischenmenschliche Beziehungen sollen weiter in unserem Leben eine Rolle spielen, wenn auch immer wieder mit Konflikten zu rechnen ist.

Unsere Aufgabe in einer übernommenen Therapie ist es, methodisch den richtigen Weg zur Entschlüsselung der Ursachen zu finden. Häufig finden wir in dem

Katathymen Bilderleben eine Entschlüsselung der Symbolkonstellation der Tag-träume, welche die Symboldynamik von Objektbeziehungen in Verschiebungen enthält. Eine Konfliktstrukturierung sollten wir in der KIP mittels Fokussierung und Annäherung als „Schlüsselmetapher" anstreben. Damit kommen wir auf die zentrale Drehscheibe, die der interaktionell gestaltete Fokus ist. Dabei kann in Bildern eine korrigierende emotionale Beziehungserfahrung als heilendes Agens im Thera-pieprozess erlebt werden.

Meine Erfahrung ist, dass immer auch Mut dazu gehört, im Leben und besonders in der Beziehungsgestaltung weiter voranzukommen, vor allem bei Veränderungen im äußeren Bereich, die in den letzten Jahrzehnten erheblich waren, und der eigenen inneren Einstellung zum Tätigsein, was nicht als Last, sondern als positive Erfül-lung erlebt werden sollte. Dadurch denkt man nicht belastend täglich an das aktuelle Alter, sondern an die auszuführenden Aufgaben als positive Erfüllung der aktuellen Lebenssituation. Die körperliche und geistig-seelische Beweglichkeit bestimmt das Lebensgefühl im Sinne einer auseichenden Leistungsfähigkeit und Zufriedenheit. Ich merke an mir größtenteils eine gute Stimmung und Bereitschaft, auf das Gefor-derte und Naheliegende einzugehen. Eine Ablehnung bestimmter Dinge kann gegenwärtig aber auch sinnvoll sein, besonders wenn die Umstände sich deutlich ungünstig verändert haben. Wichtig ist für mich, die eigenen Möglichkeiten und Fähigkeiten hinsichtlich seelischer und körperlicher Leistungsfähigkeit zu erkennen und darauf zu bauen, um die Situation nutzen zu können, was lebenszufrieden macht. Die eigenen Talente weiter auszuleben verhindert, dass sich eine Furcht vor der Zukunft entwickelt. Ich denke dabei besonders an meine ältere Schwester, die Mitte 80-jährig noch in einem bekannten großen Chor sehr gerne singt, obwohl er jährlich Mitgliederprüfungen auf Singfähigkeit ausführt. Aufgrund eines guten Mu-sikstudiums und dessen erfüllender beruflicher Ausübung spielt sie weiter verschie-dene Musikinstrumente einzeln und in Gruppe und erfreut damit viele Menschen. Dabei kann sie auch altersbedingte körperliche Beschwerden bewältigen. Es wird mir deutlich, dass es im Alltag darauf ankommt, was man als wichtig und erfüllend empfindet, und dass man an die eigenen Möglichkeiten glaubt und sich immer wie-der darum kümmert, um das eigene Lebensgleichgewicht auch mit steigendem Alter umzusetzen, auch wenn verschiedene Therapien zusätzlich genutzt werden.

Das Leben mit und in der Natur halte ich ebenso für wichtig, aber stets mit Be-rücksichtigung der eigenen Möglichkeiten. Es zeigt sich die Alterung als eine Mög-lichkeit der Reifung und geistigen Ernte und ermöglicht das Erleben des positiven Eigenwertes in dem sehr vielschichtigen Alterungsprozesses. Dabei wird deutlich, dass Altern zunächst ein individueller Vorgang ist, der eigene Ideen zur adäquaten Umsetzung von selbst akzeptierten Aufgaben und ebenso der Entspannungsmög-lichkeiten voraussetzt, die auch zur weiteren Anerkennung anderer Menschen führt, auch wenn der Umfang des Bewältigten allmählich geringer werden kann.

Die gesellschaftlichen und ökonomischen Verhältnisse haben sich in den letzten Jahrzehnten deutlich verändert. Darauf ist es wichtig, sich einzustellen durch zeitli-ches Lernen und Umorientieren, was in unserer Psychotherapie wichtig und um-setzbar ist, z. B. auch durch veränderte freie Berufstätigkeit.

Zur Person

Erdmuthe Fikentscher, Prof. Dr. med., ist Ärztin und Fachpsychotherapeutin für Psychiatrie und Neurologie. Ab 1992 (bis 2007) war sie Direktorin der Klinik für Psychosomatische Medizin und Psychotherapie am Klinikum der Martin-Luther-Universität Halle, von 1994–1996 war sie an der MLU Halle Prorektorin für Forschung. Sie ist nach wie vor klinisch tätig und in die Ausbildung von Psychotherapeutinnen (z. B. am Mitteldeutschen Institut für Psychoanalyse) involviert und Dozentin für Katathym Imaginative Psychotherapie.

Literatur

Fikentscher E, Bahrke U (Hrsg) (1997) Integrative Psychotherapie – Ausgewählte Methoden. Pabst Science Publishers, Lengerich/Berlin u. a

Hennig H, Fikentscher E, Bahrke U, Rosendahl W (2007) Beziehung und therapeutische Imaginationen. Katathym Imaginative Psychotherapie als psychodynamischer Prozess. Ein Leitfaden. Pabst Science Publishers, Lengerich/Berlin u. a, S 231–238

Hirche K (1984) Die Alten kommen. Überlegungen beim Älterwerden. Rowohlt Taschenbuch, Reinbek bei Hamburg, S 17

Illich I (1980) Selbstbegrenzung. Rowohlt Taschenbuch, Reinbek bei Hamburg

Leuner H (2004) Ausgewählte frühe Originalarbeiten von Hanscarl Leuner zur Katathym-imaginativen Psychotherapie. Hrsg. AGKB zum 10. Internationalen Kongress für KIP. „50 Jahre KIP – Vom experimentellen Tagtraum zur tiefenpsychologischen Psychotherapie mit Imaginationen", Göttingen

Leuner H, Hennig H, Fikentscher E (1993) Katathymes Bilderleben in der therapeutischen Praxis. Schattauer, Stuttgart/New York

Lütz M (2020) Was hilft Psychotherapie, Herr Kernberg?. Erfahrungen eines berühmten Psychotherapeuten, 2. Aufl. Herder, Freiburg/Basel/Wien

Yalom ID (2016) Denn alles ist vergänglich. Geschichten aus der Psychotherapie, 3. Aufl. Btb, München

Yalom ID (2021) Unzertrennlich: Über den Tod und das Leben. Btb, München

„Nichts schreibt sich leichter voll als ein Kalender"

23

Michael Geyer

Zusammenfassung

Die Auseinandersetzung von Micheal Geyer, Jahrgang 1943, bis 2008 Direktor der Klinik und Poliklinik für Psychotherapie und Psychosomatische Medizin der Universität Leipzig, mit dem eigenen Alter ist geprägt von seinen Erfahrungen mit zwei unterschiedlichen diktatorischen Systemen, ebenso wie von sehr persönlichen Einflüssen einschließlich wichtiger Identifikationsfiguren, die ihn vor dem „Pensionsbankrott" eindrücklich bewahrt haben.

Meine Frau und ich wurden im gleichen Jahr mitten im Krieg geboren, kennen uns seit 58 Jahren und sind seit knapp 55 Jahren verheiratet. Ich bin also nicht allein alt, obwohl es hier um mein Altern geht.

Seit mehreren Jahren gehören wir zu den „Long old". Damit meinen Soziologen, wir seien schon so lange alt, dass wir das Altsein beherrschen würden, also beispielsweise altersgemäße Lebensweisheit besitzen könnten.

Weder trifft das eine zu, noch kommt mir mein ganzes Leben und schon gar nicht die Zeit meines Altseins sonderlich „long" vor. Die Episoden, die im Rückblick den Reichtum des Lebens ausmachen, scheinen weder die gefühlte Länge noch die Kontinuität des Lebens zu beeinflussen.

Titel des Beitrag entstammt: Goethe, J. W. (2014). Zahme Xenien. München: C.H. Beck

---

M. Geyer (✉)
Akademie für Psychotherapie, Erfurt, Deutschland
e-mail: m.geyer@afp-erfurt.de

B. Strauß, C. Spitzer (Hrsg.), *Psychotherapeuten und das Altern*, Psychotherapie: Praxis, https://doi.org/10.1007/978-3-662-65228-2_23

Eher beschäftigt mich mit fast 80 Jahren, warum ich trotz meiner genetischen Belastungen immer noch lebe, wo doch alle meine Vorfahren in diesem Alter bereits viele Jahre im Grab lagen.

Schon mit 15 war ich ohne Großeltern, mit 30 Jahren ohne Eltern, konnte also deren Altwerden nicht erleben. Trotzdem – oder vielleicht gerade deswegen – hatte ich seit meiner Kindheit meine letzte Lebensphase im Blick.

Daher sollte ich voranstellen, was mich auf das Altern eingestimmt hat.

Das Ende am Anfang

Die Fantasie des rechtzeitigen Todes

Mit 12 war ich davon überzeugt, ich müsste das eigene Leben bereits in seiner besten Blüte – und gerade noch jugendlicher Verfassung – zu einem akzeptablen Ende bringen. Keinesfalls wollte ich älter werden als 30. Damals war für mich nicht der Tod der empörende Skandal, der er jetzt manchmal ist, sondern der Verlust der Jugend.

Altwerden als Projekt

Schon fünf Jahre vor meinem 30. Geburtstag reizte mich ein früher Abschied nicht mehr. Ich hatte mich in einem Leben vieler schöner Momente und reizvoller Verlockungen eingerichtet. Ich war nun offen für das Älterwerden und einer Idee dafür.

Den Anstoß gab mein damaliger Chef und Lehrer der Psychiatrie und Neurologie (Richard Heidrich 1920–1992), der trotz seiner neurologischen Spezialisierung nach dem Krieg eine Weile bei Schultz-Hencke auf der Couch gelegen hatte und meine psychotherapeutischen Interessen förderte. Wir teilten die Freude an langen gemeinsamen Geländeritten, unsere Abneigung gegen den Staat wie auch literarische und fachliche Interessen. An der Ostfront an einer Hirnentzündung fast gestorben, kämpfte er nun als 50-Jähriger gegen deren neurologische Spätfolgen an. Sein Heilmittel war fortgesetzte mentale Aktivität, für ihn ein Mittel gegen das Altern selbst. Der Bedeutungshorizont des lateinischen „senesco" („ich werde alt") schlösse nämlich nicht nur das „An-Bedeutung-Verlieren", sondern mehr noch das „Dahinschwinden, Verkümmern" ein. Das Verschwinden von der Bildfläche und vorzeitige Sterben des zur Passivität verdammten Pensionärs, unter Psychiatern damals „Pensionsbankrott" genannt, war sein (und mein) Horror.

Dem wollte er und sollte auch ich spätestens 10 Jahre vor der Pensionierung mit einem Projekt für das aktive zweite Leben danach begegnen.

Ihm selbst machte bald einsetzendes Siechtum einen Strich durch die Rechnung. Mir gelang es genau 10 Jahre vor der Pensionierung, das „Projekt" zu starten, mit dem ich jenen Teil meines Hochschullehrerlebens, der mir zeitlebens den meisten Spaß gemacht hatte, in den nächsten Lebensabschnitt retten wollte. Ich gründete, in Ermanglung anderer Talente, eine weitere Ausbildungsstätte für Psychotherapie, diesmal in meiner Heimatstadt.

Nebenwirkungen des „Projektes"

Tatsächlich glückte es. Das „Projekt" forderte mich lange vor meiner Verabschiedung aus dem Hochschuldienst bereits mehr als vorgesehen.

Dieses Antidot gegen das Gift des Erlahmens und Verschwindens von der Bildfläche entsprach allzu sehr meinem Wesen, ging also konform mit meiner noch funktionierenden Abwehr; und so waren Nebenwirkungen eingepreist.

Mein Vater starb im 57. Lebensjahr, als ich gerade 20 war. Kurz nach meinem 57. Geburtstag erkrankte ich erstmalig in meinem Leben ernsthaft. Es beruhigte mich nur wenig, dass ich dieses Schicksal mit Freunden teilte, die auch diesem magischen transgenerationalen Einfluss ausgesetzt waren. Offenbar hatte ich es nicht geschafft, dem Verdrängten zu gehörigem Einfluss zu verhelfen, woran ich dann zu arbeiten begann.

Das nächste Ereignis war einige Jahre später meine Pensionierung, der ich durch das „Projekt" den üblen Beigeschmack des „Ruhestandes" genommen hatte. Mit einem Etagenwechsel meines bis dahin harmlosen „Frühblüherschnupfens" kam ein allergisches Asthma wieder zutage, von dem ich mich im Alter von 5 Jahren für immer befreit zu haben glaubte. Auch zu dessen Bewältigung bedurfte es einiger Jahre.

Wachstum im Alter?

Die drastischen Hinweise meines Körpers haben mich vermutlich mehr gelehrt über mich als alle Lehrtherapien, -analysen und Therapiebeziehungen. Das Wachstum hört nicht auf.

Ich bin mir nicht sicher, ob dieses Wachstum mich als Psychotherapeuten besser gemacht hat, als ich vor 30 oder 40 Jahren war, aber von meinen Patienten und Supervisanden bekomme ich ermutigende Signale.

Wie von Orlinsky und Rønnestad (2015) beschrieben, erlebe auch ich „Learning to do psychotherapy, like adult development itself, is not a process that at some point comes to an end, but one that is resumed again and again in every decade."

Damit bin ich bei dem alten Psychotherapeuten angelangt, der sich immer noch bewegt.

An das Ende zu denken, ist mehr denn je geboten, auch wenn die Anfänge nicht aufhören.

Anfänge – Chancen und Zumutungen im Alter

Anfänge sind wohl bis zum Lebensende unvermeidlich. Sie können einen erleichtern, wie beispielsweise die steuervermeidende Weitergabe meiner und meiner Frau Besitztümer an unsere Kinder.

Jeglicher Anfang zwingt mehr als früher, die Begrenzungen des Alters und auch ein mögliches plötzliches Ende in den Blick zu nehmen; gerade in der Begegnung mit Jüngeren.

Seit geraumer Zeit beginne ich keine Lehranalysen oder Behandlungen mehr, deren Dauer abschbar weit über ein Jahr hinausgeht. Es ist nicht so sehr meine Befürchtung, ich könnte mittendrin sterben. Es ist mehr die Folge meiner Beobachtung, wie sehr es Lehranalysanden und Patienten beunruhigt, wenn ich auch nur harmlose Anzeichen einer Unpässlichkeit zeige. Und ob dieser Vorgang als Teil der Übertragung betrachtet werden darf, sei dahingestellt. Solche Zumutungen an die

Jungen vermeide ich nicht zuletzt deshalb, weil ich die von Furcht getriebenen Nachfragen nach meinem Befinden ohnehin nicht ehrlich beantworten könnte, ohne diese Angst zu vermehren.

Für einen Psychotherapeuten hat es keineswegs nur Nachteile, vom anderen Geschlecht als jenseits von Gut und Böse eingeordnet zu werden. Es ergeben sich andere Aspekte väterlicher oder großväterlicher Übertragung.

Andere Begrenzungen wiegen schwerer.

„Ende, das im Anfang wohnet, macht die Mitte leichenblass" dichtete einst Peter Hacks (1974) für jene, die sich nicht einlassen mögen, weil ohnehin alles ein Ende hat. Blässe in meinen heutigen Unternehmungen versuche ich dadurch zu vermeiden, dass ich nur jene Dinge anpacke, auf die ich mich wirklich einlassen will; übrigens ein Vorteil meines heutigen Status, den ich als ehemaliges Mitglied universitärer Leitungsgremien hoch zu schätzen weiß.

Kulturoptimismus und -pessimismus

Auch mehr als 30 Jahre nach der Wiedervereinigung Deutschlands erfüllt mich – neben einem tiefen Gefühl der Dankbarkeit einer unbekannten Schicksalsmacht gegenüber – ein ungläubiges Staunen über die Menschen in diesem Land, die ein totalitäres nationalsozialistisches Regime und eine internationale sozialistische Diktatur hinter sich gelassen haben und einen beinahe vorbildlichen demokratischen Rechtsstaat (noch) lebendig erhalten. Grundsätzlich stimmt mich diese Erfahrung auch für die Zukunft optimistisch.

Trotzdem beschwert mich eine unterschwellige Furcht vor der Geschichtsvergessenheit vieler meiner Mitmenschen, die ein Leben in Unfreiheit nie kennengelernt haben. Weil sie die bitteren Resultate aller Versprechungen von einer gerechten und egalitären Welt nicht selbst erlitten haben, sind sie anfällig für alle möglichen Weltverbesserungsideologien.

Die zur Erhaltung der Demokratie notwendige Reflexivität und Diskursivität setzt Kompetenzen voraus, die gewisse intellektuelle Milieus vereinnahmt haben, die voller Verachtung auf die Rückständigkeit der Restgesellschaft blicken. Die damit einhergehende Fragmentierung des öffentlichen Raumes erfüllt mich mit Sorge.

Auch erscheinen mir viele Zeitgenossen durch Globalisierung und Multikulturalität, die an die Stelle haltgebender Tradition und Überlieferung getreten sind, schlicht überfordert. Mit dem Ballast des Althergebrachten ging offensichtlich auch wertvolle Ladung über Bord. Die mit Stenners Begriff einer „Bedrohung der normativen Ordnung" beschriebenen sozialen und psychischen Vorgänge lassen uns verstehen, dass derartige gesellschaftliche Veränderungen zwangsläufig autoritäre Haltungen eines Teils der Bevölkerung zur Folge haben (Stenner 2010). Nochmals Goethe (1828): „Ich habe gar nichts gegen die Menge, // Doch kommt sie einmal ins Gedränge, // So ruft sie, um den Teufel zu bannen, // Gewiss die Schelme, die Tyrannen."

Unabhängigkeit und Resilienz

Obwohl ich nach wie vor auf die Erfahrung, geachtet und gemocht zu sein, angewiesen bin, kann ich besser die unfreundlichen Rückmeldungen jener vertragen, die meine Sicht auf die Welt nicht teilen.

Nach Jahrzehnten in mehr oder weniger menschenverachtenden Diktaturen sind für mich die Werte der Aufklärung nicht verhandelbar. Ich reagiere ungehalten auf jeden Fanatismus, insbesondere wenn er vorgibt, das Gute auf Kosten des Pluralismus und der Meinungsfreiheit voranzubringen. Empfindlich bin ich auch, wenn ich gezwungen werden soll, zur Verwirklichung politischer Ziele, selbst wenn sie meine volle Zustimmung haben, meine Muttersprache zu verballhornen. Sprach- und Meinungsdiktate sind für mich Spielarten des gleichen Übels.

Ich betrachte es als Gewinn des Alters, die übelriechenden Winde des Zeitgeistes recht früh zu bemerken und – wenn schon nicht dagegen anzustinken, was ich durchaus auch als Aufgabe des Psychotherapeuten sehe – mir doch wenigstens rechtzeitig die Nase zuhalten zu können.

Die Augenblicke werden länger und künden von Ewigkeit

In meinem Alter wird der belangvolle Augenblick nicht nur länger, sondern auch wertvoller. Ich verharre viel öfter mit allen Sinnen im Moment. Ich tue das zu keinem anderen Zweck, als einen Eindruck zu genießen.

Und manchmal erwische ich mich bei dem Gedanken, dass ich vielleicht nicht älter werden möchte als 90.

Zur Person

Michael Geyer, Jg. 1943, Prof. Dr. med., Facharzt für Neurologie und Psychiatrie, Facharzt für Psychosomatische Medizin und Psychotherapie – Psychoanalyse. 1983 bis 1990 Leiter der Univ.-Abt. für Psychotherapie, 1990 bis 2008 Direktor der Klinik und Poliklinik für Psychotherapie und Psychosomatische Medizin der Universität Leipzig. Derzeitig Wissenschaftlicher Leiter der Akademie für Psychotherapie Erfurt. Forschungsthemen: psychosomatische Epidemiologie, psychotherapeutische Prozessforschung, Geschichte der Psychotherapie, Psychotherapie und Gesellschaft. Publikationen: 20 Bücher, 300 Originalarbeiten und Buchbeiträge. Forschungspreise: Oskar-Vogt-Preis (1982), Heigl-Preis (2011).

Literatur

Goethe JW (2014 [1828]) Zahme Xenien II. Beck Textura. C.H. Beck, München

Hacks P (1974) Frage nicht, ob Liebe lohnet. In: Gedichte. Neues Leben, Berlin

Orlinsky D, Rønnestad MH (2015) Psychotherapists growing older. A study of senior practitioners. J Clin Psychol 71:1128–1138

Stenner K (2010) The authoritarian dynamic. Cambridge University Press, Cambridge/New York

Reflexionen eines älteren Psychotherapeuten und Psychotherapieforschers

Marvin R. Goldfried

Zusammenfassung

Der Autor, geboren 1936, beschreibt seine berufliche Laufbahn als Psychotherapeut, Forscher und Lehrer und macht deutlich, wie er zunehmend eine integrative Haltung einnahm und dadurch erreichte, was Carl Rogers als „Echtheit" bezeichnete. Er hat sich schon lange auf die Suche nach allgemeinen Prinzipien der Psychotherapie und einem transtheoretischen Konsens bezüglich dieser Prinzipien gemacht.

Als Therapeut, Forscher und Mensch alt zu werden, bedeutet eine „bunte Mischung". Dies gilt insbesondere in den Vereinigten Staaten, wo man gegenüber älteren Menschen relativ wenig Respekt hat, eher im Gegenteil. Ein typisches Erlebnis in diesem Zusammenhang hatte ich, als ich meinen defekten Computer an meiner Universität einer IT-Person übergab und er darauf sagte: „Er ist alt und sollte in den Ruhestand gehen." Es hat eine ganze Weile gedauert, bis ich realisierte, dass er von meinem Computer sprach und nicht von mir.

Ich habe dieses kleine Kapitel 2021 geschrieben, ein Jahr später werde ich – hoffentlich – 86 Jahre alt werden. Ich habe mir überlegt, in diesem Beitrag über Reflexionen hinauszugehen, die ich früher schon zum Altersthema vorgenommen habe (Goldfried 2015). Trotz der Platzbegrenzung hoffe ich, dass ich einen plastischen

Aus dem Amerikanischen übersetzt von B. Strauß.

M. R. Goldfried (✉)
Psychology Department, Stony Brook University, Stony Brook, USA
e-mail: marvin.goldfried@stonybrook.edu

B. Strauß, C. Spitzer (Hrsg.), *Psychotherapeuten und das Altern*, Psychotherapie: Praxis, https://doi.org/10.1007/978-3-662-65228-2_24

Einblick geben kann in das, was es bedeutet, ein alter Psychotherapieforscher, Kliniker und Lehrer zu sein.

Über marginalisierte Gruppen wurde mittlerweile viel gesagt, zu diesen zählen Personen mit anderen Rassen, Ethnien, Geschlecht, sexuellen Orientierungen und Identitäten. Wir hören oder lesen selten über eine durchaus existierende Diskriminierung älterer Menschen. Man glaubt oft, dass alte Menschen „hinterm Berg" sind und irgendwie unsichtbar geworden sind. Dies gilt insbesondere für Frauen, was ich damit erkläre, dass die Bewunderung von Frauen oft mit ihrem physischen Aussehen verknüpft ist und dieses Aussehen sich naturgemäß über die Zeit verändert. Auch wenn darüber nicht viel diskutiert wird, hoffe ich doch, dass sich die Einstellungen hierzu verändern werden. Dazu könnte beitragen, dass es doch eine ganze Reihe von älteren Menschen gibt, die durchaus noch auf einem sehr hohen Niveau funktionieren und von anderen respektiert werden, um nur ein paar Beispiele zu nennen, Joe Biden, Angela Merkel, Nancy Pelosi oder Anthony Fauci.

Ich habe an anderer Stelle (Goldfried 2015) schon darauf hingewiesen, dass ich auch in der Vergangenheit schon sehr sensibel für mein Alter in beruflichen Situationen gewesen bin. Ich habe meinen Doktortitel mit 25 Jahren bekommen. Meine erste berufliche Position hatte ich an der Universität von Rochester, wo ich ein Graduiertenseminar für Psychodiagnostik abzuhalten hatte. Obwohl ich mich mit dem Thema ganz wohl fühlte, hatte ich fürchterliche Angst vor den Studierenden in der Klasse, weil sie alle älter waren als ich! Ein Bart, den ich mir damals wachsen ließ, half mir ein kleines bisschen, aber sonst war es doch sehr harte Arbeit und sehr viel Vorbereitung, um mit dieser Lehraufgabe zurechtzukommen. In der Folge hatte ich immer wieder Situationen im beruflichen Kontext, in denen ich mich fragte: „Bin ich vielleicht noch zu jung, um das zu tun?" Nun, 60 Jahre später, mache ich mir genauso häufig Gedanken über mein Alter, wobei ich mir jetzt aber die Frage stelle: „Bin ich nicht eigentlich zu alt, um dies zu tun?" Möglicherweise beeinflussen diese Fragen mein Verhalten relativ wenig, was dazu führt, dass ich weiterhin Lehre praktiziere, supervidiere und schreibe, obwohl ich Mitte 80 bin.

Der Satz, dass Altwerden nichts für Feiglinge ist, wird der Schauspielerin Bette Davis zugeschrieben. Auch wenn es tatsächlich nicht immer leicht ist, insbesondere körperlich und geistig, wenn man alt wird, haben speziell praktizierende Therapeuten durchaus Vorteile, wenn sie älter werden. Ich erinnere mich noch sehr genau an die Zeit, als ich anfing, Psychotherapie zu machen. Ich war sehr ehrgeizig, alles richtig zu machen. Ich achtete peinlich genau darauf, dass meine Schreibutensilien korrekt in meiner Hemdentasche steckten, dass die Stühle in einem genauen 45°-Winkel zueinander standen (wie dies beispielsweise von Sullivan empfohlen wurde) und dass meine Pfeife in Reichweite war. Die Supervision, die ich damals erhielt, war nicht so schrecklich adäquat und es war ein echter Kampf für mich, mich in die Rolle des Psychotherapeuten einzufühlen. Als ich für ein Buch die persönlichen Erfahrungen und Reflexionen erfahrener Therapeuten sammelte (Goldfried 2001), die sowohl im Bereich der kognitiven Verhaltenstherapie, in psychodynamischen und humanistischen Verfahren unterwegs waren, wurden mir sehr, sehr ähnliche schwierige Erfahrungen berichtet. Im Kern berichteten mir die mittlerweile erfahrenen Therapeuten, die sich mit der Zeit veränderten, dass sie alle die

Lektionen lernten, im Laufe ihrer Tätigkeit als Therapeut mehr und mehr sie selbst zu werden, das, was Carl Rogers vermutlich mit dem Begriff der Echtheit meinte.

Auch wenn ich sehr daran glaube, dass klinische Techniken maßgeblich zum Erfolg von Psychotherapie beitragen, denke ich auch, dass eine empathische Verbindung und Beziehung entscheidend ist, die der Therapeut zu seinen Patienten herstellt. Um allerdings empathisch zu sein, benötigen Therapeuten persönliche und professionelle Erfahrungen, damit sie sich überhaupt auf das einstimmen können, was mit ihren Patienten passiert. Wenn ich angehende Therapeuten unterrichte und versuche, ihnen Empathie zu erklären, benutze ich eine sehr mechanische Metapher: Um sich in das, was mit einem bestimmten Patienten los ist, einzustimmen, muss der Therapeut immer Bezug nehmen auf seine persönliche Rollkartei, in der jede Karte eine spezifische persönliche Erfahrung, Lebenserfahrung oder klinische Erfahrung repräsentiert, mit der er auf sein Gegenüber reagieren kann. Meine etwas aktualisierte, eher technologische Metapher besagt, dass Therapeuten im Laufe ihres Lebens und im Laufe ihrer professionellen Erfahrung eine große Zahl an „Hyperlinks" entwickeln, die sie anklicken, um sich emotional auf ihre Patienten richtig einstimmen zu können.

1976 habe ich mit Jerry Davison das Buch *Clinical Behavior Therapy* publiziert (neu aufgelegt 1994), das unsere klinischen Erfahrungen, aber auch unsere Lehr- und Supervisionserfahrungen von Graduierten an der Stony Brook University zusammenfasst. Ein Ziel dieses Buches war, Therapeuten anderer Ausrichtungen die wesentlichen Beiträge dieses neuen Ansatzes deutlich zu machen. Dieses Buch markiert auch mein damals wachsendes Interesse, verschiedene Ansätze in der Psychotherapie zu vergleichen und insbesondere nach Gemeinsamkeiten zu suchen.

Meine ursprüngliche psychotherapeutische Ausbildung war psychodynamisch. In den frühen 60er-Jahren habe ich mich dann aber voll und ganz auf die Verhaltenstherapie gestürzt und die Psychotherapiekurse, die ich in Stony Brook für Graduierte anbot, waren primär Kurse über verhaltenstherapeutische Ansätze. Als die American Psychological Association damals unser Programm überprüfte und ankündigte, dass wir nicht länger als Studiengang in klinischer Psychologie zertifiziert würden, wenn wir nicht auch andere Orientierungen in den Unterricht mit einbezögen, war ich zunächst etwas widerständig, beugte mich mit den anderen dann aber allein deshalb, weil wir die Zertifizierung unbedingt bekommen mussten. Dies führte aber auch dazu, dass ich mich wieder meinen alten Aufzeichnungen und der früheren Lektüre aus meinen eigenen Kursen zuwandte und – mit einigem Amüsement – begann, immer mehr Ähnlichkeiten zwischen psychodynamischen und verhaltenstherapeutischen Ansätzen zu erkennen. Diese Ähnlichkeiten waren keineswegs im engeren Sinne theoretisch, sie bezogen sich auch nicht auf spezifische Techniken, die in den einzelnen Orientierungen angewandt werden. Allerdings kann man auf einem mittleren Abstraktionsniveau entdecken, dass es bestimmte Prinzipien der Veränderung in der Psychotherapie gibt, die in beiden Ansätzen durchaus existieren. Zu diesen „allgemeinen Prinzipien" gehören beispielsweise:

- Der Patient sollte in die Therapie mit einem gewissen Maß an Motivation und Optimismus (positiven Erwartungen) gehen.

- In der Therapie ist eine gute therapeutische Allianz notwendig, die sowohl eine interpersonale Verbindung umfasst als auch eine Übereinstimmung im Hinblick auf die Therapieziele und die Vorgehensweisen.
- Ziel der Therapie ist es, beim Patienten ein Bewusstsein dafür zu entfachen, was in seinem Leben nicht funktioniert und dass dies die Grundlage für Verhaltensänderungen darstellt – korrektive Erfahrungen –, dass der Patient mit diesen Problemen effektiver umgehen kann.
- Schließlich bedarf es für den gesamten Verlauf der Therapie eines synergistischen Durcharbeitens, das korrektive Erfahrungen umfasst, die ein erhöhtes Maß an Bewusstsein brauchen, das diese Erfahrungen letztendlich erleichtern kann.

Ich will eine andere Erfahrung berichten, dich mich zu dem Verständnis brachte, dass es letztendlich notwendig ist, dass wir uns immer wieder von den Grenzen unserer Therapieschulen verabschieden müssen. Diese Erfahrung bezieht sich auch auf eine Therapiedemonstration, die ich für meine Studierenden vor einem Einwegspiegel versuchte. Diese Demonstration bezog sich auf eine Therapie mit einer sehr unsicheren Frau Mitte 40, für die ich dachte, dass sie von einer kognitiven Verhaltenstherapie sui generes im Verlauf der Therapie am meisten profitieren könnte. Es gab allerdings in dieser Therapie Phasen, wo ich immer wieder versucht war, mit der Patientin auf eine Art und Weise zu arbeiten, die mit KVT nichts zu tun hatte. So dachte ich beispielsweise immer wieder, dass die Patientin mehr profitieren würde, wenn sie mehr mit ihren Gefühlen in Kontakt käme. In anderen Situationen wurde ihr unsicheres Verhalten im unmittelbaren Kontakt mit mir selbst deutlich. Ich habe im Laufe dieser Therapie immer wieder gedacht, dass – wäre dies nicht eine Demonstration von kognitiver Verhaltenstherapie – ich vermutlich sehr viel flexibler und angemessener vorgegangen wäre, wenn ich mich spezifischer Techniken der Emotionsinduktion oder des Feedbacks innerhalb der Sitzung bedient hätte. Eines Tages habe ich dann meinen Studierenden, die die Therapie beobachteten, meine inneren Kämpfe gebeichtet und erhielt von ihnen nachdrücklich die Erlaubnis, ich möge die Therapie doch so fortsetzen, wie ich auch sonst Psychotherapie praktiziere. Irgendwie war dieses Erlebnis die Ursache für mein Coming-out im Kontext dieser Erfahrung „hinter dem Spiegel".

Wie geht es weiter?

Bevor ich zum Ende komme, möchte ich noch kurz erwähnen, was ich heute, in meinem hohen Alter professionell tue. Auch wenn ich es durchaus sinnvoll finde, klinische Demonstrationen in der Therapeutenausbildung zu benutzen, würde ich doch denken, dass ein größeres Problem in unserer Ausbildung darin besteht, dass wir zu sehr auf Worte setzen und nicht auf aktuelle Beschreibungen dessen, was in der Psychotherapie wirklich vonstatten geht. Obwohl es in verschiedenen Therapien allgemeine Prinzipien geben dürfte, hat jede Orientierung unterschiedliche Worte, wie diese Prinzipien beschrieben werden. Als Beispiel will ich das Therapieprinzip nennen, das man als Erhöhung des Bewusstseins bezeichnet. Als eine kognitive Orientierung nennt man diese oft „Dezentrierung". Andere Bezeichnungen für das gleiche Phänomen sind „reflektive Funktionen", „Metakognition", „Mindfulness", „Witnessing", „Einsicht", „beobachtendes Ich" und andere.

Mit diesen unterschiedlichen Bezeichnungen wird letztendlich verschleiert, dass alle Therapeuten ihren Patienten dabei helfen, einen Schritt zurückzutreten und von da aus bestimmte problematische Gedanken, Handlungen, Verhaltensweisen, Intentionen, Selbstbewertungen und andere Aspekte ihres Funktionierens zu beobachten, die möglicherweise die Probleme in ihrem Leben ausmachen. Leider kann ich hier an dieser Stelle nicht weiter ins Detail gehen, verweise die Leser aber auf andere Beiträge (Gaines und Goldfried 2021; Goldfried 2019). Die letzte Phase meines professionellen Lebens ist ganz dem Ziel gewidmet, innerhalb der psychotherapeutischen Profession daran zu arbeiten, einen transtheoretischen Konsens zu erreichen, der sich darauf bezieht, was wir wirklich darüber wissen, wie Psychotherapie wirkt und wie wir dieses Wissen nutzen können, um in Zukunft Psychotherapeuten auszubilden.

Zur Person
Marvin Goldfried stammt aus Brooklyn und studierte (als erstes Mitglied seiner aus Osteuropa stammenden Familie) in Brooklyn und Buffalo und begann seine akademische Laufbahn sehr jung an der Universität Rochester. Früh erkannte er eine deutliche Kluft zwischen klinischen und Forschungsaktivitäten („Projective testing and psychoanalytic theory were all the rage at the time, and much of what he read was filled with speculation, having little research backing"). 1964 kam er an das Psychologische Institut der State University of New York at Stony Brook, wo er bis heute Professor ist. Er hat sich sehr um die klinische Verhaltenstherapie verdient gemacht, aber auch um die Integration von Psychotherapie. Vielfach ausgezeichnet war er Präsident mehrerer psychotherapeutischer Fachgesellschaften und Gründungsmitglied der Society for the Exploration of Psychotherapy Integration (SEPI). Als Vater eines schwulen Sohnes begründete er das Netzwerk AFFIRM: Psychologists Affirming their Gay, Lesbian, and Bisexual Family.

Literatur

Gaines AN, Goldfried MR (2021) Consensus in psychotherapy: are we there yet? Clin Psychol Sci Pract. https://doi.org/10.1037/cps0000026

Goldfried MR (Hrsg) (2001) How therapists change: personal and professional reflections. APA, Washington, DC

Goldfried MR (2015) A professional journey through life. J Clin Psychol 71:1083–1092

Goldfried MR (2019) Obtaining consensus in psychotherapy: what holds us back? Am Psychol 74:484–496

Goldfried MR, Davison GC (1976) Clinical behavior therapy. Holt, Rinehart & Winston, New York

Goldfried MR, Davison GC (1994) Clinical behavior therapy, expanded edition. Wiley Interscience, New York

„O Mensch, mache Richtigkeit … " 25

Helga Hess

Zusammenfassung

„O Mensch mache Richtigkeit, Gott und Menschen liebe, stirb darauf ohn` alles Leid und dich nicht betrübe" - diese Choralzeile aus der Johannespassion von J.S. Bach fiel der Autorin spontan ein, als sie um einen Beitrag zu dem Altersthema gebeten wurde. Unter dem Motto beschreibt sie ihren privaten und wissenschaftlichen Werdegang und ihr aktuelles Leben in Magdeburg und ihre Auseinandersetzung mit Sinnfragen.

Die Bewältigung des Alters – wie auch das durchlebte Leben – sind sicherlich abhängig vom Geworfensein in eine bestimmte Zeitetappe. So habe ich – Kriegsjahrgang 1940 – aufgrund eines sehr weit zurückreichenden Erinnerungsvermögens noch sehr lebhafte Eindrücke an diese sehr frühe Zeit: häusliche Geborgenheit, auch in einer Försterei – Flucht im Treck aus Schlesien, Bombenangriff in Dresden, aus dem die Mutter uns drei Kinder lebend herausbrachte, nachfolgend das Leben in verschiedensten Orten und Schulklassen mit der Notwendigkeit, sich immer neu zu integrieren. Heimat und Zugehörigkeit fand ich ab 1950 für 7 Jahre im Magdeburger Domchor, eine mein weiteres Leben prägende Zeit. Das Psychologiestudium in Berlin, eine sehr zeitige, instabile Eheschließung, aber auch die Geburt meines Sohnes, die nachfolgende 28-jährige Tätigkeit im Haus der Gesundheit, Berlin charakterisieren das durch frühkindlich erworbene Trennungsängste motivierte sehr starke Bedürfnis nach Verstehen-Wollen, Verstanden-werden-Wollen und nach Zugehörigkeit. Fleiß und Engagement waren stets dominante Eigenschaften von mir. Zugleich hatte ich Glück. Der Leiter des später sogenannten Institutes für Psychotherapie und

H. Hess (✉)
Magdeburg, Deutschland

B. Strauß, C. Spitzer (Hrsg.), *Psychotherapeuten und das Altern*, Psychotherapie: Praxis, https://doi.org/10.1007/978-3-662-65228-2_25

Neurosenforschung (IfPN), Dr. Kurt Höck, verfolgte wie auch die Leipziger Institution unter Christa Kohler, einen biopsychosozialen Ansatz der Neurosentherapie, hier aufbauend auf dem neopsychoanalytischen Ansatz von Schultz-Hencke. Damit wurde unabhängig von dem zunehmend materialistischen Weltbild der DDR eine Grundlage für ein umfassendes Menschenbild gelegt. Auf diesem Hintergrund wurde von Höck mit seinen 19 Mitarbeitern in Ambulanz und Klinik ein „abgestuftes System der Diagnostik und Therapie neurotisch-funktioneller Störungen und Krankheiten" erarbeitet. Das Durchlaufen einer Ausbildung in Kinderpsychotherapie, Diagnostik und Einzeltherapie sowie Gruppenpsychotherapie und die aktive Mitarbeit an der Fundierung dieser Bausteine brachte zugleich mir sowie wohl allen Mitarbeitern einen Persönlichkeitsgewinn. Internationale Arbeitskontakte bestanden im Rahmen der „Vereinigung der Psychotherapeuten der Sozialistischen Länder" insbesondere nach Leningrad und Moskau, Budapest, Vilnius und Warschau. Späterhin gelang auch ein persönlicher Kontakt zur Forschungsstelle von Prof. Helmut Enke im Ulm, insbesondere hinsichtlich der Gruppenpsychotherapieforschung zu Prof. Volker Tschuschke. Als schließlich habilitierte Oberassistentin im Bereich Forschung (Promotion B) nahm ich an diesen Kontakten konstruktiv teil.

Die Wiedervereinigung Deutschlands 1990 mit der Auflösung unseres Forschungsinstitutes der Akademie der Ärztlichen Wissenschaften brachte dann jedoch eine Wende, ja einen Bruch dieses Forschungsengagements und gesundheitspolitisch unvergleichlichen Ansatzes.

Neue Lebensmöglichkeiten eröffnete mir die Wiederbegegnung mit meinem Jugendfreund Ludwig Bremsteller. Es folgten sportliche Aktivitäten wie Skilaufen und Surfen, Reisen – jetzt auch privat in die westliche Welt, die Wiederaufnahme und Pflege von alten Freundschaften, schließlich auch Erfahrungen in der Psychiatrie im Krankenhaus Haldensleben. Obwohl ich im psychiatrischen Krankenhaus als leitende Psychologin arbeitete, erfuhr ich jetzt eine mich etwas befremdende Hierarchisierung zwischen den unterschiedlichen Berufsgruppen sowie deren zeitlich sehr belastende Dokumentation aller Therapievorgänge. Die zugleich notwendigen psychiatrischen Erfahrungen ermutigten mich jedoch schließlich zur eigenen Niederlassung in Magdeburg bis zum Jahre 2006. Hier versuchte ich meine Erfahrungen der Differenzierung unterschiedlichen therapeutischen Vorgehens einzubringen, beginnend nach explorativen Erstgesprächen, Teilnahme an einem AT-Kus bezüglich einer Differenzierung zwischen Einzel- und möglicherweise Gruppenpsychotherapie. In meinen Therapien wurde ich hinsichtlich der Stringenz der einzelnen Therapieschulen offener. In der Einzeltherapie überließ ich die Entscheidung der Sitzordnung des Patienten durch einen einstellbaren Lehnsessel diesem selbst; analytische sowie verhaltenstherapeutische Elemente beachtete ich je nach Erfordernis der Symptomatik bzw. Problematik, zugleich verhielt ich mich persönlich für den Patienten transparenter. Gruppentherapien wurden jetzt zumeist mit Co-Therapeuten zur Ausbildung von Kandidaten geführt. Ich wirkte weiterhin zugleich als Referentin des Weiterbildungskreises Haldensleben, im Mitteldeutschen Institut für Psychoanalyse Halle/S. (M.I.P) als Lehrtherapeutin sowohl für Einzel- als auch Gruppenpsychotherapie. Diese Tätigkeit hat mir zugleich in der Bewältigung einer Brustkrebserkrankung im Jahr 2000 geholfen.

Ein nächster Umbruch erfolgte mit Ausscheiden aus der beruflichen Tätigkeit. Für eine weitere psychotherapeutische Tätigkeit hielt ich eine eigene dauerhafte fachliche Information und Weiterbildung für notwendig, die ich nicht auf mich nehmen wollte. So verschoben sich meine Intentionen mehr auf persönliche mitmenschliche Kontakte, das heißt auch auf die Familie.

Mit dem Jugendfreund zog ich nach Magdeburg, da wir hier von früher die meisten gemeinsamen Bekannten bzw. Freunde hatten. Wir sangen jetzt beide im Magdeburger Universitätschor und erlebten noch etliche wunderschöne Konzertreisen. Wir sangen in Frankreich, in den Niederlanden, in Italien, Österreich, Ungarn. Höhepunkte waren eine Reise nach Israel mit Konzerten in Nazareth und Bethlehem und in Paris ein Gottesdienst-Konzert in Notre Dame de Paris. Mit der Aufführung der h-moll-Messe von J.S. Bach im Magdeburger Dom im Oktober 2016, das heißt mit 76 Jahren, beendete ich meine Chormitgliedschaft. Hiernach dominierten Theater- und Konzertbesuche, Letzteres mit einem Anrecht bei den Philharmonikern in Berlin.

Engere familiäre Kontakte erstreckten sich sowohl auf die Familie meines Sohnes Robert als auch auf die meines Partners. Meine beiden Enkelkinder gehen inzwischen ihre eigenen Wege, eine Alterserfahrung, die ich in der Reflexion meiner eigenen Beziehung zu meinen Großeltern sehr gut nachempfinden kann. Dennoch interessiert mich ihr Weltbild, ihr Lebensentwurf, zu dem heutzutage das digitale Zeitalter einschließlich der Genderdiskussion gehört. Die jährlich stattfindenden generationsübergreifenden Familientreffen halten jedoch zugleich auch die Beziehungen zu den Geschwistern und deren Familien aufrecht. Wir nahmen weiterhin an der Wandergruppe der Geschwister teil, die uns die vielfältigen Teile Deutschlands näher erkunden ließ.

Die Betreuung meiner Eltern wurde eine wesentliche Aufgabe nach meiner beruflichen Tätigkeit über etwa 5 Jahre. Meine Eltern wurden 100 bzw. 92 Jahre alt. Diese Zeit der Betreuung erlebte ich als eine sehr schöne. Mit Rollator bzw. später Rollstuhl fuhren wir durch den nahegelegenen Park, beim Kaffeetrinken in ihrem Heim erzählten wir sehr oft von früheren Zeiten, auch Kriegszeiten, zumal mein Vater seine Lebenserinnerungen auch aufgeschrieben hatte. Ich lernte noch so manche Verwandte aus ihrem Blickwinkel kennen. Zugleich fanden sie oft tröstende Worte: „Ich hab' vier Gesellschaftsordnungen erlebt", meinte mein Vater, als ich das berufliche Aus in Berlin beklagte. Ich erlebte ihre Sicht auf viele Dinge ihres Lebens und erlebte ihre Dankbarkeit für meine Zuwendung. Zugleich holte ich etwas nach, was ich in meiner Kindheit durch Krieg und Umzüge insgesamt 9 Jahre lang entbehrt hatte: die Anwesenheit meines Vaters bzw. beider Eltern. Durch meine Mutter und deren Maltherapie im Pflegeheim kam ich wieder mit meinen eigenen Ambitionen aus der Hallenser Oberschulzeit in Kontakt. Schließlich war ich auch Teilnehmerin einer Aquarellmalgruppe, die ihre Treffen in den unterschiedlichsten Klöstern des Landes organisierte. Dies war eine sehr, sehr schöne Erfahrung.

Eine fachliche Beschäftigung mit der Psychotherapie ergab sich durch die Mitarbeit an dem von Prof. Michael Geyer herausgegebenen Buch *Psychotherapie in Ostdeutschland*. Für dieses umfassende, auch kritische Buch schrieb ich wohl 10 Artikel. „Gegen das Vergessen" – könnte ich hier sagen, es war unsere Zeit, unser Engagement für eine umsetzbare, machbare und heilsame Psychotherapie, zugleich eine Hommage an unsere Nachkriegslehrer und Ausbilder, deren Generation jetzt wegstarb.

Eine schöpferische Pause ergab sich nach dem Tode meiner Eltern und nach dem Abschluss der Zuarbeit zum Psychotherapiebuch der DDR. In Magdeburg suchten wir ein **Buch über den Domchor**, unser beider Magdeburger Heimat. Der Domchor beinhaltete für mich, das Kriegskind, Geborgenheit, Zugehörigkeit, Akzeptanz und: vorn vor dem Chor steht eine Vaterfigur, die sagt freundlich und bestimmt, wo es langgeht. Ich verspürte Sicherheit und lernte – mehr nebenbei – den musikalischen Kulturschatz und oft auch die tröstenden und ermutigenden Gedanken der Stücke kennen, z. B. für hiesiges Alters-Thema den vertonten Psalm 90: *„Unser Leben währet siebzig Jahr und wenn es hochkommt, so sind's achtzig Jahr. Und wenn es köstlich gewesen ist, so ist es Müh und Arbeit gewesen. Denn es führet schnell dahin, als flögen wir davon."* – Es gab jedoch kein Buch über den Domchor. Mir war unverständlich, dass historisch wichtige Zeiten einfach dem Vergessen anheimfallen sollen, dass auch die Namen der Chorleiter einfach ins Nichts abtauchen sollten. Vielleicht in einem Anfall von Hochmut sagte ich: Dann schreib ich es.

Im vorigen Jahr, das heißt nun nach 10 Jahren, wurde die Dokumentation vom Jahre 968 bis zum Ende des 20. Jahrhunderts in acht Dokumentationsbänden fertiggestellt. Sie steht u. a. im Internet. Ein Gesamtbuch von mir mit der Beschreibung der Zeit des jetzigen Kantors durch Martin Groß liegt beim Designer. Für mich ist das Erstellen der Dokumentation insbesondere ein Dank an meinen ehemaligen Chorleiter Gerhard Bremsteller, ebenfalls ein Breslauer, ein Dank für sein Wirken: Chorarbeit – bindungs- und beziehungsfördernd, sanogen – heilsam gegenüber den Traumata des Lebens – auch für mich damals.

Mein Erleben bei den Recherchen und Interviews: Wir lernten eine große Anzahl von weiteren Menschen kennen, die uns ihr Herz öffneten, ihre Hilfe anboten, auch ehemalige Sänger, die wir auf gemeinsamen Treffen in diesen Jahren wiedersahen. Meine eigene Erfahrung beim Recherchieren: In diesen tausend durchforsteten Jahren gab es immer wieder Umbrüche. Neues setzt sich nicht konfliktfrei durch. Das alte Thema: „panta rei" – alles fließt, das einzig Konstante ist die Veränderung. Muss es immer aggressive Vernichtung des Alten, muss es immer Krieg, das heißt Zerstörung sein? Wie gestaltet sich der Übergang? Wie sind die sich offenbar notwendig aufbauenden Widersprüche zu lösen? Gorbatschow meinte in einem 2020 ausgestrahlten Interview hinsichtlich der Entwicklung in Russland: Nachhaltige Veränderungen von Werten brauchen als Grundlage drei Dinge: Zeit, Geduld und Kompetenz.

Mich interessieren heute Sinnfragen im Yalom'schen Verständnis seiner Existenziellen Psychotherapie: die Angst vor Tod, vor Isolation, vor Freiheit und Sinnlosigkeit. Kriege, Flüchtlingsströme, Klimaveränderungen bewirken zahlreiche Traumata, die eine sinnvolle Lebensgestaltung erschweren. Noch kann ich fragen: Was? Wie? Warum? – z. B. mit den Büchern von Eric Kandel, Joachim Bauer, Christine und Frido Mann – und versuchen, die Antworten anderer zu verstehen. Auch die Thematik der Nahtoderfahrungen in den Berichten von Kübler-Ross sowie den hypnotischen Zeitversetzungen durch Thorvald Dethlefsen lassen Fragen im Hinblick auf die geistige Dimension des Menschen offen, wie auch meine Grundfrage: Welche Verankerung bewirken die Spiegelneuronen des Menschen im Hinblick auf sein psychophysisches Sein in dieser Welt – im Hinblick auf das existenziell wichtige Entstehen von Beziehung, Bindung, Liebe, Vertrauen – auch in der künftig stärker digitalen Zeit. Ermutigend im Hinblick auf den eigenen Abschied aus diesem Leben ist Irvin Yaloms Bekenntnis: „carpe diem" in seinem Buch *Denn alles ist vergänglich.*

Durch den Alterungsprozess und die bereits schmerzliche Erfahrung des Wegsterbens von Verwandten, Freunden und Bekannten wird der Weggang aus diesem Leben erleichtert und ich denke, auch der Wunsch entsprechend der Bach-Kantate: *„Ich habe genug"*. Es ist jedoch auch eine schwer zu akzeptierende Einsicht, dass das eigene Wegsterben zu dem Prinzip des panta rei gehört.

Von mir bleibt eine **Dankbarkeit** zurück – auch gegenüber den Menschen allen, die zu meinem langen, zwar konfliktreichen, aber dennoch späterhin kriegsfreien Leben hier in diesem Deutschland beitrugen. Möge es den kommenden Generationen gelingen, ihr Leben in dieser nunmehr globalen Welt mit ihren komplexen Anforderungen ohne kriegerische Auseinandersetzungen kreativ zu gestalten und damit in Zufriedenheit leben zu können.

Zur Person
Helga Hess, geb. Göbel, Dr. rer. nat. habil. (in der BRD anerkannt), vormals Dr. sc. nat. (DDR-Form). Langjährige Mitarbeiterin im Institut für Psychotherapie und Neurosenforschung, Haus der Gesundheit Berlin unter Doz. Dr. med. Kurt Höck. Ausgeprägte gemeinsame Forschungstätigkeit als Wiss. Oberassistentin einschließlich zahlreicher internationaler Verbindungen. Promotion und Habilitation zu Themen der Neurosendiagnostik sowie Wirkmechanismen der Gruppenpsychotherapie. Nach der Wende 1992 psychotherapeutische Krankenhaustätigkeit in Haldensleben sowie Niederlassung in eigner psychotherapeutischer Praxis in Magdeburg bis 2006. Mitarbeit im Weiterbildungskreis Haldensleben sowie im M.I.P. Halle als Referentin und Lehrtherapeutin. Ab 2011 Erarbeitung einer Dokumentation über den 1000-jährigen Magdeburger Domchor.

Literatur

Bauer J (2013) Schmerzgrenze – Vom Ursprung der Entstehung alltäglicher und menschlicher Gewalt. Heyne, München
Bauer J (2016) Warum ich fühle, was du fühlst. Intuitive Kommunikation und das Geheimnis der Spiegelneurone, 26. Aufl. Heyne, München
Dethlefsen T (1974) Das Leben nach dem Leben. Gespräche mit Wiedergeborenen. Bertelsmann, München
Geyer M (Hrsg) (2011) Psychotherapie in Ostdeutschland. Geschichte und Geschichten 1945–1995. Vandenhoeck & Ruprecht, Göttingen
Gorbatschow-Interview: Paradies vom 17.08.2021 in ARTE. LETT/CZ/F2020

Hess H (1985) Untersuchungen zur Abbildung des Prozeßgeschehens und der Effektivität in der intendierten dynamischen Gruppenpsychotherapie. Dissertation B (Habilitation) Humboldt. Universität zu Berlin. Sowie: Psychotherapie-Berichte HdG Berlin, Heft 32/85 sowie 33/85

Hess H, Groß, M (i.V.) Der MAGDEBURGER DOMCHOR. 1000 Jahre Chorgesang im Kaiser-Dom zu Magdeburg. (Hrsg) Domgemeinde und Domchor-Förderverein Magdeburg

Höck K (1977) Die intendierte dynamische Gruppenpsychotherapie innerhalb des abgestuften Systems der Diagnostik und Therapie neurotischer Störungen. Dissertation B (Habilitation). Akademie der Wiss, Berlin

Kandel E (2019) Was ist der Mensch? Störungen des Gehirns und was sie über die menschliche Natur verraten. Pantheon, München

Kübler-Ross E (1997) Rad des Lebens. Autobiographie. Knaur, München

Maaz H-J (2007) Wenn wir wieder fühlen können. Auswege aus dem Lilith-Komplex. Herder, Freiburg

Mann C, Mann F (2021) Im Lichte der Quanten. Konsequenzen eines neuen Weltbildes. WGB Theiss, Darmstadt

Mann F, Mann C (2018) Es werde Licht. Die Einheit von Geist und Materie in der Quantenphysik. Fischer Verlag, Frankfurt am Main

Strauß B (2014) Bindung. Analyse der Psyche und Psychotherapie, Bd 11. Psychosozial, Gießen

Yalom I (1989) Existentielle Psychotherapie. EHP-Edition Humanistische Psychologie, Köln

Yalom I (2016) Denn alles ist vergänglich. Geschichten aus der Psychotherapie. btb, Berlin

„Sind Sie verrückt …?"

26

Heinz Hennig

Zusammenfassung

In diesem Kapitel beschreibt Heinz Hennig, geb. 1935, seine Motivation, im hohen Alter noch therapeutisch tätig zu sein und weiterhin eine eigene Praxis zu führen. Ferner schildert er seine eigene emotionale Befindlichkeit sowohl in seinem privaten Umfeld als auch in den Arbeitsbeziehungen mit Patienten.

„Sind Sie verrückt …?", sagte unlängst eine freundliche attraktive Dame mittleren Alters, als ich auf ihre Frage „Arbeiten Sie noch?" mit „Ja, natürlich" antwortete. Wir (meine Frau und ich) hatten sie mit ihrem Ehemann während eines Sommerurlaubes in einem Südtiroler Hotel kennengelernt. Sie sagte diesen Satz eher lachend, nach üblichen etwas vorsichtigen Bemerkungen zur Gesprächseröffnung unter zunächst Fremden. Beiderseitige Sympathie ermutigte offensichtlich zu intimeren Erkundungen: „Darf ich fragen, wie alt Sie sind? – Nein …, so sehen Sie aber nicht aus."

Obwohl ich diese Einschätzung inzwischen der Kategorie „unverbindliche Konversation" zuordne, also als zwanglose Gesprächseröffnung erlebe, fühlte ich sowohl bei mir selbst als auch in den Äußerungen der Schweizer Gesprächspartnerin deutliche Ambivalenzen. Jedenfalls war auf beiden Seiten das Empfinden, hier werden wohl die Regeln für den „wohlverdienten Ruhestand" nicht eingehalten bzw. nicht gelebt. Zwiespältig wird in der Gesprächsdynamik ein Spannungszustand ausgelöst, der sowohl anerkennendes Erstaunen als auch Zweifel, ob eine solche Belastung im Alter durchzustehen ist, enthält – andererseits: „Sie machen mir Mut für mein Alter."

H. Hennig (✉)
Praxis für Psychotherapie und Psychoanalyse, Halle (Saale), Deutschland
e-mail: heinz.hennig@medizin.uni-halle.de

© Der/die Autor(en), exklusiv lizenziert an Springer-Verlag GmbH, DE, ein Teil von Springer Nature 2023
B. Strauß, C. Spitzer (Hrsg.), *Psychotherapeuten und das Altern*, Psychotherapie: Praxis, https://doi.org/10.1007/978-3-662-65228-2_26

Unterschiedliche Übertragungs- und Gegenübertragungsimpulse fließen in diese Gefühlsdynamik ein. Bin ich noch zuständig oder könnte meine Fachkompetenz altersbedingt nachgelassen haben?

In der täglichen psychotherapeutischen Praxis erlebe ich mein Älterwerden und meine Arbeit eher als etwas Selbstverständliches. Das war Jahrzehnte sinnvoller Teil meines Lebens, das lebe ich einfach weiter. Sicherlich spüre ich körperliche und psychische Belastungsgrenzen, mit denen ich in unterschiedlicher Weise umgehen muss. Aber daneben haben sich Kompetenzen entwickelt, die zumindest (aber nicht nur) aus der langjährigen therapeutischen Praxis heraus entstanden sind. Dies betrifft vorrangig einen eigenen authentischen Arbeitsstil im Sinne einer psychodynamischen Beziehungsgestaltung, die zumeist einen geduldigeren, gelasseneren Umgang mit dem jeweiligen therapeutischen Prozess zulässt. Die über Jahre verinnerlichten Erfahrungen mit den unterschiedlichen Persönlichkeiten als Patienten und Patientinnen (und ihren Symptomen) sowie mit einem jeweiligen methodischen Paradigmenwechsel aus Empathie und Zeitgeist modifizieren nahezu alle manualartigen Vorgaben, auch in der psychodynamischen bzw. psychoanalytischen Arbeit bis hin zum intersubjektiven Verständnis der relationalen Psychoanalyse. Sie erlauben mir oftmals ein fast befreiend anmutendes individuelles Mitgestalten des therapeutischen Prozesses. Nicht zuletzt erscheinen mir Projektionen, Polarisierungen sowie Rivalitätsimpulse transparenter und weniger ausgeprägt. Die Sinnlosigkeit bzw. Schädlichkeit von Orthodoxie, Purismus und Extremismus in der täglichen Praxis wird mir immer bewusster und belastet weniger.

Die therapeutische Arbeit insgesamt ist deshalb nicht weniger schwierig und energieintensiv, sondern sie ist sinnstiftender und macht Freude. Sie macht natürlich oft weniger Spaß, wenn ich aber Spaß mit Humor identifiziere, dann stellt sich auch dieser gelegentlich ein und hat einen legitimen Platz im therapeutischen Geschehen. Die zunehmende Diversität der therapeutischen Modifikationen oder methodischen Varianten, die im Kern mehr oder weniger der Gestaltung einer tragfähigen Arbeitsbeziehung dienen, wirken auf mich eher bereichernd, u. a. weil sie nahezu ausnahmslos empirisch Therapieerfolge gegenüber einem breiten Spektrum von psychischen Störungen belegen. Dies lässt mich weniger orthodox und mehr der komplexen Störungsrealität einer jeweiligen Patientenpersönlichkeit entsprechend, also flexibler und subjektiv individueller, als ich mir das in meinen frühen Therapeutenjahren zugestanden hätte, vorgehen. Der Therapieprozess wird kreativer.

Natürlich weiß ich, dass ich ein alter Therapeut bin und ich glaube auch, meine Grenzen einigermaßen zu kennen. Jeder neue Patient und jede Patientin wird von mir im Erstgespräch auf mein Alter hingewiesen. Gegenüber meinen frühen Therapieerfahrungen werde ich jedoch sehr selten mit Therapieabsagen oder entsprechenden Abbrüchen konfrontiert. Im Internet haben sich im Übrigen ein großer Teil der Patienten vor dem Beginn einer Behandlung über mein Alter informiert. Das betrifft auch solche Patientinnen und Patienten mit zeitlich aufwendiger Langzeitbehandlung.

Die Heterogenität meines bisherigen Patientengutes empfinde ich als faszinierend, garantiert sie mir doch Interesse, Spannung, Flexibilität. Naturgemäß finden sich unter den jüngeren Patienten häufiger Studierende, weil mein ehemaliger akademischer Hintergrund (den sie im Netz finden) eine gewisse wissenschaftliche Solidarität auszulösen scheint, die naturgemäß sehr schnell mit Vater-, oft sogar mit Großvaterübertragungen verbunden ist.

In jüngster Zeit hat das Therapiesuchen älterer bzw. sehr alter Patienten (über 80!) beträchtlich zugenommen. An die Bearbeitung zunächst oberflächlich akuter Symptome schließt sich hier sehr rasch die bisher eher abgewehrte Aufarbeitung von Kriegs-, Vertreibungs- und Diktaturtraumen an. Diese Traumen bemühen in mehrfacher Hinsicht intensives eigenes Erleben, sie bedürfen einer größeren Achtsamkeit und eines hohen Maßes an Empathie bei notwendiger Grenzziehung.

Meine aktuellen praktischen Therapieerfahrungen wirkten sich nicht zuletzt belebend auf die Ausbildungsdynamik mit jüngeren Kandidaten und Kandidatinnen im analytischen Institut aus und garantieren das notwendige Junktim von Therapie und Praxis.

Meine therapeutische Arbeit im hohen Alter empfinde ich als Privileg, ein hohes Gut, welches nicht jedem und in jeder Profession möglich ist. Mit den Erfahrungen nach ca. 50 Jahren in Theorie und Praxis der klinischen Psychologie, Psychiatrie und Psychotherapie erlebe ich mein Leben als eine erfüllte Zeit. Hierzu gehört natürlich meine Familie, meine Frau, meine Tochter und zwei Enkeltöchter, deren Zuwendungen ich ebenso bedarf, wie sie der meinen. Ich erlebe mich integriert und noch immer auf dem Weg. Letzterer ist irgendwann zu Ende, das ist mir wohl bewusst. Nur die leise Trauer, ausgelöst durch fortwährende Verluste vertrauter Angehöriger und Freunde kann und darf die interessanteste und lebhafteste Sprechstunde nicht kompensieren.

Während ich mit diesem Artikel beschäftigt bin, stellten mir meine Frau und meine Enkeltöchter viele Fragen, die ich im vorliegenden Text zu beantworten versuche.

Dabei blieb eine Frage noch offen: „Hast du Angst vor dem Tod?" Nein vor dem Tod nicht, aber vor dem Sterben schon.

Übrigens hat sich in der Pandemiezeit ein Klischee zur Gesprächseröffnung von spontanen Begegnungen nach längeren Isolationsphasen entwickelt: „... schon geimpft?" Erste Kontakte mit mir beginnen häufiger anders: „... arbeitest du noch?"

Ja, ich bin verrückt, oder ist es nicht doch sinnlos, im Kreis von Fachkollegen und Kolleginnen noch immer einigermaßen kompetent mitzuwirken, nicht zu fühlen, „aus der Zeit gefallen zu sein"? Auch wenn dies gelegentlich von jüngeren Kolleginnen ambivalent erlebt wird.

Der Archetypus des „alten Weisen" (C. G. Jung) gilt heutzutage wohl kaum noch oder nur noch in bestimmten Fachkreisen als zeitgemäß. Vielmehr dient der „alte weiße Mann" als Feindbild, nicht zuletzt um sich vom transgenerativen Belastungsdruck zu befreien. Dann wäre ich möglicherweise eine belastende Instanz. Dennoch glaube und erlebe ich, meine Erfahrungen sowohl im privaten als auch im beruflichen Leben können sehr wohl auch Vertrauen und Tragfähigkeit über Generationen hinweg vermitteln, zumindest jedoch fördern. Dafür empfinde ich Verantwortung, auch wenn dies heutzutage etwas zu altbacken oder zu pathetisch klingen mag. Dies ist vielleicht wirklich ein wenig verrückt, aber nicht unnütz. Strukturen und Inhalte von Beziehungsprozessen wie auch im psychotherapeutischen Rahmen sind Zeitgeist – und damit generationsabhängig, lebende Zeitzeugen sind deshalb nicht nur zum Identifizieren von möglichen Irrtümern oder Verletzungen, sondern auch für ein stabiles Identitätserleben notwendig.

Vielleicht auch schützen sie vor unrealistischen Omnipotenzfantasien. Ich denke hier u. a. an eigene Kriegstraumen im Kindesalter, an Besonderheiten der psychologisch-psychotherapeutischen Arbeit in der DDR-Zeit sowie an zahlreiche Umbrüche und Neugestaltungen in der politischen Nachwendezeit im Osten Deutschlands, die bisweilen nicht ohne nachhaltige kränkende Erinnerungen bis heute wirksam sind (Hennig 2007).

Zur Person
Heinz Hennig ist Psychologischer Psychotherapeut, Fachpsychologe der Medizin (DDR), Diplom-Psychologe und Psychoanalytiker. Bis zu seiner Emeritierung war er als Universitätsprofessor und Direktor des Instituts für Medizinische Psychologie an der Medizinischen Fakultät der Martin-Luther-Universität Halle Wittenberg tätig und führt bis heute eine eigene Praxis.

Literatur

Hennig H (2007) Der brave Soldat Schwejk, Don Quichote de la Mancha und der Elefant. In: Hennig H, Fikentscher E, Bahrke U, Rosendahl W (Hrsg) Beziehung und therapeutische Imaginationen – Katathym Imaginative Psychotherapie als psychodynamischer Prozess. Ein Leitfaden. Lengerich Pabst Science, S 263–276

Versuch einer psychoanalytisch-empirischen Rückschau auf das eigene Leben (im Alter von 80)

27

Rainer Krause

Zusammenfassung

Rainer Krause, Jahrgang 1942, emeritierter Professor für klinische Psychologie, reflektiert in diesem Beitrag über seinen Werdegang als Psychoanalytiker und Forscher auf dem Hintergrund seiner Biografie, die auch durch Traumatisierungen gekennzeichnet ist. Beziehungserfahrungen innerhalb und außerhalb der Psychoanalyse halfen ihm, diese Traumatisierungen zu bewältigen, und bestimmten den Inhalt seines Forschungsprogramms, das er in seinem Beitrag darlegt.

Wenn ich als fast 80-jähriger Psychoanalytiker über dieses Thema nachdenke, fällt mir unmittelbar auf, dass die Perspektive des 80-Jährigen nur sehr bedingt mit den Perspektiven des jungen Mannes, der ich einmal war, als ich „beschloss", Psychoanalytiker und Professor zu werden, übereinstimmt. Natürlich habe ich das nie beschlossen. Ich bin gewissermaßen aus Zufall Professor und Psychoanalytiker geworden. Allerdings waren andere Leute der Meinung, dass ich das Zeug für diese Aktivitäten hätte, aber ein Ziel im engeren Sinne war das nie. Ich will damit sagen, dass die Wahrnehmung der Zukunft anders strukturiert ist als der Rückblick auf das eigene Leben. Ich nehme an, das betrifft auch andere Personen. Damals war alles und auch ich voller Widerstände, Widersprüche, großartigen Gelegenheiten, Verführungen, Versagungen und Versagen.

R. Krause (✉)
Saarbrücken, Deutschland
e-mail: beratung@prof-rkrause.de

B. Strauß, C. Spitzer (Hrsg.), *Psychotherapeuten und das Altern*, Psychotherapie: Praxis, https://doi.org/10.1007/978-3-662-65228-2_27

Der analytische Prozess verändert ja nicht rückwirkend das gelebte Leben, sondern erlaubt im besten Fall eine andere, vielleicht weniger gestörte oder richtigere Erzählweise desselben. Was richtig sein könnte, werde ich noch zu erläutern versuchen.

Wenn ich meine Befindlichkeit als Baby und Kleinkind zum Ausgangspunkt nehme, fällt es mir noch schwerer, ein Narrativ für diese Zeit zu entwickeln. Gleichwohl nehmen vor allem die Forscher und auch ich an, dass diese frühen Erfahrungen uns in vielerlei Hinsicht formen, ich will nicht sagen prägen, weil das bereits ein theoretisches Modell darstellt. Dass dies so ist, ist ein empirisches Faktum, das nicht nur die Bindungsforschung und die Untersuchung der transgenerationalen Weitergabe von Bindungstypen bestätigt hat (z. B. Braun et al. 2002).

Wir Analytiker haben mit dem Konzept der Nachträglichkeit eine Möglichkeit, auch einen theoretischen Zugang zu dem Problem, dem wir hier gegenüberstehen, zu finden.

„Erfahrungen, Eindrücke, Erinnerungsspuren werden später aufgrund neuer Erfahrungen und mit dem Erreichen einer anderen Entwicklungsstufe umgearbeitet. Sie erhalten somit gleichzeitig einen neuen Sinn und eine neue psychische Wirksamkeit"

(Laplanche und Pontalis 1973, S. 313).

Wichtig ist, dass nicht das Erlebte allgemein nachträglich umgearbeitet wird, sondern selektiv das, was in dem Augenblick, in dem es erlebt worden ist, nicht vollständig in einen Bedeutungszusammenhang integriert werden konnte. Das Vorbild ist das traumatisierende Ereignis (ebenda 314).

Auffällig ist, dass in meinem Alter eine gewisse Neigung besteht, das Erlebte in irgendeiner Weise kohärent zu denken, das heißt, dass wir dem ganzen Geschehen eine Einheitlichkeit, einen Sinn geben. Wir haben die Neigung, solche Selbsterzählungen mit Weisheit, Gelassenheit zu verbinden, wenn wir rückblickend denken können, dass wesentliche Vorhaben der eigenen Existenz erfüllt worden sind. Ist dies nicht der Fall, ist der Rückblick selbst traumatisierend und wird eher vermieden.

Unabhängig vom Ausgang kann ich für mich geltend machen, dass es die unbewusste Kohärenz der Selbstwahrnehmung und Selbsterzählung für den jungen Mann, der ich einmal war, gewiss nicht gegeben hat, von dem Kleinkind will ich gar nicht sprechen.

Ich kann jedoch als beobachtender Analytiker rückblickend eine Geschichte meiner Traumatisierungen und des Umgangs mit ihnen entwickeln. Ich kann auch die Zeitpunkte, in denen ich bewusst oder unbewusst eine meine zukünftige Entwicklung prägende Entscheidung getroffen habe, kartografieren. Soweit ich das verstanden habe, waren diese Entscheidungen fast immer schon ein Versuch, mit den vorhergehenden Traumatisierungen umzugehen bzw. leben zu können. Das will heißen, ich hätte mich auch anders entscheiden oder mich den Wirkungen der Traumata überlassen können, dann wäre das Leben gewiss ganz anders verlaufen, wahrscheinlich schlechter. Meine Entscheidungen wurden von der damaligen Umgebung als ziemlich schräg empfunden und eben daran hatte ich meine Freude. Einmal wurde ich Zeitsoldat, als jeder den Dienst verweigerte. Und das Psychologiestudium war 1964 ein absolutes „no go", angeblich nur für Neurotiker und andere Spinner, wie mein jüngerer Bruder mir mehrfach versicherte. Er wurde Arzt und dann später doch Analytiker. Der Berufsberater riet mir eindringlich ab. Das sei kein Beruf, damit könne ich allenfalls Privatgelehrter werden. Ich habe mir damals erlaubt, ihn zu fragen, wie er denn zu seiner Position geraten sei. Ich habe seine Antwort vergessen, sie war ebenso verschrubbelt, wie die ganz Beratung. Bis zum 5. Semester war ich zu Beginn jedes Mal versucht, mich in Medizin umzuschreiben. Ich habe es Gott sei Dank nicht getan, weil die Medizin damals nicht gerade kreativ in der Forschung agierte. Ich hingegen fand die Experimentalpsychologie, in der ich meine Praktika absolvierte – ich habe drei gemacht – ungemein spannend und bereichernd. Es ging da u. a. um Bezugssystemforschung, Farb- und sonstige Wahrnehmung, Fingerlabyrinthe und Lernen, Rhythmuswahrnehmung und vieles andere mehr. All dies kann ich heute in der Psychologieausbildung, die sich ganz kognitivistisch gibt, nicht mehr finden. An eine klinisch psychotherapeutische Tätigkeit habe ich damals nicht gedacht, weil sie auch juristisch nicht abgesichert war. Wir durften allenfalls Beratungen machen, die von den Krankenkassen nicht bezahlt wurden.

Vorgeschichte
Damit der Leser nicht völlig im Dunkeln tappt, in welchem Umfeld sich der Autor vorher bewegte, ist eine kurze Zusammenfassung hilfreich.

1942 geboren, wurde der Knabe, um eine Ansteckung mit einer Tuberkulose, die die Schwester schon hatte, zu vermeiden, zu einem Onkel, der katholischer Priester war, in Pflege gegeben. Diese Zeit währte, der Kriegslage und anderem geschuldet, bis 1945 und war Rettung – das Kind war schon infiziert – und schwere Traumatisierung gleichzeitig. Der Kontext war der Krieg, mit ungeheuer vielen Toten und der Angst der Erwachsenen und dem großartigen Mut der Mutter und des Onkels, die beide überzeugt gegen die Nationalsozialisten waren und es auch kundgetan haben. Der Onkel wurde zum Ende des Krieges von der Gestapo festgenommen. Das Jahr 1945 und die Zeit bis zur Einschulung war von Armut und Düsternis geprägt. Drangvolle Enge – wir waren 6 Kinder, 2 Eltern und das Personal, also 10 Personen. Kälte und Hunger waren „normal". In diesem Kontext wurden Konflikte zwischen den 6 Geschwistern niedergehalten. 1949 bis 1953 war die Grundschulzeit von einer Art von Oberschicht-Mobbing geprägt. Angeblich hatte das Doktoren-Ehepaar Krause (also meine Eltern) viel Geld, was in keiner Weise zutraf. Wir waren mausarm. Ich erinnere daran, dass damals die höheren Bildungsanstalten alle Geld kosteten. Da fast alle Kinder solche durchliefen, ging das Geld dorthin. All dies hat meine Grundeinstellung zum Leben sicher in erheblichem Maße geprägt. Im Vorwort zum ersten Band der *Allgemeinen psychoanalytischen Krankheitslehre* hatte ich schon geschrieben:

Der Vater, ein Wissenschaftler von ganzem Herzen, der der politischen Wetterlage wegen Landarzt wurde, experimentierte mit allem möglichen ... und unmöglichen und piesackte uns Kinder nicht gerade selten mit deren Vortrag. Meine Mutter, die Frau Doktor des Dorfes, war eine herausragende Persönlichkeit, die den Placeboeffekt fast aller wissenschaftlichen Neuerungen für überwältigend hielt, und sie eben deshalb nicht verschrieb: „Da machen wir am besten gar nichts", war ihre Devise, was ihr von Seiten des Vaters den Titel „Therapeutische Nihilistin" eintrug. Ich hatte das Glück, Leute um mich zu scharen, die mit mir ähnliche Ziele verfolgt haben. An erster Stelle steht, wie sollte es anders sein, meine Frau, Konforscherin und Therapeutin Dr. Evelyne Steimer-Krause (Krause 2012, S. 15).

Eben diese Frau wurde im Jahre 1997 von einem Frontalhirntumor heimgesucht, der ihre Gesamtpersönlichkeit veränderte. Ohne Analyse und andere geliebte Personen hätte ich diese Ereignisse schlecht oder gar nicht überstanden.

Ich will damit andeuten, dass Analyse zumindest in meinem Fall keineswegs nur ein akademisches Unterfangen gewesen ist, sondern eine Leidenschaft und ein lebensrettendes technisches Mittel, wobei die Technik in der Handhabung der Übertragung und Gegenübertragung, sprich der Beziehung bestand.

Die Untersuchung dieser Art von Beziehung, der Vergleich dieser mit Alltagsbeziehungen hat mein gesamtes wissenschaftliches Werk geprägt. Die empirische Untersuchung dieses Geschehens hinkte immer dem behandlungstechnischen Knowhow meiner selbst und meiner Kollegen hinterher, das heißt, wir handelten unbewusst kurativ, vielleicht auch manchmal schädlich, ohne die Grundlage ebendieses Handelns zu kennen. Die Forschung, der ich begegnet war, aus welchen Gründen auch immer, war nicht bereit, die materielle Basis von Übertragung und Gegenübertragung ins Visier zu nehmen, das heißt, ich hatte nicht nur die akademische Psychologie mit ihrer kognitiven Verkürzung der Weltsicht als Gegner, sondern auch die analytischen Kollegen, die nicht bereit waren, ihr eigenes Verhalten, nicht das „Innenleben", zum Gegenstand der Forschung zu machen (Krause und Kaiser 2020). Dies zeigt wiederum, dass die psychoanalytischen, aber auch die akademischen Institutionen selbst den gleichen Abwehrmechanismen unterlagen wie die Einzelpersonen. Für die Psychoanalyse und mein Verständnis von ihr bedeutete das, dass ich zwei große Denkfiguren, die Sigmund Freud aus welchen Gründen auch immer für nötig hielt, nicht mitmachen konnte. Einmal ist dies die Abkehr von der realen Traumatisierung des Kindes zugunsten der Theorie des fantasierten Elternmordes durch das Kind sowie Freuds Konzeptualisierung des Affektes.

Der Umgang mit dem Affekt
Ich beginne mit Letzterem, weil ich in diesem Bereich beanspruchen kann, einigermaßen sachkundig zu sein. In einem Kommentar zur Kontroverse zwischen Solms und Nersessian (1999) einerseits und Panksepp (1999) andrerseits habe ich Tomkins (1963) folgend darauf hingewiesen, dass in Freuds frühen Schriften der Affekt eine große Rolle spielte und dass mit der theoretischen (nicht der behandlungstechnischen) Entwicklung der Psychoanalyse seine Bedeutung immer kleiner wird. Im Rahmen dieser neuen Haltung wurde parallel die Konzeption entwickelt, dass die Rolle des realen Traumas und der Dissoziation als Abwehrmechanismus immer mehr zugunsten des psychischen Traumas und der Verdrängung als Mittel, den quantitativen Affektbetrag und die qualitative Repräsentation zu trennen, verschoben wurde. Ich habe darauf hingewiesen, dass diese Konzeption wie eine frühe Version von Reisenzein (1983) anmutet, in der sie zu beweisen versuchten, dass der

Affekt eine Mischung aus unspezifischer physiologischer Erregung und spezifischer Kognition darstellt. Erst mit den Arbeiten von Scherer (1981) und Bischof (1989) kam eine neue Sichtweise in die Psychologie, nicht aber in die Psychoanalyse. Man kann zeigen, dass Freuds ebenso wie Solms und Neressians Denken und schon gar nicht das der akademischen Psychologie bis heute nicht mit der Humanethologie und der psychologischen Ethologie in Verbindung zu bringen sind. Es sind also Theorien ohne biologisches Fundament (Bischof 2009).

Der entscheidende konzeptionelle Fehler Freuds liegt in der Herleitung des Affektes aus dem Triebgeschehen. Das ist nun in zweierlei Hinsicht irreführend. Erstens sind die Affekte in der phylogenetischen Entstehung sehr viel jünger als die Triebe und haben zweitens eine völlig andere Funktion. Sie haben nämlich u. a. eine in der Evolution vor allem der Säugetiere entwickelte Semantik, sodass die sicht-, hör-, riech- und fühlbaren Anteile von den Artgenossen, auch den Kleinkindern und auch vielen Säugetieren (Hunde, Primaten, Katzen etc.) „verstanden" werden, indem sie die gleichen motorisch physiologischen Muster evozieren, und zwar ohne explizit kognitive Repräsentation. Heute werden diese Prozesse unter dem Konzept der Spiegelneuronen abgehandelt (Bauer 2006). Mit diesem Forschungsstand ist der Rückgriff auf Lamarckistische Konzepte, wie die des prähistorischen Vatermordes durch die Urhorde, unnötig geworden (Freud 1913). Das Prähistorische an der menschlichen Psyche sind die Affekte und vielleicht die Gerüche, die eine in der Phylogenese entwickelte Semantik haben. Die Gerüche haben allerdings im Allgemeinen keine kognitiven und sprachlichen Repräsentanzen, obgleich sie ungemein wirksam sind. Anhand der Wahrnehmung der optischen Gestalten, die von der Gesichtsmimik produziert werden können, wurde nachgewiesen, dass die sogenannten Primäraffekte (Wut, Ekel, Verachtung, Trauer, Überraschung, Interesse und Freude; Ekman 1994) überindividuell und interkulturell gleich interpretiert werden. Diese Konzeption ist allerdings in mehrfacher Hinsicht kurzschlüssig. Erstens gibt es andere in der Phylogenese entstandene Gefühlszustände, die mit der gleichen Berechtigung als primär bezeichnet werden könnten, aber eben nicht optisch repräsentiert sind, wie z. B. Neid, Eifersucht etc. Sie sind im Gesicht nicht unmittelbar semantisch vertreten und deshalb hat sie Ekman mit seiner Methode gar nicht erfassen können. Zum anderen ist der Nachweis ihrer Universalität nur auf die Dekodierung beschränkt, das heißt, dass Personen, die die Zeichen sehen, kulturübergreifend dem Zeichenträger bestimmte Zustände zuordnen. Es heißt aber nicht, dass die Personen, die diese Zeichen evozieren, auch in diesen Zuständen sind. Für uns erwachsene Menschen ist dies eher unwahrscheinlich, weil die gesamten Kulturtechniken eigentlich darum zentriert sind, die Affekte **nicht** zu zeigen. Des Weiteren hat Ekman sich nicht dafür interessiert, dass das Affektsystem phylogenetisch dyadisch angelegt ist, die Evolution der motorischen und körperlichen Zeichen begleitet war von einer Koevolution des Verständnisses dieser Zeichen. In unseren eigenen Untersuchungen konnten wir zeigen, dass bei Gesunden das retrospektive Erleben im Allgemeinen zu einem Drittel durch die Emotionalität des Partners bestimmt ist. Bei den Schizophrenen liegt der Wert sogar bei 80 %. Die sogenannten Borderline-Störungen, die wir Pathologien zugrunde legen, werden durch die Affekte getriggert. Die Kernkonflikte, die wir in der Psychoanalyse und im Leben erleben und erfahren, sind die, die wir in der Artentwicklung als Teil unserer Hardware entwickelt haben. Wir teilen sie mit den höheren Säugetieren (Chevalier-Skolnikoff 1973). Es ist bedenkenswert, dass Freud, obgleich er außerordentlich intensive emotionale Bindungen und Beziehungen zu seinen Hunden hatte, diese Art von Liebesbeziehung nicht in seine Theorie einbaute.

Am Ende seines Lebens war der Geruch durch die Krebserkrankung Freuds so entsetzlich geworden, dass sogar sein geliebter Hund „Jün" „den Gestank nicht mehr ertragen konnte: wenn der Hund ins Zimmer gelassen wurde, verkroch er sich in der entferntesten Ecke. Freud wusste, was das bedeutete, und schaute seinen Liebling traurig an" (Schur 1977, S. 77).

Es steht mir nicht zu, über die Gründe dieser inneren Haltung zu spekulieren. Sie entspricht aber der Tatsache, dass die damaligen anderen wohl zu kurz und auch zu theorielastig waren, um an die frühen Störungen oder Entwicklungen heranzukommen. Ausgerechnet die Person, die bei Freud sehr lange in Analyse war, hat sich von dieser Haltung entfernt und sich darüber mit der psychoanalytischen Gesellschaft (inklusive Freud) zerstritten (Ferenczi 1932, 1967). In seiner Arbeit, die zu seiner Marginalisierung führte, hat er beides thematisiert:

> „Vergessen wir nicht, dass die tief greifenden Analysen einer Neurose meist viele Jahre in Anspruch nehmen, während die üblichen Lehranalysen oft nur Monate oder ein bis anderthalb Jahre dauern. Das mag dazu führen, dass unsere Patienten allmählich besser analysiert sind als wir selber." (Ferenczi (1967 original 1932), S. 258).

Er macht geltend, dass die psychoanalytische Behandlungstechnik der freien Assoziation und der Regression die Patientin befähigt, in sehr frühe rekursive Zustände zu geraten, für die wir selbst angesichts der Kürze der Lehranalysen nicht ausgebildet sind. Des Weiteren macht er geltend, dass das Trauma, speziell das Sexualtrauma als krankmachendes Agens, nicht hoch genug angeschlagen werden kann (Ferenczi 1932). Offensichtlich wurde diese Bemerkung als direkter Angriff auf Freuds Verzicht auf die Traumatheorie zugunsten der ödipalen Fantasien interpretiert. Ich führe den Verzicht auf ein Konzept der Aktualisierung der Liebe zu den Tieren auf eine generelle Angst der damaligen Analytiker-Generation vor symbiotischen, regressiven Zuständen. Freud war dabei besonders unglücklich.

Schließlich sind länger andauernde Hintergrundemotionen wie Anspannung, Nervosität, Mutlosigkeit, Niedergeschlagenheit, Erschöpfung, Vorfreude (Arbeitskreis OPD 2006, S. 102), die für bestimmte psychische Störungen kennzeichnend sind, Ausdruck des Verzichts auf den Ausdruck von Affekten, sie verhindern die spontane Evokation derselben und sind von daher betrachtet eigentlich eher Abwehrformationen, um eben diese zu verhindern. Sie werden manchmal Stimmungen genannt und teilen sich den Sozialpartnern unmittelbar mit. Die Begrifflichkeit in diesem Umfeld ist sehr verwirrend: Affekt, Emotion, Gefühl, Stimmung etc. Ich habe andernorts eine theoretisch und empirisch begründete Nomenklatur entwickelt, nach der Gefühle die bewusste introspektive Seite vertreten, Affekte die körperlichen, motivationalen, physiologischen und expressiven Komponenten, die nicht notwendigerweise bewusst sein müssen. Empathie ist konzipiert als die bewusste Wahrnehmung des Affekts als inneres Bild, das spezifisch die situative Bedeutung der Welt und der Objekte umfasst, manchmal begleitet von einer sprachlichen Belehnung des Erlebens (Krause 1998).

Es gibt Personen, die sich durch weitgehenden Verzicht auf den Ausdruck von Affekten auszeichnen. In unseren Untersuchungen hatten diese Personen bis auf wenige Ausnahmen immer einen verbliebenen Leitaffekt, z. B. Verachtung, Freude, Ekel, Ärger. Sie haben dann aber ein wesentliches Merkmal der Affekte verloren, sie sind nicht mehr kurz und plastisch. Dieser Verzicht auf den Ausdruck im Gesicht oder dem Körper als Ganzes schließt nicht eine Evokation massiver Geruchsreize aus, die von den Patienten selbst keineswegs bemerkt werden müssen. Wenn sie das Erleben handelnder Therapeuten beeinflussen, geschieht dies auch weitgehend unbewusst. Gleichwohl scheinen die Evokation und Aufnahme von Gerüchen ein vollständig unterschätztes Geschehen innerhalb des therapeutischen Prozesses, vor allem in den Analysen zu sein (Krause 1997, 2012).

Freud und seine Schüler haben diesen Teil unseres psychischen Systems offiziell wenig beachtet. Sie standen da der akademischen Psychologie in nichts nach.

„So haben Freud und seine Schüler, wenngleich sie die Zentralität der Affekte zugestanden, weder für die klinische Theorie und noch viel wesentlicher für die Metatheorie ein kohärentes Modell, das der Affektaktivität gerecht geworden wäre, entwickelt" (Shapiro und Emde 1992, S. IX)".

Das schreibt wohlgemerkt ein engagierter Psychoanalytiker, der allerdings eben auch ein engagierter Forscher war, was ich für mich auch geltend mache.

Psychoanalyse als Institution, Forschungsvorhaben zu Behandlungsstrategie und Technik

Diese beiden Haltungen (Forschung und klinische Praxis) sind zum Wohle der Patientinnen und Patienten, aber auch der Kostenträger, und das sind wir selbst, sehr wohl vereinbar. In der Institution Psychoanalyse ist die Haltung der Forschung gegenüber sehr zwiespältig. Die psychoanalytischen Institutionen waren/sind überwiegend forschungsfeindlich. Ich hatte allerdings den Eindruck, dass dies für andere Therapieschulen auch, wenn auch verschieden gilt. Ich war zwei Amtsperioden à 6 Jahre einer der zwei wissenschaftlichen Sachverständigen des Bundesausschusses für die Bewilligung von Heilverfahren – Sektion Psychotherapie. In dieser Eigenschaft habe ich sehr unterschiedliche Haltungen und Einstellungen zur Forschung erlebt. Für manche Psychoanalytiker galt der Generalverdacht, dass empirische Forschung vor allem mit Zahlen die Essenz des psychoanalytischen Prozesses nicht erfassen könne, und dass jeder Versuch, diesen Prozess zu objektivieren, ihn denaturieren würde. Aus dieser Sicht heraus verlangten die psychoanalytischen Vertreter dieser Kommission die Aufgabe der kontrollierten Studie als ranghöchste Bestätigungsform eines Heilverfahrens für die Psychotherapie. Im Psychotherapieausschuss hatten wir eine Mehrheit dafür, aber der Bundesausschuss hat diesen Mehrheitsentscheid nicht akzeptiert. Er war der Meinung, die Kriterien müssten überall gleich sein, egal ob Pharmaka- oder Psychotherapie. Die Methodenfachleute, die damals die Diskussion führten, waren der Meinung, dass es eine sehr elegante Lösung für unser Dilemma geben könnte. Sie ging in etwa folgendermaßen: Da es aus systemimmanenten Gründen keine Studien mit den höchsten Gütekriterien geben können (z. B. den Doppelblindversuch), müsse man eben von vornherein auf die niedrigeren Bewertungsstufen zurückgreifen. Niemand hätte da etwas dagegen. Im Gegenteil: das Festhalten an der höchstmöglichen Evaluierungsstufe führte fast immer dazu, dass es keine echten Patienten waren, die untersucht wurden, und damit fielen ganz viele Studien aus ganz anderen Gründen heraus. So wurden 80 % der Studien, die für die Zulassung der Gesprächstherapie zur Ausbildung vom Psychotherapieausschuss verwendet wurden, vom Bundesausschuss aus eben diesem Grunde ausgeschieden. Es handelte sich um keine Patienten, sondern um Versuchspersonen. Das passte allerdings zum Denken der Gesprächstherapie, die ja den Begriff Patient bereits als Fehlbenennung erlebte und bezeichnete. Vom Gesetzgeber aber war der Status des Patienten Voraussetzung für Beiträge der Allgemeinheit. Im Übrigen hat sich der Bundesausschuss nie für den psychoanalytischen Prozess interessiert. Hier ging es um den empirischen Nachweis des Erfolges der Anwendung des Verfahrens durch Personen, die es beherrschten. Und dieser Nachweis gelang relativ mühelos. Ob die betreffenden Therapeuten einen psychoanalytischen Prozess im Sinne der Fachgesellschaften realisierten, wurde nicht überprüft.

Die Aufgabe der realen Traumatisierung als ätiologischer Faktor

Die andere Fehlentwicklung in der Psychoanalyse, die ich bereits mehrfach erwähnt hatte, war die Aufgabe der Traumatisierung als ätiologische Hauptursache von psychischen Störungen. Es ist anderenorts beschrieben und analysiert worden, warum und zu welchem Zeitpunkt Freud seine Ursprungsauffassung revidiert, um nicht zu sagen aufgegeben hat. Ich will es an dieser Stelle nicht aufrollen. Auf jeden Fall ist die Einführung des neuen Paradigmas nicht Folge einer systematischen empirischen oder klinischen Erfahrungsbildung. Die Ursprungsidee wurde nebenher weitergeführt und nie ganz aufgegeben. Das Gleiche ist mit den psychologischen frühen Schriften passiert, die heute als bahnbrechend angesehen werden, die Freud aber unter Verschluss hielt und nicht veröffentlicht wissen wollte (Freud 1895). Trotz dieser offiziellen Verheimlichung durch Freud selbst sind die zentralen Denkfiguren dieser Schrift in allen seinen späteren Werken enthalten.

Vor diesem Hintergrund habe ich mich gefragt, wie es denn sein konnte, dass die psychoanalytische Behandlungstechnik trotz dieser schweren Mängel der Theorie eigentlich sehr gute Erfolge produziert hat. Dazu habe ich die folgenden Vorschläge zu machen:

Erstens haben Freud selbst und auch viele seiner Nachfolger diese Revisionen entweder gar nicht mitgemacht oder nur halbherzig. Ferenczi hatte ich bereits eingehend zitiert. Als prominentester Vertreter, der an der Traumatisierungstheorie festhielt und nicht exkommuniziert wurde, gilt heute Laplanche (2017), der die reale „Verführung" auf die frühe Mutter-Kind-Beziehung ausdehnte:

> „Dass die kindliche Sexualität vollständig strukturiert ist, durch etwas von außen kommendes: die Beziehung zwischen den Eltern, der vor dem Wunsch des Subjekts bestehende Wunsch der Eltern, der jenem eine Form gibt. In diesem Sinne wäre die reale erlebte Verführung wie auch die Verführungsphantasie nur die Aktualisierung einer solchen Gegebenheit" (Laplanche und Pontalis 1973, S. 587–592).

Ich selbst habe Laplanches Verführungstheorie unseren Forschungen folgend dahingehend erweitert, „that these patients, as toddlers, experienced the excessive negative affects of their mothers as toxic. Whether such experiences should be called traumatic, seems to me irrelevant; the term 'cumulative mini traumas' has been coined for such situations. In any case, the process of internalization associated with this phenomenon works according to the model of introjection" (Krause 2021). Das heißt , der Affekt der Mutter ist von Beginn an als strukturierendes Agens im Kind, lange bevor das Kind selbst eigene Affekte erleben kann. Von daher ist jede Mutter per definitionem grenzüberschreitend und muss, wenn sie die Entwicklung eigener Affekte des Kindes behindert, auch als traumatisierend betrachtet werden. Das sogenannte falsche Selbst ist um die affektive Welt der Mutter zentriert, die sie dort projektiv abgeladen hat (Winnicott 1965). Wenn es ein falsches Selbst gibt, muss es auch ein wahres Selbst geben.

Dies bringt mich nun auf die eingangs aufgeworfene Problematik, was eine richtige Erzählung über das eigene Leben sein könnte. Die Erzählung über das wahre Selbst, also die Befindlichkeit des heranwachsenden Kleinkindes „comes from the aliveness of the body tissues and the working of body functions, including the heart's action and breathing" (Winnicott 1965, S. 147.)

Ich möchte hinzufügen: die Evokation von Gerüchen und Wärme.

Diese Verhaltensweisen können nur dann wieder erscheinen, wenn die Tyrannei des falschen Selbst in der Übertragung und im Enactment wieder aufgetaucht sind. Das dauert sehr lange, scheint mir aber auch bei sehr schweren Entwicklungen möglich. Solche Prozesse sind im Rahmen der kontingentierten Kassenärztlichen Versorgung nicht möglich, sind dort allerdings auch nicht vorgesehen. Man kann auch mit einem falschen Selbst relativ symptomfrei leben.

Zum Schluss erlaube ich mir die Bemerkung, dass relativ unabhängig von der theoretischen Fundierung– kleinianisch, Selbstpsychologie, Objektbeziehungtheorie oder was es sonst noch gibt – bei der strikten Anwendung der analytischen Grundregeln die fähigen Analytiker doch zu sehr ähnlichen Schlussfolgerungen kommen. Der Verzicht auf die Anwendung der Grundregeln scheint mir der entscheidende Trennungsgrund zu anderen Therapieverfahren, die den Weg in die Regression nicht gehen.

Zur Person
Rainer Krause studierte Psychologie in Tübingen und Zürich. In Zürich machte er seine Ausbildung zum Psychoanalytiker und arbeitete als Assistent an der Universität Zürich, wo er habilitiert wurde. Von 1980 bis 2009 war er Lehrstuhlinhaber für klinische Psychologie an der Universität des Saarlandes in Saarbrücken, danach noch an der Internationalen Psychoanalytischen Universität in Berlin aktiv. Sein wesentliches Forschungsgebiet ist die Bedeutung des Affekts für die Kommunikation.

Literatur

Arbeitskreis OPD (2006) Operationlisierte Psychodynamische Diagnostik 2. Huber, Bern

Bauer J (2006) Warum ich fühle, was du fühlst. Intuitive Kommunikation und das Geheimnis der Spiegelneurone. Hoffmann und Campe, Hamburg

Bischof N (1989) Emotionale Verwirrungen (oder: von den Schwierigkeiten im Umgang mit der Biologie). Psychologische Rundschau 40:188–205

Bischof N (2009) Psychologie. Ein Grundkurs für anspruchsvolle. Kohlhammer, Stuttgart

Braun AK, Bock J, Gruss M, Helmeke C, Ovtscharoff W Jr, Schnabel R, Ziabreva I, Poeggel G (2002) Frühe emotionale Erfahrungen und ihre Relevanz für die Entstehung und Therapie psychischer Erkrankungen. In: Strauß B, Buchheim A, Kächele H (Hrsg) Klinische Bildungsforschung. Theorien – Methoden – Ergebnisse. Schattauer, Stuttgart, S 121–128

Chevalier-Skolnikoff S (1973) Facial expression of emotion in nonhuman primates. In: Ekman P (Hrsg) Darwin and facial expression. Academic, New York, S 11–89

Ekman P (1994) Strong evidence for universals in facial expression. A reply to Russel's mistaken critique. Psychol Bull 115:268–287

Ferenczi S (1967, 1932) Sprachverwirrung zwischen den Erwachsenen und dem Kind. Psyche 21:256–265. Vorgetragen am zwölften Internationalen psychologischen Kongress in Wiesbaden 1932

Freud S (1895) Entwurf einer Psychologie. Gesammelte Werke. Nachtragsband Texte aus den Jahren 1885–1938. Fischer, Frankfurt, S 375–486

Freud S (1913) Totem und Tabu. G.W. Bd 12. Fischer, Frankfurt

Krause, R. (1997) Allgemeine psychoanalytische Krankheitslehre. Unter Mitarbeit von Thomas Anstadt, Jörg Merten Evelyn Steimer Krause, Burkhard Ulrich und Joachim Wuttke, Bd 1. Grundlagen. Kohlhammer, Stuttgart

Krause, R. (1998) Allgemeine psychoanalytische Krankheitslehre. Modelle, Bd 2. Kohlhammer, Stuttgart.

Krause R (2012) Allgemeine psychodynamische Behandlungs- und Krankheitslehre. Kohlhammer, Stuttgart

Krause R (2021) The development of different selves on the basis of leading maternal affects. Int Forum Psychoanal 30:22–34

Krause R, Kaiser J (2020) Wie man den Prozess aus der Prozessforschung entfernt. In: Wendisch M (Hrsg) Kritische Psychotherapie. Hogrefe, Göttingen, S 244–250

Laplanche J, Pontalis J-B (1973) Nachträglichkeit, nachträglich. In: Das Vokabular der Psychoanalyse. Suhrkamp, Frankfurt, S 313–317

Laplanche J (2017) Die allgemeine Verführungstheorie und andere Aufsätze. Brandes und Apsel, Frankfurt

Panksepp J (1999) Emotions as viewed by psychoanalysis and neuroscience: an exercise in consilience. Neuropsychoanalysis 1(5):15–38

Reisenzein R (1983) The Schachter Theorie of Emotion: Two decades later. psychol Bull 94:239–264

Scherer KR (1981) Wider die Vernachlässigung der Emotion in der Psychologie. In: Michaelis W (Hrsg) Bericht über den 32. Kongress der Deutschen Gesellschaft für Psychologie in Zürich 1980. Hogrefe, Göttingen, S 304–317

Schur M (1977) Sigmund Freud, Leben und Sterben. Suhrkamp, Frankfurt

Shapiro T, Emde RN (Hrsg) (1992) Affect: psychoanalytic perspectives. International University Press, New York

Solms M, Nersessian D (1999) Freud's theory of affect: questions for neuroscience. Neuropsychoanalysis 1(1):5–14

Tomkins S (1963) Affect Imagery Consciousness: Volume II. Tavistock, London 1962

Winnicott FRCP (1965) Ego-distortion in terms of true and false self (1960). Int Psycho Anal Lib 64:140–152

Jedem Anfang folgt ein Ende

28

Gerd Lehmkuhl und Ulrike Lehmkuhl

Zusammenfassung

Ulrike (Jahrgang 1949) und Gerd Lehmkuhl (Jahrgang 1948) waren beide Direktor:innen universitärer Kliniken für Psychiatrie, Psychosomatik und Psychotherapie des Kindes- und Jugendalters in Köln bzw. Berlin (Charité). In ihrem Beitrag berichten sie über ihre Erfahrungen mit dem Ausstieg aus ihrem Berufsleben. Diskutiert werden gesellschaftliche Trends und Erwartungen, die eine solche Entscheidung beeinflussen und erschweren. Es gibt keinen psychotherapeutischen Ruhestand „à la carte" (Quindoz 2013), zu vielfältig sind mögliche Beweggründe und Motivationen für das Weitermachen oder Aufhören. Es kann keine festen Vorgaben, Empfehlungen und Regeln geben, zudem treten in jedem Fall Verlustgefühle und Trauer auf. Daher kommt es u. E. bei der Planung dieses Lebensabschnitts vor allem darauf an, seiner inneren Uhr zu folgen und die Ziele für ein „gutes Leben" im Fokus zu haben.

Auch wenn sich Psychotherapeuten in ihrer täglichen Arbeit mit dem Abschiednehmen, mit Trauer und Verlust intensiv beschäftigen und sich mit ihren Patienten gemeinsam dieser Thematik stellen, fällt es ihnen selbst häufig schwer, sich mit dem eigenen Älterwerden und Ausscheiden aus dem Berufsleben auseinanderzusetzen und diesen Schritt zu vollziehen. Die Vorstellung, sich von lieb gewonnenen Tätig-

G. Lehmkuhl (✉) · U. Lehmkuhl
Berlin, Deutschland

keiten und Funktionen zu verabschieden, erscheint schmerzhaft und wenig verlockend. Dem Berufsende wohnt kein „Zauber inne", vielmehr wird es häufig als Wirk- und Machtverlust erlebt und nicht als Herausforderung, neue Ufer zu entdecken. Diese Haltung liegt im gesellschaftlichen Trend, dass Altern „heilbar" sei und hinausgezögert werden könne, so als handele es sich um eine Krankheit, die es zu bekämpfen gilt. Selbstoptimierende Strategien sollen verstärkt dazu beitragen, möglichst lange belastbar, fit und leistungsstark zu bleiben.

Selbstoptimierung bildet für Röcke (2021) die Voraussetzung für eine „optimale Funktionsweise in der Gesellschaft wie auch dafür, nicht den Anschluss an eine dynamische Umwelt zu verlieren" (S. 221). Eine weiterhin erfolgreiche Erwerbstätigkeit vermittelt darüber hinaus das Gefühl, dass die „persönliche Leistungsbilanz" auch im Alter keineswegs schlechter ausfallen muss. Diese positive Erfahrung liefert zudem „die notwendige motivationale Grundlage zum Weitermachen" (Röcke 2021, S. 221) und stellt vor allem sicher, nicht auf ein gesellschaftliches Nebengleis abgeschoben zu werden. Zumal die Freude und Bestätigung durch die Arbeit auch nicht unerheblich den gesellschaftlichen Status stärkt und als „erfolgreiche Selbstverwirklichung" Anerkennung findet (Reckwitz 2019, S. 217).

Unter diesen Rahmenbedingungen fällt es schwer, „auszusteigen" und sich auf das Altenteil zurückzuziehen. Wie mühsam es ist, den exakten Moment einer solchen Entscheidung zu treffen, schildert Irvin Yalom (Yalom und Yalom 2021) eindrucksvoll: „Ich habe mich meinem Ruhestand seit mehreren Jahren behutsam angenähert, die Sache in kleinen Dosen getestet. Psychotherapie ist mein Leben, und der Gedanke daran, das aufzugeben, schmerzt" (S. 61). Yalom fühlt sich vor allem dadurch bestätigt, dass er in seinem Alter sehr gut darin seit, anderen helfen zu können, und hierin das „Kernstück" seines Lebens sieht, „es ist etwas, was ich nicht verraten kann und werde" (S. 83).

Etwas Sinnvolles tun zu können, als alter Mensch ein erfülltes Leben zu führen, sind auch für die 95-jährige Gudrun Halbrock wichtige Gründe, weiter psychotherapeutisch zu arbeiten, zumal „es von Vorteil für meine therapeutische Arbeit ist, dass ich selbst so viele Erfahrungen gemacht habe" (Geyer 2021, S. 107).

Der ca. 70-jährige Jeremy Holmes, Psychiater und Psychotherapeut, berichtet über das unbestimmte Gefühl, dass „Psychotherapeuten, einschließlich meines eigenen Lehrtherapeuten, viel zu lange weiterarbeiten" (2018, S. 113). Er entschließt sich, seine praktische Arbeit zu beenden, und sein letzter Arbeitstag erfüllt ihn mit Trauer, aber auch Erleichterung: „Das sind Zwillingsgefühle, die bis heute anhalten. Ich wurde zwar von der Verantwortung und den Einschränkungen befreit, die mich als Behandler von psychisch beeinträchtigten Menschen jahrelang begleitet haben. Unsere Woche wird nicht mehr von den Patienten-Terminen bestimmt. Aber ich vermisse auch meine ‚Freunde'" (S. 115). Als Holmes nach 1½ Jahren Bilanz zieht, ist für ihn ein neuer, vorwiegend glücklicher Lebensalltag eingekehrt und Gewinne wie Verluste kann er gleichermaßen anerkennen: „Meine Entscheidung, die klinische Arbeit aufzugeben, fühlt sich jetzt ‚richtig' an, auch wenn dies zweifellos ein Beispiel für kognitive Dissonanz darstellt, da ich vermutlich genau so zufrieden wäre, wenn ich mich entschieden hätte, weiterzuarbeiten. Wenn ich heute von Patienten mit Therapieanfragen kontaktiert werde, kann ich ihnen relativ ruhig mitteilen, dass ich nicht mehr behandle, und sie ohne zu viel Neid und Groll an Kollegen weiterleiten" (S. 115).

Es gibt also keinen psychotherapeutischen Ruhestand „á la carte", zu vielfältig sind mögliche Beweggründe für das Weitermachen oder Aufhören. Doch warum verschärft sich dieser Konflikt gerade am Berufsende, wo doch ein entspannter Rückblick auf das bisher Erreichte möglich und wünschenswert wäre? Junkers (2013) weist auf einen nicht unwichtigen demografischen Faktor hin: „Die Qualifikation zum Analytiker fällt gegenwärtig immer mehr in die Lebensmitte, sodass diese Lebensphase eher durch Aufbruch und Neubeginn gekennzeichnet ist als durch das Gewahrwerden der eigenen Endlichkeit. Auch wenn die eigenen Kinder schon aus dem Haus gehen und wir Großeltern werden, haben wir doch häufig das Gefühl, die Karriereleiter noch nicht vollends erklommen zu haben. Als Psychoanalytiker leben und arbeiten wir in der Überzeugung, dass unsere Arbeit ohne Zeitbegrenzung am besten gedeiht, da das Unbewusste keine Zeit kennt" (S. 31). Allerdings gelingt eine solche Haltung und Einstellung nur durch eine massive Verleugnung der Realität, die wir in der Therapeutenrolle bei unseren Patienten versuchen würden zu bearbeiten. Eine mögliche Erklärung dieses Widerspruchs besteht für Kets de Vries (1998) in dem Zusammenhang zwischen Altern und dem damit verbundenen Machtverlust: „Nicht nur die Macht ist vergänglich, sondern auch unsere eigene Existenz. Dieser Angriff, den die Zeit gegen unser Selbst führt, reaktiviert die Unterlegenheitsgefühle und kompensatorischen Bestrebungen, die für die Kindheit charakteristisch sind. Die eigene Sterblichkeit, die uns durch die körperlichen Altersprozesse vor Augen geführt wird, ist die schlimmste narzisstische Kränkung. Dieses Gefühl des Verlustes und der persönlichen Verletzlichkeit, das mit dem Älterwerden verbunden ist, kann die Vorstellung, Macht und Verantwortung aus der Hand zu geben, besonders unattraktiv erscheinen lassen" (S. 39). Odo Marquard (2013) mahnt vor Endlosigkeit und Vollendungsillusionen, denn „unsere Mortalität besiegt unsere Finalität. Unser Tod ist stärker als unsere Ziele" (S. 84).

Psychotherapeuten als Experten für Lebensgeschichten und Narrative ihrer Patienten werden im Verlauf ihrer Tätigkeit zunehmend mit Fragen der Vergänglichkeit konfrontiert. Über eine längere Lebens- und Arbeitszeit zu verfügen, eröffnet die Chance, lange wirksam zu bleiben und Entwicklungsprozesse zu fördern und zu begleiten. Dieser Verlockung zu widerstehen, fällt schwer, zumal wir unser Handwerkszeug auch im höheren Alter noch gut beherrschen und anwenden können und nicht selten davon ausgehen, dass die langfristige Erfahrung uns noch „besser" gemacht hat. Letztlich stellt sich die Frage, welches Lebenskonzept, welche Lebensplanung und -ziele wir für ein „gutes Leben" als wichtig erachten (Baltes 1993). Vielleicht gibt es deshalb für den Ausstieg aus dem psychotherapeutischen Alltag keine festgelegten Regeln und tradierten Rituale. Es bleibt immer eine sehr persönliche, letztlich einsame Entscheidung, ein Abwägen zwischen Aufgeben und Neuanfang, Verlust und Erleichterung. Bei diesem Prozess erscheint es uns besonders wichtig, sich der Motive und Beweggründe sehr bewusst zu sein. Als wir im Alter von Mitte 60 unsere weitere Lebensplanung festlegten, kamen wir nach längerem Überlegen zu dem Entschluss, dass ein stufenweiser, jedoch nicht zu lang protrahierter Rückzug für uns stimmig und notwendig ist. Das bedeutete, offizielle Funktionen in Beiräten von wissenschaftlichen Zeitschriften und Fachgesellschaften aufzugeben, keine Therapien und Lehranalysen mehr anzunehmen, keine Institutsfunktionen mehr auszuüben. Das rief zunächst Verwunderung hervor. Die Reaktionen schwankten zwischen Unverständnis und Respekt (Lehmkuhl und Lehmkuhl 2013). Anfragen mit der Begründung des Alters abzulehnen, erforderte zunächst Überwindung und Mut, nicht den Stempel des „Ausgemustertseins" zu spüren. Und ganz aufgegeben haben wir die früheren beruflichen Aktivitäten, die uns sehr erfüllten und Freude bereiteten, noch nicht. Wir sind weiterhin in Supervisionsprozesse eingebunden, mit Manuskripten beschäftigt, im fachlichen Austausch mit Kollegen. So bleibt noch eine überschaubare Beschäftigung mit den Themen, die unser Leben über eine lange Zeit bestimmt und geprägt haben. Jetzt nehmen sie jedoch nur einen sehr reduzierten Umfang unserer Zeit ein, und da es nicht schwer war, Ersatz zu finden, treten Verlustgefühle nur noch äußerst selten auf. Als Resümee lässt sich festhalten: Jeder sollte seiner inneren Uhr folgen, wie unterschiedlich sie auch immer den Zeitpunkt angibt, Veränderungen in die Wege zu leiten.

Zu den Personen
Ulrike Lehmkuhl war von 1991 bis 2015 Direktorin der Klinik für Psychiatrie, Psychosomatik und Psychotherapie des Kindes-und Jugendalters (zunächst FU Berlin, dann Humboldt-Universität und seit 2005 Universitätsmedizin Berlin). Gerd Lehmkuhl bekam 1988 den Ruf auf den neu gegründeten Lehrstuhl für Kinder- und Jugendpsychiatrie und Psychotherapie an der Universität zu Köln und war bis Ende 2014 Direktor dieser Klinik. Beide absolvierten eine individualpsychologische Psychotherapieausbildung und waren in folgenden Fachgesellschaften (DGIP, DGPPT, DKJP) und als Mitherausgeber der *Zeitschrift für Individualpsychologie* lange aktiv.

Literatur

Baltes P (1993) Lebenstechnik. Eine kritische Theorie des Alltags. Wissenschaftliche Buchgemeinschaft, Darmstadt

Geyer O (2021) Sehr viele Eltern haben keine Ahnung, was Kinder benötigen. Zeit Magazin 40:99–108

Holmes J (2018) Die letzte Runde des Spiels: Über die Beendigung meiner psychotherapeutischen Tätigkeit. Z f Individualpsychol 43:113–123

Junkers G (2013) Später mal … Vergänglichkeit und ihre Bedeutung für die Psychoanalytiker. In: Junkers G (Hrsg) Die leere Couch. Der Abschied von der Arbeit des Psychoanalytikers. Psychosozial, Gießen, S 57–78

Kets de Vries MFR (1998) Führer, Narren und Hochstapler. Essays über die Psychologie der Führung. Internationale Psychoanalyse, Stuttgart

Lehmkuhl G, Lehmkuhl U (2013) „Ein guter Abschied" oder die innere Uhr. Z f Individualpsychol. 38:378–387

Marquard O (2013) Endlichkeitsphilosophisches. Über das Altern. Reclam, Stuttgart

Quindoz D (2013) Hat ein alter Psychoanalytiker eine Rolle auszufüllen? In: Junkers G (Hrsg) Die leere Couch. Der Abschied von der Arbeit als Psychoanalytiker. Psychosozial, Gießen, S 41–56

Reckwitz A (2019) Das Ende der Illusionen. Suhrkamp, Berlin

Röcke A (2021) Soziologie der Selbstoptimierung. Suhrkamp, Berlin

Yalom IP, Yalom M (2021) Unzertrennlich. Über den Tod und das Leben. btb, München

Gestaltpsychologie, Handlungstheorie, Weisheit und Berufserfahrung

29

Michael Linden

Zusammenfassung

Dass die diagnostische und therapeutische Kompetenz eines Psychiaters und Psychotherapeuten mit dem Alter, konkret mit den Jahren praktischer Tätigkeit „am Patienten" steigt, zeigt Michael Linden, Jahrgang 1948. Er begründet dies gestaltpsychologisch und handlungstheoretisch, weist aber auch darauf hin, dass auch die umfangreichste Berufserfahrung nicht vor Fehlern schützt, was mit Weisheit zu bewältigen ist.

Kurz nach dem Staatsexamen habe ich einige Zeit in der Chirurgie verbracht, einem Fach, das interessante berufliche Entwicklungen ermöglicht. Eines Tages ergab es sich, dass ich einem „uralten" Oberarzt (heute würde ich sagen: zwischen 50 und 60), bei einer Operation zu assistieren hatte. Dabei musste ich gequält beobachten, dass der Operateur offenbar erhebliche Probleme hatte, genau zu sehen und Nähte punktgenau zu setzen. Dieses Erlebnis war Anlass, darüber nachzudenken, in welchem Beruf man über die Jahre hin kompetent bleiben kann oder idealerweise sogar mit den Jahren noch kompetenter wird. Die Antwort war Psychiatrie und Psychotherapie, was sich im Laufe der Berufsjahre auch bewahrheitet hat. Dafür gibt es gleich mehrere Gründe, von denen einige im Folgenden kurz angesprochen werden sollen, sowohl unter Bezug auf eigene wissenschaftliche Untersuchungen wie auch persönliche Erfahrungen.

M. Linden (✉)
Leiter der Forschungsgruppe Psychosomatische Rehabilitation (FPR), Medizinische Klinik m.S. Psychosomatik an der Charité Universitätsmedizin Berlin, Berlin, Deutschland
e-mail: michael.linden@charite.de

305

B. Strauß, C. Spitzer (Hrsg.), *Psychotherapeuten und das Altern*, Psychotherapie: Praxis, https://doi.org/10.1007/978-3-662-65228-2_29

Die Behandlung psychischer Störungen stellt in besonderer Weise komplexe und mehrdimensionale Anforderungen. Im Einzelfall wie auch grundsätzlich sind von Bedeutung und zu berücksichtigen: die somatische Komorbidität, die biologischen Grundlagen der psychischen Störungen, die psychischen Prozesse, die Entwicklung der Störung, die Art der Symptomatik, die Krankheitsverarbeitung, die peristatischen krankheitsfördernden wie kompensatorischen Faktoren, das soziale Netz, der weltanschauliche Hintergrund oder die allgemeinen Lebensbedingungen (Linden und Kurtz 2010). Die sich daraus ergebenden diagnostischen und therapeutischen Schlussfolgerungen erfordern sehr komplexe Entscheidungsprozesse und Problemlösungen.

Dies beginnt beispielsweise schon mit der Diagnostik. Diese kann nicht durch Symptomlisten erfolgen, die abgehakt werden, wie es in statistischen Diagnosemanualen wie dem DSM (Diagnostic „Statistical" Manual) oder im F-Kapitel der ICD (Internationale „statistische" Klassifikation der Krankheiten) suggeriert wird (Linden und Muschalla 2012). Kriterienlisten in Analogie zur ICD können nicht einmal eine Unterscheidung zwischen Tisch und Stuhl ermöglichen oder zwischen Mann und Frau. Das ist gestaltpsychologisch aber kein Problem. In der Diagnostik allgemein und speziell der Diagnostik psychischer Störungen ist daher eine gestaltpsychologische Informationsverarbeitung gefordert (Linden 2017). Seit jeher, und nicht zuletzt auch in der modernen Literatur, spricht man von prototypischer Diagnostik, im Gegensatz zu einer kategorialen und kriterienbasierten Diagnostik (Westin 2012). So gibt es beispielsweise bei der Diagnose einer depressiven Störung nur ein einziges obligates Symptom (in der ICD das A-Kriterium), die pathologische anhedon-depressive Verstimmung, die abzugrenzen ist von einer emotionsstarken Trauer, von Missmut, von Verzweiflung, von Hoffnungslosigkeit, von Niedergeschlagenheit, von Unlust und vielen anderen normalen Gefühlen (Linden 2017). Diese Emotionsdifferenzierung muss man können. Das kann man jedoch nur bedingt aus dem Lehrbuch lernen, sondern vorrangig nur durch Erfahrung, so wie man Musik nicht aus dem Buch, sondern nur durch angeleitetes Hören lernen kann. Je mehr depressive, missmutige, traurige, lustlose Menschen man gesehen hat, desto besser kann man die Unterschiede sehen und im Einzelfall erkennen. Je länger man den Beruf ausübt, desto einfacher wird die Diagnostik. Manchmal wird dies dann sogar geradezu peinlich, wenn junge Kolleginnen einen Fall vorstellen und sich in der Fülle der dargebotenen Informationen nach stundenlangen Sitzungen verlaufen haben und dann der Erfahrene den Patienten zur Tür hereinkommen sieht und schon nach dem Prinzip der „First Impression Formation" (erster Eindruck) weiß, was das Problem ist (Linden et al. 2016). Selbst wenn der Visus schlechter wird, die Wahrnehmung wird mit größerer Berufserfahrung besser.

Erst recht komplex wird es bei der Behandlung. Eine Diagnose alleine erlaubt noch keinen Rückschluss auf den Krankheitszustand und die gegebenen Behandlungserfordernisse (Linden 2007). Das gilt für eine Demenz wie einen Herzinfarkt, eine Depression, wie einen Bluthochdruck. Bei gleicher Diagnose kann man manche Krankheitsfälle ignorieren, während andere einer Intensivbehandlung und evtl. sogar -überwachung bedürfen. Nach der ICF (Baron und Linden 2008; Linden 2009) sind behandlungsleitend die aktuellen Symptome, die Fähigkeitsbeeinträchtigungen sowie die Teilhabeeinschränkungen, unter Berücksichtigung der Kontextfaktoren. Selbst die beste Leitlinie kann nur grundsätzliches Wissen vermitteln und allgemeine Empfehlungen geben, jedoch niemals sagen, was im konkreten Einzelfall zu tun ist (Linden 2005). Selbst wenn sich ein Therapeut sklavisch an einer Leitlinie orientiert, ist das kein Schutz vor einem Kunstfehlerprozess, wenn es zu Problemen kommt. In der Psychotherapie gilt in gleicher Form, dass Manuale berücksichtigenswerte Anregungen geben, im Einzelfall dann aber doch eine personalisierte Therapie durchzuführen ist, nicht nur unter Bezug auf allgemeines Theoriewissen, sondern auch auf konkrete Erfahrungen mit diesem Patienten, auf die Behandlungsvorgeschichte, auf individuelle Kompetenzen des Behandlers, auf die Behandlungsrahmenbedingungen (z. B. stationär, ambulant) und auch Präferenzen des Patienten (Linden 1988; Linden und Pyrkosch 2012). Die Handlungs- und Entscheidungstheorie beschreibt, dass bei komplexen Entscheidungsprozessen mehrere „Wissensbasen" aufgerufen werden, das heißt Theoriewissen, Situationswissen, Erfahrungswissen, emotionales Wissen (Linden 1994). In der Ausbildung lernt man ein wenig Theorie und beginnend etwas Praxis. Über das volle Spektrum aller Wissensbasen verfügt man aber erst mit zunehmender Berufserfahrung. Selbst wenn man sich erspart hat, die allerneueste Literatur zu lesen, der Überblick ist trotzdem da. Und die neueste Literatur beinhaltet ja auch nur das aus den vergangenen drei Jahren über Google Scholar aufrufbare Wissen. Die hundert Jahre Fachwissen sind da nicht unbedingt dabei (Strauss et al. 2021). Damit macht man erst in einem längeren Berufsleben Bekanntschaft.

Diagnostische wie therapeutische Entscheidungen können trotz aller Berufserfahrung irrig sein, manchmal sogar deswegen, weil man zu schnell meint, verstanden zu haben. Es gibt keinen Therapeuten, der keine Nebenwirkungen produziert oder sogar Patienten geschädigt hat (Linden 2021). Man muss mit der eigenen Unvollkommenheit leben, manchmal mit eigener Schuld und damit, dass man die an einen gestellten Erwartungen nicht erfüllen kann, ja nicht einmal die eigenen Erwartungen an sich selbst. Auch da, wo man keine Verantwortung trägt, ist man in therapeutischen Berufen dennoch tagtäglich mit Problemen, Belastungen und Leid konfrontiert. Das alles muss ertragen und verarbeitet werden. Manche Menschen schaffen das nicht und bekommen einen „Therapeuten-Burn-out", oder verlassen den Beruf, oder gehen sogar so weit, ihnen Anvertraute aus „Mitleid" zu töten. Eine menschliche Fähigkeit zu Verarbeitung von Leid, Lebensbelastungen und eigener Schuld ist Weisheit (Linden 2013). Dies ist eine Fähigkeit, die allen Menschen zu eigen ist und u. a. Subdimensionen umfasst wie die Fähigkeit zur nüchternen Faktenklärung, Kontextualismus, Wertrelativismus, Perspektivwechsel und Empathie, Selbstdistanz und Anspruchsrelativierung, Emotionsakzeptanz und -kontrolle, Ungewissheitstoleranz und Nachhaltigkeitsorientierung sowie Vergebung. Weisheit ist zwar nicht zwingend mit dem Alter korreliert, jedoch mit Lebenserfahrung, Bewältigung von Lebenskrisen und damit auch einer Berufstätigkeit als Therapeut. Längere Berufserfahrung kann also einen positiven Nebeneffekt haben.

Eine besondere Herausforderung an Unsicherheitstoleranz und Entscheidungsfindung ergibt sich aus der Tatsache, dass psychische Störungen ihrer Natur nach in der Mehrzahl Langzeiterkrankungen sind (Bernert und Linden 2011). Es genügt also nicht, sich auf den aktuellen Querschnittbefund zu konzentrieren, sondern die

Therapie muss den Verlauf über die nächsten Jahre hin mitbedenken. Therapeuten müssen also über sich selbst hinausdenken können und beispielsweise auch Vor-, Parallel- und Nachbetreuer mit in ihre Überlegungen einbeziehen. Sie dürfen nicht wie „jugendliche Liebhaber" denken, die sich nicht vorstellen können, dass vor ihnen, parallel zu ihnen und nach ihnen noch andere Menschen sich mit der Angebeteten befassen. Die Wahrnehmung der Zeit ist unmittelbar abhängig von der eigenen Lebenszeit. Zwar meinte kürzlich auch schon die 5-jährige Enkelin mit großem Ernst, dass „früher alles besser war", ein Verständnis für die Bedeutung der Zeit entwickelt sich aber erst mit der Zeit. Wie will ein 30-jähriger Therapeut eine 40-jährige Krankheitsentwicklung verstehen können? Mit zunehmender Berufserfahrung lernt man, dass Patienten nach einer Therapie trotzdem bald wieder Hilfe brauchen, dass das, was aktuell positiv scheint, mittel- und langfristig eher nicht optimal ist, dass es nicht darauf ankommt, nach hedoner „Happiness" zu suchen, sondern nach einer würdevollen eudaimonen Lebensbewältigung (Staudinger et al. 2010). Die Berufserfahrung lehrt, das Leben vom Ende her zu denken.

Zur Person
Michael Linden, Prof. Dr. med. Dipl.-Psych., hat in Mainz und an der FU Berlin Medizin und Psychologie studiert. Er ist Arzt für Neurologie, Psychiatrie, psychosomatische Medizin und Psychotherapie mit den Zusatztiteln Sozialmedizin und Rehabilitationswesen. Er ist approbiert als Psychologischer Psychotherapeut. Er war langjährig Oberarzt und stellvertretender Klinikdirektor an der Psychiatrischen Klinik der FU Berlin und anschließend Leiter der Abteilung Verhaltenstherapie und Psychosomatik und Direktor des Rehazentrums Seehof der DRV Bund. Er ist Leiter der Forschungsgruppe Psychosomatische Rehabilitation an der Medizinischen Klinik m. S. Psychosomatik der Charité Universitätsmedizin Berlin und Ärztlicher Weiterbildungsleiter am Institut für Verhaltenstherapie Berlin. Seine Forschungsschwerpunkte sind Psychotherapieforschung (z. B. Weisheitstherapie), Versorgungsforschung (z. B. ambulante und rehabilitative Versorgung), Sozialmedizin (z. B. ICF) und psychoreaktive Störungen (z. B. Verbitterungsstörungen). Er ist Autor von mehr als 500 Publikationen and 40 Büchern. Er ist Mitglied in einer Reihe von wissenschaftlichen Kommissionen und Fachgesellschaften. Er hat mehr als ein Dutzend wissenschaftliche Auszeichnungen und Preise erhalten.

Literatur

Baron S, Linden M (2008) The role of the "international classification of functioning, disability and health, ICF" in the classification of mental disorders. Eur Arch Psychiatry Clin Neurosci 258:81–85

Bernert S, Linden M (2011) Die Klassifikation von Verläufen chronischer Erkrankungen unter einer Lebensspannenperspektive als Grundlage der medizinischen Rehabilitation. Präv Rehabil 23:87–103

Linden M (1988) Individual aspects of physician and patient, and their impact on the prescription of psychotropic medication. Pharmacopsychiatry 21:266–267

Linden M (1994) Therapeutic standards in psychopharmacology and medical decision-making. Pharmacopsychiatry 27:41–45

Linden M (2005) Leitlinien und die Psychologie medizinischer Entscheidungsprozesse bei der Behandlung depressiver Erkrankungen. Fortschr Neurol Psychiatr 73:249–258

Linden M (2007) Der Beitrag von Sozialmedizin und ICF zu einer integrativen psychiatrischen Diagnostik. Die Psychiatrie 4:201–208

Linden M (2009) Rehabilitationspsychotherapie. Definition, Aufgaben und Organisationsformen nach ICF und SGB IX. Prax Klinisch Verhaltensmed Rehabil 84:137–142

Linden M (2013) Wisdom and wisdom psychotherapy in coping with stress. In: Koh KB (Hrsg) Somatization and psychosomatic symptoms. Springer, New York, S 273–281

Linden M (2017) Depression oder gesundes Leiden? Die Bedeutung der Psychopathologie in der Diagnostik psychischer Erkrankungen. Die Psychiatrie 14:136–142

Linden M (2021) Ethical dimensions of psychotherapy side effects. In: Trachsel S, Gaab J, Biller-Andorno N, Tekin S, Sadler JZ (Hrsg) Oxford handbook of psychotherapy ethics. Oxford University Press, Oxford

Linden M, Kurtz G (2010) A randomized controlled experimental study on the influence of patient age on medical decisions in respect to the diagnosis and treatment of depression in the elderly. Curr Gerontol Geriatr Res1–4. https://doi.org/10.1155/2009/475958

Linden M, Muschalla B (2012) Standardized diagnostic interviews, criteria, and algorithms for mental disorders: garbage in, garbage out. Eur Arch Psychiatry Clin Neurosci 262:535–544

Linden M, Pyrkosch L (2012) How to review the medication history to find the next best drug: the "pretreatment-next treatment algorithm and checklist". Curr Psychopharmacol 1:61–66

Linden M, Dymke T, Hüttner SM, Schnaubelt S (2016) Der „allgemeine Eindruck (Impression Formation)" in der Diagnostik und Therapie psychischer Störungen. Psychother Psychosom Med Psychol 66:221–226

Staudinger UM, Freund AM, Linden M, Maas I (2010) Selbst, Persönlichkeit und Lebensgestaltung im Alter: Psychologische Widerstandsfähigkeit und Vulnerabilität. In: Lindenberger U, Smith J, Meyer KU, Baltes PB (Hrsg) Die Berliner Altersstudie. Akademie, Berlin, S 345–376

Strauß B, Galliker M, Linden M, Schweitzer J (Hrsg) (2021) Ideengeschichte der Psychotherapieverfahren. Kohlhammer, Stuttgart

Westin D (2012) Prototype diagnosis of psychiatric syndromes. World Psychiatry 11:16–21

Über das Altwerden

30

Irene Misselwitz

Zusammenfassung

Die Autorin (Jahrgang 1945), war lange Jahre in eigener psychoanalytischer Praxis in Jena tätig und in die Aus- und Weiterbildung am Institut für Psychotherapie und Angewandte Psychoanalyse, Sitz Jena, involviert und beschreibt, wie sie mit dem Thema des Altwerdens konfrontiert wurde und wie sie sich aus ihrer praktischen Tätigkeit und dem „Arbeitsmodus" verabschiedete, was mit Schmerz und Trauer, aber auch dem Entdecken neuer Freiräume verbunden war.

Der erste Meilenstein auf dem Weg ins Alter war für mich der 60. Geburtstag.

Dieser Termin ängstigte mich, da er in der Fachliteratur als Beginn des Alters bezeichnet wird. Alter war für mich mit Reife, Würde und Weisheit verbunden. Aber wie stand es damit bei mir? Hatte ich meine Lebenszeit richtig genutzt? Wie würde ich damit zurechtkommen, nun das Berufsende vor Augen zu haben, anstatt wie bisher neue Aufgaben und Funktionen zu übernehmen? Käme ich ohne meine geliebte Arbeit zurecht? Würde ich mich nutzlos fühlen?

Bisher war ich mit wenigen Unterbrechungen durch unsere drei Kinder immer berufstätig gewesen. Nach dem Medizinstudium in Jena begann ich 1970 in der Universitätsnervenklinik mit der Facharztweiterbildung zur Nervenärztin und anschließend zur Fachärztin für Psychotherapie.

1993 verließ ich die Universitätsnervenklinik und ließ mich als Psychotherapeutin in eigener Praxis nieder. Das gab mir den Freiraum für die analytische Weiterbildung im Kasseler DPV-Institut, die ich 1998 mit dem Kolloquium abschloss. Damals war ich schon 54 Jahre alt. Das schreckte mich nicht. Ich fühlte mich beflügelt

I. Misselwitz (✉)
Jena, Deutschland

B. Strauß, C. Spitzer (Hrsg.), *Psychotherapeuten und das Altern*, Psychotherapie: Praxis, https://doi.org/10.1007/978-3-662-65228-2_30

durch die neuen Möglichkeiten der Weiterbildung und des fachlichen Austauschs und engagierte mich neben der Praxis voller Tatendrang für unser Thüringer DGPT-Institut, zu dessen Gründungsanalytiker:innen und Institutsleiter:innen ich gehörte. Zu dieser Zeit sah ich noch einen langen Berufsweg vor mir. Erst mit dem 60. Geburtstag kam mir mein Alter zu Bewusstsein.

Es gab allerdings auch einen Trost: Unsere beiden Söhne und ihre Frauen teilten uns am Tag der rauschenden Feier zu meinem 60. Geburtstag mit, dass wir bald Enkelkinder bekommen würden. Das war eine große Freude. Inzwischen haben wir sechs Enkel. Für meinen Mann und mich bedeutet die vertrauensvolle Beziehung zu ihnen das größte Glück im Alter.

Die Aussicht auf Enkelkinder sowie das baldige Ausscheiden meines Mannes aus dem Berufsleben motivierten mich, nun die Praxisaufgabe zu planen. Zur DDR-Zeit hatte ich mich ständig hin- und hergerissen gefühlt zwischen meinem Bedürfnis, bei den Kindern zu sein, und meinen interessanten beruflichen Aufgaben. Ich wollte als Großmutter nicht nochmals so viel verpassen wie als Mutter, sondern wirklich Zeit haben.

Ich stellte es mir einfach vor, weniger zu arbeiten und ausgeruhter und entspannter für die Patient:innen, das Institut und die Familie zu sein.

Das erwies sich jedoch als nicht zutreffend. Im Nachhinein erscheint es mir, als ob mit dem Beginn der Reduzierung der Behandlungsstunden ein Stein ins Rollen kam, der immer mehr Fahrt gewann und schließlich viel rascher als geplant zum Ende meiner Praxistätigkeit führte. Die meisten Kolleginnen und Kollegen aus meinem Umfeld arbeiten noch viele Jahre mit reduzierter Stundenzahl. Das ist mir auf längere Zeit nicht gelungen.

Zunächst musste ich es lernen, konsequent „Nein" zu sagen, wenn mich ein bedrängter Mensch brieflich, telefonisch oder persönlich um Hilfe bat. Am Telefon war dies am einfachsten. Sowie ich mitgeteilt hatte, dass ich in Kürze in den Ruhestand treten würde, änderte sich der Tonfall am anderen Ende der Leitung. Man wurde mitleidig und fürsorglich und entschuldigte sich, dass man mich gestört hätte. Das fühlte sich seltsam an.

Leitungsaufgaben im Institut abzugeben, erwies sich als viel schwieriger. Bisher hatte ich als Angehörige der Gründungs- und Aufbaugeneration selbstverständlich in vielen Bereichen die Verantwortung getragen. Es gab zunächst Turbulenzen durch mein konsequentes Neinsagen, bis der notwendige Generationswechsel vollzogen werden konnte.

Am belastendsten empfand ich jedoch, dass ich nun den Behandlungsumfang einseitig nach meinem Lebensplan bestimmen musste. Bisher konnte ich je nach Kassenregelung, Bedürfnislage der Patient:innen und Behandlungsnotwendigkeit die Länge einer Therapie oder auch die Länge einer Lehranalyse gestalten. Dies war nun nicht mehr möglich. Hinzu kam noch, dass ich mehr als früher wegen schwerer Erkrankungen meiner alten Eltern oder auch wegen akuter Notlagen der jungen Enkelfamilien Stunden absagen musste. Ich konnte es nur schwer ertragen, dass ich für meine Patient:innen dadurch unzuverlässig wurde. Für manche wiederholten sich dadurch mit mir alte traumatische Erfahrungen mit wichtigen Bezugspersonen der Kindheit. Bisher hatten die Belange der Praxis weitgehend meine Alltagsplanung bestimmt. Nun hatte ich meine Prioritäten verschoben und das vertrug sich nicht mit der Praxisführung, wie es meinen bisherigen Vorstellungen entsprochen hatte.

Als ich die tägliche Anzahl der Stunden schon merklich reduziert hatte, traten neue ungewohnte Schwierigkeiten hinzu: Ich bemerkte, dass es mir schwerfiel, den analytischen „Arbeitsmodus", das heißt Zurückhaltung, gleichschwebende Aufmerksamkeit mit Wahrnehmung und Reflexion meiner Gegenübertragung, einzunehmen. Ich ertappte mich dabei, dass ich weniger zurückhaltend als sonst wurde, dass ich mit dem Impuls kämpfte, aus meinem eigenen Leben zu erzählen oder Ratschläge zu erteilen, bei klarer Einsicht, dass dies im Moment kontraproduktiv wäre. Ich merkte deutlicher als früher, wie sehr sich eigentlich der „Arbeitsmodus" vom „Alltagsmodus" unterscheidet und welcher Anstrengung es bedarf, von einem Modus in den anderen zu wechseln. Überraschenderweise fiel mir ein voller Arbeitstag im „Arbeitsmodus" leichter als wenige Stunden pro Tag mit langen Pausen dazwischen.

Das alles bestärkte mich immer mehr, die Beendigung der Praxistätigkeit konsequent voranzutreiben. Dazu gehörte auch die Sichtung der gesammelten Aufzeichnungen über Behandlungsstunden, Fortbildungen und selbst durchgeführte Lehrveranstaltungen sowie die Dezimierung meiner geliebten Bibliothek. Ich saß mehrere Wochen über diesem Projekt und überlegte, sortierte, ordnete, schredderte und packte Bücherkisten fürs Institut. Dabei nahm ich Abschied von vielen Ideen, Vorhaben und kühnen Plänen. Was hatte ich nicht noch alles bearbeiten und zu Papier bringen wollen! Angenehme und unangenehme Behandlungssituationen tauchten wieder auf und damit Erleichterung und Zufriedenheit, aber auch Scham und Enttäuschung.

Diese große Aufräumaktion schaffte einerseits Licht und Luft in meinem Praxisraum. Andererseits bekam ich furchtbare Rückenschmerzen, so heftig wie noch nie in meinem Leben. Mir war sofort klar, dass dies der körperliche Ausdruck meines Abschiedsschmerzes war. Aber weder diese Erkenntnis noch Ibuprofen brachten Hilfe. Schmerz und Trauer mussten mehrere Monate ausgehalten und durchlitten werden. Ich hatte die Arbeit mit meinen Patienten geliebt. Der Aufbau des Instituts und die Lehrveranstaltungen hatten mir großen Spaß gemacht. Die Vielseitigkeit der Psychoanalyse, einerseits als Behandlungsmethode, andererseits als Instrument, menschliches Verhalten zu verstehen, hatte mich immer wieder fasziniert und bereichert. Nun musste ich mit der analytischen Arbeit aufhören, ehe ich analyse-satt geworden war. Es tröstete mich, dass die psychoanalytische Dimension auch weiterhin mein Erleben, mein Fühlen und Denken begleiten würde: In meinen persönlichen Beziehungen, beim biografischen Schreiben und bei meinen verschiedenen ehrenamtlichen Tätigkeiten und Begutachtungen von traumatisierten, von Abschiebung bedrohten Flüchtlingen. In einer kleinen Arbeitsgruppe haben wir die psychischen Auswirkungen der Corona-Pandemie aus psychoanalytischer Sicht bearbeitet, zuletzt als Zoom-Konferenz.

Die Jahre nach meinem 60. Geburtstag bis heute – nun bin ich 75 Jahre alt – waren turbulent, sehr erfüllt und vor allem voller Überraschungen. Dankbar genieße ich seit etwa 10 Jahren die neuen Freiräume, zumal ich bisher keine wesentlichen gesundheitlichen Einschränkungen verkraften muss.

Aber eine Frage beschäftigt mich immer wieder, wenn sich jemand irrtümlich wegen eines Behandlungsplatzes an mich wendet: Warum spüre ich jetzt bei solch einer Anfrage sofort einen unerträglichen Druck auf der Brust und nicht Interesse und Neugier wie früher? Bin ich im Alter weniger belastbar geworden? Habe ich früher nicht bemerkt, wie schwer sowohl der „Arbeitsmodus" als auch die Arbeit mit Menschen in seelischer Not für mich waren? Sehe ich meine neue Freiheit bedroht? Will ich das gelungene Loslassenkönnen nicht wieder gefährden? Und auch diese Frage bewegt mich: Würde ich mit meinen Erfahrungen diesen Beruf wiederergreifen? Meistens denke ich, ja, das würde ich, denn nichts sonst vermag mich so tief und nachhaltig zu beleben und zu interessieren wie unser menschliches Seelenleben.

Zur Person
Irene Misselwitz arbeitete als Analytikerin und Psychotherapeutin mit eigener Praxis von1993 bis 2014 in Jena und war davor 23 Jahre an der dortigen Universitätsnervenklinik als Nervenärztin und Gruppentherapeutin tätig. Sie ist Mitbegründerin des Instituts für Psychotherapie und Angewandte Psychoanalyse e. V. in Jena und bei MediNetz Thüringen e. V. und ehrenamtlich in der Flüchtlingshilfe als Ärztin und Gutachterin tätig. Sie gibt als Interessengebiete an: Gruppenphänomene zwischen Ethnien (z. B. Ost – West, Juden – Deutsche), Psychohistorische Zusammenhänge, also Niederschläge der Nazizeit und der DDR-Zeit bzw. die Abwehr- und Bewältigungsphänome.

Unser Altern – Rückblick und Überlegungen

31

Hartmut Radebold† und Hildegard Radebold†

Zusammenfassung

Unsere Lebenserwartung steigt unverändert an: Wer heute 60 ist, hat noch 20 bis 25 Lebensjahre vor sich liegen. Dieser Zeitraum umfasst somit etwa ein Drittel des Erwachsenenlebens. Für diese kulturgeschichtlich neue Lebenssituation gibt es weder Vorbilder noch Modelle. Die Aufgabe für die heutigen Älteren lautet daher, den individuellen Weg für ein befriedigendes Älterwerden zu erkunden – sei es allein oder als Paar.

Ausgehend vom Konzept lebenslanger Entwicklung verdeutlichen Hartmut und Hildegard Radebold, welche weiteren Entwicklungsmöglichkeiten auch jenseits des 60. Lebensjahres bestehen. Sie schlagen vor, sich darauf bezogene Fragen möglichst frühzeitig zu stellen: Welche Pläne, Vorstellungen und Wünsche habe ich nach meinem Ausscheiden aus dem Arbeitsleben und wie kann ich sie verwirklichen? Wie kläre ich unausgesprochene Konflikte im Familien- und Freundeskreis? Welche „Altlasten" hindern mich an einem zufriedenen Älterwerden? Diese und viele weitere Fragen werden anhand praktischer Beispiele erörtert.

Hildegard und Hartmut Radebold verstarben, bevor dieses Buch publiziert wurde.

H. Radebold
Ehemals Alexander Mitscherlich Institut, Kassel, Deutschland

H. Radebold
Ehemals Bibliothekarin, Kassel, Deutschland

B. Strauß, C. Spitzer (Hrsg.), *Psychotherapeuten und das Altern*, Psychotherapie: Praxis, https://doi.org/10.1007/978-3-662-65228-2_31

Unser Altern umfasst jetzt mit der erlebten Phase von 60 bis 80 Jahren ein Drittel unseres Erwachsenenlebens. Im Moment des Schreibens befinden wir uns nun – Hartmut 86 Jahre alt, Hildegard 80 Jahre alt – im hohen Erwachsenenalter.

Wir möchten im persönlichen Rückblick beschreiben, wie wir diese Jahre erlebten und durchlebten, welche Aufgaben (Radebold und Radebold 2009) zu bewältigen waren und welche Lebensmöglichkeiten bestanden. Zusätzlich beziehen wir Beobachtungen aus dem professionellen und privaten Umfeld mit ein.

Wie war unsere Ausgangssituation in dieses Älterwerden?
Die Jahre zwischen 50 und 60 waren für uns beide psychisch, sozial und körperlich fordernd bis belastend, dazu streng getaktet. Für Hildegard waren das die Jahre 1991–2001: Von 1982–94 leitete sie die Stadtbücherei Hannoversch-Münden (0,5 Stelle). 1982 erlitt ihre Schwiegermutter einen Schlaganfall. Sie hatte sich entschieden, in Berlin in ihrer Wohnung zu leben. Jetzt bestand für uns die Aufgabe, alle vier Wochen in Berlin die Pflege zu übernehmen, um unsere Schwägerin/das mobile Pflege-Team zu entlasten. In Konsequenz hieß das bis zum Mauerfall 1989: Freitagnachmittag, Mitnahme im Auto bis Braunschweig, „Interzonen"-Zug nach Berlin, Sonntagabend zurück, Montag früh Beginn des Alltags. – Zunächst abwechselnd jeder von uns allein, später dann gegenseitig unterstützend immer gemeinsam.

Der Mauerfall 1989 reaktivierte auch ihre verdrängte Kindheit in der DDR. Eine wöchentlich mehrstündige Psychoanalyse in Gießen von 1991 bis 1996 half ihr entscheidend. Das hieß: Entsprechend oft morgens von Kassel aus mit dem Zug nach Gießen, nach der Stunde zurück und dann Arbeit in der Stadtbücherei oft bis spät abends. Ihre Eltern lebten im Wohnstift in Göttingen. Sie forderten jetzt von ihrer in der Nähe lebenden Tochter aufgrund zunehmender Erkrankungen zunehmende Unterstützung ein. Außerdem brauchten uns auch unsere beiden Kinder (Sabine geb. 1967 und Tobias geb. 1970). Sie waren noch schulpflichtig.

Für Hartmut, also von 1985–1995: umfangreiche Lehr- und Forschungstätigkeit an der Universität, Einwerbung von Drittmitteln. Seine Psychoanalysen der „Kriegskinder" konfrontierten ihn jetzt mit seiner eigenen schmerzvollen Geschichte als „Kriegskind". Sie verlangte eine lange Selbstanalyse, auch mithilfe einer Musiktherapie.

Außerdem stellten sich uns folgende Fragen:
Älterwerden, aber wie? Für Hartmut als Mann? Für Hildegard als Frau? Welche Modelle und Vorbilder standen denn in der vorangehenden Generation zur Verfügung? Viele Männer waren aus dem Krieg nicht zurückgekehrt, die in der familiären Umwelt zurückgekommenen Lebenden wirkten enttäuschend. Die Frauen, ebenso durch den Krieg geprägt, lebten oft nur ein traditionelles Frauenmodell vor. Beispiele befriedigender langfristiger Ehen: Fehlanzeige!

In der Hoffnung auf ein gemeinsames, befriedigendes Älterwerden entschieden wir uns für die Rückkehr in die Stadt Kassel in ein kleineres, nach unseren Vorstellungen gebautes Haus in einem geeigneten Wohnumfeld.

Warum lebten wir damals auf dem Lande?
Anlässlich der Berufung (Hartmut damals 40-jährig) an die Universität Kassel waren wir im Interesse unserer Kinder in ein Dorf mit 800 Einwohnern – 30 km entfernt von Kassel – gezogen. 15 Jahre später hatte sich die Versorgungsstruktur völlig verändert: Beide Lebensmittelläden waren geschlossen, Sparkassenfiliale, Post und Dorfkneipe ebenso. Die Versorgung mit Lebensmitteln – wie Gemüse oder Backwaren – erfolgte einmal wöchentlich per Lieferwagen. Der öffentliche Nahverkehr richtete sich werktags nach den Bedürfnissen der umliegenden Schulen und fand am Wochenende praktisch nicht mehr statt. Nach Auszug unserer Kinder wohnten wir in einem zu großen Haus.

Unsere Fantasien bezüglich der Nutzung der kulturellen Angebote in Kassel und der Besuche unserer Freunde bei uns hatten sich als falsch herausgestellt. Der Zeitaufwand für schnelle Kinobesuche oder Besuche von Konzerten/Theaterveranstaltungen war zu groß. Spontane Besuche von Freunden ergaben sich aufgrund dieser langen Anreise selten – dazu erst recht im Winter bei vereisten Straßen. Hier konnten wir nicht älter und alt werden! Unser Wunsch der Rückkehr in die Stadt scheiterte lange Zeit an der Möglichkeit, unser Haus zu verkaufen.

Plötzlich ergab sich 1992 eine Chance (Hartmut 57 Jahre, Hildegard 51 Jahre alt).

Bei einem Abendessen mit unseren Architektenfreunden fragten diese an, ob wir mit ihnen zusammen in Kassel bauen wollten. Am nächsten Morgen erkundigte sich der Mieter unserer Einliegerwohnung nach dem Preis unseres Hauses, um es zu kaufen. Unsere sofortige Entscheidung brachte unabsehbare Konsequenzen mit sich: Umzug in die 20 qm große Einliegerwohnung, Einlagerung von 95 % unserer gesamten Einrichtung samt Büchern.

Zum Arbeiten standen Hartmut sein Dienstzimmer in der Universität, wie auch sein Behandlungszimmer im psychoanalytischen Institut zur Verfügung; Hildegard hatte ebenfalls ein Dienstzimmer in der Stadtbücherei. – Doch insgesamt war es auch ein „Stresstest" für unsere Beziehung.

Unsere Architektenfreunde verfügten bei ihrer Anfrage in Kassel weder über einen Bauplatz noch einen mit uns gemeinsam entwickelten und genehmigten Bauplan, vom anschließenden Hausbau ganz zu schweigen. Drei Jahre später zogen wir in unser neues Haus ein. Unsere sehr verkleinerte Wohnfläche (81 qm statt 200 qm) bedeutete Trennung von Möbeln und Büchern. Aber eine verkleinerte Wohnfläche bedeutet auch: geringere Kosten, Energie und Reinigung. Mit unseren Architektenfreunden und deren Büro teilen wir uns das Treppenhaus.

Wie veränderte sich die Wohnsituation?
Wir haben jetzt eine fast vollständige Neueinrichtung (mitgenommen haben wir lediglich meinen bequemen Analytikersessel, drei Beistelltischchen, einen Kleiderschrank und unser Klavier).

Möglichst orientiert an den zu erwartenden Bedürfnissen und Einschränkungen des Älterwerdens haben wir u. a. durchgehend Parkett ohne Teppichboden oder Teppiche (Stolperfallen), keine Türschwellen, durch möglichst viele Deckenlampen überall große Helligkeit (Vermeidung von Steckdosen am Boden), Handlauf im

Treppenhaus, Antirutschstreifen auf den Stufen. Sollten wir einen Treppenlift benötigen, ist genügend Raum dafür da.

Anschaffung einer komplett neuen Kücheneinrichtung mit gegebenenfalls auch im Sitzen möglichen Arbeitsvorgängen – nach 25 Jahren funktioniert unsere qualitativ hochwertige Küche (möglich aufgrund einer Erbschaft von Hildegard) weiter ohne Beanstandung. Dabei haben wir Backofen und Kühlschrank in bequemer Höhe untergebracht. Diese Verkleinerung der Wohnfläche verlangte aber eine Durchsicht und Verringerung unseres Bücherbestandes um ca. 4000 Bände.

Die Firma HHS unserer Architektenfreunde war international bekannt für ihr Konzept „Energieeffizient Bauen". Jetzt wollten sie mit ihrem neuen Architekturbüro ihr Konzept umsetzen und präsentieren und damit parallel mit unserem Wohnhaus.

Diese Möglichkeit akzeptierten wir gern. Folgende Möglichkeiten ergaben sich dadurch: doppelt so starke Betonwände zur Wärmespeicherung im Frühjahr und zur allmählichen Wärmeabgabe im Herbst. Dreifachverglasung zum Wärmerückhalt, bei allen Fenstern und Türen bis zum Boden reichend, ermöglichte gleichzeitig weitreichenden Schallschutz gegenüber den angrenzenden verkehrsreichen Straßen und der tiefer gelegenen ICE-Linie und auch Schutz gegen Einbruch.

Die geringe bebaubare Grundfläche erforderte allerdings ein zweistöckiges Haus – leider nicht ebenerdig.

So ergab sich im oberen Stockwerk ein 38 m² großer Raum, von einer Fensterfront zur anderen reichend (von Ost nach West), mit Blick in die umliegenden Gärten, ein Wohn-, Ess- und Küchenraum mit einer Kochinsel (einschließlich Abzugshaube). Für uns zunehmend Mittelpunkt unseres Alltags mit der Möglichkeit, gemeinsam zu kochen und mit dem Freundeskreis zu feiern.

Einige Besonderheiten: Alle Fenstertüren waren nach einem schwedischen Konzept gebaut, also 2:1 zu öffnen. Die Drittel-Öffnung ermöglichte eine Dauer- oder Querlüftung, geschützt durch ein Metallgitter (zu schmal, um sich durchzuzwängen), innen ein Gaze-Gitter gegen Insekten.

Dort, wo es möglich und sinnvoll war, vermittelten Spiegel (vom Fußboden bis zur Decke) ein größeres Raumgefühl.

Die bis zum Boden reichenden Fensterflächen erlaubten jedoch keine Heizung mit Strahlungswärme. Daher wurde jetzt ein im Boden verlegtes Luftheizungssystem erforderlich mit der Möglichkeit ständiger Luftumwälzung mit Frischluftzufuhr und Wärmetausch bei gleichzeitigem Einbau zweier Filter gegen die allgemeine Umweltverschmutzung im Kasseler Becken und Allergene/Pollen. – Dadurch brauchte die Wohnung seit unserem Einzug nur ein einziges Mal renoviert zu werden. 2015 erschien uns ein Umbau unseres Bades unter dem Aspekt unseres Älterwerdens sinnvoll. Also Herausnahme von Toilette, Waschbecken und Badewanne. Entsprechend Einbau eines höheren Toilettenbeckens mit Abstützungsmöglichkeiten beiderseits, Duschkabine mit aufklappbaren Flügeln und Sitzgelegenheit sowie gerieffeltem Boden (verbesserter Rutschschutz) und eines höhenverstellbaren Waschbeckens.

Unser neues Wohnumfeld
Dieses erwies sich nun für unser Älterwerden als praktisch ideal: Fußläufig sind mehrere Lebensmittelmärkte mit unterschiedlichem Angebot erreichbar, viele Dienstleistungen wie Bank/Sparkasse, Buchhandlung, Reisebüro, Arztpraxen und Apotheke, Restaurants u. a. m.

Ebenso fußläufig erreichbar ist der ICE-Bahnhof Kassel-Wilhelmshöhe an der 1991 eingeweihten Schnellfahrstrecke Hannover-Würzburg mit stündlich mehreren Verbindungen nach Norden, Osten und Süden. Am Bahnhof sind ebenso zahlreiche Straßenbahn- und Buslinien des lokalen und regionalen Nahverkehrs erreichbar, insbesondere zur Innenstadt.

Schnell erreichbar sind die Kasseler Thermen sowie Schloss und Park Wilhelmshöhe mit seinen weltberühmten Gemäldesammlungen (auch in der Innenstadt finden sich große Parkanlagen).

Das kulturelle Angebot ist umfassend: Dreispartentheater (Theater, Oper, Ballett), mehrere Konzertreihen, Experimentierbühne, für uns als Kino-Fans vier Szene-Kinos. Dazu ist Kassel der Ort der alle 5 Jahre stattfindenden Weltkunstausstellung „documenta".

Straßenmäßig ist Kassel auch schnell erreichbar durch Autobahnen nach Norden, Süden, Westen und Osten. Bekannt sind die Flusstäler von Werra, Fulda und Weser sowie die umliegenden großen Buchenwälder.

Weitere Notwendigkeiten
Möglichst baldige Beendigung der Berufstätigkeit!

Hartmut ließ sich 1993 mit 63 vorzeitig in den Ruhestand versetzen, mit 65 beendete er seine Praxistätigkeit; Hildegard beendete vorzeitig 1994 mit 54 ihre Berufstätigkeit.

Hartmut gründete dann 1998 (auch zum materiellen Ausgleich der entfallenden Behandlungen) das Lehrinstitut für Alternspsychotherapie. Hildegard engagierte sich in einer Kasseler Buchhandlung und stellte jährlich die neuen Kinder-und Jugendbücher vor. Sie rezensierte noch viele Jahre für die ekz (Einkaufszentrale für öffentliche Büchereien).

Beobachtete Veränderungen der Lebenssituation und notwenige Fragen
Blicken wir zurück, so ergaben sich im Kollegen- und Freundeskreis in den letzten 25 Jahren auch Veränderungen der Wohnsituation von 55- bis 70-Jährigen auf verschiedene Arten:

1. Neubau/Kauf eines Hauses in einer entfernten Kleinstadt mit Garten, ausreichenden bis guten Versorgungsangeboten (kulturelle Angebote praktisch nur durch Auto oder Regionalverkehr erreichbar).
2. Nach Scheidung/Verwitwung Verkauf des am Stadtrande gelegenen großen Hauses mit Garten und Umzug in eine Eigentumswohnung im vierten Stock (mit Fahrstuhl), innenstadtnahe gelegen. Nach Verwitwung in einer günstigen, (zu?) großen Mietwohnung im zweiten Stock lebend ohne Fahrstuhl.

3. Ausbau einer hoch gelegenen Eigentumswohnung, erreichbar nur durch Fahrstuhl und einen Treppenabsatz.
4. Aufgabe der Praxiswohnung. Nach Beendigung der Praxistätigkeit Umzug in
   eine früher gekaufte Eigentumswohnung oder Mietwohnung am Stadtrand „im
   Grünen", mit allmählich sich verringernden Versorgungsangeboten und Verkehr-
   sanbindungen.
5. Umzug in das von den jetzt verstorbenen Eltern geerbte Haus (schon für deren
   Älterwerden weitgehend ungeeignet) u. a. m.

Die durchschnittliche Lebenserwartung der heute 60-Jährigen beträgt 2020 für
die Männer 22,4 Jahre und für die Frauen 26,2 Jahre und steigt unverändert an. In
Konsequenz ergeben sich folgende Fragen:

Können wir uns bewusst vorstellen, in dieser bestehenden bzw. erstrebten Wohnsituation und in diesem Wohnumfeld das letzte Drittel unseres Erwachsenenlebens
befriedigt zu verbringen und eben dort zu altern?

Wenn ja, ist diese Wohnsituation geeignet, dort weitgehend autonom zu leben?
Wenn nicht, wie ist sie diesbezüglich mit welchem Aufwand dafür geeignet umzu-
bauen? (In allen größeren Städten gibt es Wohnberatungsstellen, die interessanterweise unverändert kaum in Anspruch genommen werden!)

Singles/Verwitwete zeigen eine weitere Möglichkeit auf: Sie melden sich frühzeitig in einem ihnen genehmen Heim im vertrauten Wohnumfeld (Erhaltung beste-
hender Beziehungen/Kontakte) an, um im Bedarfsfall bald einziehen zu können.

Wir hofften damals auf eine lange gemeinsame Lebenszeit: Zeit für uns, da die
Aufgaben und Anforderungen der letzten Jahrzehnte uns zu wenig Zeit füreinander
gelassen hatten. Zeit für lebenslang zurückgestellte Interessen, z. B. für Hartmut
einen Zugang zu Musik (siehe unten) zu finden. Zeit für die erhofften Enkelkinder,
insbesondere im Sommer mit ihnen in Schweden.

1994 hatten wir uns in Värmland/Mittelschweden ein weit über 150 Jahre altes
Holzhaus eines Forstarbeiters gekauft (diesmal aufgrund einer Erbschaft von
Hartmut).

Diese Erwartungen erfüllten sich so nicht: Wir bekamen leider keine Enkelkinder; die ab 2000 einsetzende „Kriegskinder-Forschung" (w2k) verlangte neue zeitliche Prioritäten. Aber! Hildegard war selbstverständlich bei allen Forschungssit-
zungen, Tagungen, Kongressen, meinen Vorträgen mit dabei. Sie unterstützte mich
bei meinen Publikationen. Wir schrieben z. B. 2009 unsere gemeinsame Publikation.

Die Sommer verbrachten wir, wie geplant, in Schweden – zunächst zweimal,
später einmal im Jahr. In dem zusätzlich gebauten Gästehaus verbrachte die (Groß-)
Familie viele Sommer, später besuchten uns Freundespaare.

Entscheidende Voraussetzung dafür war für uns die Erhaltung bzw. Verbesserung
des Gesundheitszustandes:

Dazu bedarf es spätestens mit 60 Jahren eines umfassenden medizinischen
Check-ups mit Erfassung des Gesundheitszustandes und vorhandener Krankheiten.

Welche Behandlungen sind einzuleiten, gegebenenfalls lebenslang durchzuführen? Welche körperlichen Funktionen müssen verbessert und dafür trainiert wer-

den? Welche Kontrollen für die Früherkennung von Krankheiten müssen ab jetzt regelmäßig durchgeführt werden?

Die persönliche Einstellung zu dieser Aufgabe ist bekanntlich sehr unterschiedlich: Einige Menschen waren noch nie krank und meinen, dass sich ihr Leben so fortsetzt; andere erlebten einen Unfall oder eine Fraktur ohne Folgen, die so schnell zu bewältigen waren; andere gehen davon aus, dass sie Symptome beginnender Krankheiten rechtzeitig bemerken würden (aber viele Krankheiten des höheren und hohen Alters zeichnen sich dadurch aus, dass sie sich langsam/schmerzfrei entwickeln und dadurch spät und oft zu spät entdeckt werden).

Folgende Krankheitserfahrungen engten uns zwar nicht dauerhaft ein, forderten uns aber auf, sie mit zu berücksichtigen:

Hildegard erlitt mit 30 Jahren eine schwere Trümmerfraktur ihres linken Knie(-gelenk)s mit bis heute anhaltenden Folgen (direkt: mehrfache weitere Operationen, immer wieder Rehabilitationsmaßnahmen/Kuren aufgrund der Schmerzen/Bewegungseinschränkungen, schließlich vor 3 Jahren ein neues Kniegelenk).

Da Abfahrtslauf, Bergwandern, Langlauf bald entfielen, suchten wir jetzt für unsere Reisen andere Möglichkeiten, so meist geführte Kleingruppen im Landrover/Jeep in die Wüsten der Sahara in Algerien, Niger, Libyen, dazu nach Madagaskar, Nordpakistan und schließlich nach Oman.

Hartmut erfuhr als Kleinkind eine Oberkieferverletzung und ist deswegen seit seinem 10. Lebensjahr Dauerpatient bei Zahnärzten (Vereiterungen, Operationen, Prothesen). Dazu erkrankte er mit 22 Jahren an einem schweren Rheuma mit Befall aller großen Gelenke und der lebenslangen Aufgabe, eine Wiederkehr mit der Folge dauerhafter Veränderungen der Gelenke und eines Herzmuskelschadens unbedingt zu vermeiden. Dazu wurde Mitte 50 eine familiär bedingte Fettstoffwechselstörung festgestellt, die eine lebenslange medikamentöse Behandlung erforderte.

So hielten wir die notwendigen Kontrolluntersuchungen zur Früherkennung für sinnvoll: Hartmut wurde von seinem Augenarzt nach Operation seines Kataraktes eine jährliche Kontrolle bezüglich einer lange Zeit nicht auffallenden Erhöhung des Augeninnendruckes (Glaukom) mit den späteren Folgen einer Erblindung empfohlen. Zwölf Jahre später trat diese auf und ist bis heute gut behandelbar.

Wir suchen beide seit dem 60. Lebensjahr einmal jährlich den Urologen und Gynäkologen/Gynäkologin auf. Bei Hartmut fand sich mit 81 (ansteigende PSA-Werte, zweimalige Gewebeentnahme) ein mittelaggressives Prostatakarzinom ohne Metastasierung – gut hormonell behandelbar; bei Hildegard mit 77 ein metastasierendes Mammakarzinom (Konsequenzen: Operation, Chemotherapie, Bestrahlung, Nachkur); bisher sind keine Metastasen auffindbar.

Eine neue Option: Prävention statt Pharmatherapie
Vor 20 Jahren setzten die großen Pharmakonzerne große Hoffnung auf die Entwicklung von Antidementiva (nach unterschiedlichen theoretischen Konzepten) zur Verzögerung des Eintrittes bzw. Abschwächung bzw. Behandlung demenzieller Symptome.

Aufgefundene Substanzen wirken nur in der Anfangsphase in einem gewissen Umfang. Insgesamt wurde die diesbezügliche pharmakologische Forschung deutlich heruntergefahren.

Damit erhält seit Kurzem die Erforschung nichtmedikamentöser präventiver Strategien zunehmend Bedeutung. Gleichgültig, ob es sich um Schlaganfall, Herzinfarkt oder eben um den vorherrschenden Typ der Multi-Infarkt-Demenz (MID) oder viele andere Erkrankungen handelt, bieten sich fast die gleichen sieben Ansatzpunkte zur Vorbeugung von Morbidität und Mortalität an: Ausbildung, Bekämpfung von Depressionen, Zuckerkrankheit, Bluthochdruck, Fettleibigkeit und Faulheit sowie Nikotinabstinenz. Zusätzlich wichtig ist der Ausbau des sozialen Netzes; soziale, kulturelle und sportliche Betätigung; gute sozioökonomische Abpolsterung. Entsprechende Bildung und sozioökonomische Abpolsterung stehen unserer Berufsgruppe aufgrund von Ausbildung/Weiterbildung als damit gegeben zur Verfügung. Alle anderen Aufgabenstellungen fallen in die Verantwortung des Einzelnen. Wie könnte unsere Bildung im Sinne einer Schaffung „neuer Verschaltungsautobahnen im Gehirn" genutzt werden?

Unser persönlicher Versuch
Im Herbst 2010 informierte die lokale Tageszeitung darüber, dass im Frühjahr 2011 an der Bürger-Universität der Universität Kassel ein 3-Semester-Geschichtsstudium beginnt: Altertum, Mittelalter, Neuzeit mit 6 Semesterwochenstunden (Vorlesung, Intensivseminar mit Leistungsnachweis, spezielles Seminar für die begrenzte Teilnehmergruppe).

Wir meldeten uns sofort an (Hildegard 70, Hartmut 76): Hildegard hatte in der DDR eine marxistische Geschichtssicht vermittelt bekommen, z. B. kannte sie von der Geschichte des gesamten Römischen Reiches nur den Sklaven-Krieg des Spartacus (73–71 a. D.) Hartmut hätte gerne kurz nach dem Krieg Geschichte studiert. Er wollte aber auf keinen Fall Lehrer werden. Er hatte die langjährige Tätigkeit seiner Mutter als (Grundschul-)Lehrerin erlebt. Bei seinen Forschungen bezüglich der Kriegskinder begegnete er jetzt ständig zeitgeschichtlichen Fragestellungen.

Es war großartig: zusammen zur Uni, zusammen im Hörsaal! Und für Hildegard war es das erste Mal, dass sie in einem Hörsaal der Universität saß. Dabei waren die verlangten Leistungsnachweise im Intensivseminar anspruchsvoll! Wir beide haben sehr viel gelernt.

Jetzt stellt sich eine wichtige, nach unserem Eindruck bisher selten bewusst gestellte Frage: Wie viel Zeit und inneren Raum (real, affektiv) schaffen wir uns für diese Möglichkeiten des höheren Erwachsenenalters und die beschriebenen anstehenden präventiven Gesundheitsmaßnahmen?

Inwieweit werden noch tätige Kolleginnen/Kollegen durch ihre fachliche und berufliche Identität weiterhin voll in Anspruch genommen? Also 20–25 wöchentliche Behandlungsstunden, Mitarbeit/Lehrtätigkeit im Institut, Lesen von Fachzeitschriften und Publikationen über neue theoretische Entwicklungen, Besuche von Kongressen und von spezifischen Tagungen. Der Ablauf der Woche bleibt so streng getaktet.

Dazu kommen die Anforderungen bei der Hilfestellung für die Enkel und Unterstützung der Elterngeneration. Übrig bleiben Zeit für Urlaub und Reisen.

Diese persönlich so wichtigen präventiven Maßnahmen ab 60 sind wahrscheinlich den meisten Fachleuten bisher unbekannt (die allermeisten Publikationen sind erst ab 2014/2015, H. Förstl, S. Förstl 2020, erschienen), dem Kollegenkreis bestimmt nicht.

Soziales Engagement ist zeitlos: Vor 6 Jahren schloss die Stadt Kassel drei lokale Stadtbüchereien. Eine engagierte Gruppe aus unserem Stadtteil führte sie in einer Ortsteilbücherei fort. Hildegard konnte ihre Fachkenntnisse einbringen und in den ersten Jahren intensiv mitarbeiten. Hartmut hielt Vorträge. Die Spenden dafür erhielt der Verein. Er sprach mögliche weitere Referenten an und beriet auf Wunsch einzelne Mitglieder des Vorstandes.

Nicht immer lassen sich Interessen – wie das Geschichtsstudium – so befriedigend verwirklichen. Hartmut scheiterte schließlich bei seinem Bemühen, einen Zugang zur Musik zu finden. Hildegard hatte ihn von Kindheit an. Sie singt seit Schuleintritt in Chören mit, so in Jena, Hannover, Berlin, Ulm, und jetzt seit Langem in Kassel. Dazu erhielt sie Klavierunterricht; seit Langem ist ihr Lieblingsinstrument Querflöte (für sich, in der Gruppe, immer wieder mit Unterricht).

Hartmut erinnert sich nur an einige Blockflötenstunden zu Anfang des Krieges.

Der Musikunterricht in der Schule nach dem Krieg war rein theoretisch. Da er immer zu hoch oder zu niedrig sang, hieß es dann bei den Pfadfindern: „Hartmut, tue so, als ob du singst." Mit 45 bemühte er sich um Klavierunterricht. Der Versuch scheiterte bald: Der im Dorf gefundene Lehrer konnte sich offenbar nicht vorstellen, dass man in diesem „Alter" noch ein Instrument lernen könne, und kam außerdem mit dem „Professor" nicht zurecht. Mit Anfang 60 unternahm Hartmut mit einer jüngeren, engagierten und für den Auftrag aufgeschlossenen Klavierlehrerin einen weiteren Versuch: Man vergegenwärtige sich, er kannte keine Noten, musste den Umgang mit dem Tasteninstrument von Beginn auf lernen und dazu später nach Noten zu spielen; dazu waren seine Finger nicht kräftig und beweglich genug. Nach mehreren Jahren gab er entmutigt auf. Später durch Trommel-Workshops für Anfänger auf den „Lindauer Psychotherapiewochen" erhielt er 3 Jahre lang Einzelunterricht. Dann merkte er, dass ihm der Elan fehlte, viele Stunden in sich versunken zu üben. Sein Kummer ist eindeutig, ohne systematische Förderung in Kindheit und Jugendzeit fehlen wichtige Bereiche!

Wir beide freuen uns, wenn wir von unseren Freunden immer wieder hören, dass sie mit über 60 erstmals beginnen, ein Instrument zu spielen, sich dieses kaufen und auch eine entsprechend interessierte Lehrkraft gefunden haben.

Hartmut Radebold beendete seine Vorträge in den letzten Jahren mit dem Hinweis „Dein Körper ist dein letzter Verbündeter. Wenn er dich verlässt, stirbst du." Hartmut Radebold ist am 17.09.2021 gestorben.

Den letzten Abschnitt hat Hartmut Radebold zwei Tage vor seinem Tod seinen Kindern aus dem Krankenbett diktiert.

Zu den Personen
Prof. em. Dr. med. Hartmut Radebold, Jahrgang 1935, war Arzt für Psychiatrie/Neurologie und Psychotherapeutische Medizin, Psychoanalytiker und Altersforscher und gilt als Nestor der deutschsprachigen Psychotherapie Älterer und als Vorreiter der Beschäftigung mit dem Thema „Abwesende Väter und Kriegskindheit – langanhaltende Folgen in Psychoanalysen".

Hildegard Radebold, Jahrgang 1941, Dipl.-Bibliothekarin, langjährige Leiterin einer Stadtbücherei, verfügte über jahrzehntelange Erfahrung familiärer Pflege und Versorgung.

Literatur

Radebold H, Radebold H (2009) Älterwerden will gelernt sein. Klett-Cotta, Stuttgart

Altern und die Suche nach dem Sinn

32

Christian Reimer

Zusammenfassung

Ausgehend von seiner späten Scheidung und seiner Emeritierung fokussiert Christian Reimer, Jahrgang 1943 und ehemaliger Direktor der Klinik für Psychosomatik und Psychotherapie der Justus-Liebig-Universität Gießen, auf das Altern als Kränkung durch Attraktivitäts- und Bedeutungsverlust und die dadurch ausgelöste Sinnkrise und seinen Weg der Bewältigung. Vor dem Hintergrund seiner persönlichen Erfahrungen, aber auch Erkenntnissen aus seiner langjährigen Supervisionstätigkeit formuliert er kluge Empfehlungen für jüngere Therapeuten.

Die bewusstere Wahrnehmung meines Alterns bzw. Älterwerdens begann kurz vor meinem 60. Geburtstag, als ich durch eine späte Ehescheidung in eine tiefe persönliche Krise – mit allem, was dazu gehört – geriet, in der sich auch die Frage nach dem Sinn des Weiterlebens stellte. In dieser Situation bekam meine berufliche Position als Direktor einer Universitätsklinik quasi eine Überlebensfunktion. Es gab wenigstens einen beruflichen Sinn für mein Leben. Gleichzeitig kam der Zeitpunkt des offiziellen Dienstendes mit dem vollendeten 65. Lebensjahr näher und war beunruhigend. Was sollte ich machen? Einerseits war mir der gesetzlich vorgegebene Zeitrahmen mit 65 nicht wirklich nachvollziehbar, weil ich gern weitergearbeitet hätte, andererseits sah ich auch die Chance, mich von den beruflichen Verpflichtungen eines Universitätsprofessors zu verabschieden und etwas Neues zu suchen, was zu mir passen würde.

C. Reimer (✉)
Otterndorf, Deutschland

B. Strauß, C. Spitzer (Hrsg.), *Psychotherapeuten und das Altern*, Psychotherapie: Praxis, https://doi.org/10.1007/978-3-662-65228-2_32

Ich war, wenn man so will, auf der **Suche nach Sinn** für mein Leben nach 65 und machte das zunächst nur an einer möglichen weiteren Berufstätigkeit fest. Diese sollte im Kernbereich psychotherapeutischer Arbeit, vor allem auch in Aus- und Weiterbildung jüngerer Kollegen, liegen. Ein großes Weiterbildungsinstitut, in dem ich schon seit einigen Jahren als Dozent tätig war, bot mir dann eine Funktion als Leitender Arzt der Ambulanz an, die ich gerne annahm und unmittelbar am Tag nach meinem Ausscheiden aus der Universität auch realisierte – ohne mir irgendeine Pause, eine Auszeit nach Jahrzehnten durchgehender Arbeit zu gönnen – ein Wahnsinn, den ich nicht wieder machen und auch niemandem empfehlen würde. Ich war froh, diesen Haltepunkt gefunden zu haben, hatte wohl Angst vor der Lücke, die nach der Emeritierung entstehen könnte, zumal ich erlebt hatte, dass und wie einige Kollegen krank geworden waren, die quasi ohne Vorsorge in diese Lücke gefallen waren.

Trotz meiner „Lösung" fiel mir der Abschied von meinem Amt an der Universität schwer. Es war auch noch kein Nachfolger da und so verzögerte ich den Auszug aus meinem Dienstzimmer noch um ein halbes Jahr, bis mir der kommissarische Klinikleiter eine Grenze setzte. Die Umzugskartons mit meinen Büchern und Akten konnte ich mehrere Monate nicht auspacken und in meine Wohnung einräumen.

Ich war jetzt also offiziell Rentner/Pensionär/Emeritus, der die Altersgrenze erreicht und überschritten hatte. Zwar hatte ich dafür gesorgt, dass ich beruflich etwas Sinnhaftes weitermachen konnte, was zu meiner beruflichen Identität passte, aber ich hatte nicht damit gerechnet, dass der Abschied von der Universität auch mit Kränkungen verbunden sein könnte, die ich in Richtung Bedeutungsverlust erlebt habe.

So blieben auf einmal Einladungen aus, z. B. zu überregionalen Aus- und Weiterbildungstagungen, zu denen ich jahrelang wie selbstverständlich eingeladen worden war, trotz sehr guter Evaluationen. Keine Verabschiedung, kein zumindest kurzes Schreiben mit Dank für die jahrelange gute Zusammenarbeit. Kein Stil. Wer war man für die Veranstalter noch, wenn man im Dozentenverzeichnis nicht mehr z. B. als Direktor einer Universitätsklinik aufgeführt werden konnte? Da mir dies auch andere Kollegen berichtet haben, weiß ich, dass sie es ähnlich erlebt haben. Ein Aspekt des **Alterns als Kränkung**.

Wie ging es weiter mit mir? Nach 3 1/2 Jahren Tätigkeit als Ambulanzleiter folgten der Übergang in eine zeitbegrenzte psychotherapeutische Privatpraxistätigkeit und der Umzug in meine Wahlheimat (Nordseeregion), in der ich den letzten Abschnitt meines Lebens verbringen möchte – gemeinsam mit meiner jetzigen Frau, die ich 4 Monate vor dem Ende meiner universitären Dienstzeit kennengelernt habe und mit der ich eine glückliche Ehe führe. Wir haben eine gute Lösung für die Organisation unseres beruflichen und privaten Lebens gefunden: Sie arbeitet 2 1/2 Tage in der Woche als Psychiaterin in einem Gesundheitsamt und ich in der Zeit in meiner kleinen Praxis. Dann haben wir von Mittwochmittag bis Sonntagabend Zeit für Privates. So lässt es sich für mich im Alter gut leben.

Am 13. März 2021, zwei Tage vor meinem 78. Geburtstag, erhielt ich bei der morgendlichen Durchsicht meiner E-Mail-Eingänge eine bemerkenswerte Nachricht. Es schrieb eine Frau, die sich später bei der Internetrecherche als Kollegin herausstellte – unter voller Nennung ihres Vor- und (Doppel-)Nachnamens – folgenden kurzen Text:

NICHT AUFHÖREN KÖNNEN …
WIE alt sind SIE eigentlich? Und Sie beraten und behandeln noch? Oh je …

Nach einer Mischung aus Ärger und Amüsement habe ich ihr zwei Stunden später zurückgeschrieben:

Sehr geehrte Frau Kollegin,
Ihre liebenswürdige E-Mail hat mich erreicht.
Gern beantworte ich Ihre Frage: Ich bin 186 Jahre alt und kann – da haben Sie recht – immer noch nicht aufhören … Typischer Fall von Arbeitssucht und Ihrerseits von Altersdiskriminierung.
Gefragt habe ich mich natürlich, woher Ihr Affekt kommt. Sollten Sie das mit mir besprechen wollen, ist eine Terminvereinbarung möglich – für Sie als Fachkollegin natürlich kostenlos!
Ich wünsche Ihnen ein schönes Wochenende in der Komfortzone Hamburg.
Christian Reimer

Empfehlungen für jüngere Therapeuten – am Beispiel von Erfahrungen aus Supervisionen

Ich beziehe mich im Folgenden auf Erfahrungen, die ich in den letzten 47 Jahren aus der Supervision mit Psychologen während ihrer psychotherapeutischen Ausbildung (Altersgruppe ca. 25 bis 35 Jahre) und Ärzten (Altersgruppe etwa 30 bis 50 Jahre) gemacht habe, und deren Patienten mindestens eine Generation älter waren als sie selbst. In der Beziehungsdynamik kamen also mehr oder weniger deutlich Übertragungs- und Gegenübertragungsaspekte zum Tragen, die auch generationsspezifisch waren, z. B. Eltern-Kind, Großeltern-Enkelkind. Dabei fiel mir immer wieder auf, dass bestimmte Themen seitens der Behandler nicht angesprochen wurden, insbesondere dann nicht, wenn die Patienten diese nicht von sich aus thematisiert hatten. Es ging u. a. um folgende offensichtlich tabuisierte Bereiche:

- Abschiede (Erleben und Verarbeiten),
- spezifische Probleme des Älterwerdens, wie z. B. Attraktivitäts- und Bedeutungsverlust, körperliche Funktionseinschränkungen bzw. -störungen (z. B. Sexualität),
- Ängste im Hinblick auf Sterben und Tod,
- Bilanzierungsfragen des bisherigen Lebens (z. B. Lebenszufriedenheit vs. -unzufriedenheit – besonders am Beispiel von Partnerschaften).

In der den Therapeuten in Aus- und Weiterbildung häufig nicht bewussten therapeutischen Beziehungsdynamik wurde immer wieder deutlich, dass durch die von Patienten repräsentierte Elterngeneration offenbar Gefühle der Scham, Peinlichkeit, des Schonenwollens wirksam waren, die zur Vermeidung eines offenen Ansprechens führten. Wer spricht schon mit seinen Eltern über ihre Sexualität, über Bilanzierungsfragen ihres bisherigen Lebens und über die sogenannten letzten Dinge? Manche vielleicht, die Mehrheit wohl eher nicht.

In der gemeinsamen Supervisionsarbeit wurde immer wieder deutlich, wie viele Widerstände, Gehemmtheiten und auch Ängste vor dem offenen Thematisieren dieser altersspezifischen Aspekte vorhanden waren. Zum Teil lag das sicher auch daran, dass den Therapeuten (besonders den Psychologen, die häufig unmittelbar nach ihrem Universitätsabschluss mit Mitte 20 ihre psychotherapeutische Ausbildung begonnen hatten) diese Themenbereiche um das Altern eher weit entfernt waren, sozusagen nicht aktuell, sodass man sich thematisch am liebsten nach der Erhebung der Anamnese nur im Hier und Jetzt aufhielt. Das konnte bei den Patienten dazu führen, dass sie diesem „Kompass" folgten und sich so eine **gemeinsame Abwehr** gegenüber den mit den Alterungsprozessen nun einhergehenden Themen etablieren konnte.

Wenn ich die Supervisanden z. B. fragte, was sie über die Sexualität ihrer älteren Patienten wissen, über Nähe, Distanz, Ängste und mögliche Probleme der Intimität, waren die Erkenntnisse häufig sehr begrenzt. Wenn hier Scham und Sprachlosigkeit der Patienten auf Entsprechungen bei ihren Therapeuten trafen, wurde dieser Bereich praktisch stillschweigend zu einem gemeinsamen Tabu und geriet damit in Gefahr, für einen empathischen, hilfreichen Zugang verloren zu gehen.

Ich möchte aus der Vielzahl von Möglichkeiten altersspezifischer Probleme und des therapeutischen Umgangs damit zwei Aspekte hervorheben: **Verlusterleben und die Suche nach dem Sinn** und das Erleben von **Attraktivitäts- und Bedeutungsverlust.**

Zu Ersterem eine kurze **Kasuistik:**

Mich suchte in meiner Praxis ein 64-jähriger Mann auf, der für ihn völlig überraschend die Symptomatik einer mittelschweren depressiven Episode mit Schlafstörungen, vermindertem Antrieb und depressiver Gestimmtheit entwickelt hatte. Vom Hausarzt verordnete Medikamente hatten nicht geholfen. Bei der Erhebung der Anamnese und in den weiteren probatorischen Sitzungen wurde ein Mann deutlich, der glücklich verheiratet war, mit seiner Familie harmonisch zusammenlebte und in seinem sozialen Beruf im Kinder- und Jugendbereich ausgefüllt und zufrieden war – ein offensichtlich geschätzter und angesehener Mitarbeiter an seiner Arbeitsstätte. Es war also „alles in Ordnung", bis ich ihn darauf ansprach, wie er denn sein Leben nach der bevorstehenden Verrentung führen wolle – auch seine Frau stand fast zeitgleich vor dem Ende ihrer Berufstätigkeit. Er erschrak und sagte nur, dass er sich darüber keine Gedanken gemacht habe. So wurde er auf eine bevorstehende Lücke aufmerksam, die damit verbunden war, dass ihm eine Vielzahl von Abschieden bevorstand, von einzelnen, zum Teil jahrzehntelangen Kontakten, die ihm etwas bedeuteten. Auch der Verlust der sinnstiftenden, erfüllenden Arbeit gehörte dazu – ein Bereich seines Lebens, der ihm über 40 Jahre lang Freude bereitet und Wertschätzung vermittelt hatte. So wurde ihm langsam bewusst, was er ausgespart und wovor er wohl Angst hatte. Aus meiner Sicht war er durch die bevorstehende Verrentung in eine Sinnkrise geraten: Wer war er noch ohne die geschätzte Arbeit und trotz eines harmonischen Familienlebens? Er begann auf meinen Rat hin, mit seiner Frau darüber zu sprechen, was der Wegfall der Arbeit für sie beide bedeutet – die Ehefrau hatte ihre Arbeit ähnlich besetzt wie er –, und wie sie die entstehende Lücke sinnvoll ausfüllen und gestalten könnten. Parallel dazu war die depressive Symptomatik rückläufig, sodass wir mit 10 Stunden Psychotherapie auskamen.

Zum Attraktivitäts- und Bedeutungsverlust im Alterungsprozess

Jüngeren Therapeuten am relativen Anfang ihres Lebenslaufs ist häufig nicht bewusst, zu welchen Krisen emotionaler und/oder psychosomatischer Art die Wahrnehmung des Älterwerdens führen kann. Es geht u. a. um das Erleben der Alterungsprozesse, die sich körperlich manifestieren (z. B. an der Haut), verbunden mit dem Gefühl, nicht mehr so begehrenswert zu sein wie früher, an Attraktivität zu verlieren, nicht mehr so beachtet zu werden. Manche erleben das in besonderer Weise um die Lebensmitte herum und danach. Wie das subjektiv wahrgenommen werden kann, hat Max Frisch (1979) in seinem *Tagebuch 1966–1971* exzellent literarisch verarbeitet. Er spricht von dem älter werdenden Mann als „Der Gezeichnete" und führt u. a. aus:

> „Der Gezeichnete sieht mehr begehrenswerte Frauen als früher. Dabei wechselt er den Gegenstand seines Entzückens mehrmals am Tag. Er ist nicht mehr auf einen bestimmten Typ beschränkt. Neigung zum Panerotischen. (Frühes bis spätes Stadium.) Die Anzahl der Frauen, die ihn entzücken, verhält sich reziprok zu seinen realen Chancen." (S. 173) „… seine Erscheinung löst keinerlei weibliche Reflexe aus: er ist wie nicht vorhanden … Kommt ihm auf der Straße eine junge Frau entgegen, so tut sie nicht wie früher, als blicke sie handbreit an ihm vorbei, sie sieht den Gezeichneten wirklich nicht. Ohne Koketterie. Er kann sich umdrehen nach ihr, sie merkt es nicht; er sieht es an ihrem Gang, daß sie auch das nicht merkt. Am Kiosk wird er nur als Käufer behandelt; die Person blickt auf die Journale, die er sich genommen hat, und dann auf das Geld. Nichts weiter. Im Flugzeug wird es auch anders; das stereotype Lächeln der Hostessen beginnt ihm zu gefallen, aber nicht einmal das bleibt ihm: erkundigt er sich nach der Ankunftszeit, so werden sie mütterlich, sogar krankenschwesterlich. Gibt es sich in der Bahn, dass der Gezeichnete im gleichen Abteil sitzt mit einer jüngeren Frau, so entsteht keine Verlegenheit; früher blickten sie krampfhaft zum Fenster hinaus oder versteckten sich hinter ein Magazin, um nicht angesprochen zu werden. Neuerdings sitzen sie einfach da, tun, als wäre nur sein Gepäck hinzugekommen, was nicht stört. Bückt er sich im Bus, weil ihre Handschuhe auf den Boden gefallen sind, so ist die weibliche Person verblüfft, daß ihr jemand gegenüber gesessen hat. Die Kellnerin, wenn sie seine Person endlich wahrgenommen hat, kommt an den Tisch, um den Aschenbecher zu wechseln, nebenbei nimmt sie seine Bestellung auf: blicklos; wenn sie das Bier hinstellt, blickt sie über ihn hinweg; später kassiert sie: blicklos. Sieht er nachher in der Toilette, die Hände trocknend, sich zufällig im Spiegel, so kann er's verstehen und legt seine Münze in den Teller." (S. 175 f.)

„Der Gezeichnete", wie ihn Frisch darstellt, erscheint narzisstisch-depressiv in der Wahrnehmung seiner im Vergleich zu jüngeren Jahren relativen Chancenlosigkeit, seines Attraktivitätsverlustes, bedingt durch sein Älterwerden. Was hier literarisch wehmütig-bilanzierend wirkt, ist für manche Ältere eine tiefgehende Problematik, an die andere Themen anschließen, z. B. Selbstwertprobleme, die Endlichkeit des Lebens (speziell zu diesem Thema ist die autobiografische Schilderung von Yalom und Yalom, 2021, sehr zu empfehlen), Angst vor Vereinsamung u. v. a. m. Solche Thematiken des Älterwerdens müssten häufig aktiv von den Therapeuten exploriert werden, weil sie eventuell aus Schamgefühlen gegenüber den jüngeren

Therapeuten nicht spontan mitgeteilt werden. Dabei ist es ja auch häufig die Generation der eigenen Kinder, die dem Patienten in Gestalt ihrer Therapeuten gegenübersitzen, denen man seine Ängste und sein Defiziterleben nicht unbedingt mitteilen möchte, um sie nicht zu belasten.

Welche **Konsequenzen** ergeben sich für jüngere Therapeuten bei der Behandlung älterer Patienten?

- Vordringlich notwendig erscheint mir eine anhaltende Reflexion der Therapeuten über ihre eigenen möglichen Tabus im Hinblick auf das Älterwerden – bevorzugt vor dem Hintergrund ihrer eigenen Familiengeschichte und generationsspezifischer Aspekte.
- Die mit dem Älterwerden verbundenen Probleme müssten von den Therapeuten proaktiv angesprochen und soweit möglich bearbeitet werden. Dabei sind eventuelle Schamgefühle auf beiden Seiten zu überwinden, die sich an Übertragungs-/Gegenübertragungskonstellationen (Eltern-Kind) ergeben können. Manche Therapeuten befürchten, dass dadurch die „gute" therapeutische Beziehung beeinträchtigt werden könnte. Dadurch vermeidet man aber ein tieferes Verständnis der inneren (und äußeren) Lebenssituation seiner Patienten.

Zur Person

Christian Reimer, Univ.-Prof. em. Dr. med., Medizinstudium in Göttingen und Hamburg. Promotion 1971. Aus- und Weiterbildung zum Psychiater, Psychotherapeuten und Psychoanalytiker in Hamburg (UKE und Michael-Balint-Institut). 1980–1989 Leitender Oberarzt und stellvertretender Direktor der Psychiatrischen Klinik der Medizinischen Universität Lübeck. Habilitation 1983 (Venia legendi Psychiatrie und Psychotherapie). 1984 C3-Professur a. Z. für Psychiatrie. 1989–1991 Professur für Psychotherapie und Psychohygiene an der Universität Basel (Nachfolge Gaetano Benedetti). 1992–2008 C4-Professur für Klinische Psychosomatik und Psychotherapie an der Justus-Liebig-Universität Gießen (Nachfolge Horst-Eberhard Richter). Ab 2008 Dozententätigkeiten in Aus- und Weiterbildung an zwei Instituten in Hessen (WIAP) und Bayern (ZIST) und psychotherapeutische Privatpraxis.

Literatur

Frisch M (1979) Tagebuch 1966–1971, 1. Aufl. Suhrkamp, Frankfurt am Main
Yalom I, Yalom M (2021) Unzertrennlich. Über den Tod und das Leben. btb, München

Windhauch, Bücher und Steine

33

Gerd Rudolf

Zusammenfassung

Obwohl Gerd Rudolf, langjähriger Direktor der Klinik für Psychosomatische Medizin und Psychotherapie der Universität Heidelberg und Jahrgang 1939, in seinem Selbstgespräch über und von sich in der dritten Person spricht, verstärkt dieses vordergründige Distanzierungsmanöver die persönliche Tiefe seiner Auseinandersetzung mit dem Alter und den Vergänglichkeiten des Lebens. Halt und Trost findet er in dem reichhaltigen „Museum der Erinnerung" seines mit Exponaten angefüllten Hauses.

Nach seiner Pensionierung hatte er sich im Keller der Klinik, wo traditionsgemäß die wissenschaftlichen Hilfskräfte sitzen, das kleinste Zimmer erbeten, in dem er fortan Berge von Doktorarbeiten, Habilitationsgutachten, Videokassetten aus Forschungsprojekten, Psychotherapiegutachten, Vorlesungsskripte, Sonderdrucke und Leitzordner mit Korrespondenzen aufbewahrte, an einem vorzeitlichen PC Mails beantwortete und auch Supervisionsgespräche führen konnte.

Inzwischen war die Zeit weitergelaufen, sodass nun bereits sein Nachfolger aus dem Amt ausgeschieden war. Dessen Nachfolger wiederum deutete höflich an, dass man das Zimmerchen nun dringend benötige. Es folgte eine Aktion, die ebenso alterstypisch wie schmerzlich war: das endgültige Wegwerfen von begutachteten Arbeiten, Videobändern, Sitzungsprotokollen, Vorlesungsentwürfen und Korrespondenzen, die zusammengenommen den Inhalt jahrzehntelanger Arbeit bildeten.

Gottlob traf es ihn nicht völlig unvorbereitet. Vor einiger Zeit war ein befreundeter, sehr alt gewordener Kollege gestorben und er hatte sich bereit erklärt, der Fami-

G. Rudolf (✉)
Psychosomatische Universitätsklinik Heidelberg, Heidelberg, Deutschland

© Der/die Autor(en), exklusiv lizenziert an Springer-Verlag GmbH, DE, ein Teil
von Springer Nature 2023
B. Strauß, C. Spitzer (Hrsg.), *Psychotherapeuten und das Altern*, Psychotherapic: Praxis, https://doi.org/10.1007/978-3-662-65228-2_33

lie bei der Auflösung seiner Arbeitsräume behilflich zu sein. Dabei machte er eine schmerzliche Erfahrung: Wissenschaftliche Literatur, die im Durchschnitt 30–60 Jahre alt ist, erreicht heute schlichtweg niemanden mehr, selbst wenn sie in Gestalt einer ansehnlichen Bibliothek organisiert ist. Keiner interessiert sich für das geistige Erbe einer Epoche, noch nicht einmal für die stilvollen, einstmals teuren Möbel.

Dadurch kam er, der noch nie ein Buch weggeworfen hatte, zum ersten Mal in seinem Leben in die Situation, auf dem städtischen Wertstoffhof Berge von Fachbüchern in die Container zu werfen. Das schmerzte ihn mehr als das Wegwerfen der umfangreichen Korrespondenz und der schönen Möbel. Ihm kam das Buch Kohelet des Alten Testaments in den Sinn: „Windhauch, Windhauch, das ist alles Windhauch".

So war er auf die Leerung seines eigenen Büros innerlich vorbereitet. Ein letzter Blick auf die Begutachtungen, die über berufliche Schicksale mitentschieden hatten; auf Korrespondenzen, in denen vermeintlich wichtige Entscheidungen vorbereitet und bestätigt wurden. Freilich konnte er sich nicht enthalten, das eine oder andere mit nach Hause zu nehmen und – was organisatorisch nicht ganz einfach war – sie in seinem Arbeitszimmer unterzubringen, wo nun weitere Ordner und Mappen mit Texten in das Bestehende integriert werden mussten.

Wenn er jetzt zu Hause in seinem Arbeitszimmer sitzt, inmitten von einigen 100 Leitzordnern, ungezählten, nur teilweise wohlgeordneten Hängeregistern und den fachlich wichtigsten Büchern, darunter natürlich auch die selbst geschriebenen, ferner zahllosen Jahrgängen vertrauter Fachzeitschriften, auf dem Schreibtisch ein alter PC und ein sehr altes Kopier-und Faxgerät – dann fühlt er sich altersgerecht ausgestattet und gut aufgehoben. Freilich hat mittlerweile Corona die persönlichen Kontakte massiv eingeschränkt, sodass er notgedrungen seine Supervisionen telefonisch durchführt, was in den meisten Fällen überraschend gut möglich ist. Er arbeitet an kleinen Texten, ohne sich einzugestehen, dass er sehr gerne ein nächstes Buch daraus machen möchte, auch wenn es nur ein kleines werden sollte.

Dieses Arbeiten wird ihm freilich dadurch erschwert, dass er sich von dem inzwischen aufgerüsteten PC immer öfter nicht verstanden fühlt. Ein falscher Knopfdruck und schon verschwindet wieder ein Stück Text oder ein Briefentwurf in der Finsternis. Die Tatsache, dass Altersgenossen ähnliche oder weitaus katastrophalere Erfahrungen berichten, ist ein schwacher Trost. Am geduldigsten bleibt der jüngste Enkel, aber dessen telefonisch übermitteltes wohlwollendes Angebot – „ich zeige es dir nochmal, es ist ganz einfach" – hat auch etwas Deprimierendes.

Tröstlich sind ihm alle selbstbestimmten Beschäftigungen, so z. B. das Lesen und Ordnen von Büchern, die die Wände in Räumen und Fluren des Hauses füllen. Das Arbeitszimmer unter dem Dach fasst knapp tausend Bände aus dem eigentlichen Psycho-Bereich; das Wohnzimmer etwa weitere tausend Sachbücher zu Themen der Geschichte, Philosophie, Religion, Gesellschaft, Kunst, und die Regale in den Fluren enthalten in ähnlichem Umfang belletristische Literatur, bevorzugt aus dem 18. und 19. Jahrhundert. Eine zweite Gattung von geschätzten Objekten bilden großformatige Abzüge von Farbfotografien, die Flure und Treppenhaus füllen; sie erinnern an wertgeschätzte Menschen und ferne Landschaften.

Ein drittes Interessengebiet sind die auf Reisen gefundenen Objekte: Mineralien, versteinerte Pflanzen, Münzen, farbige Erden, antike Scherben und aus diesen Materialien selbst gestaltete „Erdbilder" an den Wänden der Flure und des Treppenhauses. So ist das Haus vom Keller bis zum Dachgeschoss zugleich ein Museum (Eintritt frei). Besucher, die hier hineingeraten, kratzen sich zuweilen etwas ratlos am Kopf, ehe sie eine höfliche Bemerkung machen. Der Hausherr aber liebt dieses Museum der Erinnerungen besonders. An jedem Exponat hängt ein Stück Geschichte, er möchte auf keines verzichten.

Gelegentlich macht er sich als psychosomatischer Mediziner und psychodynamischer Therapeut sorgenvolle Gedanken, wie die Entwicklung in dem Bereich psychotherapeutischer und psychosomatischer Medizin wohl weitergehen kann. Einige Jahrzehnte lang hatte er versucht, ärztlichen Psychotherapeuten die Grundlinien psychodynamischen Denkens und Handelns zu vermitteln. Werden diese medizinisch vorgebildeten Psychotherapeut:innen bald durch psychologische Psychotherapeut:innen abgelöst sein? Schon in den Zeiten, als er seine Vorlesung Psychosomatische Medizin und Psychotherapie hielt, bestand die Zuhörerschaft überwiegend aus Psychologinnen und nur zu einem kleinen Teil aus Medizinern. Die Letzteren schienen nur zu bereit, das Thema des Psychosozialen den Psychologen zu überlassen und sich selbst längerfristig auf das naturwissenschaftlich Biologische, und wie es Mediziner implizit auch tun, auf das Geldverdienen zu konzentrieren.

Würde er, so fragt er sich heute, nochmals Medizin studieren wollen, beginnend mit viel Physik, Chemie, Biologie, Anatomie, Physiologie, das heißt einer strikt naturwissenschaftlichen Grundlegung und anschließend darauf aufbauender organbezogenen klinisch-medizinischen Praxis, um sie dann anschließend auf eigene Kosten in Abendkursen einer psychotherapeutischen Einrichtung in Richtung Psychotherapeuten-Tätigkeit zu modifizieren? Ein kostspieliges, anstrengendes, zeitaufwendiges, familienfeindliches Projekt zur Integration des Psychosomatisch-Psychotherapeutischen in das Medizinische. Das schiene ihm aus heutiger Perspektive nicht mehr angemessen.

Eigentlich, so möchte er rückblickend sagen, wurde sein Leben für ihn im Laufe der Jahre selbstverständlicher und selbstbestimmter. Das junge Erwachsenenalter war noch geprägt von Ratlosigkeit und diffusen Zielsetzungen. Sie endeten mit dem Entschluss, die provinzielle Enge der kleinstädtischen Heimat zu verlassen und ein selbstbestimmtes Leben in einer Großstadt zu führen – wo, wie die besorgten Angehörigen dem Fernsehen entnahmen, „bürgerkriegsartige Zustände herrschten". Aus jener Zeit ist ihm ein Heft mit eingeklebten Eintrittskarten für Konzerte, Theateraufführungen, Vorträge, Diskussionen, Ausstellungen erhalten geblieben, das belegt, wie er allabendlich Kultur tankte, die er zuvor schmerzlich vermisst hatte. Zugleich konnte er mit diesem Ortswechsel die Einberufung zu der neu etablierten Bundeswehr erfolgreich abwehren. Und schließlich stürzte er sich in die klinische und wissenschaftliche Arbeit. War es vernünftig oder eine Ausrede, wenn er seine Altersgenossen wissen ließ: „Ich kann nicht zur Demo kommen, ich habe Dienst in der Klinik/habe Patiententermine in der Praxis/habe ein Seminar im Institut"?

Wenn er zurückblickt, ist er immer noch überzeugt, dass das damals erlernte psychodynamische Konzept einen wichtigen Beitrag zum Verständnis kranker und auch gesunder Menschen leistet und dass die späteren Bemühungen der Arbeitsgruppe OPD eine Brücke gebaut haben, die den tiefen Graben zwischen einem psychodynamisch verstehenden Vorgehen und einer empirischen Überprüfung dieses traditionsreichen Ansatzes zu überwinden half. Dass der Aspekt der psychischen Struktur, der ihn immer besonders fasziniert hatte, von kompetenten jüngeren Kolleginnen und Kollegen in ihren Therapien und Forschungsvorhaben aufgegriffen und weiterentwickelt wurde, freut ihn besonders.

Das Leben eines Menschen, der sich von jung an mit klinischen und therapeutischen Themen und ihrer Beforschung beschäftigt hat, endet nicht mit der Pensionierung, sondern diese öffnet neue Möglichkeiten selbstbestimmter Tätigkeiten, aus denen viele Veröffentlichungen entstanden sind und Bücher der Arbeitsgruppe in alle vorstellbaren Sprachen übersetzt wurden.

Die psychotherapeutische Einrichtung, für die er im letzten Jahrzehnt tätig war, bildet jetzt ausschließlich psychologische Psychotherapeut:innen tiefenpsychologisch aus, die sich ihrerseits zunehmend auch für andere Verfahren interessieren. Das erinnert ihn daran, dass ihm in jungen Jahren das analytische Vorgehen irgendwann zu trocken erschien, und er sich von der vergleichsweise wilden Gestalttherapie faszinieren ließ. Es ist seine Erfahrung, dass sich so etwas auch wieder beruhigt.

Das scheint wohl zu bedeuten, denkt er rückblickend, dass jeder, der sich ein Leben lang für ein wissenschaftliches Thema engagiert, einem sehr langsam wachsenden Bauwerk einige Steine hinzufügen darf. Danach aber kommen unübersehbar Menschen mit großem Engagement für ganz andere Fragen, Konzepte, Techniken und Zielsetzungen. Und doch erlebt er im beruflichen Umgang mit Jüngeren auch ein wohlwollendes Gefühl von Familiarität ähnlich dem, das er gegenüber den eigenen Kindern und Enkeln empfindet. Zugleich erlebt er den Kontakt zu den wenigen noch lebenden gleichaltrigen Kollegen als wohltuend geschwisterlich.

Nun, am Ende eines solchen Selbstgesprächs könnte die Frage nach der Bilanz auftauchen. Wie zufrieden ist der in hohem Alter Angekommene mit seiner Situation und wieso spricht er nicht auch über kränkende und enttäuschende Erfahrungen, die doch im beruflichen Kontext ebenso unvermeidlich sind wie im Privaten? Weil er in einer gleichsam therapeutischen Einstellung sich selbst gegenüber überzeugt ist, dass es ihm wie jedem Menschen bekömmlicher ist, schmerzliche Erfahrungen, nachdem sie erlitten, als real akzeptiert und verkraftet wurden, auch wieder beiseitezustellen. Sie sind unvermeidliche Teile des Ganzen, aber es gibt für ihn heute kein Motiv, an ihnen zu haften und über sie zu klagen. Stattdessen versucht er, gute Erfahrungen und interessante Eindrücke, etwa mithilfe der erwähnten Exponate, lebendig zu halten. Vielleicht spiegelt sich darin auch die Erfahrung eines Kriegskindes, das es geschafft hat, in Ruinen und Trümmern immer wieder auf „Schätze" zu stoßen, ohne dabei durch übriggebliebene Munition in die Luft gejagt zu werden.

Und schließlich hat der Suchende zu guter Letzt die unerwartete Erfahrung gemacht, noch einmal in einer lebendigen, altersgemäßen Partnerschaft anzukommen, die es beiden erlaubt, ihren Seniorenalltag im Kontext ihrer früheren beruflichen Interessen kreativ zu gestalten und so auch die einengende Corona-Zeit gemeinsam zu bewältigen.

Zur Person

Gerd Rudolf, em. Prof. Dr. med., zuletzt Ärztlicher Direktor der Psychosomatischen Universitätsklinik Heidelberg, Facharzt für Psychiatrie, Psychotherapeutische Medizin. Träger des Heigl-Preises. Mitbegründer der Operationalisierten Psychodynamischen Diagnostik (OPD). Zahlreiche Buchveröffentlichungen zur Psychotherapeutischen Medizin und zur Strukturbezogenen Psychotherapie bei Thieme und Schattauer.

Altern hat Zukunft

34

Ulrich Sachsse

Zusammenfassung

Heiter-ironisch, auch selbstironisch, lotet Ulrich Sachsse, Jahrgang 1949, lang-jähriger Funktionsbereichsleiter am Niedersächsischen Landeskrankenhaus Göttingen mit den Schwerpunkten Psycho- und Traumatherapie, die (fast) ungeahnten, aber außerordentlich vielfältigen Möglichkeiten der (Selbst-)Verwirklichung im Prozess des Alterns und im Zustand des Alters auf dem Weg zur Erleuchtung ebenso aus wie mögliche Nebenwirkungen und Risiken.

Wie altern Psychotherapeuten? Was weiß ich. Da hab ich schon einiges zu gelesen, aber eigentlich ist das noch gar nicht mein Problem.

Man ist so alt, wie man sich fühlt. Mein biologisches Alter umfasst bisher 73 Jahre plus. Wie alt fühle ich mich? Kommt drauf an. Mein linkes Knie fühlte sich als Erstes alt, inzwischen auch mein rechtes Hüftgelenk. Ich bin auf dem Weg zum Prothesen-Gott nach Sigmund Freud. Es ist schön, in dieser Zeit zu leben. Früher wäre ich längst ein Schmerzpatient mit Analgetika-Abhängigkeit und würde am Stock gehen. Meine Hüft-, Knie- und Sprunggelenke vermitteln mir wechselnd „Wir haben dich getragen siebzig Jahr, und wir wollen dich nicht tragen mehr."

Vielleicht sollte ich im Alter doch abnehmen. Vor Kurzem traf ich jemanden, die mich als jungen Assistenten schon 1980 kennengelernt hatte. „Ach, Herr Sachsse! An Sie erinnere ich mich. Damals waren Sie immer am Abnehmen." Ich bleibe in Erinnerung als derjenige, der seit 40 Jahren immer am Abnehmen ist. Ist das meine Lebensleistung?

U. Sachsse (✉)
Rosdorf, Deutschland

337

B. Strauß, C. Spitzer (Hrsg.), *Psychotherapeuten und das Altern*, Psychotherapie: Praxis, https://doi.org/10.1007/978-3-662-65228-2_34

Das Alter eröffnet einmalige Möglichkeiten, auf die ich verzichten kann. Zeit als physikalische Entität wird unabweisbar spürbar. Ich hatte das Glück, frühzeitig den Gedanken des Zeit-Management-Papstes Lothar Seiwert zu begegnen. „Zeit ist Geld? Falsch. Zeit ist viel wertvoller als Geld." Das ist heute Allgemeingut, damals war es revolutionär. Zeit ist unwiederbringlich. Niemand kann mit 60 eine Lebenszeit nachholen, die mit 30 nicht gelebt wurde, mit 70 schon gar nicht. Wenn eine bestimmte Lebenszeit sehr einseitig gestaltet wurde, ist das unkorrigierbar. Nachdem ich das erkannt hatte, war mir klar: It's now or never. Get it while you can. Mir ist auch ein Comic von Gary Larson im Gedächtnis. Da fährt eines seiner Longhorn-Rinder mit einem Auto eine enge Straße entlang. Ganz kurz vor ihm biegt ein großer Truck ein, und es ist klar: gleich kommt es zum finalen Finale. Sprechblase über der Kuh: „Mist! Und letzte Woche habe ich mir das Rauchen abgewöhnt". Gibt es ein Leben vor dem Tod? Wenn überhaupt, gibt es zweifelsfrei nur EIN Leben vor dem Tod.

Also ist die Zeit des Alterns jene Zeit, in der auf Biegen und Brechen das zu verwirklichen ist, was subjektiv zum eigenen Leben unbedingt noch dazu gehört. Es klingt jetzt sicher arrogant, aber so sehr viel fällt mir da nicht ein. Möglicherweise haben sich auch meine Wünsche an meine Lebensmöglichkeiten angepasst. Aber einiges gibt es doch sicher noch.

Das Alter ist die Zeit der Erleuchtung. Mein Weg zur Erleuchtung ist ein Boulevard of Broken Dreams. Bhagwan Shree Rajneesh aus Poona hat mich nie wirklich überzeugt. Rückblickend sehe ich ihn als Guru mit einer beneidenswerten Innere-Kind-Arbeit: Gaaaanz viele Rolls-Royces! Angeblich über 90. Seine Predigten über Jesus sind anregend, aber für mich hatte er nie echtes Charisma. Das haben für mich übrigens kaum Menschen gehabt.

Die Erleuchtung durch Transzendentale Meditation (TM) von Maharishi Mahesh Yogi war da schon verlockender, weil in Aussicht gestellt wurde, bei der Meditation schweben zu können durch Yogisches Fliegen und als Fortgeschrittener physikalisch durch die Wand gehen zu können. Leider scheinen diese Ziele nur von sehr wenigen erreicht worden zu sein, und rückblickend bin ich froh, dass ich mein Geld doch für etwas anderes ausgegeben habe. Etwa für die psychoanalytische Ausbildung. Das erfüllte auch alle Kriterien einer Erleuchtungsbewegung: Man musste viel Geld und Zeit investieren, schmerzhafte Initiationsriten bestehen und schließlich war man aufgenommen in den Kreis Erleuchteter. Psychoanalyse war eine Wissenschaft von Psychoanalytikern für Psychoanalytiker durch Psychoanalyse, die nur eben diese verstehen konnten. Warum waren eigentlich die Universitäten davon nicht restlos begeistert?

Wie wäre es mit Carlos Castaneda? Seine Bücher *Die Lehren des Don Juan*, *Reise nach Ixtlan* und *Der Ring der Kraft* zu seiner Psycholyse durch den mexikanischen Medizinmann Don Juan Matus hatten etwas Faszinierendes. Erleuchtung durch Pejote. Auch da habe ich Glück gehabt. Als Student der Medizin arbeitete ich an Wochenenden als Hilfspfleger in der Psychiatrie. Dort traf ich einen netten BWL-Studenten, der von einem Drogen-Horrortrip nicht mehr runterkam und verzweifelt seinen Kopf gegen die Wand schlug: „Es hört nicht mehr auf! Es hört nicht mehr auf!" Ich habe mein Gehirn immer schon narzisstisch besetzt, es aber nie für besonders robust gehalten. Ich verfüge über Jahrzehnte westfälischer Kompetenz im Umgang mit Alkohol. Ich habe keinerlei Kompetenz im Umgang mit illegalen Drogen. Einmalig ein Stück Haschisch im Tee führte zu 14 Stunden Tiefschlaf. Das war's. Das reicht nicht für Erleuchtung durch Drogen.

Zurück zu Castaneda: Don Juan vermittelt seinem Schüler Carlos, dass der Mensch vier Feinde auf dem Weg zur Erleuchtung habe: die Angst, die Klarheit, die Macht und das Alter. Die Angst hindert uns, genau wahrzunehmen. Angst verhindert radikale Akzeptanz als Wahrnehmungsmaxime. Wenn wir die Angst überwunden haben, durchschauen wir. Wir erkennen, verstehen, wissen. In der Angst können wir stecken bleiben, auch im Wissen. Wir können aber Wissen auch nutzen, um Macht zu erlangen. Macht ist sehr verführerisch, und viele beschließen: Dabei bleibe ich. Nur wer die Macht überwindet und sich dem letzten Feind des Menschen stellt, hat eine Chance auf Erleuchtung. Die Macht scheitert am Alter. Das Alter ist ein Feind des Menschen, der unbesiegbar ist. Unsterblichkeit ist nicht jedermanns Sache (Kurt Schwitters). Altern ist nichts für Feiglinge. Weitere Sprüche sind Allgemeingut. Don Juan vermittelt seinem Schüler: „Wach auf, Carlito! Du lebst dein Leben, als hättest du noch eins. Es gibt keine Überlebenden." Vergleiche Lothar Seiwert.

Bin ich glücklich, dass absehbar das Alter siegen wird? Dass der Tod unausweichlich ist? Ich könnte auf diese Niederlage im Dienste der Erleuchtung gut verzichten. Überhaupt ist Erleuchtung so ein Begriff, den mir niemand mal überzeugend definiert hat. Erleuchtung ist wohl nicht in Worte zu fassen, es geht über das Materielle und das Sprachliche hinaus, es ist eine unsagbare, hoffentlich nicht unsägliche Erfahrung. Mag sein, aber dafür stundenlang mit Kreuz- und Steißschmerzen im hohen Lotus zu sitzen, Löcher in die Luft zu starren und zu versuchen, nicht mehr zu denken, das würde ich eigentlich nur tun, wenn das mit der Erleuchtung konkreter wäre. Sonst bleibt mir die Frage: Lohnt sich das? Ist das Resultat die genusslose Lebenszeit wert? Ich hab da meine Zweifel. Wie waren die vier Schritte zur Erleuchtung durch Meditation? Erstens „Ich sehe die Blume". Zweitens „Ich sehe" ohne Objekt. Schon schwieriger. Drittens „Ich" ohne irgendeine Tätigkeit oder genauere Manifestation von Ich oder Selbst. Geht das? Viertens „0". Dauert offenkundig Jahre.

Ich werde also wohl im Alter keine Erleuchtung finden. Vielleicht aber gibt es noch irgendwelche Projekte, irgendein Alterswerk, das einfach danach ruft, von mir erschaffen zu werden. So was wie die Kunst der Fuge von Johann Sebastian Bach oder die Cavatina mit Großer Fuge von Ludwig van Beethoven. Irgendetwas Bleibendes, Ewiges, das mich unsterblich macht. Bis jetzt ist mir allerdings noch nichts eingefallen. Kurt Schwitters postuliert zwar „Unsterblichkeit ist nicht jedermanns Sache", ist selbst aber unsterblich mit seinem Spruch „Dada siegt. Dada ist für Ruhe und Orden." Das ist klassisch. Das könnte von mir sein.

Sollte ich noch meine gesammelten Werke herausgeben? Müsste ich allerdings schon sehr kürzen. Denn so einiges, was ein Fortschritt war, als ich es niederschrieb, ist heute eine Selbstverständlichkeit. Kein Mensch weiß mehr, wer das als Erster oder als Erste gedacht und geschrieben hat. Je länger ich lebe, lese und auf mein Werk zurückblicke, umso mehr frage ich mich: War das alles nur geklaut, war das alles gar nicht meines? Nicht bewusst, nicht intendiert, ich habe stets so präzise zitiert, wie es mir möglich war. Aber heute neue, fortschrittliche Ideen finden sich schon bei Jean Martin Charcot und Hippolyte Bernheim, vom frühen Traumaspezialisten Sigmund Freud ganz zu schweigen. Die wichtigen Sachen werden in jeder Zeit von neuen Gurus als neu formuliert, sind aber alle schon da gewesen. Ernüchternd. Wer im Alter den Traum behalten will, die eigenen Entdeckungen seien ganz neu, originell gewesen, sollte keinesfalls anfangen, umfangreicher Historisches zu lesen.

Was also tun mit dem wertvollen Geschenk des Alterns? Rückgabe oder Umtausch ausgeschlossen. Viele Menschen wollen altern, niemand will alt werden, aber dieses Altern beinhaltet, dass ich meinen eigenen beruflich-sozialen Tod miterlebe. Ich erlebe mit, wie die Helden meiner beruflichen Adoleszenz in Vergessenheit geraten. „Wer war denn Balint?", fragt eine Studentin, „Wer bitte war Franz Heigl?", fragt eine andere. Das ist nicht nur meine Zukunft, es ist bereits meine Gegenwart. Da gibt es also meine unvergänglichen wissenschaftlichen und klinischen Werke, aber ist es ein Kompliment, dass viele meiner Gedanken inzwischen Allgemeingut sind und niemand mehr weiß, von wem sie kommen? Bin ich auf der höchsten Stufe nach Konfuzius angelangt: Das größte Kompliment ist es, kopiert zu werden? Trauma ist längst kein Modethema mehr, sondern Alltagskonzept. Inzwischen gibt es neue gute Bücher über Selbstverletzendes Verhalten (SVV), in denen ich nicht mal zitiert werde. Früher waren viele Autoren und Autorinnen tot, bevor sie in Vergessenheit gerieten. Heute lässt sich das problemlos miterleben. Also doch besser früh sterben als Liebling der Götter? Nein. Ich lebe immer noch gerne. Und ich bin sicher, Harald Freyberger hätte auch gerne noch gelebt.

Aber irgendetwas muss es doch noch geben. Ich hab's! Ich fange noch mal ganz von vorne an. Ich erfinde mich völlig neu: Vielleicht gehe ich ja zum Film. All the world's a stage.

Alter ist Zukunft.

Zur Person
Ulrich Sachsse, Prof. Dr. med. Studium Göttingen. 1980 Promotion bei Prof. Leuner. Hon.-Prof. em. Universität Kassel. Facharzt für Psychiatrie, Psychosomatik. Psychotherapie, Psychoanalyse, Psychotraumatherapie, Katathym Imaginative Psychotherapie (KIP). Medizinaldirektor i.R., Wissenschaftlicher Berater Asklepios Fachklinikum Göttingen Trauma-Schwerpunkt. Dozent und Supervisor für TP, KIP, Traumatherapie, EMDR. Gründungsherausgeber der Zeitschrift *Persönlichkeitsstörungen – Theorie und Therapie PTT*. Bücher zu Selbstverletzendem Verhalten (SVV), Borderline-Persönlichkeitsstörung (BPS) und komplexer posttraumatischer Belastungsstörung (KPTBS). Preisträger Dr. Margrit Egnér-Stiftung Universität Zürich 2004, Hamburg-Preis Persönlichkeitsstörungen 2006, Bundesverdienstkreuz am Bande 2017.

80 Jahre auf dem Wege ...

Harry Schröder

Zusammenfassung

In diesem Kapitel thematisiert Harry Schröder, geb. 1941, sein berufliches Leben als klinisch-psychologischer Hochschullehrer und praktizierender Psychotherapeut. Dabei geht es um erlebte und reflektierte Veränderungen seiner Person und seines Tätigseins bis zum erreichten 80. Lebensjahr. Eingegangen wird auf zu verzeichnende Gewinne und Probleme des beruflichen Alterns und auf damit verbundene motivationale Besonderheiten. Dabei werden Veränderungen von Lebensgefühl und Beziehungen zu Patienten, Supervisanden und Institutsmitarbeitern beschrieben. Zuletzt reflektiert der Autor sein eigenes finales Zukunftskonzept mit Blick auf das Lebensende.

Meilensteine meines Berufslebens

Der Beruf des Psychotherapeuten bietet vom Gegenstand her vielfältige Möglichkeiten weiteren Tätigseins, auch über das Berentungsalter hinaus.

Nach dem Studium arbeitete ich 5 Jahre als Klinischer Psychologe und Psychotherapeut in der Psychiatrie. Bis zum 70. Lebensjahr folgten 40 Jahre akademische Tätigkeit (Professur für Klinische und Gesundheitspsychologie/Psychotherapie) an der Universität Leipzig. In dieser Zeit konnte ich psychotherapeutisch tätig bleiben. Das intensivierte sich mit Gründung eines Ausbildungsinstitutes für Verhaltenstherapie (IPT e. V. Leipzig) im Jahre 2000. Hinzu kamen nun Aufgaben als Supervisor, Dozent an verschiedenen Ausbildungsinstituten und in der Institutsleitung. Gerade habe ich das 80. Lebensjahr vollendet.

H. Schröder (✉)
Leipzig, Deutschland

B. Strauß, C. Spitzer (Hrsg.), *Psychotherapeuten und das Altern*, Psychotherapic: Praxis, https://doi.org/10.1007/978-3-662-65228-2_35

35.1 Gewinne im Alter

Meinen persönlichen Rentnerstatus datiere ich für mich seit dem Ausscheiden aus dem universitären Dienst mit dem 70. Lebensjahr. Damit verschob sich der Aktivitätsschwerpunkt auf die Arbeit in unserem psychotherapeutischen Institut. Das war und ist mit deutlichen Gewinnen an Lebensqualität verbunden und resultiert wesentlich in der Befreiung von akademischen Zwängen, z. B.: zeitliches Festgelegtsein durch die Semesterdisziplin, endloser Erledigungszwang durch Publikationsdruck und Einwerben von Forschungsmitteln, das Gefühl, in der Lektüre aktueller Fachpublikationen immer im Nachtrab zu sein. Ich bin auch den zuweilen endlos scheinenden Versammlungen, Sitzungen, Kolloquien und Konferenzen entkommen, die nicht immer sinnvoll waren. Endlich gab es die Möglichkeit, aktuelle Fachpublikationen vertieft zu studieren, sodass ich zuweilen das bisher unbekannte Gefühl hatte, „auf dem Laufenden" zu sein. Auch vertiefte Einblicke in die Gegenstandsfelder von Tiefenpsychologie und Systemischer Therapie wurden möglich

Ich wurde gelassener und konzeptionell freier, aber auch partiell reflektierter in der Arbeit mit Patienten. Die therapeutische Beziehung gestaltete sich im gemeinsamen Suchen und Beschreiten von Wegen in ein verändertes Leben partnerschaftlicher. Da ich lediglich dem zeitlichen Stundenregime einer Psychotherapie zu entsprechen hatte, ansonsten aber ein locker gefüllter Terminkalender vorlag, gestalteten sich die Therapietage entspannter als üblich und ließen auch Zeit für eine gründliche Vor- und Nachbereitung der Therapiestunden, ebenso von Supervisionen.

35.2 Triebfedern anhaltend psychotherapeutischen Engagements

Was motiviert mich, bis ins hohe Alter hinein aktiv meinem Beruf verbunden zu sein? Es sind keine äußeren Zwänge. Meine Selbsterforschung dazu gibt mir eher simple Antworten. Familienbiografisch verankert war von jeher der Wunsch zu begreifen, wie Menschen „funktionieren", was Menschsein ausmacht, warum sie so verschieden sind und sich zuweilen irrational verhalten. Das korrespondiert bis heute mit einer belletristisch orientierten Lesewut und Interesse für Persönlichkeiten in der Geschichte. Das Interesse an der Einmaligkeit anderer Menschen und deren Umfeld ist bis heute nicht erloschen und führt manchmal zum Vorwurf meiner Frau, nicht immer so neugierig zu sein und andere Personen ausfragen zu wollen. Das erklärt mir auch meine Vorliebe für Einzeltherapien und meine Unlust für Gruppensupervision. Ich war bereits in meinen ersten Berufsjahren versucht, den rein sozialpsychiatrischen Ansatz der Klinik durch Einzelkonsultationen zu ergänzen, was unter Anmahnung von Konzepttreue stets unterbunden wurde.

Eine andere Motivationsquelle erlebe ich seit Jahrzehnten in dem Privileg, trotz Älterwerdens mit jüngeren Menschen arbeiten zu können. Das ist so etwas wie ein „Mitleben aus zweiter Hand". Gebrochen durch die Sorgen und Nöte der Patienten erschließt sich einem die veränderte und auch neue Welt des Heute. Man ist irgendwie dabei, ohne selbst in den oft prekären Lebenslagen sein zu müssen. Ähnlich geht es mir mit Supervisanden, denen ich zudem manche Ausbildungslücke schließen und manchen Irrweg ersparen kann.

35.3   Veränderungen von Lebensgefühl und Kommunikation

Mit dem altersmäßigen Vorrücken in die vorderste Front der Generationenabfolge hat man zwangsläufig viele Verluste hinzunehmen. Ein Hauch von Melancholie liegt über der Szene. Auch ich habe inzwischen an vielen Beerdigungen teilgenommen, Sterbende besucht, von aufgebahrten Verstorbenen Abschied genommen und – eine besondere Herausforderung – wiederholt Trauerreden gehalten. Ich selbst bemerke an mir ab und an Anwandlungen melancholischer Gestimmtheit, tieferes Mitleiden mit Schicksalen anderer, vermehrte Erinnerung an erlebte lebenskritische Ereignisse. Ich frage mich manchmal, ob sich das in Therapie und Ausbildung mitteilt, wie die doch deutlich jüngeren Auszubildenden unsere Beziehung erleben. Auch ohne sichtbare Gebrechlichkeit wissen letztendlich alle, wie alt ich wirklich bin.

Eine Schlussfolgerung aus dieser Situation heraus ist, dass ich mich weder als Therapeut noch als Supervisor offensiv anbiete. An Interessenten mangelt es nicht. Sie kommen zumeist auf Empfehlung von Absolventen, die bereits länger mit mir gearbeitet, auch oft schon ihre Abschlussprüfung erfolgreich bestanden haben. Mein Alter und auch erste Übertragungserfahrungen thematisieren wir jeweils in der sich anbahnenden Arbeitsbeziehung. Das Thema spielt dann im Fluss des Arbeitsprozesses kaum noch eine Rolle. Ich fühle dann merkwürdigerweise auch keinen Generationsunterschied mehr.

Emotional überkommt mich inzwischen häufiger ein Anflug von Mitleid mit Patienten. Sie sind oft in einem Wirrwarr innerer und äußerer Konflikte verstrickt, der sie bisher nicht eigentlich leben ließ und auch für das weitere Leben wenig verspricht. Mir wird dabei auch die Begrenztheit unseres psychotherapeutischen Einflusses mehr und mehr bewusst. Meine Effekt-Erwartungen sind bescheidener, vermutlich realistischer geworden. Ich bin auch weniger enttäuscht über Stagnationen im Therapieprozess, weniger latent drängend in Übungsphasen, eher geduldiger und nachsichtiger. Vielleicht ist hier die häufig beschworene „Milde des Alters" mit am Werk.

Ähnliche Gedanken und Gefühle überkommen mich in der Supervisionsarbeit, fallweise auch in Abschlussprüfungen. Der Sachhintergrund ist hier allerdings die Leistungsspannweite der Kandidaten. Sie reicht zwischen bereits erreichter hoher Expertise bis zu kaschiertem Dilettantismus. Ich frage mich dann manchmal: Und dieses schlichte Fallverständnis und diese Wissenslücken sollen das kommende Berufsleben fundieren? Meine Konsequenz ist dann allerdings nicht Nachsicht, sondern Bemühung um Nachschulung und Arbeit an der psychologischen Tiefendimension anstehender Fälle. In Prüfungen neige ich zu vergleichsweise strengen Bewertungen.

35.4   Institutsmitarbeit ade

Wann ist der richtige Zeitpunkt gekommen, um sich nach nun 21 Jahren als Grün-
dungs- und Ehrenvorsitzender aus der offiziellen Mitarbeit an unserem Ausbil-
dungsinstitut zurückzuziehen? Ich möchte nicht ein Bild des am beruflichen Leben
klebenden Greises abgeben, der unfähig ist, sich eine neue, eigene Lebensperspek-
tive zu gestalten. Ebenso möchte ich nicht mein akademisches Fremdbild zuletzt
noch durch Ideenflucht, Geschwätzigkeit und nervige Dauerpräsenz diskreditieren.

Diese Fährnisse des Alterns habe ich auf meine Art zu vermeiden versucht:

Nach dem 70. Lebensjahr keine offizielle Führungsposition mehr im Verein, nur
noch Übernahme eigenständiger, abrechenbarer Aufgaben und Projekte, lediglich
ausdrücklich erwünschte Gastteilnahme in Vorstandssitzungen, dezente Rückzugs-
versuche, die bisher aus verschiedenen Gründen ausgebremst wurden.

Mir ist die angestrebte defensive Teilnahme an den Entwicklungsprozessen des
Institutes nicht immer gelungen. Schließlich hatte sich das Institut aus einem kleinen Verein zu einem ansatzweise mittelständischen Betrieb gemausert. Jahrzehntelange Erfahrungen in Leitungs- und Organisationstätigkeiten einzubringen, schien
mir zeitweise nützlich zu sein. Mein Gefühl sagte mir jetzt: Der 80. Geburtstag ist
zwar ein formaler, aber plausibel kommunizierbarer Anlass für den Abschied.
Hoffentlich vermissen sie mich etwas und meistern die neuen Herausforderungen
auch ohne die kritischen Kommentare des Methusalems.

35.5   Blick auf das Ende

Mit dem eigenen Altwerden verringert sich zwangsläufig die psychologische Nähe
zum Tod. Liebe und vertraute Menschen sind bereits gestorben und man steht quasi
ohne „Schutzschild" in der ersten Reihe der Generationenabfolge. Biografisch und
auch berufsbedingt ist mir das Thema recht vertraut. Das beruht auf persönlichen
Erfahrungen mit Sterbenden und Verstorbenen, auf einer 25-jährigen Lehrtätigkeit
zum Thema „Psychotherapeut und Psychotherapie im Kontext von Tod und Sterben" mit Selbsterfahrungsübungen (Sterbemeditation), 15 Jahre Mitarbeit in einer
onkologischen Fachklinik. Die Erfahrung des eigenen Sterbens steht natürlich
noch aus.

Personen in vergleichbarer Lebenslage fragen sich nicht selten: Wie schaffen wir
es, bis zum Ende ein bedeutsames Leben zu führen? (Yalom und Yalom 2021).
Diese Frage stellt sich mir persönlich nicht. Ich plane nichts Besonderes mehr.
Wenn der Wunsch nach einzelnen therapeutischen Sitzungen und Supervisionsstunden an mich herangetragen wird, so stehe ich selektiv zur Verfügung. Den Bedarf an
Abenteuerreisen habe ich restlos erfüllt, nach Aufenthalten in Wellnessoasen stand
mir noch nie der Sinn. Vor allem plane ich nicht, mich in die Masse inflationärer
schriftlicher Lebensberichte einzureihen. Ich nehme mich da nicht so wichtig und
habe auch keinerlei Antrieb, mich am Ringen um die Deutungshoheit über vergangene Ereignisse zu beteiligen. Ich habe zur persönlichen und gesellschaftlichen Ver-

gangenheit eine kritisch-distanzierte Haltung, bestaune nur manchmal die Interpretations- und Auslegungskünste einiger Zeitgenossen.

Ich lasse die kommende Zeit nach wie vor weltoffen und sozial interessiert, dabei mit nur mäßiger Neugier auf die fernere Zukunft der Menschheit auf mich zukommen. Ansonsten bin ich bereit, den Weg zu gehen, den auch meine verstorbenen Eltern und Geschwister zu gehen hatten.

Zur Person
Prof. Dr. Harry Schröder studierte in Leipzig und Leningrad Psychologie und war von 1980 an bis 2006 Professor (zunächst für Klinische Psychologie, dann für klinische und Gesundheitspsychologie) an der Universität Leipzig. Nach seiner Emeritierung vertrat er den Lehrstuhl noch bis 2011. Als Fachpsychologie der Medizin wurde er approbierter Psychologischer Psychotherapeut (Verhaltenstherapie). Er hat das Institut für Psychologische Therapie e. V. Leipzig mitgegründet und ist mittlerweile dessen Ehrenvorsitzender.

Literatur

Yalom ID, Yalom M (2021) Unzertrennlich. btb, München

Reflexionen über den alternden Psychotherapeuten

36

Gaby Shefler

Zusammenfassung

Gaby Shefler, Jahrgang 1947, macht deutlich, dass (ältere) Psychotherapeuten wie er im Kontext des Alters zunächst an die Arbeit mit älteren Patienten denken, plädiert dann aber dafür, den Umgang mit dem eigenen Alter mehr zu reflektieren und im professionellen Kontext auch Möglichkeiten hierfür anzubieten, um beispielsweise zu verhindern, dass psychotherapeutisch Tätige ihre Arbeit im Alter (nur) zur Selbstwertstabilisierung benutzen.

Ich bin fast 75 Jahre alt und damit das, was Orlinsky und Ronnestad (2015) in ihrer Studie über alternde Praktiker als „long-old therapist" bezeichnet haben. Ich bin ein „seniorer" klinischer Psychologe, Lehranalytiker und Supervisor. Ich hatte verschiedene hochrangige Positionen an der Hebrew University und im Herzog Mental Health Center in Jerusalem. Nach meinem offiziellen Ruhestand begann ich in einem College zu lehren und wurde dort sogar Dekan. Ich arbeite auch noch in einer privaten Praxis. In meinem Alter bin ich sehr glücklich, gesund zu sein, in recht guter physischer Verfassung (die ich dadurch erhalte, dass ich jeden Morgen 1,5 km schwimme) und auch in einem guten mental kognitiven Zustand, der aufrechterhalten wird durch intensive akademische, intellektuelle und soziale Aktivitäten.

Aus dem Englischen übersetzt von B. Strauß

G. Shefler (✉)
Achva Academic College, Tel Aviv, Israel
e-mail: Gaby.shefler@mail.huji.ac.il

347

B. Strauß, C. Spitzer (Hrsg.), *Psychotherapeuten und das Altern*, Psychotherapie: Praxis, https://doi.org/10.1007/978-3-662-65228-2_36

Meine erste Analyse durchlief ich, als ich Anfang 30 war. Nach 5 Jahren kam ich mit meinem Analytiker überein, dass es nun an der Zeit wäre, die Therapie zu beenden. In einer Sitzung an einem Sonntag, einen Monat bevor das Ende der Therapie vereinbart war, sprach ich über Todesängste, die ich mit der Tatsache verband, dass ich zum damaligen Zeitpunkt ein starker Raucher war. Mein Analytiker, den ich äußerst wertschätzte als einen sehr respektablen wie auch respekteinflößenden alten, klugen Menschen, deutete diese Ängste als meine Reaktion auf das bevorstehende Ende der Analyse. „Wir machen da morgen Nachmittag weiter", sagte er (wie meistens) am Ende der Sitzung. Am nächsten Morgen bekam ich einen Anruf eines nahestehenden Kollegen, der mich darüber informierte, dass mein Analytiker gewissermaßen über Nacht an einem Herzinfarkt verstorben war. Der Analytiker war zum Zeitpunkt seines Todes 64 Jahre alt.

Mein Vater litt in seinen letzten Jahren an einer chronischen Herzerkrankung. Eines Morgens, ich war damals 22 Jahre alt, bereitete ich mich darauf vor, das Haus zu verlassen, ich war unter Zeitdruck und ungeduldig. Zu dem damaligen Zeitpunkt erlebte ich meinen Vater als alt, nervig und als einen sehr ärgerlichen, unglücklichen Menschen, der offensichtlich kein Verständnis für meine persönlichen Dinge hatte. Wir kamen wie so oft in einen unsinnigen Streit, als ich das Haus verließ. Am späteren Nachmittag teilte mir ein Freund mit (wieder via Telefon), dass mein Vater an demselben Morgen noch verstorben war. Er war damals 63 Jahre alt.

Als ich selbst 60 wurde, und noch mehr, als ich in das Alter um 63, 64 Jahre kam, wuchs in mir die Todesangst. Als ich das Alter von 64 erreicht hatte, war ich schon recht erleichtert, und nachdem ich das Alter von 64 überschritten hatte, verschwanden meine Todesängste vollständig.

Als ich mit dem Schreiben an diesem Beitrag begann, dachte ich, ich sollte vielleicht zwei Therapien aus meiner eigenen Praxis beschreiben. In der ersten ging es um die Behandlung eines Patienten, der ungefähr in meinem Alter war, den ich insgesamt 43 Jahre begleitete, fast ausnahmslos in meiner Privatpraxis. Während dieser Behandlung dachte ich mir immer wieder einmal, dass das Ende der Behandlung vielleicht schlicht durch den Tod eines von uns beiden erfolgen könnte, entweder durch meinen oder durch seinen. Letztendlich wurde die Therapie aber durch eine schwere körperliche Beeinträchtigung auf Seiten des Patienten beendet, durch die es ihm unmöglich war, persönlich zur Therapie zu kommen. Gleichzeitig weigerte er sich, die Behandlung bei sich zu Hause fortzusetzen, was ich gut verstehen konnte. Wir beendeten die Behandlung dann in relativ kurzer Zeit, in der wir noch versuchten, die Trennung zu bearbeiten.

Die zweite Therapie, die mir in den Sinn kam, war die Behandlung eines 81-jährigen Mannes (ich selbst war damals 60). Nachdem er durch seine Tochter zu mir überwiesen wurde, stellte ich mich darauf ein, einen depressiven, alten und einsamen Witwer zu behandeln, und war sehr erstaunt darüber, einen sehr lebendigen, aktiven, kreativen und charmanten Mann anzutreffen. Die Probleme, die er mir in der Therapie zunächst präsentierte, ähnelten mehr den Problemen eines Teenagers als jenen eines älteren Mannes. Zehn Jahre später kam er erneut zu mir in die Therapie, diesmal in einem völlig anderen Zustand und mit völlig anderen Schwierigkeiten, stark beeinträchtigt sowohl durch seine allgemeine körperliche als auch seine mentale Einschränkung. Als ich dabei war, diese beiden Patienten zu beschreiben, bemerkte ich plötzlich, dass ich ja einen Text über die Psychotherapie älterer Patienten schrieb und nicht – wozu ich ja eigentlich eingeladen war – einen Text über den alternden Psychotherapeuten. Schon war ich mit meiner eigenen Verleugnung des Alterns und mit deren Einfluss auf mich und meine Arbeit konfrontiert! Speziell der erste Patient machte mir deutlich, dass wir zwar ähnlichen Alters waren, dennoch aber so unterschiedlich. Während er immer älter und schwächer wurde, blieb ich potent und leistungsfähig.

Die Begegnung mit dem Tod ist schwierig und bedrohlich. Die persönliche und psychologische Entwicklung ist ein multiphasischer Prozess. Wenn immer man eine Phase erreicht hat, bedeutet dies, eine davorliegende Phase aufzugeben und eine gewisse Hoffnung zu entwickeln auf das, was in der nächsten Phase auf einen zukommt. Das Säuglingsalter, die frühe Kindheit, die Kindheit, die Adoleszenz, das junge Erwachsenenalter, das Erwachsenenalter, Seniorität, Alter, hohes Alter und dann der Tod. Je weiter ein Schritt vorangeht, desto mehr schwinden Hoffnung und optimistische Erwartungen in die Zukunft und die letzte Phase (vorausgesetzt, man praktiziert keine religiöse oder spirituelle Praxis) ist dann tatsächlich das Ende. Soweit wir dies wissen, kommt danach nichts mehr, keine weiteren Entwicklungen. Das ist schwierig und schmerzhaft zu akzeptieren. Und deswegen wird das Altern von vielen Menschen, einschließlich der Psychotherapeuten, so stark verleugnet. Der Tod kann wirklich zuschlagen, wie es in meiner Lebensgeschichte mit zwei sehr geliebten und geschätzten Personen passiert ist, er kann sich aber auch langsam ausbreiten durch einen Zerstörungsprozess gesundheitlicher und mentaler Art, der sich manchmal sehr lang hinziehen kann, schmerzvoll sein kann und auch die Umgebung stark mit in Anspruch nimmt, oftmals mit sehr erniedrigenden Erfahrungen, mit dem Verlust der Identität und der Würde.

Egal wie es kommt, der Zeitpunkt des Todes ist unbekannt und wird auch deshalb von vielen Menschen und ihrer Umgebung verleugnet. Hier zeigt sich eine Konfusion zwischen dem Unbewusstem (einem ganz wesentlichen Element der psychoanalytischen Arbeit, der psychoanalytischen Existenz und des analytischen Denkens) und dem Nichtwissen um den Zeitpunkt des Todes.

Selbst bei „schweren Fällen" körperlichen Verfalls oder sehr hohen Alters wird von den Betroffenen selbst oder von ihrer Umgebung der zu erwartende Tod als sehr plötzlich erlebt. Vermutlich hatten wir alle, als wir uns dazu entschieden, Psychotherapeuten oder Psychoanalytiker zu werden, in uns einige omnipotente Elemente, die dazu beitrugen, dass wir uns für diesen unmöglichen Beruf entschieden. Viel davon wissen wir nicht und es kommt dazu, dass das Nichtwissen und das Unbewusste immanente Elemente dieses Berufes sind. Dazu kommt, dass Irrationalität in dem grundlegenden Berufsrational enthalten ist, was den großen Anteil an Omnipotenz verstehbar macht, der notwendig ist, wenn man dieser Beschäftigung nachgehen will. Wenn wir dann mal drin sind in diesem Beruf, werden wir oft von Ängsten überwältigt angesichts großer Ungewissheiten, mit denen wir fertig werden müssen, und Ängsten, mit denen wir eigentlich unser ganzes Berufsleben immer wieder zurechtkommen müssen.

Altwerden beinhaltet einen gesamten Entwicklungsprozess, in dessen Verlauf sich Erfahrung und Wissen ansammeln. Kurt Eissler (1975/1993) beschreibt in seinem Artikel über den Einfluss des Alters auf die psychoanalytische Praxis verschiedene Vorteile des Altwerdens in diesem Kontext sehr detailliert. Er kommt zu einem in folgendem sarkastischen Satz ausgedrückten Schluss: „Ich habe das unangenehme Gefühl, dass ich dem positiven Einfluss des Alterns auf die psychoanalytische Praxis möglicherweise übertrieben habe. Es klingt manchmal so, als würde ich einem Analytiker empfehlen, sein Altern zu beschleunigen, damit er endlich den Gipfel seiner professionellen Macht erklimmen kann" (übersetzt; S. 331).

Wenn ich meine Studierenden in ihrem ersten klinischen Ausbildungsjahr supervidiere, dann erlebe ich die Zusammenkunft zwischen omnipotentem Denken und den Ängsten und Sorgen von der ersten klinischen Begegnung an wieder. Die Schwierigkeiten, Zeiten für ein Treffen zu finden, Kommunikationsprobleme, Missverständnisse sind allesamt konkrete Zeichen dieser Schwierigkeiten. Irgendwie nehmen wir aber an, und dies ist eine Erfahrung von vielen von uns, dass wir im Laufe unserer professionellen Entwicklung, begleitet durch eigene Therapie und Supervision, in die Lage kommen, die Omnipotenz und die Rettungsfantasien hinter uns zu lassen und in sehr viel ausgewogenerer Art und Weise unserer klinischen Arbeit nachzukommen. Aber auch dann und vielleicht gerade deswegen, wird die Frage der Beendigung der Arbeit, der Trennung und des Todes in der psychotherapeutischen und in der psychoanalytischen Arbeit nur so marginal bzw. minimal behandelt. In der Psychoanalyse idealisiert man die Zeitlosigkeit. Ich glaube schon, dass sehr stark beeinflusst durch die Tatsache, dass Psychoanalysen oftmals als sehr lang dauernde Psychotherapien konzipiert werden, diese oft auch als endlos wahrgenommen und konzeptualisiert werden. In der psychoanalytischen und psychotherapeutischen Grundausbildung fokussieren wir sehr stark auf die Anfangsphase der Therapie, die Diagnostik und den Einstieg in den psychotherapeutischen Prozess. In den ersten 6–7 Dekaden der Psychotherapiegeschichte wurde sehr viel über Bindung geschrieben, die therapeutische Allianz und die Entwicklung eines therapeutischen Rapports, ganz wenig, oftmals gar nichts aber über die Beendigung von Therapien. Erst in den letzten 2–3 Jahrzehnten hat sich die Situation hier etwas geändert. Insbesondere Kurzzeitpsychotherapien, die in dieser Zeit entwickelt wurden, betonten die Wichtigkeit und auch die kritische Bedeutung des Durcharbeitens der Beendigung einer Therapie. James Mann (1973) bezeichnete die Kurzzeitpsychotherapie als eine Therapiemodalität, die eigentlich in erster Linie aus der Endphase einer Behandlung besteht. All dies deutet doch beträchtliche Schwierigkeiten an im Hinblick auf den Umgang mit dem Ende und im Zusammenhang mit dem Alter, dem Ende des Lebens allgemein und dem Ende des Berufslebens.

Es ist mir wichtig, in diesem Zusammenhang aber auf einen doch ausgeprägten Unterschied zwischen dem Verlauf professioneller Karrieren hinzuweisen, die Menschen in privater Praxis durchlaufen, und Karrieren von Personen, die in öffentlichen Institutionen wie beispielsweise psychiatrischen Universitätskliniken oder anderen Krankenhäusern ablaufen. In den öffentlichen Institutionen gibt es meistens ein Regelwerk, das ganz deutlich macht, dass eine Person, die ein bestimmtes chronologisches Alter erreicht hat, entsprechend in den Ruhestand zu gehen hat. Das ist kompliziert und verbunden mit einer ganzen Reihe sozialer und soziologischer Probleme, die vielen Menschen Schwierigkeiten bereiten. Es gibt große Unterschiede unter Arbeiternehmern im Hinblick auf die Bedeutung des chronologischen Alters für die Fähigkeit zu arbeiten. Für viele Arbeitnehmer bedeutet der Ruhestand das Ende einer sehr produktiven und kreativen Karriere, für andere ist der Ruhestand wirklich ein Meilenstein, von dem aus eine Veränderung in Gang gesetzt werden kann. Bezüglich des Gegenstands dieses Beitrags, glaube ich, dass Psychotherapeuten in einem institutionellen Kontext früher oder später zu ihrem Ruhestand gezwungen werden, während ein privat praktizierender Psychotherapeut ohne größere Hindernisse fortfahren kann, seine Tätigkeit auszuüben, manchmal sogar ohne über dieses Ende überhaupt nachzudenken. Manchmal ist es sehr schwierig, vielleicht sogar schädlich für einzelne Personen, manchmal ist es ein Impetus oder ein Anstoß, neue Wege und neue Karrieren zu finden. Viele berentete Arbeitnehmer halten sich selbst nicht für alt und schon gar nicht für inkompetent, auch wenn sie zum Ruhestand gezwungen werden.

In der privaten Praxis herrscht eine Situation, die eigentlich die Verleugnung des Alterns begünstigt, wobei dies natürlich auch Gefahren birgt für jene, die weniger kompetent sind und dies jedoch nicht anerkennen oder gar verleugnen. Es kann sein, dass Therapeuten mit der folgenden komplizierten Situation konfrontiert werden: Einerseits fühle ich mich mehr und mehr in meinen Fähigkeiten limitiert und deswegen ist es vielleicht gut, Therapien früher oder später zum Ende zu bringen. Andererseits: Was soll ich denn meinen Patienten erzählen, wenn ich aufhöre: dass ich sie verlasse, dass ich sterbe? Manchmal mündet eine Entscheidung in dieser Situation (oftmals verbunden mit der Verleugnung des Alters) nicht in ein Ende der Therapie, wobei dies als gut gemeint und den Patienten unterstützend interpretiert wird, was sich aber dann oft als keineswegs positiv und manchmal sogar schädlich entpuppen kann. An diesem Punkt ist es wichtig, im Kopf zu haben, dass in den meisten Fällen, in denen Psychotherapeuten sich ethisch fehlverhalten haben, dieses Fehlverhalten aus der Leidenschaft der Therapeuten resultierte, Patienten zu helfen, und nicht primär das Resultat negativer Intentionen darstellen. Man sollte sich auch auf Konzepte besinnen wie das des weisen Alten oder der Stammesälteren, was mit einem speziellen geschätzten und anerkannten sozialen Status verbunden ist für Personen, die innerhalb ihrer Gemeinschaft erfahren und weise sind, die in der Lage sind, die Gemeinschaft und einzelne Mitglieder zu konsultieren, zu beraten oder zu bewerten. Dies ist eine häufige Aufgabe für Richter, Lehrer, Politiker, manchmal auch für Supervisoren in der Psychotherapie. In der Psychoanalyse und in der psychodynamischen Psychotherapie geben wir in der Regel keine Ratschläge an unsere Patienten, wir führen sie nicht und wir trainieren sie nicht, wir begleiten sie möglichst in einer Art und Weise, die es dem Therapeuten erlaubt, die innere Freiheit zu haben, unbewusste Aspekte des Patienten zu untersuchen. Ein Mangel an dieser inneren Freiheit aufgrund der massiven Beschäftigung mit den eigenen mentalen oder körperlichen Beeinträchtigungen auf Therapeutenseite limitiert mit Sicherheit die Möglichkeiten eines dynamischen Therapeuten oder auch die Aufmerksamkeit für die Assoziationen des Patienten und die Nuancen seines emotionalen Ausdrucks (z. B. Sorgen oder Ängste, sich nichts mehr merken zu können, oder auch Schwierigkeiten zu hören oder anders beeinträchtigt zu sein).

Es ist aus meiner Sicht Therapeuten deshalb wirklich verboten, die Fortsetzung der therapeutischen Arbeit als Basis für den Selbstwert zu nutzen und dadurch das

Gefühl sicherzustellen, dass wir bedeutsam, aktiv und kreativ sind. In diesem Kontext schrieb Kurt Eissler (1975/1993): „Ohne Zweifel, der Abschied von Patienten zu einer Zeit, in der die Arbeitskapazität noch durchaus vorhanden ist, wird für viele engagierte Analytiker ein signifikantes Opfer einer narzisstischen Ratifikation darstellen, das dazu beiträgt, dass ein heroisches Ausagieren angesichts des makabren Wissens, dem Tode geweiht zu sein, auflösen würde. Wie in allen anderen klinischen Situationen auch, hat das Wohlbefinden des Patienten absoluten Vorrang gegenüber der Zufriedenheit des Analytikers" (S. 331).

Wie ich schon mehrfach in diesem Beitrag erwähnt habe, haben wir alle unbewusste Todesängste und Ängste vor Unbedeutsamkeit, die den Todesängsten in vielen Fällen vorausgehen. Diese Konstellation kann zu falschen, gefährlichen, manchmal unethischen Entscheidungen führen. Aus sehr nachvollziehbaren und guten Absichten eine engagierte und ehrliche Arbeit mit einem Patienten fortzusetzen, kann manchmal dazu führen, dass der Patient an den Therapeuten geradezu gefesselt wird. Der Patient oder die Patientin fühlt sich dann vielleicht sehr unwohl mit dem Therapeuten, kann dies aber nicht zum Ausdruck bringen aus Angst, den Therapeuten vielleicht zu verletzen. So fügen sich den ursprünglichen Problemen eines Patienten zusätzliche Schuldgefühle, Scham, das Gefühl der Undankbarkeit oder Hilflosigkeit hinzu, und zwar als Resultat der therapeutischen Situation. Dies ist der Anfang von vielen Tragödien und führt manchmal zu einem sehr traurigen und schmerzhaften Ende, das in jedem Fall früher oder später kommt, dem Ende einer Psychotherapie, die eigentlich gut gemeint war und über weite Strecken vielleicht auch ganz gut verlief.

Wie ich schon erwähnt habe, ist das Altern ein sehr langsamer Prozess, sehr unterschiedlich und voller Variationen von Individuum zu Individuum. Das Alter hängt in erster Linie nicht nur mit dem chronologischen Alter zusammen, sondern auch mit der körperlichen und mentalen Verfassung und den funktionellen Fähigkeiten einer Person. Altern, Trennung und das Ende können sehr langsam kommen, oft sehr schmerzhaft und erniedrigend, bis es dann endlich mit dem Tod endet. Manchmal kommt aber sowohl in der Therapie wie auch im Leben das Ende sehr plötzlich, überraschend und unvermittelt, ohne Raum für Abschied und dessen Bearbeitung zu lassen. Frieda Fromm-Reichmann empfiehlt in ihrem klassischen Buch *Principles of Intensive Psychotherapy* (1950/1974) Psychotherapeuten, sich mit den ersten Patienten keinesfalls ökonomisch von diesen abhängig zu machen, sondern ihre Psychotherapieausbildung in einem öffentlichen institutionellen Kontext zu beginnen. Im Zusammenhang mit meinem Beitrag würde ich gerne Fromm-Reichmanns Rat erweitern und auf den alternden Psychotherapeuten übertragen, der sich nicht abhängig machen sollte von seinen Patienten, um das Altwerden und das Lebensende besser verleugnen zu können. Ein Therapeut kann nicht und sollte nicht irgendeine Art von Abhängigkeit von seinen Patienten entwickeln, und zwar zu keiner Zeit seiner Tätigkeit.

Ich denke, dass die Vermeidung von Klinikern, sich mit dem eigenen Lebensende auseinanderzusetzen und darüber zu schreiben, dieselben Ursachen hat, wie jene, die dazu beitrugen, dass gehemmte Kliniker lange Zeit auch nicht über das Ende von Therapien schreiben wollten. Altwerden, das Ende und der Tod sind grundlegende Elemente der Wirklichkeit und der Wahrheit und deren Verleugnung kann nur gefährlich sein. Andererseits ist natürlich eine Überbeschäftigung mit diesen Themen problematisch und kann den Grund für die Therapie und das Leben sehr stark beeinflussen und damit auch ein schädigendes Potenzial entwickeln. Die Balance zwischen Verleugnung und Konfrontation wäre der hier notwendige analytische Standpunkt.

Sowohl ein plötzlicher wie auch ein vorhersehbarer Tod eines Analytikers tangiert emotionale und praktische Dinge, mit denen man sich beschäftigen sollte: Wer sollte vom Tod eines Analytikers informiert werden und durch wen? Ist es nötig, dem hinterbliebenen Patienten Hilfe anzubieten? Was geschieht mit den Aufzeichnungen aus den Therapien? Als Folge der erwähnten allgemeinen Verleugnung dürften die wenigsten von uns Psychotherapeuten auf so ein Ereignis wirklich vorbereitet sein. Und mal ganz ehrlich: Wer von uns ist denn wirklich auf die Situation eines plötzlichen Todes vorbereitet? So ein Ereignis ist immer für nahestehende Personen äußerst tragisch, für die Familie, für die Supervisanden, für die Kollegen. Aus einer professionellen Sicht sollte jeder Therapeut eigentlich vollständige und verständliche Informationen über die Patientinnen und Patienten hinterlassen, die er gerade behandelt, inklusive den notwendigen Kontaktdaten. Sollte es in mancherlei Hinsicht irgendwelche speziellen Einschränkungen oder Bedingungen bezüglich des Kontakts zu Patienten geben, sollten diese auch gut dokumentiert sein. Wichtig ist hierbei natürlich, die Diskretion und die Privatheit zu achten, andererseits ist es eben für einen Patienten wichtig, schnellstens davon zu erfahren, dass er sich in einer Behandlung befindet oder befand, deren Therapeut verstorben ist. Die Verleugnung von solchen Situationen ist äußerst problematisch und kann zu sehr traumatischen Folgen beim Patienten führen.

Wenn ich nun meinen Beitrag zusammenfasse, dann würde ich zunächst eine Empfehlung an professionelle Vereinigungen und Verbände richten, sie mögen doch sehr viel offener, direktiver und professioneller mit diesen Themen umgehen. Ich denke, dass professionelle Gruppierungen Diskussionsgruppen mit den Mitgliedern aller Altersgruppen einrichten sollten, um einen offenen Diskurs über die hier behandelten Themen zu ermöglichen und zu erleichtern, mehr Bewusstsein in diese Thematik zu bringen und dadurch auch dazu beizutragen, dass diese Themen weniger belastend und schwierig werden. In vielen psychoanalytischen und psychotherapeutischen Institutionen und Ausbildungsprogrammen gibt es Diskussionsgruppen unter dem Motto „Wie wird man ein Psychoanalytiker oder Psychotherapeut". Die Reflexion über diese Themen ist sicher von großer Wichtigkeit angesichts der Organisation unserer Psychotherapieausbildungen für junge Kandidatinnen und Kandidaten und solche Foren sind wichtig, um Erwartungen, Hoffnungen und Fantasien ebenso wie Ängste, Schwierigkeiten und Sorgen im Prozess psychotherapeutischer Sozialisation thematisieren zu können. Ich glaube, wir bräuchten auch ganz ähnliche Gruppen für ältere Analytiker und Therapeuten, die man übertiteln könnte mit „Die Bühne verlassen" oder „Aus der Arena gehen" oder „Das Ende der therapeutischen Tätigkeit".

Ich bin sicher, dass solche Gruppen für viele exzellente Therapeuten oder Analytiker sehr hilfreich wären, die in Positionen oder Bedingungen stecken, die weder für sie selbst noch für ihre Patienten gut sind. Diese Empfehlung kann dazu beitragen, dass Therapeuten und Analytiker, die sich der altersbezogenen Themen bewusst sind und die sich darüber austauschen und diese durcharbeiten wollen, ein Forum finden. Diese professionellen Aktivitäten könnten auch dazu beitragen, dass Therapeuten und Analytiker, die alt und in ihrer mentalen oder allgemeinen Funktionsfähigkeit schon eingeschränkt sind, davor bewahrt werden, ihren Patienten zu schaden und für sich selbst auch gefährlich zu werden. Als Einzelpersonen sind wir oft sehr eingeschränkt dabei, etwas zu unternehmen, wenn wir von anderen Kollegen oder Patienten hören, dass es solche Therapeuten gibt. Ich bin sicher, dass wir eine Verbesserung ethischer Standards erreichen, wenn wir das Thema des Alterns von Psychotherapeuten auf die Agenda professioneller Gesellschaften und Institutionen setzen, diese Themen in professionellen Meetings diskutieren und Regularien entwickeln, wie man am besten am Ende der professionellen Entwicklung Orientierung finden kann, in eine sichere Zone geraten kann. Altwerden ist keineswegs ein Problem. Die Frage ist, wie es stattfindet und ob und wie es unsere Funktionen allgemein und professionell beeinträchtigt. Der Gedanke an das Aufhören, das Abbrechen und das Sterben sind schwierige Gedanken. In der Tat ist es für viele Menschen nicht leicht, aufzuhören und damit einen essenziellen Teil ihrer Identität zu opfern. Auch deshalb ist es aus meiner Sicht so wichtig, dass professionelle Kollektive und Organisationen sich mehr mit dieser Thematik beschäftigen. Wie ich vielleicht mit meinem Beitrag schon deutlich gemacht habe, sehe ich mich selbst nicht unbedingt als einen alten Therapeuten, und ich bin auch glücklicherweise noch frei von funktionellen Schwierigkeiten jedweder Art, wie ich sie in meiner klinischen Arbeit durchaus beschrieben habe. Ich bin aber dennoch sicher, dass die Beschäftigung mit den Themen, die Tatsache, dass ich sie hier aufschreibe und mir selbst so deutlich mache, von großem Nutzen für mich ist und mir helfen wird, sobald Schwierigkeiten mit dem Altwerden auch bei mir auftauchen.

Zur Person

Gaby Sheffler ist emeritierter Professor der Hebrew University in Jerusalem, Israel und derzeit Dekan für Advanced Studies am Achva Academic College. Er ist klinischer Psychologie und Psychoanalytiker und hatte zahlreiche Funktionen in Hochschulen und Fachgesellschaften inne. Er hat sich vornehmlich mit ethischen Fragen der Psychotherapie und Kurzzeitpsychotherapie befasst und dazu umfassend publiziert.

Literatur

Eissler KR (1975/1993) On possible effects of gaining on the practice of psychoanalysis: an essay. Psychoanal Inq 13:316–332

Fromm-Reichmann F (1950/1974) Principles of intensive psychotherapy. The University of Chicago Press, Chicago/London

Mann J (1973) Time-limited psychotherapy. Harvard University Press, Cambridge, MA/London

Orlinsky D, Ronnestad HM (2015) Psychotherapists growing older: a study of senior practitioners. J Clin Psychol 71:1128–1138

Das Alter und ich

37

Flora von Spreti

Zusammenfassung

Die Autorin, Bildende Künstlerin und Kunsttherapeutin und soeben 80 Jahre alt geworden, blickt zurück und hadert mit einigen Begleiterscheinungen des Alterns, wie der zunehmenden Vergesslichkeit, einer „digitalen Verwirrung" und schwindender Beweglichkeit. Aber sie entdeckt auch mit Dankbarkeit, dass manches auch zu den guten Seiten des Alters gehört, wie die Erinnerungen an zahlreiche erfüllende und heitere Momente des Lebens.

Alter und Abschied

Das Thema Altern und Alter ist für mich und sicher auch für psychotherapeutische Kollegen, so unterschiedlich auch die Ausrichtung ihrer Behandlungsmethoden sein mögen, nicht immer nur durch Freude über wachsende Weisheit und zunehmende Gelassenheit geprägt.

Bevor aber die Schilderung ganz individueller Altersmalaisen dominiert, darf ich mich zu Beginn zu einem, fast allen Alterskollegen bekannten, doch auch schambesetzten Geschehen bekennen. Das Monster „Vergesslichkeit" versteckte sich lange geschickt in den Nischen der Zukunft, bevor sein wirksames Tun in unserer jetzigen Gegenwart offenbar wurde. Der Erinnerungsverlust ist mit wachsendem Alter in immer schrilleren Versionen bei uns betroffenen „Alten" leider Tatsache ... Die Löschung mancher Namen – auch von langjährigen Freunden – der Verlust von Jahreszahlen und Telefonnummern wie auch das tägliche, äußerst unheimliche Verschwinden von Brillen, Schlüsseln und Hundeleinen wird hingegen schon fast gelassen hingenommen. Der absolute „Clou", den eine ähnlich alte Freundin preisgab,

F. von Spreti (✉)
München, Deutschland
e-mail: flora@spreti.de

B. Strauß, C. Spitzer (Hrsg.), *Psychotherapeuten und das Altern*, Psychotherapie: Praxis, https://doi.org/10.1007/978-3-662-65228-2_37

war der rätselhafte Verlust ihrer kleinen Handtasche mit allen Dokumenten, wie Pass, Führerschein, Personalausweis, Scheckkarte, Bargeld und den neuesten Impfzertifikaten. Erst nach mehreren Tagen fand sie zufällig das verzweifelt Vermisste in einem Eimer, in dem sie ihre Blumen zum Wässern inkl. ihrer unerwartet durstigen, wertvollen kleinen Tasche eingeweicht hatte. Aha, vielleicht fallen daher in Parks und Gärten immer häufiger Zusammenballungen von Sudoku und Kreuzworträtsel lösenden „Senioren" auf, die so ihrem Altershirn tapfer wieder „auf die Sprünge" helfen möchten. Da ich Kreuzworträtsel sowieso schon immer ziemlich blöd fand und Sudoku totale Zeitverschwendung, blieb mir dieses Wunderland des Wissens bedauerlicherweise bisher verschlossen.

Noch etwas ist für mich und sicher auch für manch andere „Leidensgenossen" wohl nicht so leicht zu bewältigen: Auf jugendlichen Elan, Attraktivität, Abenteuerlust und beruflichen Erfolg zu verzichten, ist bei aller Einsicht in den Lauf des Lebens doch a bisserl schmerzlich!

„Aber Flora, du bist ja tatsächlich noch ein Kind ...", meinte kritisch ein ebenfalls betagter Freund, schwankend zwischen eigener Erkenntnis und „Fremdschämen" zu der damals sich noch jung fühlenden 70-Jährigen. Meine Begeisterung über die Bilder einiger Künstlerinnen beim Museumsbesuch war für ihn wohl zu „kindisch" gewesen. Doch ich bekenne mich gern zu diesem kindlichbegeisterungsfähigen Anteil. Anstatt nur weise, altersgrau und resigniert im Lehnstuhl zu sitzen, habe ich erst jetzt akzeptiert, so zu sein, wie ich bin! Denn im Alter immer noch ein wenig Kind sein zu dürfen, hilft, den Kreis des Lebens zu schließen. All die positiven, lebendig strahlenden Geschenke der jungen Jahre im Altersgrau verblassen zu sehen, ist schon ein schmerzliches Erleben. Eine Milderung dieses Schmerzes im Alter könnten evtl. diejenigen erfahren, die bereits als Kind ein wenig alt und grämlich waren ...

37.1 Veränderungen

Die merkwürdige Dominanz meiner frühen Erinnerungen und die ungeplanten Assoziationsketten, die sich mir zunehmend – fast unbemerkt und geschickt – unter mein bis jetzt noch fast geordnetes Denken mischen, lässt eine andere Merkwürdigkeit deutlicher werden und erinnert mich an manche „unendlichen Geschichten" einiger Patienten der psychiatrischen Klinik, in der ich lange als Künstlerische Therapeutin arbeitete. Manche der damaligen Teilnehmer an der Kunst-Gruppentherapie waren mit fast grenzenloser gestalterischer und auch verbaler Fantasie ausgestattet, was sie stets zu geschätzten, manchmal auch eher nervigen Teilnehmern der Gruppe machte. Doch oft konnten sie sogar die erstarrten und bewegungsarmen Leidtragenden der Depression mitreißen in das wilde, künstlerisch-erzählerische Geschehen einer Manie oder des blühenden Wahns. Und irgendwie komme ich mir beim Schreiben gerade ganz ähnlich vor ...

37.2   Zur vergehenden Zeit

Trotz all dem Geplauder über die Vergangenheit, in der ich mich gedanklich jetzt häufiger aufhalte, schreibt das unaufhaltsame Fortschreiten der Zeit die Tatsache fest, dass Altern und alles, was dazu gehört, eben nicht nur die „Anderen" betrifft. Der innere Widerstand, das Thema nicht nur als täglich neue Herausforderung anzuerkennen, sondern auch den Ewigkeitsglauben der Jugendlichkeit und der geistigen und körperlichen Unverletzbarkeit zu korrigieren, ist schon eine eher unangenehme Übung. Dabei schienen die früheren, gütigen und bescheideneren Alten des 19. Jahrhunderts ihrem Altersschicksal ergebener als die heutigen. Sie erleichterten sich den Heimgang zu ihrem gütigen Gott mit Unterstützung der fünf bis sieben kleinen Blondschöpfe, die im reizenden Reigen die Großeltern bis zu deren Hinscheiden liebevoll umspielten.

Das ist so in manchen illustrierten Kalendern und Büchern dieser Zeit zu finden. Aber ein solch friedlicher Heimgang findet natürlich nur dann statt, wenn nicht Seuchen, Hunger und grausame Kriege das junge Leben der Kinder und das der Betagten inkl. des „Mittelbaus" vorzeitig beendeten! Damals gehörten Kriege im eigenen Land wie selbstverständlich zum Leben. Doch unsere Generation war überzeugt davon, dass uns so etwas in den bis jetzt noch sicheren Jahren des deutschen Friedens eher weniger betrifft. Irrtum: Im Februar dieses Jahres wurden wir alle von dem Gegenteil überrascht. Doch auch vorher gab es bei den bis dahin Friedensbegnadeten Erinnerungen an eine Zeit der ganz anderen Art.

Denn der Schrecken lebt lange lebendig in den Gefühlen und der Erinnerung weiter und erwacht zu neuem Leben bei den bedrückenden Berichten von Krieg, Gewalt, Hunger und zunehmender Grausamkeit.

37.3   Wehmut und Dankbarkeit

Im Älterwerden bin ich zunehmend für viele aus der Kindheit erinnerte, schöne und auch schreckliche Bilder empfänglich. Denn je älter ich werde, umso häufiger kürzt die erinnerte Vergangenheit die noch vor mir liegende Zukunft! Zwei konträre Vorstellungen werde ich bis zum Ende aushalten müssen. Die ärgerliche, zornige Seite des Rest-Lebens: Nach mehr als einem dreiviertel Jahrhundert beginne ich erst jetzt, dieses geheimnisvolle „SEIN" mit seinen zahlreichen, rätselhaften Geschehnissen ein wenig besser zu verstehen, so meine ich jedenfalls. Gleichzeitig wird mir klarer, dass der Strom der Gedanken ab jetzt, fast ohne mein Zutun, unweigerlich zu einem bis jetzt noch unbestimmten, doch sehr absehbaren Ende führt.

Ach – dabei gäbe es noch so viel zu erleben, zu lieben, zu erfahren, zu genießen und natürlich auch zu tun und zu lernen! Daneben melden sich auch andere stärkende Gefühle: Dankbarkeit und Vertrauen auf – ja, auf was? Vielleicht auf Gesetze des Lebens, auf die Schöpfung – doch was ist das? Gott? Angelus Silesius sagt ungefähr

Folgendes: „Gott ist so groß, wie er ist, in dir." Mit all dem, was mit mir geschehen mag, werde ich wohl einverstanden sein, denn so wie der Beginn des Lebens geschah, so wird auch das Lebensende sein. Denn immerhin bin ich, so damals von der Mutter zu hören, in einer dunklen Zeit gut auf die Welt gekommen und habe, von der Natur und „Mutter Erde" beschützt, alle kindlichen Bedrohungen heiter oder verzweifelt, aber immerhin, überlebt. Warum sollte am Ende das Altern und Sterben nicht ebenso selbstverständlich heiter und manchmal auch verzweifelt geschehen?

37.4 Das Ende des beruflichen Lebens: Digitale Verwirrung

Der Albtraum meiner späten beruflichen Jahre war die Covid-bedingte digitale Lehre in den Hochschulen. So war ich froh, 2 Tage Vorlesung für Studenten des Master-Studiengangs „Kunsttherapie" im damals virusfreien Sommer in „Präsenz" zu halten. Das führte mich, kurz nach meinem 80. Geburtstag, endlich wieder einmal nach Wien. Nach längerer Pause vom Präsenzunterricht aber war's mir fast schon ein wenig bänglich, ob ich als (Hoch-)Betagte 2 Tage Präsenzlehre den jungen Studentinnen einfach so locker und sichtbar leisten könne. Bis zum 79. Lebensjahr (siehe oben) gab es dahingehend (fast) keine Bedenken – da war ich ja noch gefühlt jung und die 80er schienen meilenweit entfernt.

Wo blieb auf einmal die milde vorausschauende Altersweisheit, die sich natürlich schon lange vorher mit diesem Thema beschäftigt haben sollte … Aber es gibt noch gnädige Wunder und – ach, wie schnell verflogen die Altersbedenken über die unerwarteten Ergebnisse der Evaluation, die am Ende durchgehend Bestbewertungen bescherte …. Und wie jung war ich plötzlich wieder …

Genau jetzt aufhören mit der Lehre, flüsterte mir die Vernunft ins Ohr, denn besser würde es in Zukunft nie mehr werden. Nein, schrie die Eitelkeit, wovon soll ich mich denn zukünftig nähren? Und über den Vorschlag der Vernunft vergoss die gekränkte Eitelkeit bittere Tränen … Doch glücklicherweise siegte spät, aber immerhin, die Vernunft!

37.5 Alles wird anders

Wie war das noch damals, als die neue Dampfeisenbahn zum ersten Mal von Nürnberg nach Fürth fuhr …?

Der Lieblingssatz des Alters heißt: Früher war alles besser! Wie habe ich das in meinen jungen Jahren gehasst … Dennoch: los geht's mit der Kritik an der Jugend: Woher kommt nur das erstaunliche Desinteresse vieler Studenten, die ich bis ja gerade noch unterrichtet hatte, an den Schriftstellern der Vor- und Nachkriegsliteratur? Wenn ich die jungen Menschen, da wir gerade über die zwei Weltkriege und das Dritte Reich sprachen, fragte, ob sie z. B. Erich Maria Remarque, Alfred Döblin, Wolfgang Borchert, Hans Fallada kennen, erntete ich fragende Blicke. Sind die Interessen der Jugend heute wirklich so anders? Die Themen sind heute wohl wirklich andere und das ist von den Alten einfach zu akzeptieren.

37.6 Vergangenheit und Zukunft

Dabei konnte ich mir bis vor Kurzem keinesfalls vorstellen, dass ich mich jemals ähnlich über die „neuen Zeiten" ärgern könnte, wie es in den von der Jugend damals als „fortschrittsfeindlich" abgetanen Klagen der Vorgängergeneration üblich war. Kaum trau ich mich, das zu fragen: Haben die Alten vielleicht doch noch etwas mitzuteilen, was die „Jungen" – außer dem Alter – nicht haben? Wie befremdlich war es einst in der psychiatrischen Klinik der Universität für die damals noch jüngere Autorin, einem betagten, bereits einige Jahre emeritierten, Professor zu begegnen, der pünktlich jeden Morgen um 7:15 in der Klinik auftauchte, um dort in seinem „Austragskammerl" seine Forschungen zu betreiben. Und er war durchaus noch erfolgreich, wie dann auch die jungen „Lästermäuler" nach einiger Zeit zugeben mussten. Der betagte Forscher war weit über 90 Jahre alt, als er aus Gründen, die nur unser gütiger Gott kennt, von dieser Welt abberufen wurde. Ach ja, manches kann erst im Alter verstanden werden. Vielleicht ist es depressionsmildernd und überlebensnotwendig, dem ganzen ungewohnten Chaos des Alters immer noch das entgegenzusetzen, was fast das ganze Leben mit Freude und Erfolg ausgeübt wurde … Oder gibt es da noch anderes?

Die wirklich „tollen Alten", wie z. B. der Chemiker, der Anfang der 1940er-Jahre das LSD entdeckte und den ich leider erst in seinem hohen Alter als charmanten, lebendigen, klugen und heiteren Mann kennenlernte, hätte ich gern schon früher getroffen. Mit deutlichem Vergnügen erzählte er, dass er sich mit seiner Frau manchmal auch jetzt noch ein kleine Prise der von ihm entdeckten Substanz genehmigte und sie dann miteinander sehr heitere Stunden verlebten.

37.7 Kinder werden zu „Eltern"

Unsere Kinder, die nächste Generation also, sind seit einigen Jahren fürsorglicher, doch sprechen sie jetzt auch etwas bestimmter zu uns – vor allem wenn es um Pflegestufen oder angemessene Seniorenheime – deutlicher gesagt: Altenheime – geht. Und schon werden auch sie, wie damals auch wir mit unseren Eltern, von ehemaligen Kindern zu sorgenden „Eltern". Das hat etwas Anrührendes und auch sehr Liebevolles, aber dann auch etwas zum Fürchten, denn: Ist es wirklich schon so weit? Muss man sich um uns schon jetzt so sorgen wie wir uns damals um die Eltern? Dabei denke ich an meinen Vater, den mein Mann und ich wie auch unsere Mutter, lange gepflegt hatten. Er, der charmante „Frauen-Versteher" (natürlich waren die Töchter keine Frauen, die man verstehen konnte), hatte den Wunsch, dass wir im Elternhaus – meine Mutter war kurz vorher gestorben – mit all unseren Freunden und Freundinnen ein Fest feiern sollten. Die Damen, so sein Wunsch, könnten ihn dann einzeln an seinem Krankenbett besuchen und Abschied von ihm nehmen. Alle waren gerührt und dazu bereit, denn der Charme meines 85-jährien Vaters war auch bei meinen Freundinnen immer noch beliebt. So pilgerten sie nacheinander zur Audienz. Nach kurzer Zeit vertrauten drei der Hübschesten uns mit glühenden Wangen an, dass mein Vater sie „richtig" geküsst habe! Und das sei eine große Ehre gewesen. Einige Wochen darauf verließ der große Charmeur diese Erde – vielleicht mit der Erinnerung an drei schöne, junge Frauen. Was gibt es wohl Göttlicheres als die Heiterkeit und die Liebe …

37.8 Johannes, der Teufel

Der Titel des Buches „Psychotherapeuten und das Altern" hatte mir unversehens eine aus frühen Kindertagen vertraute Verwirrung beschert. Damals war der Grund dieser Irritation ein Heiliger namens Johannes. „Johannes der Teufel", so hatte ich den Namen Johannes des Täufers als Vierjährige verstanden. Warum gerade er so genannt wurde, blieb für mich geheimnisvoll – oder doch nicht?

Denn die spätere Erkenntnis, dass Johannes zwar ein Täufer, aber vielleicht doch auch ein Teufel sein könne, schien eine der „Bruchstellen" der Spezies Mensch anzudeuten. Eine ungewisse Ahnung irritierte die „heile" Welt der Kindheit. Sie gebar die Frage, ob der Mensch nur gut sei oder vielleicht gut und böse zugleich sein könne. Was aber hatte diese frühe Erinnerung mit dem Buchtitel zu tun? Dazu gäbe es besonders jetzt manche Fantasien, die mit Recht nicht nur die Heiligen und die Vertreter der Kirchen, sondern ebenso deren weltliche Stellvertreter, das heißt die ganze Zunft der Psychotherapeuten miteinbeziehen könnte. So blieb mir die Verwechslung eines Konsonanten und eines Vokals als erste Ahnung eines urmenschlichen Zwiespaltes über „Gut und Böse" stets in Erinnerung. Doch diese Gedanken verfehlen wohl das Thema des Buches und ich betrete hiermit wieder eine kindliche Welt – so schnell kann das im Alter wechseln …. Immerhin bleibt mir doch eine Unklarheit in Bezug auf den Buchtitel : Warum z. B. sollten gerade Psychotherapeuten das Privileg haben, besonders oder anders zu altern? Und warum sollten z. B. Bäcker nicht auch mit einem Buch gewürdigt werden, das den geheimnisvollen Titel tragen könnte: „Der Bäcker und das Altern". Altern, so war die bisherige Überzeugung, sei nicht an Berufsgruppen gebunden und, wie man in Bayern sagt, wird der „Boandlkramer" schon für jeden – ob Bauer, Psychotherapeut, Bäcker, Maurer oder König – pünktlich zur Stelle sein (F.v.Kobell 1871).

37.9 Erinnerung

Die Erinnerung an die frühe Kindheit auf der Insel Rügen zeigt Bilder, die gerade jetzt, im Alter präsenter werden. 1945, kurz vor Einmarsch der Russen war ich 3 Jahre alt. Auf der Insel wurden KZ-Insassen aus dem Lager Stutthof nach Lauterbach gebracht, dort erschossen und verscharrt. So konnte es geschehen, dass wir Kinder beim Spielen auf den Feldern um den Goor plötzlich eine Hand, die aus den Furchen des Ackers ragte, entdeckten, ohne uns sonderlich zu wundern oder uns zu erschrecken, wie ich lange glaubte. Und so gibt es manches, das schattenhaft, grausam und flüchtig in den Erinnerungen an diese Insel auftaucht

Doch fand ich in dieser schlimmen Zeit, kurz nach Kriegsende, das Glück in Gestalt eines russischen Majors. Den erinnerte ich an seine geliebte kleine Tochter im fernen Russland. In dieser zerstörten Welt wurde er mir zum liebsten Menschen überhaupt. Selbst die Eltern mussten den Umgang mit dem ehemaligen „Feind" akzeptieren. In einer Zeit mit schrecklichen Rache- und Gräueltaten der Soldaten an der Bevölkerung, an den Frauen und jungen Mädchen, war das Leben dort voller Unsicherheit und Not. Doch durch den „Onkel Schnauzbart", wie ich meinen Beschützer nannte, war auch die restliche Familie geschützt. Der Major fütterte mich, die ich auf seinem Schoß sitzen durfte, mit Butterbroten und Tee, in dem sich Berge von Zucker wohlig auflösten. Lange Zeit erinnerte ich auch aufgrund dieses Erlebnisses die Insel in der Ostsee als mein absolutes Kindheitsparadies ...

Doch „Glück ist nicht, was man erlebt, sondern woran man sich erinnert ...", schrieb der amerikanische Pianist und Komponist Oskar Levant.

37.10 Reflexion

Sicher ist es ein Privileg der Mehrzahl der Psychotherapeuten, über ein selbstreflexives Potenzial zu verfügen, das es möglich macht, die eigenen Handlungen, Emotionen und Erinnerungen zu überprüfen. Ob das wohl den Unterschied macht zu den Bäckern, oder ist es vermessen, das so pauschal zu behaupten? Manchmal bedarf es zum Erkennen und Aushalten der eigenen Unzulänglichkeit angstfreier Selbstkritik und einer ordentlichen Portion Humor. Die Fähigkeit, sich selbst immer wieder kritisch und akzeptierend zu begegnen, doch auch zu akzeptieren, dass selbst wir und unsere berufliche Spezies ihre „Macken" haben, hilft die eigenen Schwächen im Laufe der Jahre realistisch zu erkennen und nahe an der Realität der eigenen Person zu bleiben. Das ist eine lebenslange Arbeit an sich selbst, die leider oder glücklicherweise auch für Psychotherapeuten nie endet!

37.11 Freude

Dankbarkeit für all die Fülle, die mir das Leben bis jetzt schenkte, ist der Gegenpol zum Zorn über all das, was jetzt zum Abschiednehmen ansteht. An erster Stelle der Dankbarkeit für das bisherige Leben stehen Kinder und Enkel mit ihrem beschützten Aufwachsen in Fürsorge, Frieden und Wohlstand – wie lange noch ist das wohl gewährleistet? Auch das Glück der langen Partnerschaft mit vielem schönen Erleben ist Grund zur Dankbarkeit. Diese „haltende Zweisamkeit", so hoffe ich, wird mich in der Zeit, die uns noch gemeinsam bleibt, begleiten. Doch ebenso gehören die erfüllenden Jahre der klinischen, therapeutischen Tätigkeit zur erlebten und erinnerten Freude und vieles mehr, wie die Begegnungen mit den Studentinnen und Studenten, die ich lange Jahre unterrichten durfte. Manche von ihnen sind inzwischen schon im Rentenalter, so lang ist das nun her ... Die Zeit des Kunststudiums an der Münchner Akademie, die ich durch die Jahrzehnte der Lehrtätigkeit an diesem Ort „gefühlt" nie verlassen habe, gehören ebenso zum Lernen über das Leben und damit auch zur haltenden Struktur eines Lebens. Abenteuerliche Reisen in den letzten Jahrzehnten und später die Fahrten mit der Familie in unser einsames, griechisches „Spitaki" am Ägäischen Meer. Ob dies alles wirklich vorbei sein soll?

Das Alter hat natürlich auch dunkle und einsame Abgründe, und leider nicht nur die Pracht des herbstlichen Farbfeuerwerkes mit den Kaskaden von goldenem und in betörenden Farbnuancen von strahlendem Orange bis zu Burgunder leuchtendem, fein ziseliertem Blattwerk in den aufregenden Form- und Farbfantasien der Natur. Das Schauspiel der Jahreszeiten handelt neben all dem Dunklen ebenso vom verheißungsvoll leuchtenden Himmelsblau, das all diese Schönheit schützend zu umspannen scheint. Wenn ich wirklich irgendwann im Rollstuhl mit Aquarellkasten und einen kleinen Malblock auf den Knien sitzen sollte, habe ich mir jetzt schon vorgestellt, das letzte Aufleuchten vor dem frostkalten Winter, mit allen Sinnen freudig und dankbar zu erleben und auch auf dem Papier der Erinnerung festzuhalten. Aber wer weiß schon, wie es kommen wird …

Ein Zitat von Hermann Hesse, das er nicht im Kontext des Alters, sondern als Aussage zu seiner psychischen Befindlichkeit verfasste. Es ist mein Schlussplädoyer zum Leben und Altern:

„Die kleine Palette voll reiner, unvermischter Farben voll hellster Leuchtkraft, sie war mein Trost, mein Arsenal, mein Gebetbuch und meine Kanone, mit der ich nach dem Tode schoss". (Hesse, H., 1920, Klingsors letzter Sommer. Erzählung. Fischer: Berlin)

Zur Person
Frau Prof. h.c. Flora von Spreti studierte Malerei, Grafik und später Kunsttherapie an der Akademie der bildenden Künste in München und baute in den frühen 1980er-Jahren die Kunsttherapie an der Klinik für Psychiatrie und Psychotherapie am Klinikum rechts der Isar der TU München auf. Daneben war und ist sie als Lehrende und Supervisorin an Hochschulen und in der Psychotherapiefort- und -weiterbildung aktiv. In den letzten 20 Jahren hat sie mehrere Bücher zum Thema Kunsttherapie herausgegeben.

Literatur

von Kobell F (1871) Die G'schicht' von' Brandner Kasper, Erzählung, Fliegende Blätter. Verlag Braun & Schneider, München

Welche Farbe hat der Tod?

38

Eberhard Wilke

Zusammenfassung

Der 78-jährige Eberhard Wilke, Internist und Facharzt für Psychosomatische Medizin, schildert Beobachtungen und Erlebnisse aus Katathym Imaginativen Psychotherapien älterer Patienten. Dabei wird nicht nur dieser besondere therapeutische Zugang lebendig, sondern vielmehr auch sein Potenzial, sich den eigenen Todesvorstellungen bildlich-symbolisch zu nähern, um sich darüber „mit den letzten Dingen" auseinanderzusetzen.

Eine meiner ersten Psychotherapiepatientinnen war 63 Jahre alt, ich damals 27. Sie lag in elendem Zustand in ihrem Krankenhausbett mit einer Colitis ulcerosa, ausgebrochen nach dem Tod ihrer jüngeren Schwester. Mein Auftrag war der einer supportiven Therapie. Sie war Lehrerin und hatte in der Studienzeit wegen depressiver Verstimmungen eine Analytikerin aus der Jung'schen Schule aufgesucht. Daran hatte sie positive Erinnerungen und nutzte ihre dort erworbene Fähigkeit zur aktiven Imagination, indem sie ihren kranken Darm, dessen Röntgenbild sie kannte, imaginativ mit Heilerde auskleidete. Ich war beeindruckt von diesen spontanen Selbstheilungsimpulsen, sagte wenig, muss aber wohl intensiv zugehört haben, denn die Patientin führte die bald einsetzende Besserung auf unsere Begegnungen zurück, der Oberarzt eher auf die Medikation. Ich habe sie dann nach körperlicher Konsolidierung durch weitere Imaginationen begleitet. Bei meiner Anregung, einen Bach in seinem Verlauf von der Quelle bis zur Mündung ins Meer zu imaginieren, entstand ein See, in dem sie badete, dabei deutlich jünger wurde, kraftvoll schwamm. Ich bestärkte sie darin. Sie sagte: „Das ist Selbstbetrug im Dienste des Ichs." Darauf

E. Wilke (✉)
Lübeck, Deutschland

363

B. Strauß, C. Spitzer (Hrsg.), *Psychotherapeuten und das Altern*, Psychotherapie: Praxis, https://doi.org/10.1007/978-3-662-65228-2_38

ich: „Machen Sie ruhig weiter". Sie imaginierte ein Haus, eines der Zimmer ähnelte ihrem Kinderzimmer, es wurde zum Schauplatz eines Konflikts mit der Schwester, der sich bis zu deren Tod nicht wirklich hatte auflösen lassen. Ich habe von dieser Patientin viel gelernt.

Die Katathym Imaginative Psychotherapie (KIP) ist ein psychodynamisches Therapieverfahren. Es lebt von der spontanen Manifestation des Dranges der menschlichen Psyche, sich selbst darzustellen und dabei Konflikte, aber auch Ressourcen symbolhaft auszugestalten und Narrative zu erschaffen. Die KIP wird deshalb in vielen Ländern auch als Symboldrama bezeichnet. Die imaginierende Person erlebt sich in einem schöpferischen Prozess – und das ist bei alten Patienten besonders wichtig, erwähnen sie doch oft ein Nachlassen der nächtlichen Traumtätigkeit und eine generelle Ideenlosigkeit (Ullmann und Wilke 2012). Der Therapeut begleitet durch den Tagtraum, behutsam unterstützend, keineswegs direktiv, fragend nach den begleitenden Gefühlen, denn Symbolisierung bedeutet oft auch Affektmobilisierung. Er erlebt den Traum auf seine Weise, versteht eher die kognitive Dimension der Symbolik. Im Nachgespräch kann beides zusammengefügt werden, zu frühe Deutungen können allerdings den Entwicklungsprozess auch stören. Der Prozess der Imagination als Suchprozess treibt sich selbst voran. In jeder unaufgelösten Symbolik schlummert eine Aufforderung zum Weitersuchen.

Alte Patienten mit depressiver Symptomatik tragen manchmal eine resignative Atmosphäre ins Behandlungszimmer, die ansteckend sein kann auch für Therapeuten. Die Lähmung ist zumeist das Resultat einer Reihe von Verlusten, Kränkungen und – oft übersehen – von weiterbestehenden Konflikten, auch wenn nicht mehr alle Protagonisten leben. Sie können sich bei der Imagination eines Bachlaufs in Staustufen symbolisieren, im Verschwinden des Wassers in Betonröhren, dramatischer in Wasserfällen und Flutwellen. Schlägt der Therapeut vor, ein Haus zu imaginieren, finden sich auf dem Dachboden oder im Keller oft Spuren solch schwelender Konflikte. Die Lebendigkeit der KIP kann helfen, diese Atmosphäre der Lähmung zu verändern. Sie kann eine Handlung anstoßen, in deren Verlauf die eine oder andere Schublade mit Unerledigtem geöffnet wird, um ausgebliebene Konfliktbearbeitung nachzuholen. Oft geht es darum, Trauer zu empfinden, die in der konkreten Verlustszene nicht möglich war. Eine 83-jährige Patientin sagte: „Heute habe ich Sie mit uralten Sachen belastet, aber das Theater war eher ein Kammerspiel, ein Stück unter Tränen, ich konnte unter Tränen lächeln." Therapie im Alter kann Trauerbegleitung sein. Manche Schubladen bleiben verschlossen. Erlanger (1997, S. 143) verweist in diesem Kontext auf die Zeitlosigkeit des Unbewussten, die Seele altere nicht im Gleichtakt mit dem biografischen Alter. Aber auch ungelöste Konflikte unterliegen dieser Zeitlosigkeit und können, gleichsam eingefroren, nach langer Zeit wieder aufbrechen. Dieses Erinnern und Nacharbeiten kann angesichts der Fülle des Materials nicht die gesamte Lebensspanne umfassen, für die notwendige Fokusbildung sind die ersten Imaginationen besonders wichtig, denn in ihnen sind fast immer zentrale Konflikte symbolisiert.

Hier möchte ich auf unbewältigte Konflikte und Traumatisierungen im Kontext von Krieg und Vertreibung hinweisen, die mir in meiner kleinen Praxis immer noch häufig begegnen, auch in der Generation der Kinder, die manchmal erst jetzt fragen, wo Eltern und Verwandte in der Kriegszeit – oder auch davor – standen. Intensiver im Erleben als jede Erzählung ist eine Imaginationsübung, bei der ich Patienten – oder auch eine Gruppe – auffordere, sich vorzustellen, man sei vor dem Krieg, vielleicht 1938, vielleicht nachdem das Geschehen der Kristallnacht bekannt wurde, um den Abendbrottisch versammelt: „Wer ist dort, was mag in den Köpfen hin- und hergehen, wird über Politik gesprochen oder nachgedacht? Lassen Sie auch jene zu Wort kommen, die lange geschwiegen haben! Lassen Sie sich Zeit und spüren Sie auch Ihren jetzigen Gefühlen nach!" Oft fließen bei oder nach dieser Anregung Tränen, die über Jahrzehnte ausgeblieben sind. Es geht um einen Schuldkomplex, der von der jetzt älter werdenden Generation übernommen oder aber heftig abgewehrt wird.

Ein Jurist, den ich vor Jahrzehnten wegen eines schweren Alkoholismus mit mäßigem Erfolg behandelt hatte, suchte mich hochbetagt und deutlich depressiv erneut auf. Er habe die Nürnberger Prozessprotokolle eingesehen, dort sei immer wieder der Name seines Vaters aufgetaucht, als Jurist in Diensten der Partei Notar tausendfacher Verbrechen. Erst jetzt – im Alter – habe er das Monströse des Vaters an sich heranlassen können. Er müsse darüber erzählen, bevor es „ans Sterben" gehe. Er hatte mir vor mehr als 30 Jahren in dürren Worten vom Schicksal seines Vaters erzählt, der sich nach Kriegsende umgebracht hatte. Ich hatte nicht wirklich nachgefragt, wohl weil ich schon Mitspieler im Verdrängungsprozess war. Dieser Patient schaute nicht mehr nur zurück, sondern hatte seine Endlichkeit vor Augen, hatte wiederkehrenden Suizidimpulsen widerstanden – wegen der Kinder, wegen der Enkel, wegen der Leute. Er hatte lange alleine gekämpft, erst spät recherchiert, ob ich noch praktiziere. Eine gewisse Entlastung vom Über-Ich war möglich, als ihm klar wurde, dass er unbewusst die Schuld seines Vaters übernommen hatte, der sich „spurlos vom Acker" gemacht hatte. Über seine Vorstellung vom Tode habe ich ihn nicht befragt, weil er damit auch ohne meine Anregung beschäftigt war und weil ich froh war, dass er – endlich – erzählen konnte. Es ist anzunehmen, dass uns die transgenerationale Weitergabe solcher Traumata therapeutisch – und auch politisch – noch lange beschäftigen wird.

Viele alte Menschen vermeiden den Blick nach vorn, dahin, wo irgendwo der Tod wartet, in unbekannter Entfernung, aber mit tödlicher Sicherheit. Am Anfang einer Therapie, gleich welcher Provenienz, klingt die depressive oder ängstliche Symptomatik zumeist ab, die Erinnerungen an frühere gute Zeiten sind wieder tragfähig, aber – der Blick nach vorn will nicht gelingen oder er wird vermieden. Muss er überhaupt fokussiert werden?

Eine 81-jährige, sehr wache Frau formulierte: „Irgendwo da lauert der Tod, und er sagt nicht, wann und wie. Das ist schlecht und gut zugleich."

In vielen Therapien stellt sich diese Frage nur, wenn sie vom Therapeuten eingebracht wird, und die Indikation hierfür muss in einem intersubjektiven Prozess ausgehandelt werden. Ich halte das für indiziert, wenn der Patient ständig um die Frage der eigenen Endlichkeit kreist, ohne dies explizit zu benennen. Aber diese Suche muss der individuellen Annäherung meines Patienten an seine bewussten und unbewussten Fragen zu Tod und Sterben dienen und sollte nicht in einem religionsphilosophischen Diskurs versanden, wie ich ihn manchmal in Supervisionen erlebe. Es ist nicht ohne Charme und intellektuellen Glanz, wenn verschiedene Glaubensüberzeugungen referiert und verglichen werden, der Einzelne kommt sich dabei selten nah genug. Wem es aber gegeben ist, die Vorstellung vom Tod, die ihm ein Glaube bietet, mit einem Gefühl von Geborgenheit zu verbinden, selbst wenn Zweifel seine gelegentlichen Begleiter sind, dem werde ich diese Gewissheit nicht nehmen. Der Behandlungsauftrag muss klar und auch kommuniziert sein. Dabei wird ein Patient beim Pastoralpsychologen oder in der kirchlichen Beratungsstelle andere Schwerpunkte erwarten als beim Kollegen, der sich eher atheistisch positioniert. Ich halte es für notwendig, den Patienten darüber nicht im Unklaren zu lassen, wenn Fragen von Sterben und Tod im Raum stehen. Ich teile dann durchaus mit, dass mein Christenglaube meinem kritischen Geist nicht standgehalten hat, dass ich aber immer wieder erfahre, wie viel Kraft und Gewissheit Menschen aus ihrem Glauben heraus erwachsen können; dass darüber hinaus religiöse Vorstellungen helfen können, die Unwägbarkeiten der eigenen Existenz leichter zu ertragen und – dass es keinem Individuum erspart bleibt, darüber nachzudenken.

Wie kann eine Annäherung an eine bildhaft ausgestaltete, individuelle Todesvorstellung aussehen? In der Praxis der KIP tauchen spontan unterschiedliche Darstellungen mit Symbolgehalt auf, zumeist Übergänge, Engstellen in einer Landschaft, die zu durchschreiten sind, sakrale Räume wie Kapellen oder Tempel (Kottje-Birnbacher und d'Arcais-Strotmann 2020, S. 35). Räume, die einen leicht zugänglichen Außenbezirk haben, und dann eine Pforte oder ein Tor, welches zu durchschreiten ist, um ins Allerheiligste zu gelangen. Nur ganz selten sind Angst und Verweigerung zu spüren, immer abhängig von der Vertrautheit der therapeutischen Beziehung. Eintauchen in Erde, Schlamm oder Wasser ist häufig. Es ist oft ein Alleinsein im Kontakt mit einer Art Ursubstanz.

Hier schließt sich der Kreis zur Frage der Überschrift, welche Farben herrschen vor? Die Imaginationen begannen durchaus farbig, oft in den natürlichen Farben einer Landschaft. Bei einigen Patienten wurden sie dann fahl, blichen aus. Bei einigen Patienten verloren sie jede Farbigkeit, aus einem Grau wurde Weiß, manchmal aus einem blassen Weiß ein strahlendes, kraftvoll und vital. Die Patienten schildern im Nachgespräch ein Gefühl der Bereicherung, nur ganz selten der Bedrohung. Fast alle berichten, dass mehr Fragen als Antworten entstanden sind.

Zur Person
Dr. Eberhard Wilke, Internist und Arzt für Psychotherapeutische Medizin. Studium in Freiburg, Hamburg, Montpellier, Stipendiat im Evangelischen Studienwerk Villigst. Assistent und Oberarzt an der Medizinischen Universität zu Lübeck, Forschung zu Colitis ulcerosa, Asthma bronchiale, Essstörungen und zu imaginativen Verfahren in der Psychotherapie. 1988 bis 2008 Chefarzt der Curtius-Klinik in Bad Malente, Mitglied des Vorstands der Lübecker Psychotherapietage.

Literatur

Erlanger A (1997) Katathym-imaginative Psychotherapie mit älteren Menschen. Ernst Reinhardt, München

Kottje-Birnbacher L, d'Arcais-Strotmann MF (2020) Katathym-imaginative Psychotherapie mit älteren Patienten. Imagination 3:27–37

Ullmann H, Wilke E (2012) Handbuch Katathym Imaginative Psychotherapie. Huber, Bern

Altern in der Familie

39

Michael Wirsching

Zusammenfassung

Michael Wirsching, geb. 1947, ehemaliger Direktor der Klinik für Psychosomatische Medizin und Psychotherapie der Universitätsklinik Freiburg i. Br., Psychoanalytiker und Systemischer Familientherapeut, schildert offen seinen familiären Hintergrund, der stark von den Weltkriegen und dem Naziregime beeinflusst war. Er schildert seine eigene Entwicklung im Kontext seines familiären „Schuld- und Loyalitätsdramas", das aber auch dazu beitrug, dass er nun im Kreise seiner aktuellen Familie ein glückliches Alter erleben kann.

Jeder Mensch hat eine Familie, in Wirklichkeit und als Vorstellung, gleich wie und mit wem er lebt. Im Alter überwiegen Erinnerungen. Die Eltern und Großeltern, Onkel und Tanten, oft auch schon Geschwister sind gestorben.

Als Psychoanalytiker und Systemischer Familientherapeut schaue und höre ich auf Beziehungserfahrungen und wiederkehrende, tradierte Muster, in der Regel über drei Generationen hinweg. Rückwärtsgewandt sind dies die Eltern und deren Eltern, meine Großeltern. Nach vorne gerichtet kommen die Beziehungen zu meinen vier Kindern und deren Kindern, meinen vier Enkeln, ins Blickfeld der Beziehungen. Auf der horizontalen Ebene ist die jahrzehntelange, durch Scheidung unterbrochene, aber niemals beendete (gemeinsame Elternschaft) Beziehung zu meiner ersten Frau und die neue Eltern- und Liebesbeziehung zur viel (16 Jahre) jüngeren zweiten Frau, mit der ich auch schon über 30 Jahre zusammen lebe.

M. Wirsching (✉)
Klinik für Psychosomatische Medizin und Psychotherapie, Universitätsmedizin Freiburg, Freiburg, Deutschland
e-mail: michael.wirsching@uniklinik-freiburg.de

© Der/die Autor(en), exklusiv lizenziert an Springer-Verlag GmbH, DE, ein Teil von Springer Nature 2023
B. Strauß, C. Spitzer (Hrsg.), *Psychotherapeuten und das Altern*, Psychotherapie: Praxis, https://doi.org/10.1007/978-3-662-65228-2_39

Geboren 1947 habe ich also einen Zeitraum von der zweiten Hälfte des 19. Jahrhunderts bis in die 20er-Jahre des 21. Jahrhunderts, gut 150 Jahre, vor Augen. In dieser Zeit gab es tiefgreifende kulturelle und soziale Wandlungen. Vom imperialistischen Kaiserreich zur westlichen Demokratie, vom frühen Industriezeitalter zur digital vernetzten, globalisierten Welt, von der besinnungslosen Zerstörung der Umwelt und Verschleuderung der natürlichen Ressourcen zur Bedrohung durch die heutige Klimakatastrophe.

Meine Eltern und Großeltern erlitten zwei Weltkriege, eine mörderische Diktatur und eine erste todbringende Pandemie, die Spanische Grippe 1918.

Zusammen mit den Kindern und Enkeln lebe ich als Nachkriegskind in einer bald acht Jahrzehnte umfassenden Zeit des Friedens im eigenen Land, lange bedroht durch nukleare Waffen und eiskalten Krieg der Blöcke. Nach einer beglückend friedlichen Wiedervereinigung stellen die jüngste Corona-Pandemie, die in den ersten beiden Jahren bereits mehr Leben gekostet hat als die Spanische Grippe sowie ein mörderischer Angriffskrieg gegen das Europäische Nachbarland Ukraine die selbstverständlich gewordene Lebenssicherheit in Frage.

Heute, im 76. Lebensjahr, verfüge ich über genügend körperliche und geistige Kraft, um ein schönes, weitgehend unbelastetes und erfüllendes Leben zu führen. Zwei lebensbedrohende Krankheiten (operierte Herzklappenstenose mit Aortenaneurysma und Hirnblutung unter Gerinnungshemmern) habe ich bereits das besonders krankheitsgefährdete 50./60. Lebensjahr sehr gut überstanden. Alle späteren Wehwehchen sind lästig, aber nicht bedrohlich.

Bevor das späte Alter unabweisbar wird, gibt mir die freundliche Anfrage der Herausgeber Gelegenheit, kurz innezuhalten, um zurück- und vorauszuschauen. Weil es eine Anfrage an den Psychotherapeuten ist, werde ich meinen berufsvertrauten Gesichtspunkten folgen und die Interaktionen sowie Muster in meiner eigenen Familie in den Blick nehmen. Dies ist nicht ganz unproblematisch, denn das Veröffentlichen von Familienangelegenheiten ist auch in unserer Kultur, wie weltweit, ein schwerwiegender Tabubruch. Ich will es dennoch wagen und dabei fair, gutmeinend und, wo es mir notwendig erscheint, diskret sein, um nicht die Menschen zu verletzen und bloßzustellen, mit denen ich über Jahrzehnte verbunden bin und auch nach meinem Tod verbunden bleibe.

Folge ich zunächst dem, was ich vor 50 Jahren in Heidelberg beim unvergessenen Helm Stierlin gelernt habe (er ist 2021 im 95. Lebensjahr verstorben).

Was ich in Heidelberg früh gelernt habe, ist der Respekt vor den verdeckten familiären Loyalitäten. Diese zeigen sich als Bindungs- oder Ausstoßungsprozesse und gehen mit unausgesprochenen oder unbewussten Aufträgen, den sogenannten Delegationen, einher. Jeder Loyalitätsverrat wird in einem unsichtbaren, aber allen stets zugänglichen Konto von Schuld und Verdienst als generationenübergreifendes Vermächtnis festgehalten.

In meiner Familie war es auf Mutters Seite der allseits verehrte Großvater, der während der russischen Besetzung Berlins „ins Lager" kam, von wo er nie zurückkehrte. Er muss ein sehr gütiger, von vielen geliebter Mensch gewesen sein. Als 15-Jähriger las ich im „Spiegel" in einer Serie über das Wirtschaftsunternehmen SS den Namen meines Großvaters. Er war Mitglied in dem kleinen und einflussreichen

Wirtschafts-Freundeskreis des SS-Führers Heinrich Himmler. Er war der Verbindungsmann von SS und Reichsbank. Aufgewühlt trug ich das Gelesene an den Familientisch. Der Versuch, darüber zu sprechen, wurde als Tendenz-Propaganda eines Hetzblattes abgebügelt. Zum ersten Mal zweifelte ich an den geliebten und bewunderten Eltern. Ihre empörte Wut werde ich nie vergessen.

Viel später kam mir der Gedanke, dass ein, mir lange unverständliches, Zerwürfnis zwischen der Großmutter und meinen Eltern hier seine Wurzel hatte. Bei Kriegsende waren nicht nur der Großvater ums Leben gekommen, sondern auch die drei Brüder meiner Mutter. Der Jüngste wurde als 18-jähriger Medizinstudent noch bei den Endkämpfen um Berlin getötet. Mein ostpreußischer Vater hatte seine zwei Brüder und seine Eltern verloren und war als Stabsarzt schwer verwundet aus Stalingrad gerettet worden. Mein älterer Bruder wurde in den letzten Kriegswochen in Berlin geboren. Die beiden Frauen (Mutter und Großmutter) hatten das Kriegsende in der großen Dahlemer Villa überlebt.

Mein Vater stieß dazu, um nach Kriegsende weiter als Arzt zu arbeiten. Bald danach brachte meine Mutter ein zweites Kind, meine Schwester, tot zur Welt. Dafür wurde die Großmutter, die meiner Mutter „zu wenig geholfen habe", verantwortlich gemacht.

Angesichts der grauenhaften Verluste und Verletzungen, die die drei erlitten hatten, kam es zwischen ihnen zu einem riesigen Zerwürfnis, das in der „Schandtat" gipfelte, dass meine Großmutter den katholischen (!) Pfarrer (sie waren Protestanten) zu Hilfe ins Haus holte, weil die Eltern ihr die Lebensmittelkarten geklaut hätten und sie verhungern lassen wollten. Daraufhin zogen meine Eltern aus dem hochherrschaftlichen Dahlem in eine Mietwohnung auf dem „Roten Wedding", wo sie blieben, bis mein Vater im Alter seine Weddinger Hausarztpraxis aufgab. Erst dann zogen sie zurück an einen romantischen Grunewaldsee.

Im Rückblick verstehe ich das Geschehen als ein großes und folgenschweres Schuld- und Loyalitätsdrama, in welchem ich als Aufdecker des großväterlichen Schwindels zum Verräter geworden war, zum Zerstörer des Mythos einer bedeutenden und wohlhabenden Bürgerfamilie, die sich als Nutznießer des übelsten SS-Naziverbrechers entpuppte. Die Rolle eines Verräters ist mir auch im Beruf und in der politischen Arbeit noch mehrmals zugeschrieben worden.

In der Familie war ich anfangs das liebe, brave Vorzugskind, ein „Versöhnungsauftrag". Der ältere Bruder hatte es auszubaden. Dies änderte sich schlagartig und bis zum Tod der Eltern, die ich oft sehr schlecht und unfreundlich behandelte, mit meinem Verrat an der Familienloyalität. Dieser fiel in die 60er-Jahre, wo ich als „68er" an der FU Berlin in die Abrechnung mit der Eltern-Nazigeneration einstimmte. Auch das Verhältnis zu meinen beiden Schwiegerfamilien wurde oft durch Unfreundlichkeit, immer auch mit dem mehr oder weniger ausgesprochenen „Nazivorwurf" beschwert.

Mit dem viel jüngeren, erst in den 50er-Jahren geborenen dritten von uns Brüdern suchten die Eltern eine korrigierende Erfahrung. Sie verwöhnten ihn, jedoch ohne Wärme und Verlässlichkeit. Das Ergebnis war verheerend. Nach abgebrochenem Studium und Neuanfang als Kneipenwirt wurde er alkohol- und drogenabhängig Er machte Schulden, welche die beiden wohlhabenden Brüder lässig hätten ausgleichen können. Mit 33 Jahren erhängte er sich kurz vor Weihnachten in seinem Lokal. Dies geschah wenige Wochen, nachdem ich mich von meiner ersten Frau und unseren beiden Kindern getrennt hatte und mit meiner jetzigen Frau nach Freiburg zog, um dem Ruf auf den Lehrstuhl für Psychosomatik und Psychotherapie anzunehmen. Bei unserem letzten Gespräch hatte der Bruder mir schwere Vorwürfe gemacht, wie undankbar und hässlich ich mich unseren Eltern gegenüber verhielte und wie blöd ich sei, mich von meiner ersten Frau, mit der er ein sehr herzliches Verhältnis hatte, zu trennen. Er war bereits der Dritte Selbstmörder in der Familie, nachdem sich auch ein Bruder der Mutter und ein Bruder des Vaters umgebracht hatten.

Mehrere Versuche der Hilfe, durch von mir initiierte und arrangierte familientherapeutische Gespräche, scheiterten kläglich und halfen weder das Unglück der Herkunftsfamilie noch das Ende meiner ersten Ehe abzuwenden.

Nach dem glücklichen Überleben einer hochgefährlichen, über Jahre verschleppten Herzklappenverengung, die mein Arzt-Vater schon früh als „funktionell" deklariert hatte, was ich völlig schwachsinnig übernommen hatte, kam ich zur Besinnung. Ich begann 20 Jahre nach der Lehranalyse nochmals eine hochfrequente mehrere Jahre dauernde Psychoanalyse. Diese erwies sich als hilfreich um manch Düsternis und Unglück zu verstehen und aufzulösen.

Heute, mit 76 Jahren, bin ich glücklich, dass so vieles noch so gut geworden ist. Die größte Freude ist die herzliche und liebevolle Beziehung zu meinen drei Söhnen und deren Partnerinnen und zu der jüngsten Tochter. Den überzeugendsten Beweis, dass sich auch größtes Unglück und entsetzlichste Vermächtnisse überwinden lassen, geben mir der Enkelsohn und die drei Enkeltöchter. Die sind eingetreten in ein Leben, wo die übelsten Stolpersteine weggeräumt sind und wo sie einen ganz anderen, ganz eigenen Lebensweg eingeschlagen haben. Dazu habe ich mich bemüht beizutragen, wobei der wichtigste Beitrag von ihren wunderbaren Eltern kommt. Mit meinen bescheidenen (kommunal)politischen, caritativen und ein wenig noch wissenschaftlichen Aktivitäten versuche ich, der Hauptverantwortung meiner Altersgeneration nachzukommen, zu helfen, zur Klimawende, zur Linderung der schlimmsten Globalisierungsfolgen, zu einer lebenswerten Welt beizutragen.

Zur Person

Michael Wirsching, Prof. Dr. med.; nach Medizinstudium und Promotion an der FU Berlin Habilitation bei Helm Stierlin in Heidelberg; erste Professur bei Horst-Eberhard Richter in Gießen. Von 1989 bis 2016 Inhaber des Lehrstuhls für Psychosomatische Medizin und Psychotherapie an der Universität Freiburg i. Br., Gründer und langjähriger Vorsitzender der Deutschen Arbeitsgemeinschaft für Familientherapie (DAF, Vorläufer der DGSF). Gastprofessor an den Universitäten Shanghai, Peking, Hanoi, Hue, Vientiane, Bogota, Mazer i Sharif und Isfahan.

Stichwortverzeichnis

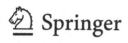
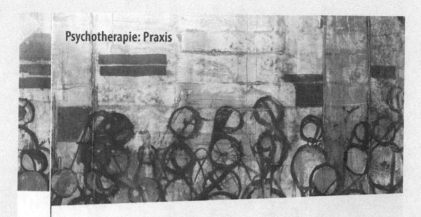
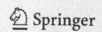

Printed in the United States
by Baker & Taylor Publisher Services

Printed in the United States
by Baker & Taylor Publisher Services